全国中医药行业高等教育“十三五”规划教材

全国高等中医药院校规划教材（第十版）

免疫学基础与病原生物学

（新世纪第四版）

（供中医学、针灸推拿学、中西医临床医学、护理学等专业用）

主　编

袁嘉丽（云南中医学院）　刘永琦（甘肃中医药大学）

副主编（以姓氏笔画为序）

卢芳国（湖南中医药大学）　田维毅（贵阳中医学院）

边育红（天津中医药大学）　高永翔（成都中医药大学）

梁裕芬（广西中医药大学）

编　委（以姓氏笔画为序）

马志红（河北中医学院）　王　垚（黑龙江中医药大学）

田敬华（首都医科大学）　苏　韫（甘肃中医药大学）

杜娈英（承德医学院）　佟书娟（南京中医药大学）

汪长中（安徽中医药大学）　张宏方（陕西中医药大学）

周　宏（长春中医药大学）　姜　成（福建中医药大学）

姜　昕（上海中医药大学）　梅　雪（河南中医药大学）

曹　婧（大连医科大学）　韩妮萍（云南中医学院）

韩晓伟（辽宁中医药大学）

中国中医药出版社

·北　京·

图书在版编目（CIP）数据

免疫学基础与病原生物学 / 袁嘉丽，刘永琦主编 . — 4 版 . —北京：中国中医药出版社，2016.8（2019.12重印）

全国中医药行业高等教育“十三五”规划教材

ISBN 978 – 7 – 5132 – 3356 – 9

Ⅰ . ①免… Ⅱ . ①袁… ②刘… Ⅲ . ①医药学—免疫学—中医药院校—教材 ②病原微生物—中医药院校—教材 Ⅳ . ① R392 ② R37

中国版本图书馆 CIP 数据核字（2016）第 100686 号

请到“医开讲 & 医教在线”（网址：www.e-lesson.cn）注册登录后，刮开封底“序列号”激活本教材数字化内容。

中国中医药出版社出版

北京经济技术开发区科创十三街31号院二区8号楼

邮政编码 100176

传真 010 64405750

保定市西城胶印有限公司印刷

各地新华书店经销

开本 850 × 1168 1/16 印张 19.5 字数 471 千字

2016 年 8 月第 4 版 2019 年 12 月第 6 次印刷

书号 ISBN 978 – 7 – 5132 – 3356 – 9

定价 69.00 元

网址 www.cptcm.com

如有印装质量问题请与本社出版部调换（010 64405510）

社长热线 010 64405720

购书热线 010 64065415 010 64065413

微信服务号 zgzyycbs

书店网址 csln.net/qksd/

官方微博 http：//e.weibo.com/cptcm

淘宝天猫网址 http：//zgzyycbs.tmall.com

全国中医药行业高等教育“十三五”规划教材

全国高等中医药院校规划教材（第十版）

专家指导委员会

名誉主任委员

王国强（国家卫生计生委副主任　国家中医药管理局局长）

主 任 委 员

王志勇（国家中医药管理局副局长）

副 主 任 委 员

王永炎（中国中医科学院名誉院长　中国工程院院士）

张伯礼（教育部高等学校中医学类专业教学指导委员会主任委员
　　　　天津中医药大学校长）

卢国慧（国家中医药管理局人事教育司司长）

委　　员（以姓氏笔画为序）

王省良（广州中医药大学校长）

王振宇（国家中医药管理局中医师资格认证中心主任）

方剑乔（浙江中医药大学校长）

左铮云（江西中医药大学校长）

石　岩（辽宁中医药大学校长）

石学敏（天津中医药大学教授　中国工程院院士）

卢国慧（全国中医药高等教育学会理事长）

匡海学（教育部高等学校中药学类专业教学指导委员会主任委员
　　　　黑龙江中医药大学教授）

吕文亮（湖北中医药大学校长）

刘　星（山西中医药大学校长）

刘兴德（贵州中医药大学校长）

刘振民（全国中医药高等教育学会顾问　北京中医药大学教授）

安冬青（新疆医科大学副校长）

全国中医药行业高等教育“十三五”规划教材

编审专家组

组　长

王国强（国家卫生计生委副主任　国家中医药管理局局长）

副组长

张伯礼（中国工程院院士　天津中医药大学教授）
王志勇（国家中医药管理局副局长）

组　员

卢国慧（国家中医药管理局人事教育司司长）
严世芸（上海中医药大学教授）
吴勉华（南京中医药大学教授）
王之虹（长春中医药大学教授）
匡海学（黑龙江中医药大学教授）
王　键（安徽中医药大学教授）
刘红宁（江西中医药大学教授）
翟双庆（北京中医药大学教授）
胡鸿毅（上海中医药大学教授）
余曙光（成都中医药大学教授）
周桂桐（天津中医药大学教授）
石　岩（辽宁中医药大学教授）
黄必胜（湖北中医药大学教授）

前　言

为落实《国家中长期教育改革和发展规划纲要（2010–2020 年）》《关于医教协同深化临床医学人才培养改革的意见》，适应新形势下我国中医药行业高等教育教学改革和中医药人才培养的需要，国家中医药管理局教材建设工作委员会办公室（以下简称“教材办”）、中国中医药出版社在国家中医药管理局领导下，在全国中医药行业高等教育规划教材专家指导委员会指导下，总结全国中医药行业历版教材特别是新世纪以来全国高等中医药院校规划教材建设的经验，制定了“‘十三五’中医药教材改革工作方案”和“‘十三五’中医药行业本科规划教材建设工作总体方案”，全面组织和规划了全国中医药行业高等教育“十三五”规划教材。鉴于由全国中医药行业主管部门主持编写的全国高等中医药院校规划教材目前已出版九版，为体现其系统性和传承性，本套教材在中国中医药教育史上称为第十版。

本套教材规划过程中，教材办认真听取了教育部中医学、中药学等专业教学指导委员会相关专家的意见，结合中医药教育教学一线教师的反馈意见，加强顶层设计和组织管理，在新世纪以来三版优秀教材的基础上，进一步明确了“正本清源，突出中医药特色，弘扬中医药优势，优化知识结构，做好基础课程和专业核心课程衔接”的建设目标，旨在适应新时期中医药教育事业发展和教学手段变革的需要，彰显现代中医药教育理念，在继承中创新，在发展中提高，打造符合中医药教育教学规律的经典教材。

本套教材建设过程中，教材办还聘请中医学、中药学、针灸推拿学三个专业德高望重的专家组成编审专家组，请他们参与主编确定，列席编写会议和定稿会议，对编写过程中遇到的问题提出指导性意见，参加教材间内容统筹、审读稿件等。

本套教材具有以下特点：

1. 加强顶层设计，强化中医经典地位

针对中医药人才成长的规律，正本清源，突出中医思维方式，体现中医药学科的人文特色和“读经典，做临床”的实践特点，突出中医理论在中医药教育教学和实践工作中的核心地位，与执业中医（药）师资格考试、中医住院医师规范化培训等工作对接，更具有针对性和实践性。

2. 精选编写队伍，汇集权威专家智慧

主编遴选严格按照程序进行，经过院校推荐、国家中医药管理局教材建设专家指导委员会专家评审、编审专家组认可后确定，确保公开、公平、公正。编委优先吸纳教学名师、学科带头人和一线优秀教师，集中了全国范围内各高等中医药院校的权威专家，确保了编写队伍的水平，体现了中医药行业规划教材的整体优势。

3. 突出精品意识，完善学科知识体系

结合教学实践环节的反馈意见，精心组织编写队伍进行编写大纲和样稿的讨论，要求每门教材立足专业需求，在保持内容稳定性、先进性、适用性的基础上，根据其在整个中医知识体系中的地位、学生知识结构和课程开设时间，突出本学科的教学重点，努力处理好继承与创新、理论与实践、基础与临床的关系。

4. 尝试形式创新，注重实践技能培养

为提升对学生实践技能的培养，配合高等中医药院校数字化教学的发展，更好地服务于中医药教学改革，本套教材在传承历版教材基本知识、基本理论、基本技能主体框架的基础上，将数字化作为重点建设目标，在中医药行业教育云平台的总体构架下，借助网络信息技术，为广大师生提供了丰富的教学资源和广阔的互动空间。

本套教材的建设，得到国家中医药管理局领导的指导与大力支持，凝聚了全国中医药行业高等教育工作者的集体智慧，体现了全国中医药行业齐心协力、求真务实的工作作风，代表了全国中医药行业为“十三五”期间中医药事业发展和人才培养所做的共同努力，谨向有关单位和个人致以衷心的感谢！希望本套教材的出版，能够对全国中医药行业高等教育教学的发展和中医药人才的培养产生积极的推动作用。

需要说明的是，尽管所有组织者与编写者竭尽心智，精益求精，本套教材仍有一定的提升空间，敬请各高等中医药院校广大师生提出宝贵意见和建议，以便今后修订和提高。

国家中医药管理局教材建设工作委员会办公室
中国中医药出版社
2016 年 6 月

编写说明

本教材是根据国务院《中医药健康服务发展规划（2015—2020年）》《教育部等六部门关于医教协同深化临床医学人才培养改革的意见》（教研〔2014〕2号）的精神，在国家中医药管理局教材建设工作委员会宏观指导下，以全面提高中医药人才的培养质量、积极与医疗卫生实践接轨为目的，为临床服务。

免疫学与病原生物学作为生命科学的基本组成，是医学院校重要的桥梁课程，《免疫学基础与病原生物学》教材主要介绍病原生物与宿主免疫系统间相互作用所呈现的生理和病理变化，人类与各种感染性疾病斗争二百余年历史所积累的经验和知识，构成本书的写作基础。本教材分上、下两篇，上篇为免疫学基础，主要介绍免疫系统的组成、功能和作用机制，免疫异常所致的病理损伤，免疫学在疾病的诊断、治疗和预防中的应用；下篇为病原生物学，主要介绍病原生物（微生物和寄生虫）的生物学特性及其与人类的相互关系，感染性疾病的诊断和防治原则。与上一版相比，参照国家执业医师考试大纲，本教材增加了病理免疫章节，突出介绍了超敏反应、自身免疫性疾病、免疫缺陷病、肿瘤免疫和移植免疫的内容；病原生物学部分弱化了常见病原生物的发现历程、基因结构等基础生命科学内容，突出了病原生物与其致病作用相关的生物学特性和致病机制，兼顾了中医学与现代生命科学间的有机联系，更符合医学类专业学生的人才培养目标。

参加本教材编写的有19所医学院校21位专业教师。上篇的编写由袁嘉丽、边育红、高永翔、周宏、张宏方、姜昕、韩妮萍和田敬华完成；下篇的编写由刘永琦、卢芳国、田维毅、梁裕芬、杜娈英、马志红、汪长中、佟书娟、姜成、曹婧、韩晓伟、苏韫和梅雪完成。

本教材数字化工作是在国家中医药管理局中医药教育教学改革研究项目的支持下，由中国中医药出版社资助展开的。该项目（编号GJYJS16032）由卢芳国具体负责，全体编委参与。

上海中医药大学王易教授带领的上版本教材的编委会对教材编写模式的创新，特别是生物学基础知识的侧重，为本教材的编写打下良好基础，专人设计的精美插图，也为本教材所采用，在此特别向“十二五”规划教材《免疫学基础与病原生物学》的编委会表示感谢。

《免疫学基础与病原生物学》编委会

2016年7月

目 录

上篇　免疫学基础

第一章　免疫学绪论

免疫（immune）现象对于多数生物而言，可视为与新陈代谢、遗传生殖并列的生命基本特征，是独立生命个体在进化过程中维持自身并延续物种所必须建立与发展的生存机制。这一机制作为生物体趋利避害的重要手段，在长期的进化与选择过程中，从简单走向复杂，从粗糙走向精密，从非选择针对性走向选择针对性，以保障高等生物在与周围环境尤其是生物共生环境中适应的需要。二百余年来，生命科学界对免疫现象逐渐关注，尤其是20世纪60年代后，人们对免疫作用机制的深刻解读，使免疫学（immunology）脱离了医学微生物学的母体，最终形成生命科学研究领域的一门独立学科。免疫学是研究免疫系统组成和功能的学科。医学免疫学（medical immunology）是一门研究人体免疫系统的结构与功能、免疫病理和免疫学应用的医学基础学科。

第一节　免疫学概述

在人类历史上相当长的一段时间，传染病是导致人类死亡和人口锐减的重要原因，人类对免疫现象的认识是在与疾病抗争的漫长年代里逐渐形成的。

一、免疫的概念和功能

免疫这个词来自拉丁文词“immunitas”，原意为免除赋税。人们发现在瘟疫流行中患过某种传染病而康复的人，再经历相同的瘟疫时能免除瘟疫，称之为“免疫”（immunity）。传统的免疫概念有“抵抗感染”之意，然而在免疫学发展过程中，人们对免疫的认识逐渐深入，免疫的功能不仅仅局限于机体抗感染的防御功能，免疫的结果也并非任何时候对机体都是有利的，因此免疫的概念也随之演变。目前认为，免疫是生物在生存、发展过程中所形成的识别“自我”与“非己”，以及通过排斥“非己”而保护“自我”的过程。

目前认为免疫主要有防御、自稳和监视三个功能。

1. 免疫防御（immunological defence）　免疫防御功能是指机体防止外来病原生物的侵袭，清除已入侵病原生物及其有害物质（如细菌毒素）的能力，或称抗感染免疫。这是机体维护自身生存、与致病因子斗争和保持物种独立的生理机制。此功能异常时，机体可发生免疫缺陷和超敏反应性疾病。

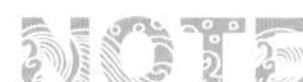

2. 免疫自稳（immunological homeostasis） 免疫自稳功能是指机体能识别和清除自身损伤、衰老和死亡的组织细胞，维持自身生理平衡稳定的能力。此功能异常时，机体可发生自身免疫性疾病。

3. 免疫监视（immunological surveillance） 免疫监视功能是指机体能及时识别并清除发生突变或被病毒感染的细胞，防止肿瘤发生和病毒持续性感染的能力。此功能异常时，机体可发生肿瘤和病毒持续性感染。

随着对免疫功能的逐步认识，已知免疫对机体而言具有双重意义，除了具有对机体的保护作用外，也具有消极的一面，即当免疫功能过强、低下或是调节异常时，可引起免疫损伤（immune injury），这不仅反映在感染性疾病的损害性表现中，也成为超敏反应、自身免疫病等免疫性疾病的发生原因。

二、免疫系统的组成

免疫系统主宰并执行免疫功能，由免疫组织器官、免疫细胞和免疫分子组成（表 1–1）。免疫组织器官的结构和功能将在本章第二节详细介绍，免疫分子和免疫细胞将在第三章与第四章详细介绍。

表 1–1　人类免疫系统的组成

免疫组织器官		免疫细胞		免疫分子	
中枢免疫器官	外周免疫器官	固有免疫细胞	适应性免疫细胞	膜型	分泌型
骨髓	脾	单核 / 巨噬细胞	T 淋巴细胞	TCR	Ig/Ab
胸腺	淋巴结	树突状细胞	B 淋巴细胞	BCR	补体系统
	黏膜相关淋巴组织	NK 细胞		MHC	细胞因子
		NKT 细胞		CD	
		$\gamma\delta$ T 细胞		黏附分子	
		B1 细胞		……	
		嗜酸性粒细胞			
		嗜碱性粒细胞			
		肥大细胞			
		……			

三、免疫的类型

根据种系和个体免疫系统的进化、发育及免疫效应机制和作用特征，通常将免疫分为固有免疫和适应性免疫两种类型。

（一）固有免疫

固有免疫（innate immunity），又称天然免疫（natural immunity），是生物体在长期种系进化过程中逐渐形成的天然防御机制。这种免疫通过遗传获得，与生俱来，是机体抵御病原体侵袭的第一道防线，对病原体的清除作用无严格选择针对性，故又称为非特异性免疫（nonspecific immunity）。固有免疫无免疫记忆性，针对病原体的应答模式和强度并不因与病原体接触次数的增加而有所增强。

NOTE

固有免疫由屏障系统（barrier system）、固有免疫细胞和固有免疫分子组成。屏障系统包括皮肤黏膜屏障和体内屏障，如血－脑屏障、母体妊娠期间的胎盘屏障等，起到防御病原体侵袭和维持内环境稳定的作用。固有免疫细胞包括吞噬细胞（phagocyte）、树突状细胞（dendritic cell，DC）、自然杀伤细胞（natural killer，NK）、NKT 细胞、γδT 细胞和 B1 细胞等（表 1-1）。这些细胞通过吞噬作用、自然杀伤作用和介导炎症反应等效应方式参与固有免疫应答过程，将在第四章与第五章详细介绍。固有免疫分子主要是体液中的抗微生物物质，如补体系统、细胞因子等，其特点和效应将在第三章与第五章详细介绍。

（二）适应性免疫

适应性免疫（adaptive immunity），又称获得性免疫（acquired immunity），是 T/B 淋巴细胞受到抗原刺激后活化、增殖、分化，产生效应物质清除抗原的过程。这种免疫是机体后天获得的，是针对病原体等非己物质产生的特异性防御功能，故又称为特异性免疫（specific immunity）。适应性免疫中，由于记忆性淋巴细胞的存在，针对病原体的应答模式和强度随着与病原体接触次数的增加而有所增强，可形成免疫记忆。在生理或病理状态下，T/B 淋巴细胞对某些特定抗原也会表现出“不应答”的免疫耐受现象。

参与适应性免疫的主要细胞是 T 淋巴细胞和 B 淋巴细胞，历经抗原识别、T/B 淋巴细胞活化、增殖、分化和效应物质清除抗原三个阶段。适应性免疫应答的发生过程、应答机制等将在第五章详细介绍。

适应性免疫是高等生物在原有的固有免疫基础上进化演变所形成，在机体内绝大部分的适应性免疫作用机制都与固有免疫作用机制相联系、相协调，两者相辅相成。固有免疫是适应性免疫的先决条件，如树突状细胞和巨噬细胞吞噬病原生物实际上是一个加工和提呈抗原的过程，为适应性免疫应答准备了条件。而适应性免疫的效应也会由固有免疫的参与而更加有效与完善，如抗体清除抗原的作用就须依赖补体系统激活及吞噬细胞、NK 细胞的激活而得以实现。

四、免疫学的发展历程

免疫学从人类在与传染病抗争的过程中对免疫现象的感性认识开始，发展成为医学乃至生命科学的一门重要的支柱学科，经历了经验免疫学、科学免疫学和现代免疫学三个时期。

（一）经验免疫学时期

一般将 19 世纪中叶以前的免疫学发展时期称为经验免疫学时期，这个时期人类对免疫现象有初步认识，形成的一些免疫经验和方法对免疫学的形成和诞生产生了深远的影响。如约 303 年，我国东晋医家葛洪所著《肘后备急方》中“仍杀所咬犬，取脑傅之，便不复发”，即取咬伤人的疯狗大脑敷于人伤口上可预防狂犬病的记载；约 649 年，我国唐代著名医家孙思邈所著《备急千金要方》中也有“取猘犬脑傅上，后不复发”的描述。这种距今一千七百多年前的防病治病方法可能是人类预防接种的最早记载，说明我国古代对免疫现象已有深刻的认识，在免疫方法应用方面已经取得宝贵的经验。在对天花的预防中，中国古代医家发明的“人痘法”预防天花对免疫学的发展起到了深远的影响。天花是一种易于流行、致死率高、危害较大的烈性传染病，世界各国均有对天花危害的记载。人是天花病毒唯一宿主，经呼吸道传播，发病时患者全身出“痘疹”，即使康复，头面部也会留下特有瘢痕，俗称“麻子”，对容貌有较大的影响。人们发现天花患者若能康复将终生不会再患此病，随之逐渐积累预防天花的经验和方法。

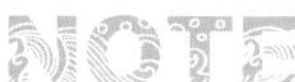

"人痘法"有"痘衣法""痘浆法""旱苗法"和"水苗法"等接种方法，这些方法是何人、何时、何地发明已无据可考。有明确记载是在16世纪明代隆庆年间，医者将天花康复者痂粉吹入儿童鼻腔（旱苗法），用于预防天花，在天花流行时，接种过人痘者死亡率比未接种者明显降低。明清时期"人痘法"传至日本、朝鲜、俄国和土耳其等地，后又传至英国。18世纪末，英国的乡村医生Edward Jenner观察到挤牛奶的女工因接触患牛痘的牛后，手臂上长牛痘却不会患天花，在人痘法的启发下（Jenner本身就是一名人痘接种师），他发明了牛痘法预防天花。经过近180年的努力，1979年10月26日，世界卫生组织宣布人类彻底消灭了天花，这不仅是人类医学史上具有划时代意义的重大事件，也是免疫学对人类健康所做出的巨大贡献。

（二）科学免疫学时期

免疫学初期的研究主要是抗感染免疫。19世纪70年代后，微生物学兴起，人们认识到病原生物感染是传染病发生的根源。德国科学家Robert Koch发明了细菌的纯培养技术，使得每一种特定致病菌的分离成为可能，并由此成功分离了炭疽、结核、霍乱等重要病原生物。在这些工作的基础上，Koch提出了确定传染病病原生物的主要原则——Koch法则（Koch's postulates）。法国细菌学家Louis Pasteur成功地制备了炭疽杆菌、狂犬病病毒等病原生物的减毒活疫苗，这种将减毒病原生物接种于动物预防感染的思想推动了疫苗（vaccine）的发展，为科学免疫学发展奠定了理论、实验和应用基础。

在Koch的指导下，德国医生Emil von Behring开创了"免疫血清疗法"，1891年12月，他首次用免疫动物的白喉抗毒血清成功治愈了一位重症白喉患儿，证实了抗毒素能中和细菌毒素的确切临床疗效，挽救了无数患儿的生命，为后来的抗体研究和体液免疫学说奠定了基础，也开创了人工被动免疫的先河。为表彰其为人类医学进步所做的贡献，1901年Behring被授予首届诺贝尔生理学或医学奖。

19世纪后期，俄国学者Ilya Ilyich Mechnikov在实验观察的基础上提出细胞免疫假说即"吞噬细胞理论"，无脊椎动物和脊椎动物的巨噬细胞都能摄取和破坏侵入机体的细菌、外源性异物等，他非常有远见地推测吞噬细胞是天然免疫的重要组成；同时，他认为炎症反应也是机体的保护性机制之一，并非只有危害。大约同一时期，Paul Ehrlich提出了"抗体产生的侧链学说"，开创了体液免疫学说。1908年Mechnikov和Ehrlich共同分享诺贝尔生理学或医学奖。加之Behring抗毒血清的治疗取得成功，Jules Bordet发现了补体系统等，体液免疫学说得到大力发展。在此基础上，抗体的研究丰富了体液免疫学说，使之在较长一段时期在免疫学中占主导地位。值得一提的是，20世纪上叶免疫学界出现了体液免疫学派和细胞免疫学派的争论，两派学者的学术观点均建立在科学实验基础之上，这种争论促进并推动了免疫学的发展，搭建了现代免疫学的基本框架和格局。

1957年，澳大利亚免疫学家Frank Macfarlane Burnet提出免疫耐受理论和抗体生成的"克隆选择学说"，这是免疫学发展中最为重要的理论学说。该学说认为全身的免疫细胞由能识别不同抗原的大量细胞克隆组成，当抗原进入机体，能识别该种抗原的淋巴细胞被选择而后活化增殖分化产生效应。Gerald M. Edelman和Rodney R. Porter是分子免疫和化学免疫的创始人，阐明了抗体的化学结构。George D. Snell发现主要组织相容性复合体（major histocompatibility complex，MHC），Baruj Benacerraf发现了免疫应答基因，Jean Dausset发现了HLA等。丹麦免疫学家Niels K. Jerne提出免疫系统的独特性网络学说，为现代免疫学的建立奠定了基础。自

NOTE

1901 年诺贝尔奖设立以来，先后 16 届 27 位科学家因在免疫学领域中的卓越贡献而获生理学或医学奖（表 1–2），他们的成就是免疫学发展史上的一座座里程碑，推动着这一学科的发展。

表 1–2　历届在免疫学领域获诺贝尔生理学或医学奖的科学家及其成就

年份	获奖科学家	成就
1901 年	Emil Adolf von Behring	开创免疫血清疗法，在治疗白喉上做出贡献
1905 年	Robert Koch	对结核病的相关研究和发现
1908 年	Ilya Ilyich Mechnikov Paul Ehrlich	对巨噬细胞的研究和开创细胞免疫学说 提出抗体生成的“侧链学说”，开创体液免疫学说
1912 年	Alexis Carrel	对血管结构和血管与器官移植的研究
1913 年	Charles Robert Richet	对过敏反应的研究
1919 年	Jules Bordet	发现补体
1930 年	Karl Landsteiner	发现人类血型
1960 年	Sir Frank Macfarlane Burnet Peter Brian Medawar	对免疫耐受的研究，Burnet 提出抗体生成的克隆选择学说
1972 年	Gerald M. Edelman Rodney R. Porter	阐明抗体的化学结构
1977 年	Rosalyn Yalow	开创“针对多肽类激素放射性免疫分析法”（分享 1/2 奖项）
1980 年	Baruj Benacerraf Jean Dausset George D. Snell	发现控制免疫反应、遗传的细胞表面结构（即 MHC）及其基因复合体
1984 年	Niels K. Jerne Georges J.F. Köhler César Milstein	关于免疫系统的发育和控制特异性的理论，以及发现单克隆抗体产生的原理
1987 年	Susumu Tonegawa	发现抗体生成多样性的遗传学原理
1990 年	Joseph E. Murray E. Donnall Thomas	发明应用于人类疾病治疗的器官和细胞移植术
1996 年	Peter C. Doherty Rolf M. Zinkernagel	揭示特异性免疫防御过程中细胞相互作用（M H C 限制性）
2011 年	Bruce A. Beutler Jules A. Hoffmann Ralph M. Steinman	发现固有免疫细胞的识别与活化机制（分享 1/2 奖项） 发现树突状细胞及其在适应性免疫中的作用（分享 1/2 奖项）

注：本表内容自诺贝尔奖官网 http：//www.nobelprize.org 转载和翻译。

（三）现代免疫学时期

1953 年 Watson 和 Grick 揭示了 DNA 双螺旋结构，开创了生命科学的新纪元，分子生物学的兴起推动了免疫学发展，20 世纪 70 年代后，免疫学进入现代发展时期。1978 年 Susumu Tonegawa 发现抗体生成多样性和特异性的遗传学原理。Doherty 和 Zinkernagel 提出了 MHC 限制性理论，揭示了 MHC 分子和基因在免疫应答中的作用。1973 年 Ralph M. Steinman 发现了树突状细胞，Beutler 和 Hoffmann 发现了固有免疫细胞的识别和活化机制等。这些成就将免疫学的发展又推进一步，使固有免疫和细胞免疫理论更为丰富，固有免疫受体介导的免疫细胞活化和信号转导机制成为免疫学领域的热点。

目前，免疫学在医学乃至生命科学领域的发展态势蓬勃并受到瞩目，基础免疫学的发展使免疫机制得到更加深刻和完整的阐释，许多免疫机制逐渐被揭示；免疫学与医学相关学科不断交叉、融合，形成了许多分支学科如肿瘤免疫学、感染免疫学和移植免疫学等；新的免疫方法和技术的出现，使免疫学在临床疾病的诊断、治疗和预防方面的应用更加深入。

第二节　免疫器官与组织

如前所述，免疫系统（immune system）由免疫器官和组织、免疫细胞和免疫分子组成。免疫器官和组织根据功能不同分为中枢免疫器官和外周免疫器官（图 1-1）。

一、中枢免疫器官

中枢免疫器官（central immune organ）又称为初级淋巴器官（primary lymphoid organs），是免疫细胞发生、分化、发育和成熟的场所，人类的中枢免疫器官包括骨髓和胸腺。

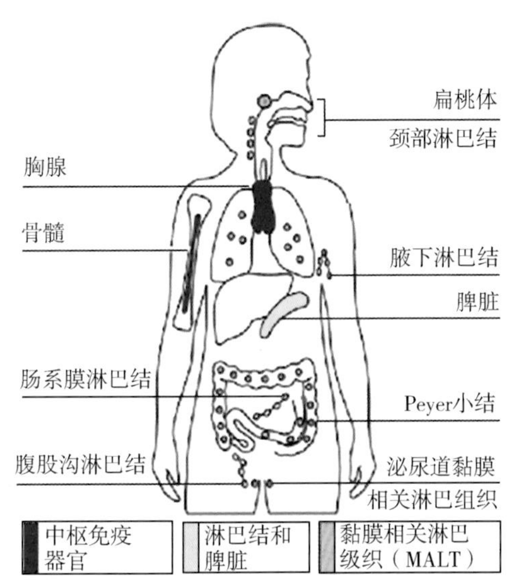

图 1-1　机体免疫器官组成

（一）骨髓

骨髓（bone marrow）是成人的造血器官。在正常骨髓中，所有血细胞均由造血干细胞（hematopoietic stem cells，HSC）分化而来。造血干细胞具有高度自我更新和多向分化潜能，它和其分化的各类细胞混合形成一个个岛状结构，散布于脂肪组织中。骨髓基质细胞（stromal cells）分泌的多种细胞因子（IL-3、IL-4、IL-6、IL-7、CSF、GM-CSF 等）与细胞外基质共同构成了造血诱导微环境，是造血干细胞分化的结构和分子基础。

骨髓的功能主要包括：①骨髓是成人各类血细胞（包括免疫细胞）的发源地。造血干细胞在骨髓造血诱导微环境中分化为髓样干细胞和淋巴样干细胞，前者进一步分化成熟为粒细胞、单核细胞、树突状细胞、红细胞和血小板，后者则发育为各种淋巴细胞（T 细胞、B 细胞、NK 细胞）的前体细胞。②骨髓是 B 淋巴细胞发育成熟的场所。骨髓内的骨髓基质细胞为早期前 B 细胞提供多种黏附分子，这些分子是 B 细胞分化、发育的信号来源之一。③骨髓是再次体液免疫应答发生的场所。在外周免疫器官受抗原刺激形成的记忆性 B 细胞又可经全身循环进入骨髓，在此分化为成熟长寿的浆细胞，持久地产生大量抗体（主要为 IgG）释放入血，是血清抗体的主要来源。

（二）胸腺

胸腺（thymus）实质由结缔组织包裹并分隔为若干小叶，由外至内分为皮质和髓质两部分。胸腺微环境为 T 淋巴细胞的发育成熟提供必要的环境和刺激，并很大程度上决定了其发育过程。胸腺微环境由胸腺基质细胞（thymic stromal cell，TSC）包括胸腺上皮细胞、树突状细胞、巨噬细胞及其表达的黏附分子和分泌的胸腺激素、细胞因子（G-CSF、GM-CSF 等），以及胸腺细胞分泌的细胞因子（如 IL-2、IL-4）及细胞外基质共同构成。

胸腺的功能包括：①胸腺是T淋巴细胞分化、发育和成熟的主要器官。骨髓内的T前体细胞进入胸腺皮质后称为胸腺细胞。胸腺细胞向髓质迁移，并与相应胸腺微环境相互作用，经有序分化、发育而成熟。成熟胸腺细胞进入外周血和淋巴组织，成为成熟T淋巴细胞，定居于外周免疫器官的胸腺依赖区，并循淋巴细胞再循环而分布于全身。②胸腺是自身免疫耐受和维持的重要器官。胸腺细胞在胸腺内经历阳性选择（positive selection）和阴性选择（negative selection）过程，最终分化为两群成熟细胞，即$CD4^+$T细胞和$CD8^+$T细胞，并获得了识别“自我”与“非己”的能力，对自身抗原形成免疫耐受。③免疫调节作用。胸腺基质细胞分泌的多种细胞因子和胸腺激素如胸腺肽等既能调控胸腺细胞的分化发育，也能调控外周免疫器官和其他免疫细胞的功能。

二、外周免疫器官

外周免疫器官（peripheral immune organs），又称为次级淋巴器官（secondary lymphoid organs），是成熟免疫细胞定居、进一步分化执行免疫功能的场所。人类的外周免疫器官包括淋巴结、脾和黏膜相关淋巴组织。

（一）淋巴结

淋巴结（lymph node）是广泛串联在全身淋巴通道上的外周免疫器官。其结构可分为髓质与皮质两部分。皮质部分又可分为浅皮质区和深皮质区。靠近被膜下为浅皮质区，系B细胞定居场所，大量B细胞在此聚集形成淋巴滤泡，称为非胸腺依赖区（thymus-independent area）。未受抗原刺激的淋巴滤泡称为初级淋巴滤泡（primary lymphoid follicles）；经抗原刺激后，滤泡区充满大量增殖、分化的B细胞时，称为次级淋巴滤泡（secondary lymphoid follicles），亦称生发中心（genminal center，GC）。皮质深层和滤泡间隙称为副皮质区，是T细胞定居场所，称为胸腺依赖区（thymus-dependent area）。副皮质区内有许多特化的毛细血管后微静脉，称为高内皮静脉（high endothelial venule，HEV），随血液而来的T淋巴细胞和B淋巴细胞穿过HEV内皮间隙，进入淋巴结的副皮质区和皮质区，是淋巴细胞再循环的结构基础。树突状细胞在皮质区和副皮质区都存在，在滤泡中的称为滤泡树突状细胞，在副皮质区的称为并指状树突状细胞。在发生免疫应答的淋巴结中，这两个区域组成一个分界清楚的混合结节（composite nodule），这一结构为T细胞、B细胞相互作用的解剖学基础。髓质由髓索和髓窦构成，聚集大量淋巴细胞和巨噬细胞。

淋巴结的功能包括：①成熟T、B淋巴细胞定居的场所。②免疫细胞执行免疫应答功能的场所。树突状细胞摄取组织中抗原后，在副皮质区将加工处理的抗原肽提呈给T细胞，使其增殖分化为辅助性T细胞（helper T cell，Th），Th与B细胞相互作用，在浅皮质区B细胞活化增殖分化为浆细胞，迁移至髓质分泌抗体发挥效应；或迁移至骨髓执行再次体液免疫应答效应。③过滤淋巴液。侵入机体的病原生物、毒素等有害物质随淋巴引流进入淋巴结后，淋巴液缓慢流入淋巴窦，聚集在淋巴结的淋巴细胞和巨噬细胞等清除上述抗原物质，起到净化淋巴液的作用。④参与淋巴细胞再循环。

（二）脾

脾（spleen）是体内最大的免疫器官。由被膜和实质组成，实质又分为白髓（white pulp）与红髓（red pulp）两部分 。白髓为密集的淋巴组织，脾动脉入脾后进入脾实质的分支称为

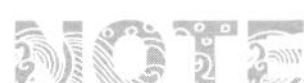

中央动脉，中央动脉周围的一层弥散淋巴组织称为动脉周围淋巴鞘（periarteriolar lymphoid sheath，PALS），是T细胞聚集区。PALS旁淋巴滤泡也称为脾小结，是B细胞聚集区，未受抗原刺激时为初级淋巴滤泡，受抗原刺激后为次级淋巴滤泡，出现生发中心。白髓中还有巨噬细胞、树突状细胞等分布。白髓和红髓交界处是边缘区（marginal zone），循环中的T、B细胞进入脾脏白髓时都要通过边缘区，故该区呈现T、B细胞的混居。在边缘区的B细胞都呈活化状态，这是由于胸腺非依赖性抗原（Thymus independent antigen，TI-Ag）的激活所致。红髓由脾索和脾血窦构成，脾索是索条状组织，B细胞、巨噬细胞和树突状细胞分布其上，脾血窦中充满血液，经小梁静脉汇入脾静脉出脾。

脾的功能包括：①成熟T、B淋巴细胞定居的场所。②免疫细胞执行免疫应答功能的场所。脾主要清除血源性抗原，这是与淋巴结的主要区别。③储存和过滤血液。血液在脾血窦中缓慢流动，通过狭窄脾索间隙时，血液中的病原生物、衰老的血细胞等被此处的巨噬细胞和树突状细胞吞噬和清除，从而净化血液。④分泌生物活性物质，如补体成分、细胞因子等。

（三）黏膜相关淋巴组织

黏膜相关淋巴组织（mucosal-associated lymphoid tissue，MALT）是存在于呼吸道、消化道和泌尿生殖道黏膜局部的散在淋巴组织。MALT具有两种形式：一种具有组织结构，如扁桃体、阑尾和Peyer小结等；另一种是无组织结构的、分布于上皮及结缔组织内的弥散淋巴组织。在MALT中也存在不同的淋巴细胞聚集区，分成淋巴滤泡与胸腺依赖区。在肠道黏膜内含有大量分泌IgA的浆细胞和$CD8^+$细胞毒性T细胞（CTL），而$CD4^+$辅助性T细胞（Th）则较多集中于黏膜下层。在黏膜上皮间隙的淋巴细胞中，γδT细胞（是一种在胸腺皮质中出现的早期分化类型的T细胞）占有较大比例。另外，抗体与致敏淋巴细胞可通过结构与MALT类似的导管相关淋巴组织（duct-associated lymphoid tissue，DALT）进入唾液腺、乳腺等外分泌腺体，再通过外分泌作用进入开放管腔。在哺乳期，由于催乳素的作用，黏膜相关淋巴组织中的大量致敏淋巴细胞、浆细胞富集于乳腺组织，使乳汁富含多种抗体，以满足婴儿被动免疫的需要。

皮肤相关淋巴组织（cutaneous-associated lymphoid tissue，CALT）由再循环进入皮肤表皮与真皮层的T细胞、皮肤上皮组织内的朗格汉斯细胞、产生上皮源性T细胞活化因子的角质细胞及局部的引流淋巴结组成。其中，朗格汉斯细胞表面带有MHC Ⅱ类分子和Fc受体（见第三章），在表皮的棘细胞层内形成一个近乎封闭的抗原提呈网络，只有在皮肤的引流淋巴结中才能发现具有朗格汉斯细胞表型的树突状细胞，这意味着捕获抗原的朗格汉斯细胞可以随组织液进入引流淋巴结，并在副皮质区向T细胞提呈抗原。

MALT的功能包括：①执行局部黏膜免疫功能。②分泌SIgA。分布于黏膜的B细胞多产生分泌型免疫球蛋白A（secretory immunoglobulin A，SIgA），此为局部黏膜免疫的主要效应分子。

黏膜免疫（mucosal immunity）是由黏膜免疫系统（mucosal immune system，MIS）所执行的局部免疫功能。MIS由人体消化道、呼吸道、泌尿生殖道等黏膜及其附属分泌腺体的免疫组织、细胞和分子组成，人体黏膜面积多达$400m^2$，因此MIS是机体最大的免疫组织，所含淋巴细胞占全身淋巴细胞总数的四分之三，是病原体进入机体的第一道屏障，是人体抵御感染至关重要的免疫。

三、淋巴细胞归巢和淋巴细胞再循环

血液中的淋巴细胞选择性趋向迁移并定居于外周免疫器官或特定组织的特定区域的现象称为淋巴细胞归巢（lymphocyte homing）。这种现象的分子基础是成熟淋巴细胞表达归巢受体（homing receptor），通过与特定组织中内皮细胞表面的黏附分子（又称血管地址素，addressin）相互作用实现淋巴细胞趋向性定居。

淋巴细胞再循环（lymphocyte recirculation）是指成熟的淋巴细胞在外周免疫器官、淋巴液和血液中反复循环的过程。参与再循环的淋巴细胞主要是T细胞，约占80%以上，其次是B细胞。淋巴结内高内皮静脉是完成淋巴细胞再循环的组织学基础，随血液而来的T淋巴细胞和B淋巴细胞穿过HEV内皮间隙，进入淋巴结的副皮质区和皮质区，再迁移至髓窦，从输出淋巴管进入淋巴循环中，分布于全身淋巴器官，后汇入淋巴干、胸导管或右淋巴导管进入血液循环；经血液循环到达外周免疫器官后，穿越HEV重新进入淋巴循环，如此反复（图1–2）。淋巴细胞再循环的意义在于：①使全身的淋巴细胞分布更趋合理；②增加了淋巴细胞接触抗原的机会，扩大了免疫识别；③使全身免疫器官组织成为一个有机联系的整体。

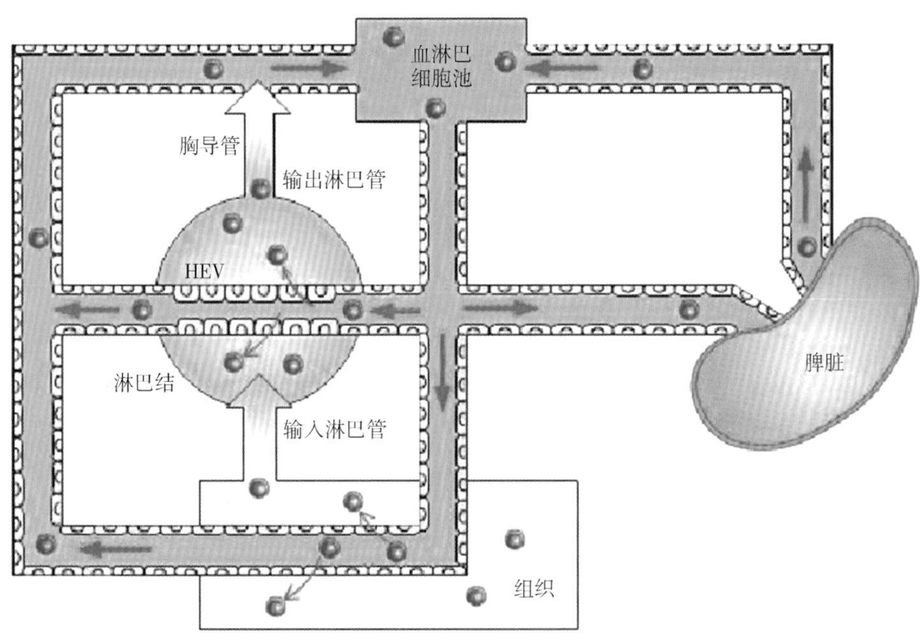

图1–2　淋巴细胞再循环模式图

第二章 抗 原

按照现代免疫学的观点，可特异性或非特异性激活免疫细胞并使其增殖分化的物质称为免疫细胞激活物。免疫细胞激活物不仅包括特异性激活 T、B 淋巴细胞的物质——抗原，也包括非特异性激活 T、B 淋巴细胞的超抗原、有丝分裂原、佐剂，以及激活固有免疫细胞的分子模式等。本章主要介绍特异性免疫细胞激活物抗原，同时介绍四种非特异性免疫细胞激活物，即超抗原、丝裂原、佐剂、分子模式。

第一节 抗原的概念和属性

抗原是适应性免疫应答的始动因子，是特异性激活 T、B 细胞的激活物。

一、抗原的概念和性能

抗原（antigen，Ag）是指能与 T/B 细胞的抗原受体（TCR/BCR）特异性结合，使其活化、增殖和分化，产生免疫应答产物（效应淋巴细胞 / 抗体），并能与之特异性结合的物质。抗原具有两个重要性能，即免疫原性（immunogenicity）和免疫反应性（immunoreactivity）。免疫原性指抗原特异性激活免疫细胞，使之增殖分化产生免疫应答产物的性能。免疫反应性指抗原与相应的免疫应答产物在体内外发生特异性结合的特性。

二、抗原的特异性

特异性即专一性。抗原的特异性表现在两个方面：①免疫原性的特异性，即抗原能激活特定的 T/B 淋巴细胞产生针对该抗原的免疫应答产物（抗体 / 效应 T 细胞）；②免疫反应性的特异性，抗原只能与其相应的免疫应答产物特异性结合。抗原的特异性是抗原的重要性质，也是免疫诊断和免疫防治的理论基础。决定抗原特异性的物质基础是抗原分子中的抗原表位。

（一）抗原表位

抗原表位（antigenic epitope）是抗原分子中决定其特异性的特殊化学基团，又称抗原决定簇（antigenic determinant，AD）。抗原通过表位与 T/B 细胞表面抗原受体（TCR/BCR）结合，激活淋巴细胞，引起免疫应答；抗原也借抗原表位与抗体或效应 T 细胞发生特异性结合进而发挥免疫效应。抗原表位一般由 5 ～ 15 个氨基酸残基组成，也可由 5 ～ 7 个糖基或 6 ～ 8 个核苷酸残基组成。

表位的化学组成和空间构型决定抗原的特异性。如将连接不同化学基团的苯胺衍生物作为半抗原，分别与同一种载体偶联制备成人工结合抗原后免疫动物，结果证明，各种带有不同化学基团的半抗原只能与其相应的抗体结合（表 2–1）。化学组成相同的抗原表位，如果空间构型不同，其特异性也不同。如邻位、间位和对位的氨基苯甲酸，作为抗原表位所诱导产生的抗体，只能与相应表位结合，不能与其同分异构体表位结合（表 2–2）。

表 2–1 化学基团的组成对抗原表位特异性的影响

免疫血清	半抗原 苯胺 NH_2	 对氨苯甲酸 NH_2, COOH	 对氨苯磺酸 NH_2, SO_3H	 对氨苯砷酸 NH_2, ASO_3H_2
抗载体 – 苯胺	+++	—	—	—
抗载体 – 对氨苯甲酸	—	+++	—	—
抗载体 – 对氨苯磺酸	—	—	+++	—
抗载体 – 对氨苯砷酸	—	—	—	+++

表 2–2 化学基团的位置对抗原表位特异性的影响

免疫血清	半抗原 苯胺 NH_2	 邻位氨苯甲酸 NH_2, COOH	 间位氨苯甲酸 NH_2, COOH	 对位氨苯甲酸 NH_2, COOH
抗载体 – 苯胺	+++	—	—	—
抗载体 – 邻位氨苯甲酸	—	+++	—	—
抗载体 – 间位氨苯甲酸	—	—	+++	—
抗载体 – 对位氨苯甲酸	—	—	—	+++

根据抗原表位中氨基酸的空间结构特点，可将其分为顺序表位和构象表位（图 2–1）。顺序表位由序列上相连的氨基酸组成，主要存在于抗原分子的疏水区，为 T 细胞表位；构象表位由序列上相连或不相连、但空间结构上相互邻近的氨基酸或多糖构成，为 B 细胞表位，T 细胞表位和 B 细胞表位具有不同的特点（表 2–3），天然蛋白抗原同时存在 T 和 B 细胞表位，可分别激活 T 细胞和 B 细胞。

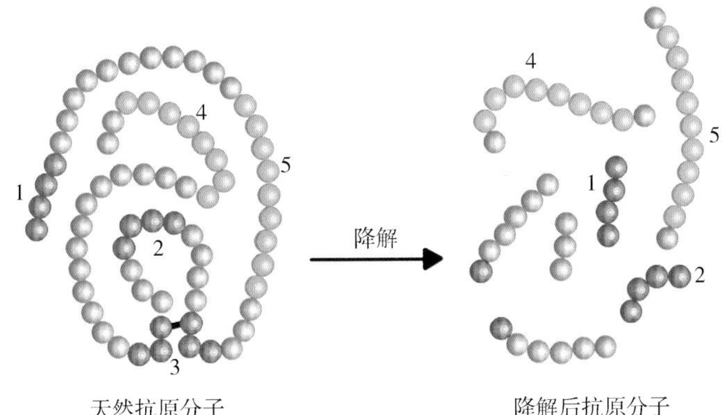

图 2–1 顺序表位和构象表位示意图

1、2、4、5 为顺序表位，3 为构象表位

NOTE

表 2-3　T 细胞表位和 B 细胞表位的特点比较

项目	T 细胞表位	B 细胞表位
表位受体	TCR	BCR
MHC 分子	必需	无需
表位性质	主要是线性短肽	天然多肽、多糖、脂多糖
表位大小	8 ～ 10 个氨基酸（$CD8^+$ T 细胞） 13 ～ 18 个氨基酸（$CD4^+$ T 细胞）	5 ～ 7 个氨基酸 5 ～ 7 个单糖、核苷酸
表位类型	顺序表位	构象表位、顺序表位
表位位置	抗原分子任意部位	抗原分子表面

（二）共同抗原与交叉反应

不同抗原具有相同或相似的表位，这些抗原可互称为共同抗原（common antigen）。天然抗原往往带有多种表位，因此不同抗原携带相同抗原表位的现象是较常见的。抗原诱导产生的特异性抗体或效应 T 细胞，不仅能与诱导其产生的抗原表位结合，还能与其共同抗原的表位结合，这种反应称为交叉反应（cross reaction）。

第二节　影响抗原免疫原性的因素

抗原的免疫原性主要取决于抗原的异物性和理化性质、宿主方面的因素及抗原进入机体的方式。

一、抗原的理化和结构性质

（一）异物性

异物性是指抗原物质与机体自身正常组织细胞成分在化学组成和结构上存在差异。抗原与机体之间的亲缘关系越远，组织结构差异越大，异物性越强，免疫原性就越强，如细菌、病毒等病原生物、破伤风抗毒素等动物蛋白制剂对人是异物，免疫原性强；鸡卵蛋白对鸭免疫原性弱，对哺乳动物则免疫原性强。同一种属，不同个体的细胞也存在异物性，如 A 型血红细胞（表面为 A 型凝集原）对 B 型血的人免疫原性强。自身组织细胞因感染、损伤或突变与正常组织细胞存在差异时也具有了异物性；自身的某些组织细胞在胚胎时期因免疫细胞未与之接触，没有诱导特异性的免疫耐受，这样的物质免疫系统也将其视作异物，具有免疫原性。

（二）理化性质

1. 分子大小　分子量大的物质具有较多的抗原表位，而且不易被降解和清除，能更有效地刺激免疫系统引起免疫应答。通常分子量越大，免疫原性越强。具有免疫原性的物质，其分子量常在 10kD 以上。

2. 化学组成和结构　某些高分子化合物免疫原性并不强，如明胶分子量达 100kD 但由直链氨基酸组成，在体内容易降解为小分子物质，这说明抗原的免疫原性不仅取决于分子量，还取决于其化学组成和结构。抗原的化学组成越复杂，免疫原性越强。抗原分子结构的复杂性是由氨基酸和单糖的类型及空间构型等决定，例如芳香族氨基酸含量较高的蛋白质具有较强的免疫原性。通常蛋白质免疫原性较强，多糖次之，核酸和脂类免疫原性较弱。

3. 分子构象及易接近性 分子构象指抗原分子中某些特殊化学基团的三维空间结构。分子构象决定该抗原分子能否与相应淋巴细胞表面的抗原受体互补结合，从而启动免疫应答。易接近性指抗原分子的特殊化学基团与淋巴细胞表面相应抗原受体相互接近的难易程度。

4. 物理状态 聚合状态的蛋白质较其单体免疫原性强，颗粒性抗原较可溶性抗原免疫原性强。将免疫原性弱的物质吸附在颗粒物质表面或组装为颗粒状物质，可显著增强其免疫原性。

二、宿主方面的因素

1. 遗传因素 机体对抗原的应答能力受多种遗传基因特别是主要组织相容性复合体（MHC）基因的控制。不同种属动物对同一抗原物质所产生免疫应答强弱不同；同一种属内，个体对特定抗原产生应答的能力受遗传背景调控。在群体水平，MHC 多态性是决定个体免疫应答质和量的关键因素。

2. 年龄、性别与健康状态 青壮年个体通常比婴幼儿和老年个体对相同抗原的免疫应答能力强；新生动物或婴儿对多糖类抗原不应答，故易引起细菌感染。雌性比雄性动物抗体生成高，但怀孕个体的应答能力受到显著抑制。感染或免疫抑制剂都能干扰和抑制免疫系统对抗原的应答。

三、抗原进入机体的方式、剂量及应答效果

抗原进入机体的量、途径、次数、频率等均可影响机体对抗原的免疫应答强度和类型。适中的抗原剂量可诱导免疫应答，而过低和过高剂量可诱导免疫耐受；皮内和皮下注射抗原容易诱导免疫应答，肌内注射次之，静脉注射效果较差，口服抗原则容易诱导免疫耐受。适当间隔给予抗原可诱导较好的免疫应答，频繁注射抗原则可能诱导免疫耐受。

第三节 抗原的分类

抗原物质种类繁多，可根据不同原则对抗原进行分类。

一、根据抗原的性能分类

1. 完全抗原（complete antigen） 同时具有免疫原性和免疫反应性的抗原。通常所指的抗原属此类，如大多数蛋白质、细菌、病毒等天然抗原。

2. 半抗原（hapten） 单独存在时只有免疫反应性而无免疫原性的抗原，又称为不完全抗原。半抗原常见于某些小分子化合物及药物，通常分子量小，不能激活免疫细胞，但半抗原与载体（如血清蛋白等）结合后可成为完全抗原。

二、根据抗原与机体的亲缘关系分类

1. 异种抗原（xenogenic antigen） 指来自于不同物种的抗原。如病原生物及其代谢产物

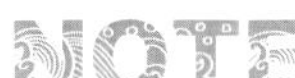

（如细菌外毒素）、动物血清（如马血清）、植物蛋白、药物和化学物质等对人而言均为异种抗原。

2. 同种异型抗原（allogenic antigen） 指同一种属不同个体之间存在的抗原。由于同种生物的不同个体之间等位基因的差异，造成不同个体之间所表达分子的差异。常见的人类同种异型抗原有红细胞血型抗原和主要组织相容性抗原即人白细胞抗原（HLA）。至今已发现有 40 余种红细胞血型抗原系统，如 ABO 系统和 Rh 系统；具有高度多态性的 HLA 是介导人群不同个体器官移植排斥反应的抗原。

3. 自身抗原（autoantigen） 指来自机体自身能引起免疫应答的抗原，包括修饰的自身抗原和隐蔽的自身抗原。正常情况下，机体对自身正常组织细胞不发生免疫应答。在感染、理化因素、某些药物等影响下，自身组织细胞发生改变和修饰，称修饰的自身抗原，可诱导免疫应答。由于解剖位置特殊，机体内某些组织细胞从胚胎期开始从未与机体免疫系统接触，称为隐蔽的自身抗原。这类抗原有晶状体、睾丸、精（卵）子和中枢神经系统中的抗原等，通常不引发自身免疫反应，但在外伤、感染、手术、烧伤等外界因素作用下，隐蔽抗原可释放出来，进入血液和淋巴管，被免疫系统识别，发生免疫应答，导致自身免疫疾病。

4. 独特性抗原（idiotypic antigen） 是指抗体（Ig）分子中独特的氨基酸序列。抗原刺激机体某种 B 细胞产生的抗体（Ab1），其可变区内含有独特空间构型的氨基酸序列即互补决定区（CDR）。由于每种特异性抗体的 CDR 各不相同，也能作为抗原表位刺激机体内其他 B 细胞针对该抗体产生抗体（即抗抗体，Ab2）。独特型抗原抗体在机体内构成复杂的网络系统，对免疫应答起重要调控作用。

5. 异嗜性抗原（heterophilic antigen） 存在于人、动物、植物及微生物等不同种属生物之间的共同抗原称为异嗜性抗原。首先由 Forssman 于 1911 年发现，故又称 Forssman 抗原。存在于人类和微生物之间的异嗜性抗原在医学上具有重要的意义。例如，溶血性链球菌的表面成分与人肾小球基底膜、心瓣膜及心肌组织存在共同抗原，故链球菌感染机体产生的抗体可与心、肾组织发生交叉反应，导致肾小球肾炎或风湿性心脏病。但应用异嗜性抗原和交叉反应原理也有助于疾病的诊断和预防。如用变形杆菌的 OX_{19}、OX_2 和 OX_K 抗原代替立克次体（难培养）检测患者血清中的抗立克次体抗体，即外斐反应（Weil–Felix reaction）；接种牛痘获得的免疫物质能预防天花，就是由于牛痘病毒和天花病毒为共同抗原。

三、根据 B 细胞产生抗体是否需要 Th 细胞辅助分类

1. 胸腺依赖性抗原（thymus dependent antigen，TD–Ag） 激活 B 细胞产生抗体时需要 Th 细胞辅助的抗原。大多数蛋白质抗原为 TD–Ag，如病原生物、细菌产生的外毒素、血细胞、血清来源的蛋白分子等。先天性胸腺缺陷和后天性 T 细胞功能缺陷的个体，TD–Ag 诱导机体产生抗体的能力明显低下。

2. 胸腺非依赖性抗原（thymus independent antigen，TI–Ag） 激活 B 细胞产生抗体时无需 Th 细胞辅助的抗原，如细菌脂多糖、荚膜多糖等。TI–Ag 只含有 B 细胞抗原决定基，只能激发 B 细胞产生 IgM 类抗体，无免疫球蛋白类别的转换。TI–Ag 多不能引起细胞免疫应答，也不产生免疫记忆。

NOTE

四、根据是否在抗原提呈细胞内合成分类

1. 外源性抗原（exogenous antigen） 指抗原提呈细胞（antigen presenting cell，APC）外合成抗原。这类抗原通过胞吞、胞饮、内吞等方式被 APC 摄入，在其细胞内被降解为抗原肽并与 MHC Ⅱ类分子结合成复合物，提呈于 APC 表面，被 $CD4^{+}T$ 细胞识别。

2. 内源性抗原（endogenous antigen） 指在抗原提呈细胞内合成的抗原，这类抗原在 APC 胞质内被加工处理为抗原肽，与 MHC Ⅰ类分子结合形成复合物，表达于 APC 表面，被 $CD8^{+}T$ 细胞识别。

五、其他的抗原分类

还有些抗原依据其他原则进行分类命名。可诱导机体产生免疫耐受的抗原称为耐受原（tolerogen）；能诱导超敏反应发生的抗原称为变应原（allergen）或过敏原。

第四节 非特异性免疫细胞激活物

除了特异性激活 T、B 细胞引起免疫应答的抗原外，还有些物质可非特异性激活 T、B 细胞及固有免疫细胞，这些物质称为非特异性免疫细胞激活物，主要包括超抗原、丝裂原、佐剂、病原相关分子模式。

一、超抗原

普通蛋白质抗原含有若干抗原表位，一般能特异性激活机体总 T 细胞库中万分之一至百万分之一的 T 细胞克隆。某些特殊的抗原，只需极低浓度（1 ～ 10ng/mL）即可非特异性激活人体总 T 细胞库中的 2% ～ 20% 的 T 细胞克隆，产生极强的免疫应答，这种抗原称为超抗原（superantigen，SAg）。常见的 SAg 有金黄色葡萄球菌蛋白 A（staphylococcus protein A，SPA）、金黄色葡萄球菌肠毒素 A ～ E、小鼠乳腺肿瘤病毒蛋白、热休克蛋白（heat shock protein，HSP）等。

SAg 对 T 淋巴细胞的激活方式也是通过其抗原受体（TCR）所介导（图 2–2）。普通抗原激活 T 细胞时，先被 APC 摄取、加工处理，以抗原肽的形式经 APC 表面的 MHC Ⅱ类分子的肽结合区提呈给 T 细胞表面的 TCR，通过抗原表位与 TCR 上互补决定区（V 区）的相互匹配形成活化信号，而 SAg 的激活则无须依赖于这种相互匹配。SAg 通常以完整蛋白（而非抗原肽）形式结合 APC 与 T 细胞，即一端与 APC 表面的 MHC Ⅱ类分子肽结合区外侧区域结合，另一端与 TCR Vβ 链外侧区域结合，故不涉及抗原表位与 MHC 和 TCR 的识别，无 MHC 限制性。SAg 所诱导的 T 细胞应答，并

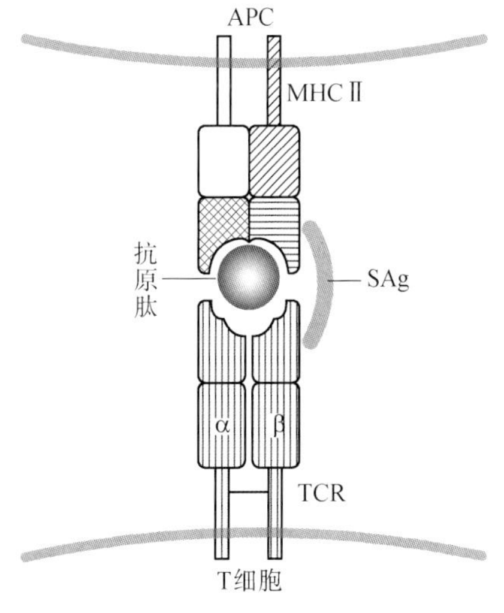

图 2–2 SAg 与 T 细胞的相互作用

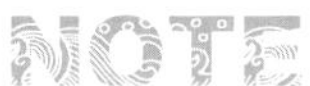

非针对超抗原本身，而是通过分泌大量的细胞因子参与某些病理生理过程的发生与发展。SAg 主要特点见表 2-4。

表 2-4 超抗原与普通抗原的比较

	超抗原	普通抗原
化学性质	细菌外毒素、反转录病毒蛋白等	普通蛋白质、多糖等
MHC 限制性	无	有
应答特点	直接激活大量 T 细胞	APC 处理后激活特异性 T 细胞
反应细胞	$CD4^+T$ 细胞	T、B 细胞
T 细胞库反应频率	1/20 ～ 1/50	$1/10^6$ ～ $1/10^4$

二、丝裂原

丝裂原（mitogen）即有丝分裂原，可致细胞发生有丝分裂，属非特异性免疫细胞激活剂。T、B 细胞表面均表达多种丝裂原受体，丝裂原在体外可刺激静止的淋巴细胞转化为淋巴母细胞，表现为细胞体积增大、胞质增多、DNA 合成增加、出现有丝分裂等。利用淋巴细胞对丝裂原刺激产生的增殖反应，可检测机体免疫系统功能状态。常见的丝裂原见表 2-5。

表 2-5 作用于人和小鼠 T、B 细胞的常见丝裂原

丝裂原	来源	激活对象	激活细胞
刀豆蛋白 A（ConA）	菜豆	人、小鼠	T 细胞
植物血凝素（PHA）	芸豆	人、小鼠	T 细胞
美洲商陆（PWM）	美洲商陆	人、小鼠	T 细胞、B 细胞
脂多糖（LPS）	革兰阴性菌	小鼠	B 细胞
葡萄球菌 A 蛋白（SPA）	葡萄球菌	人	B 细胞

三、佐剂

佐剂（adjuvant）指先于抗原或同时与抗原注入体内，可增强机体对抗原的免疫应答程度或改变免疫应答类型的物质。佐剂的种类繁多，常用的有：①生物性佐剂，如卡介苗（BCG）、脂多糖（LPS）和细胞因子等；②无机化合物，如氢氧化铝、明矾等；③有机物，如矿物油等；④人工合成物，如模拟细菌来源的低甲基化 CpG 寡核苷酸等；⑤油性佐剂，如弗氏佐剂。弗氏佐剂是动物实验中最常用的佐剂。

佐剂的作用机制为：①改变抗原物理性状，延缓抗原降解，延长抗原在体内潴留时间；②刺激抗原提呈细胞，增强其对抗原的加工和提呈；③刺激淋巴细胞增殖和分化，增强和扩大免疫应答。

佐剂的生物学作用为：①增强抗原的免疫原性，使无或仅具有微弱免疫原性的物质变为有效免疫原；②增强机体对抗原刺激的反应性，提高初次应答和再次应答产生抗体的滴度；③改变抗体类型，由产生 IgM 转变为产生 IgG；④引起或增强迟发型超敏反应。

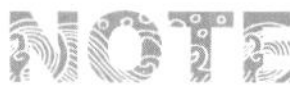

由于佐剂的综合效应能增强机体免疫功能，故佐剂的应用范围很广。例如，免疫动物时加用弗氏佐剂可获得高效价抗体；预防接种时加佐剂（氢氧化铝）可增强疫苗的效果。临床上将佐剂（如卡介苗）作为免疫增强剂，可用于肿瘤或慢性感染患者的辅助治疗。

四、病原相关分子模式

种类繁多的病原生物具有某些结构相似、进化保守的分子，称为病原相关分子模式（pathogen-associated molecular patterns，PAMP），如细菌肽聚糖、G- 菌的脂多糖（LPS）和真菌的酵母多糖等。固有免疫细胞表面不表达特异性抗原受体（TCR/BCR），通过另一类受体即模式识别受体（pattern recognition receptor，PRR）非特异性识别入侵病原体的 PAMP 激活从而启动固有免疫应答（详见第四、五章）。

第三章 免疫分子

免疫分子包括存在于体液中的分泌型免疫分子和表达于细胞膜上的膜型免疫分子。分泌型免疫分子主要有免疫球蛋白（抗体）、补体系统和细胞因子等；膜型免疫分子主要有淋巴细胞抗原受体（TCR/BCR）、主要组织相容性复合体、CD 分子和黏附分子等。免疫分子参与介导了免疫细胞对抗原的识别、清除及免疫细胞间相互作用和信息传递，是免疫系统的重要组成部分。

第一节 免疫球蛋白

抗体和免疫球蛋白是从不同角度命名的两个相关概念。抗体（antibody，Ab）是 B 细胞受抗原刺激后增殖分化为浆细胞所产生的球蛋白，主要分布于血清等体液中，通过与相应抗原特异性结合，介导体液免疫效应。免疫球蛋白（immunoglobulin，Ig）是具有抗体活性或化学结构与抗体相似的球蛋白。Ab 是侧重生物学功能的概念，Ig 是侧重化学结构的概念。Ig 是 1968 年和 1972 年世界卫生组织和国际免疫学联合会先后提出的概念，范畴更广泛一些，包括了抗体和未证实有抗体活性的球蛋白，如多发性骨髓瘤、巨球蛋白血症等患者血清中存在着化学结构与抗体相似但无抗体活性的 Ig。根据存在和分布情况，Ig 分为膜型和分泌型两种类型。膜型免疫球蛋白（membrane Ig，mIg）分布于 B 细胞表面，即 B 细胞表面抗原受体（BCR）；分泌型免疫球蛋白（secreted Ig，sIg）存在于血清和组织液等体液中，即通常所指的抗体。

一、免疫球蛋白的结构

（一）Ig 的重链和轻链

免疫球蛋白单体由四条肽链组成，包括两条相同的重链（heavy chain，H 链）和两条相同的轻链（light chain，L 链），各肽链间由数量不等的二硫键连接。结构上免疫球蛋白呈“Y”型（图 3-1）。

1. 重链 分子量为 50 ～ 75kD，由 450 ～ 550 个氨基酸残基组成。按其编码基因及产物，人类 Ig 重链可分 μ 链、γ 链、α 链、δ 链和 ε 链五类，由此将 Ig 对应分为 IgM、IgG、IgA、IgD 和 IgE 五类（class）（图 3-2）。其中 γ 链又分 γ1、γ2、γ3 和 γ4 四种，α 链又分 α1、α2 两种，由此又构成相应的亚类（subclass），IgG 为 IgG1、IgG2、IgG3 和 IgG4 四个亚类，IgA 为 IgA1、IgA2 两个亚类。

2. 轻链 分子量约为 25kD，由 214 个氨基酸残基组成。按其编码基因及产物，人类 Ig 轻链分 κ 型和 λ 型（分为 λ1 ～ λ4 四种），由此相应的 Ig 分为 κ 型和 λ 型。

NOTE

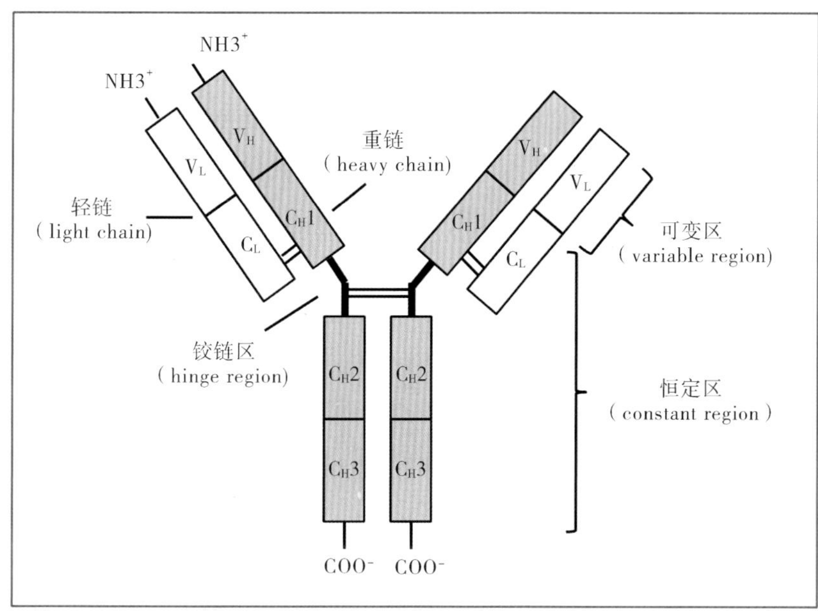

图 3-1　免疫球蛋白结构模式图

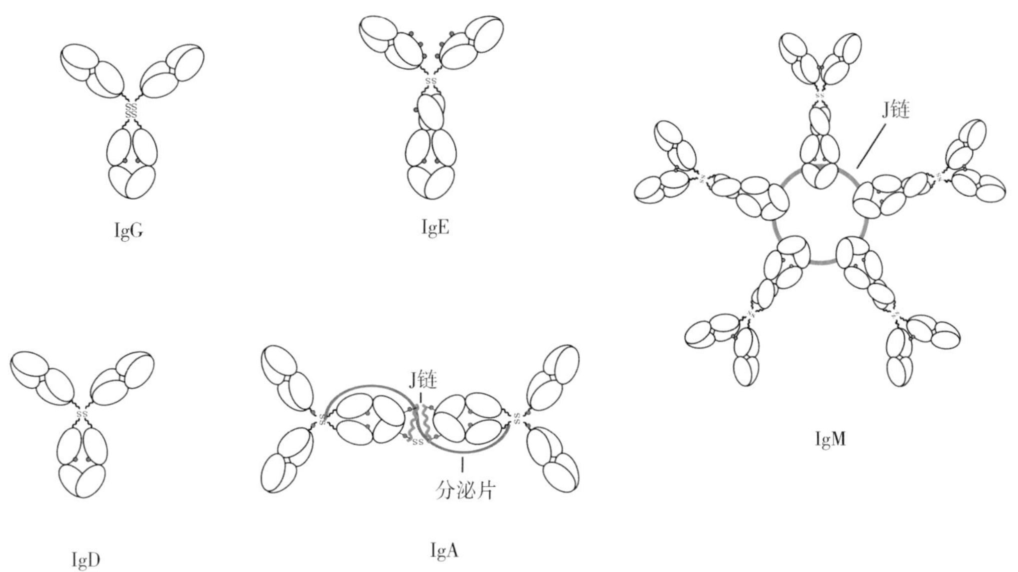

图 3-2　五类免疫球蛋白结构模式图

（二）Ig 的可变区、恒定区和铰链区

1. 可变区（variable region，V 区） 在 Ig 的 H 链和 L 链近 N 端约 110 个氨基酸残基的区域内，其氨基酸序列变化较大，称可变区（V 区）。重链和轻链的 V 区分别以 VH、VL 表示。VH 和 VL 内各含三个氨基酸序列变化非常大的区域，称为高变区（hypervariable region，HVR）。该区即为与抗原表位互补结合之部位，又称互补决定区（complementarity determining region，CDR），高变区外的 V 区部位称为骨架区（framework region，FR），VL 和 VH 各有 4 个 FR。

重链和轻链高变区为抗原结合部位（antigen-binding site），其特定的空间构型可与抗原表位形成类同锁匙的高度互补关系。故高变区的存在使 Ig 具有多样性（diversity），是其与众多不同空间构型的抗原表位特异性结合的基础。

2. 恒定区（constant region，C 区） Ig 近 C 端 L 链的 1/2 及 H 链的 3/4 或 4/5 区域内，氨基酸序列相对稳定，称恒定区（C 区）。重链和轻链的 C 区分别称为 CH 和 CL。不同类 Ig 重链 CH 区长度不一，其中 IgG、IgA、IgD 具有 CH1、CH2、CH3 三个功能区，而 IgM、IgE 还有 CH4 功能区。C 区是 Ig 结合补体和具有 Ig 末端受体（FcR）细胞的部位。

3. 铰链区（hinge region） 一些 Ig 的 CH1 与 CH2 功能区之间的区域富含脯氨酸，具有良好的延展性，称为铰链区。铰链区的存在使 Ig 容易发生变构，有利于其 V 区与抗原表位的结合；通过 Ig 变构可暴露 / 隐蔽结合补体的位点从而控制补体激活；铰链区也是多种蛋白酶水解 Ig 的区域。不同类或亚类的 Ig 铰链区不尽相同，IgG1、IgG2、IgG4 和 IgA 铰链区较短，IgG3 和 IgD 铰链区较长，IgE 和 IgM 无铰链区。

（三）Ig 的结构域

免疫球蛋白的 H 链和 L 链每隔 100 ～ 110 个氨基酸即由链内二硫键连接，折叠往复形成一个具有特定功能的超二级桶状结构，称为 Ig 结构域（domain）（图 3–3），或称功能区。L 链具有 VL 和 CL 两个结构域，H 链 V 区有 1 个 VH 结构域；而 C 区结构域因 Ig 类别不同数量有差异，IgG、IgA、IgD 有 3 个 CH 结构域，IgM 和 IgE 有 4 个 CH 结构域。结构域是 Ig 生物学作用的结构基础：VH 与 VL 是 Ig 与抗原表位特异性结合的部位；CH1 ～ CH3 与 CL 是遗传标志所在；CH2 ～ CH4 是 Ig 与补体和 FcR 细胞结合的部位。

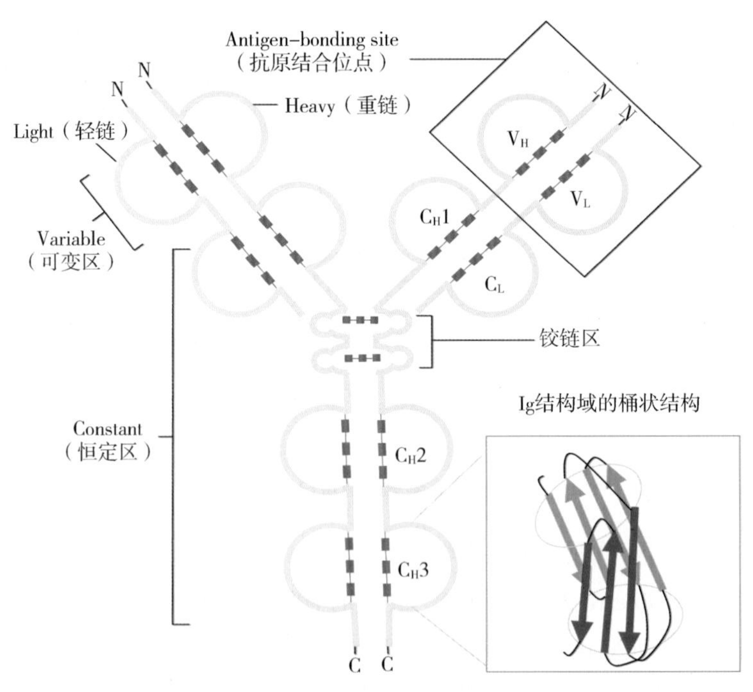

图 3–3　Ig 的结构域

（四）Ig 多聚体及其辅助结构

人体内的 Ig 中（图 3–2），IgG、IgD、IgE 和血清型 IgA 为前所述之单体结构，IgM 和分泌型 IgA 为多聚体，由多个单体通过 J 链等辅助成分聚合形成，分泌型 IgA 为二聚体，IgM 为

NOTE

五聚体（图 3-4）。

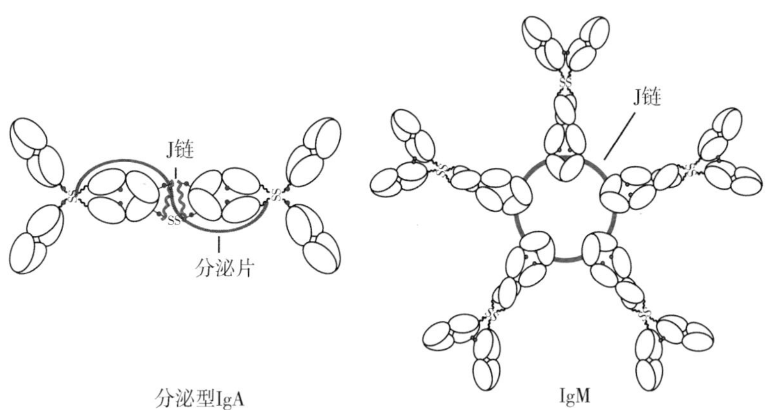

图 3-4　Ig 多聚体及其辅助结构

1. J 链（joining chain） 是一条分子量约为 20kD 的富含半胱氨酸的多肽链，含有 137 个氨基酸残基，由浆细胞合成。J 链是组成 Ig 多聚体的重要成分，其主要功能是将单体 Ig 分子连接为多聚体。J 链通过二硫键与免疫球蛋白 μ 链或 α 链羧基端的半胱氨酸连接，将两个单体 IgA 连接形成二聚体，将五个单体 IgM 连接形成五聚体。

2. 分泌片（secretory piece，SP） 又称分泌成分（secretory component，SC），是分泌型 IgA 的辅助成分，由黏膜上皮细胞合成分泌（图 3-5）。初为黏膜上皮细胞表面的多聚免疫球蛋白受体（poly-Ig receptor，pIgR），通过与二聚体 IgA 结合、组装和从黏膜上皮细胞上解离的机制介导分泌型 IgA 向黏膜表面的转运。SP 还能保护 IgA 铰链区，使之免受蛋白水解酶降解。

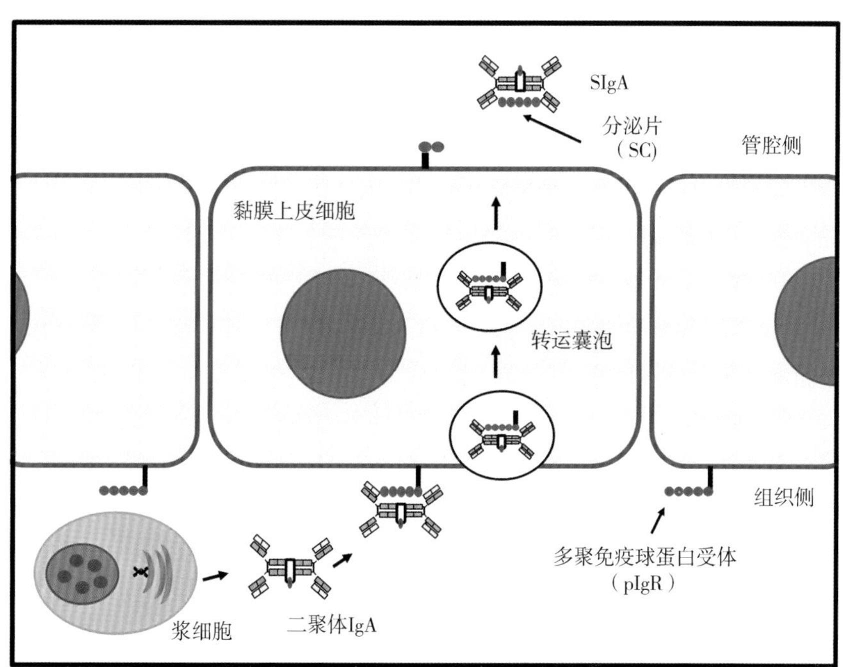

图 3-5　分泌型 IgA 分泌片的组装和转运

（五）免疫球蛋白的水解片段

Ig 可被多种蛋白酶水解，酶解部位不尽相同，所得水解片段不同（图 3-6），据此可用于研究 Ig 的结构和功能。

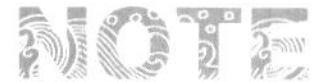

1. 木瓜蛋白酶水解片段 木瓜蛋白酶（papain）可使 Ig 在铰链区二硫键连接的两条重链的近 N 端处断裂，水解成两个 Fab 段（fragment antigen binding，Fab）和一个 Fc 段（fragment crystallizable，Fc）。其中 Fab 由一条完整的轻链和重链的 VH 和 CH1 组成，为单价抗原结合片段；Fc 段无抗原结合活性，是 Ig 与补体和 FcR 细胞相互作用的部位。

2. 胃蛋白酶水解片段 胃蛋白酶（pepsin）可使 Ig 在铰链区二硫键连接的两条重链的近 C 端处断裂，形成一个 F（ab'）$_2$ 片段和一些无生物学活性的小分子片段（pFc'）。其中 F（ab'）$_2$ 可结合两个抗原表位，pFc' 最终被降解，无生物学活性。

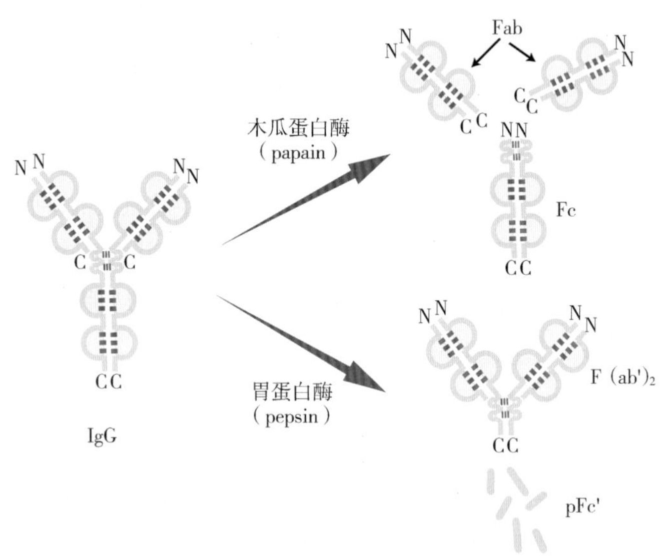

图 3-6 免疫球蛋白（IgG）酶解片段

二、免疫球蛋白的异质性

Ig 作为大分子蛋白质，带有多种抗原表位，且因结构的差异，抗原表位亦不同，称为免疫球蛋白的异质性（heterogeneity）。Ig 的异质性表现于三个方面：①同种型（isotype），指同一种属所有个体共有的 Ig 抗原特异性的标记，在异种体内可诱导产生相应的抗体。其抗原表位位于 CH 和 CL 上。②同种异型（allotype），是同一种属不同个体间的 Ig 分子所具有的不同抗原表位，在同种异体间可诱导免疫反应。其抗原表位位于 CH 和 CL 一个或几个位点上，可视作遗传标志。③独特型（idiotype，Id），是指每一特定抗体分子 V 区所特有的抗原表位。Id 的抗原表位存在于 Ig 的 V 区，尤其是超变区，可在异种、同种异型及自身体内诱导产生相应的抗体。

三、免疫球蛋白（Ab）的生物学功能

膜型 Ig 即为 BCR，是 B 细胞的特征性膜分子，可与抗原表位结合，参与 B 细胞活化第一信号形成；分泌型的免疫分子主要指抗体，功能与其结构密切相关：其 V 区（Fab）是与抗原结合的部位，C 区（Fc）是结合补体和 FcR 细胞等效应物质的部位。以下将主要介绍分泌型 Ig 即抗体的生物学功能。

（一）中和作用

抗体 Fab 段与抗原表位的空间分子构象互补，通过抗原抗体特异性结合，封阻了抗原的生物学活性部位，而使抗原的毒害作用不能发生，如阻止病原生物和毒素对宿主细胞的吸附、结合和破坏；阻止病原生物的抗吞噬作用；阻止病原体生物对营养成分的利用而抑制病原生物增殖等。能够形成封阻效应的抗体称为中和抗体。

（二）激活补体

IgG（包括 IgG1 ～ IgG3）和 IgM 类免疫球蛋白与相应抗原特异性结合后，其铰链区变构，导致 Ig Fc 段上的补体结合位点暴露，补体 C1q 即可结合于该位点，从而通过经典途径激活补体，发挥补体溶菌溶细胞等生物学作用。IgG4、IgA 和 IgE 不能通过经典途径激活补体，但其凝聚物也可通过替代途径激活补体。

（三）结合具有 Fc 受体（FcR）细胞介导的生物学功能

1. 调理作用（opsonization） 抗体通过 Fab 段与细菌等颗粒性抗原结合后，可通过其 Fc 段与吞噬细胞表面 FcR 结合，从而促进吞噬细胞对抗原的吞噬能力，这种生物学效应称为调理作用（图 3-7）。位于中性粒细胞、单核 / 巨噬细胞表面的 Fc γ RI（CD64）、Fc γ R Ⅱ（CD32）和位于嗜酸性粒细胞表面的 Fc ε R Ⅱ都是介导调理作用的重要受体。参与调理作用的抗体也称为调理素（opsonin）。

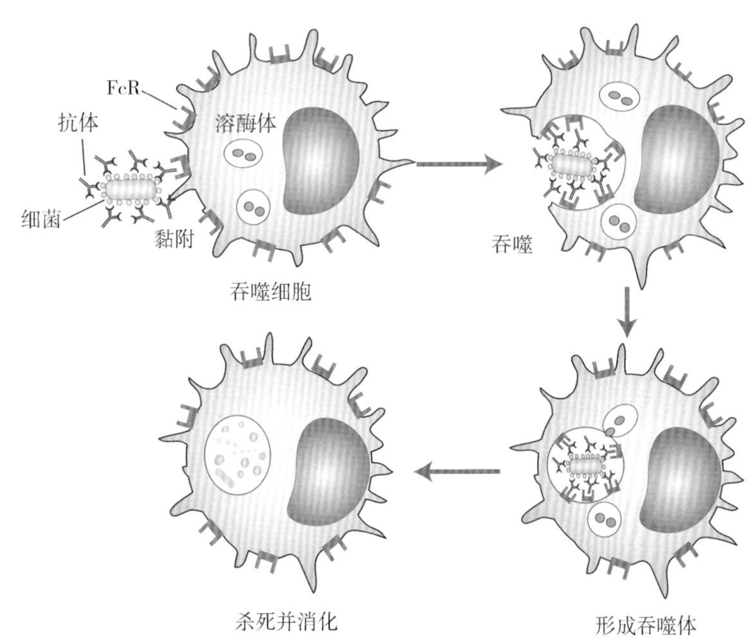

图 3-7　抗体介导的调理作用

2. ADCC 作用　抗体依赖的细胞介导的细胞毒作用（antibody dependent cell-mediated cytotoxicity，ADCC），抗体通过 Fab 段与带有相应抗原的靶细胞特异结合后，通过其 Fc 段与具有 FcR 的细胞毒性细胞（如 NK 细胞）结合，激活这些细胞毒性细胞，杀伤带有抗原的靶细胞（图 3-8）。NK 细胞的 ADCC 效应主要通过其膜表面 Fc γ R Ⅲ（CD16）所介导。

3. 介导Ⅰ型超敏反应　IgE 是亲细胞型抗体，其 Fc 段可与肥大细胞和嗜碱粒细胞表面的 IgE Fc 受体（Fc ε R Ⅰ）结合，这些细胞表面的 IgE 与变应原特异结合后，细胞活化，合成和

释放各种生物活性物质，引起Ⅰ型超敏反应。

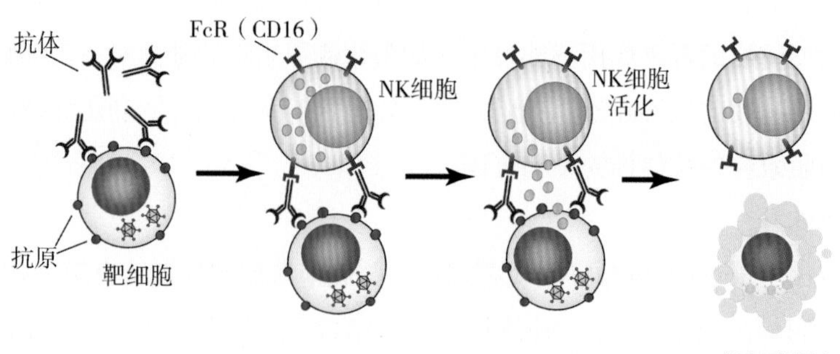

图 3-8 ADCC 作用

4. 跨细胞输送作用 通过与 FcR 结合的机制，抗体可被跨细胞输送，实现穿过胎盘和黏膜的作用。孕期胎盘母体面的滋养层细胞表达新生儿 Fc 受体（neonatal Fc receptor，FcRn），母体产生 IgG 与 FcRn 结合后转移至滋养层细胞内并主动转运至胎儿血液循环，发挥自然被动免疫作用。Ig 多聚体可经黏膜上皮细胞的 pIgR 从黏膜固有层转运至黏膜表面，参与黏膜免疫。

5. 免疫调节作用 游离抗体还可以通过其 Fc 段，结合至 T、B 细胞表面的各类 Fc 受体，反馈性调节 T、B 细胞的活化。

四、五类免疫球蛋白的特性及其医学意义

（一）IgG

IgG 为单体结构，是分子量最小的 Ig。在血循环及组织中含量丰富，是血清中含量最高的免疫球蛋白，占血清 Ig 总量的 75%。人出生后 3 个月开始合成 IgG，3 ～ 5 岁近成人水平。IgG 是半衰期最长的免疫球蛋白，长达 20 ～ 23 天。IgG 是再次免疫应答产生的最主要抗体，虽然 IgG 出现比 IgM 晚，但其在体内持续时间长，可介导多种免疫效应，是体液免疫应答尤其是再次应答的主要效应分子。IgG 亲和力高，分布广泛，能中和病毒和毒素，具有激活补体、调理吞噬和 ADCC 等作用。IgG 体积较小，更易于扩散到血管外部进入组织发挥局部的抗感染作用。IgG 还是唯一能够通过胎盘屏障的抗体，可跨胎盘转运，从母体进入胎儿的血液循环，为新生儿提供被动的免疫保护。

（二）IgM

IgM 多为五聚体，是分子量最大的 Ig。主要存在于血液中，占血清 Ig 总量的 5% ～ 10%。IgM 是个体发育过程中最早合成和分泌的抗体，胚胎晚期就能产生，脐带血 IgM 增高提示胎儿有宫内感染。IgM 也是初次免疫应答中出现最早的抗体，在感染早期产生并发挥抗感染效力，由于其半衰期不长（5 ～ 10 天），血清中 IgM 升高则提示有新近感染，可用于感染早期诊断。IgM 的抗原结合能力很强，具有 10 个抗原结合位点，理论抗原结合价为 10 价，但实际上空间位阻导致其变形能力下降，表现为 5 价。IgM 五聚体因其带有 5 个 Fc 段，能高效激活补体，是体液免疫尤其是初次应答中的重要效应分子。另外，膜型 IgM（mIgM）以单体形式存在，作为 BCR 的一种类型表达于 B 细胞表面。

（三）IgA

IgA 分血清型和分泌型两种。血清型 IgA 为单体，主要存在于血清中，占血清 Ig 总量的 10% ～ 15%。分泌型 IgA（secretory IgA，sIgA）为二聚体，由 J 链连接，含有分泌片。sIgA 主要存在于初乳、唾液、泪液、汗液和呼吸道、消化道、泌尿道等分泌物中，是局部黏膜免疫的主要效应抗体。sIgA 与病原生物的结合可阻止其黏附，新生儿易患呼吸道、消化道感染，可能与其 sIgA 合成不足有关；sIgA 还可发挥调理吞噬、中和毒素等作用；婴儿可从母亲初乳中获得 sIgA，是一种重要的天然被动免疫。

（四）IgE

IgE 是正常人血清中含量最少的 Ig，血清浓度极低，约占血清 Ig 总量的 0.02%，主要由黏膜相关淋巴组织中的浆细胞分泌。IgE 为亲细胞抗体，可通过其 Fc 段与肥大细胞和嗜碱性粒细胞表面的高亲和力 Fc ε R Ⅰ长时间牢固结合，使细胞致敏，当致敏细胞借 IgE 再次识别变应原时，诱导 I 型超敏反应。IgE 也可以通过与嗜酸性粒细胞 Fc ε R Ⅱ结合，介导 ADCC 效应，杀伤蠕虫，发挥抗寄生虫免疫作用。

（五）IgD

IgD 在正常人血清中含量很低，占血清总 Ig 的 0.3%。其铰链区较长，易被水解，故半衰期仅 3 天。血清型 IgD 的确切生物学功能仍不清楚。mIgD 表达于 B 淋巴细胞表面，为 BCR 的另一种类型，是 B 细胞分化发育成熟的标志。骨髓中未成熟的 B 细胞仅表达 mIgM，而成熟的 B 淋巴细胞则同时表达 mIgM 和 mIgD，成熟的 B 淋巴细胞可进入外周淋巴组织，称为初始 B 淋巴细胞；而活化的或记忆性 B 淋巴细胞的 mIgD 逐渐消失。

五、人工制备抗体

具有特异性识别和结合抗原特性的抗体，常被用于临床诊断、预防、治疗及科学研究中（详见第六章）。

1. 多克隆抗体（polyclonal antibody，pAb） 是由不同 B 细胞克隆产生的针对抗原物质中多种表位的抗体混合物，为第一代人工制备抗体，如免疫血清（含多种特异性抗体）。因为天然抗原往往具有多种表位，刺激机体产生的抗体中包含针对多种不同抗原表位的 Ig，系由多个 B 细胞克隆产生的抗体混合物，故称为多克隆抗体。

2. 单克隆抗体（monoclonal antibody，mAb） 是由单一 B 细胞克隆杂交瘤产生的只识别抗原分子某一特定表位的特异性抗体，也称第二代抗体。1975 年，由 Kohler 和 Milstein 建立单克隆抗体技术。mAb 具有结构高度均一、纯度高、特异性强和效价高等特点。单克隆抗体实际意义是：①可用于抗原的纯化和结构分析；②细胞发生、分化及功能的阐明；③临床疾病的诊断和治疗。

3. 基因工程抗体（genetic engineering antibody） 在 DNA 水平对 Ig 基因进行切割、拼接或修饰，导入受体细胞所表达的抗体，也称第三代抗体。其制备的原理为 B 细胞获得编码抗体的基因，或以多聚酶链反应（polymerase chain reaction，PCR）技术扩增基因片段，经体外 DNA 重组后，转化受体细胞，使其表达特定抗体。如人 – 鼠嵌合抗体（chimeric antibody）、改型抗体（reshaped humanized antibody）、双特异性抗体（bispecific antibody）、小分子抗体等。

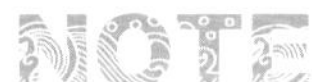

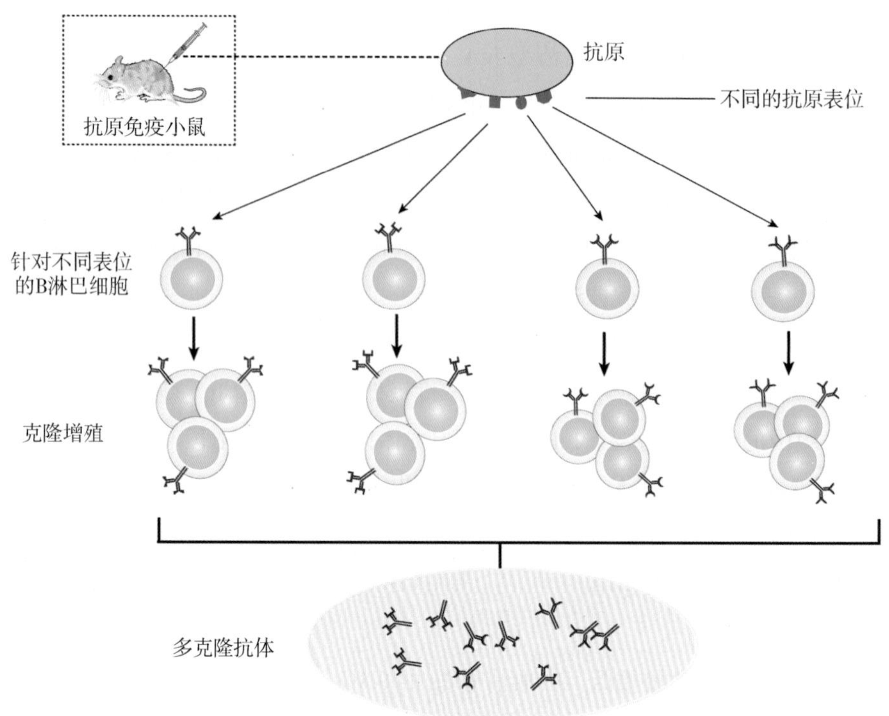

图 3–9　多克隆抗体产生示意图

第二节　补体系统

19 世纪末比利时免疫学家 Jules Bordet 以科学的实验证实新鲜血液中存在着不耐热、可辅助补充抗体溶菌溶细胞效应成分，将其称为补体，因为该发现 Bordet 获得了 1919 年诺贝尔生理学或医学奖。

一、补体的概念和性质

补体（complement，C）是存在于人和脊椎动物血清、组织液和细胞膜表面的一组具有酶活性的蛋白质，介导免疫应答和炎症反应。补体由 30 余种成分组成，故称其为补体系统（complement system）。补体系统在固有免疫应答和适应性免疫应答中均发挥重要作用，是两种免疫的重要桥梁。

补体性质不稳定，不耐热；其来源广泛，可由体内多种组织细胞合成，肝细胞和巨噬细胞是产生补体的主要细胞，约 90% 的血浆补体成分由肝脏合成。补体多以酶原形式存在，通过激活物激活方可发挥生物学作用，激活和效应过程受到精密调控。

二、补体的组成与命名

（一）补体系统的组成

补体系统包括：存在于体液中的液相成分，为可溶性蛋白；存在于细胞膜上的膜相成分，为膜结合蛋白。按其生物学功能，补体可以分为三类。

NOTE

1. 补体固有成分　参与补体激活（活化）级联反应的基本补体成分，包括：①参与经典激活途径成分，如C1q、Clr、Cls、C4和C2；②参与甘露聚糖结合凝集素（mannan-binding lectin，MBL）途径成分，如MBL和丝氨酸蛋白酶；③参与旁路激活途径的成分，如B因子、D因子；④参与上述三条途径的共同成分C3和末端通路成分C5、C6、C7、C8和C9。

2. 补体调节蛋白　补体激活反应中具有调节功能的补体成分，包括：①存在于体液中的可溶性蛋白，如H因子、I因子、备解素（properdin，P因子）、C1抑制物（C1-inhibitor，C1-INH）、C4结合蛋白（C4bp）等；②膜结合蛋白，如膜辅助因子蛋白（membrane cofactor protein，MCP）、衰变加速因子（decay accelerating factor，DAF）等。它们主要通过调节补体激活途径中的关键酶而调控补体的活化强度和范围。

3. 补体受体（complement receptors，CR）　存在于不同细胞膜表面、介导补体活性片段或调节补体生物学效应的受体分子，包括CR1～CR5、C3aR、C5aR、C4aR及C1qR等。

（二）补体系统的命名

补体系统的命名规则是：①补体经典途径的固有成分按其被发现的先后顺序命名为C1（C1q、C1r、C1s）、C2、C3……C9，其他成分用英文大写字母命名，如D因子、P因子、B因子、H因子；②补体调节蛋白多按其功能命名，如C1抑制物、促衰变因子、C4结合蛋白等；③补体活化后的裂解片段，以本成分的符号后附加小写英文字母表示，如C3a、C3b等；④经激活的成分或复合物，可在其符号上画一横线表示，如C$\overline{4b2a3b}$；灭活的补体片段，在其符号前（或后）加英文字母i表示，如iC3b。

三、补体的激活途径

补体固有成分以酶原形式存在于体液中，通过级联反应被激活发挥效应，这种反应产生生物放大效应。目前发现的补体激活途径有三条，包括经典途径、旁路途径和MBL途径（图3-10）。

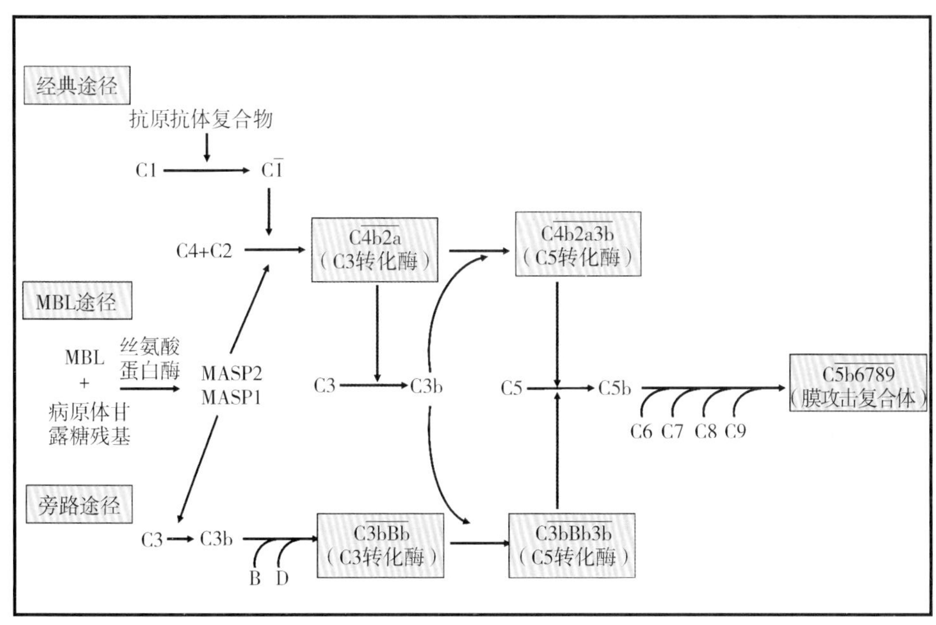

图3-10　补体激活的三条途径

（一）经典途径

经典途径（classical pathway）是以抗原抗体复合物为主要激活物，顺序激活 C1、C4、C2、C3、C5 ～ C9 的级联酶促反应过程。整个激活过程可人为分成识别、活化和膜攻击三个阶段。

1. 识别阶段　抗原抗体复合物又称为免疫复合物（immune complex，IC），是经典途径最主要的激活剂。体液免疫中最重要的效应抗体是 IgG 和 IgM，IgG/IgM 与抗原结合后，其铰链区变构暴露补体 C1q 结合位点，启动经典活化途径。Clq 为六聚体，与 Clr 和 C1s 形成 C1 复合体（图 3–11）。当两个以上的 Clq 头部被 IC 中 IgM 或 IgG Fc 段结合后（图 3–12），Clq 的分子构象即发生改变，导致 Clr 裂解而活化，后者可进而激活 Cls，$C\overline{1s}$ 具有丝氨酸蛋白酶活性。

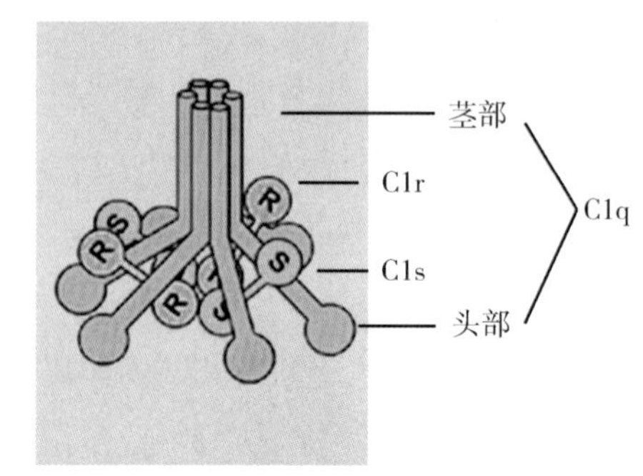

图 3–11　C1（qrs）复合体

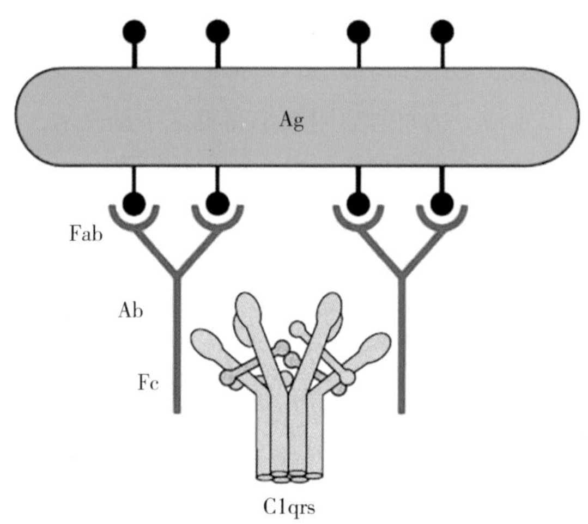

图 3–12　抗原抗体复合物与 C1 的结合示意图

2. 活化阶段　在 Mg^{2+} 存在的情况下，$C\overline{1s}$ 可将 C4 裂解为 C4a 和 C4b，小片段 C4a 释放入液相，大片段 C4b 附着于靶细胞膜上。C2 血浆浓度很低，是补体活化级联酶促反应的限速成分。C2 与 C4b 形成 Mg^{2+} 依赖性复合物，继而被 $C\overline{1s}$ 裂解，所产生的小片段 C2b 释放入液相，大片段 C2a 与 C4b 形成 $C\overline{4b2a}$ 复合物，具有活化 C3 活性，是经典途径的 C3 转化酶。后者进一步酶解 C3，形成 C3a 和 C3b，C3a 释放入液相，约 10%的 C3b 分子参与形成 $C\overline{4b2a3b}$，即经典途径的 C5 转化酶，C5 继而被裂解成 C5a 和 C5b。

3. 攻膜阶段　C5 裂解产物 C5a 释放入液相，C5b 松散结合于靶细胞表面，依次与 C6、C7 结合，形成 C5b67 复合物，插入胞膜脂质双层中，随即与 C8 结合形成 C5b678，后者可促进与 12 ～ 15 个 C9 分子（poly–C9）联结，并形成 $C\overline{5b6789n}$，即膜攻击复合物（membrane attack complex，MAC）。插入膜上的 MAC 是穿膜的亲水性孔道，大量水分子内流致使细胞渗透压改变，导致细胞肿胀破裂。此外，末端补体成分插入胞膜，可使致死量钙离子被动地向胞内弥散，亦导致靶细胞死亡（图 3–13）。

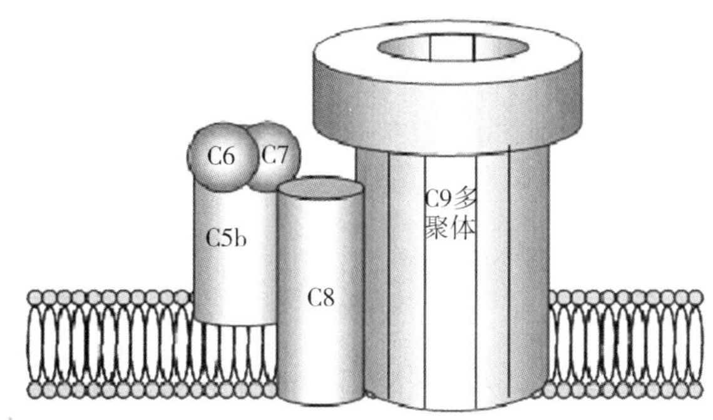

图 3-13 MAC 的形成示意图

（二）旁路途径

补体激活的旁路途径（alternative pathway）又称为替代途径，是由微生物或其成分作为激活物直接激活 C3，形成 C3 与 C5 转化酶，激活补体级联酶促反应的活化途径。此途径不依赖于特异性抗体的形成，故在感染早期为机体提供有效的防御保护，主要激活物包括细菌、细菌成分（如脂多糖等）、酵母多糖、葡聚糖等。

旁路激活途径不经 C1、C4、C2，直接从 C3 活化开始（图 3-10）。正常情况下，体内可产生低水平的 C3b（自发产生），若结合于自身细胞表面，C3b 可被调节蛋白迅速灭活；若与缺乏调节蛋白的微生物（激活物）结合，则 C3b 可以 Mg^{2+} 依赖性方式与 B 因子结合，形成 C3bB。血清中 D 因子继而可将结合状态的 B 因子裂解成 Ba 和 Bb，Ba 释放入液相，Bb 与 C3b 形成 $\overline{C3bBb}$ 复合物，即旁路途径 C3 转化酶，血清中备解素（P 因子）可增强其稳定性。$\overline{C3bBb}$ 进而活化更多的 C3b 分子，形成 $\overline{C3bBb3b}$，即旁路途径 C5 转化酶，后者裂解 C5 产生 C5b，而后为与经典途径相同的 MAC 形成和攻膜效应。

（三）MBL 激活途径

MBL 激活途径（MBL pathway）是由病原体表面的半乳糖或甘露糖残基与血浆中的甘露聚糖结合凝集素（MBL）结合，依次激活 C4、C2，形成 C3 与 C5 转化酶，激活补体级联酶促反应的活化途径。MBL 途径不依赖于特异性抗体的形成，也在感染早期为机体提供有效的防御保护，病原生物表面的 N- 氨基半乳糖或甘露糖残基为 MBL 激活途径的主要激活物。

正常血清中 MBL 水平极低，病原体感染早期，肝细胞合成与分泌急性期蛋白，包括 MBL 和 C 反应蛋白等。MBL（图 3-14）是一种钙依赖性糖结合蛋白，与 C1q 结构类似，可与病原生物表面的 N- 氨基半乳糖或甘露糖基结合，并发生结构变化，继而活化 MBL 相关的丝氨酸蛋白酶（MBL-associated serine protease，MASP），包括 MASP-1 和 MASP-2。活化的 MASP-2 以类似于 $\overline{C1s}$ 可水解 C4 和 C2，形成 C3 转化酶 $\overline{C4b2a}$，后续反应与经典途径基本相同；MASP-1 可直接裂解 C3，参与形成旁路途径的 C3 转化酶 $\overline{C3bBb}$，加强旁路途径的正反馈环路。因此，MBL 激活途径对补体激活的经典途径和旁路途径均具有促进效应。

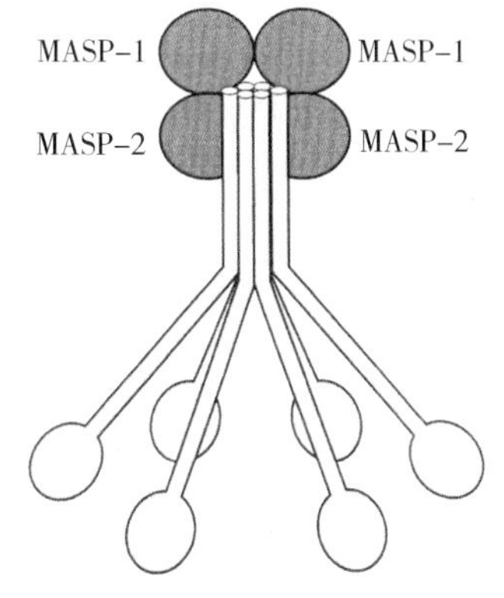

图 3-14 MBL 结构示意图

由于补体激活后其生物学作用是非特异性的，且补体的激活又可通过正反馈而迅速放大，而在激活的各个环节上，

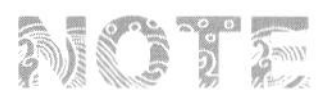

机体同时可通过各种机制精细地调节补体固有成分的激活与灭活，严格控制补体激活的强度和持续时间，使其既能有效杀灭病原生物，又能防止补体过度激活造成的消耗和自身损伤。

四、补体的生物学功能

补体具有多种生物学功能，不仅参与固有免疫，也参与适应性免疫；既参与机体的保护性免疫，也参与免疫病理损伤过程。

1. 溶细胞、溶菌作用 补体激活后形成的 MAC，可导致靶细胞溶解，如细菌、血细胞、被病毒感染靶细胞和肿瘤细胞等。该效应是机体抗微生物感染的重要防御机制，也介导溶细胞作用的免疫病理损伤。

2. 调理作用 补体激活过程中产生的 C3b、iC3b 和 C4b 等片段与细菌或其他颗粒结合，再通过与吞噬细胞表面相应的补体受体的结合，可促进吞噬细胞的吞噬作用，即为补体的调理作用。调理吞噬作用是补体抗细菌、抗真菌感染的最主要机制之一，C3 缺乏时患者易感染各种胞外菌。

3. 炎症介质作用 补体活化过程产生的 C4a、C3a 和 C5a 等液相片段具有炎症介质作用，可引起机体炎症反应，称为活性片段。活性片段可激活肥大细胞和嗜碱性粒细胞，使之脱颗粒释放组胺等血管活性介质，引起毛细血管扩张，血管通透性增加等效应，介导炎症反应。C5a 对中性粒细胞具有趋化作用，吸引其向炎症部位移行、聚集，从而增强了局部炎症反应。

4. 清除免疫复合物 抗原抗体结合形成的免疫复合物（IC）有时会引起免疫损伤，如中分子 IC 引起Ⅲ型超敏反应，补体可通过免疫黏附（immune adherent）机制清除 IC。C3b 与 IC 中的抗体结合，IC 从而借助 C3b 与表达 CR1 和 CR3 的血细胞结合，并通过血流运送至肝而被清除。表达 CR1 的红细胞数量巨大，是清除 IC 的主要参与者。

补体系统异常主要包括遗传性补体成分缺陷、补体的异常激活、补体含量的增高和降低等，与多种免疫性疾病发生密切相关，如反复感染、系统性红斑狼疮、遗传性血管神经性水肿（hereditary angioneurotic edema，HAE）、自身免疫性溶血性贫血、血清病、类风湿关节炎等，临床常将补体含量检测作为免疫性疾病诊断的指标。

第三节 MHC 及其编码分子

在不同种属或同种不同品系的动物个体间进行正常组织器官或肿瘤移植会出现排斥现象，这种移植排斥现象的本质就是免疫应答，由细胞表面的同种异型抗原诱导。这种代表个体特异性的同种抗原称为组织相容性抗原或者移植抗原（transplantation antigen），其中能引起强烈而迅速排斥反应的抗原称为主要组织相容性抗原（major histocompatibility antigen，MHA）。编码主要组织相容性抗原的基因群，就是主要组织相容性复合体（major histocompatibility complex，MHC）。MHA 广泛分布于哺乳动物有核细胞表面，不同动物有不同的命名。人的 MHA 最早在人白细胞表面发现，称为人类白细胞抗原（human leucocyte antigen，HLA），编码人 HLA 的基因群体称为 HLA 复合体。MHC 及其编码分子介导移植排斥反应，但其最重要的生理功能与免疫应答相关。

一、HLA 复合体的基因结构与遗传特点

（一）HLA 复合体的基因结构

HLA 复合体位于人第 6 号染色体短臂上，是基因座密集且紧密连锁的基因群。20 世纪 90 年代启动的人类基因组计划极大推动了 HLA 基因序列和结构的研究，最初报道的 HLA 基因长度约为 3600kb，共有 224 个基因座。2003 年，第 6 号染色体短臂的序列分析全部完成，最终明确的 HLA 基因全长 7600kb，包括 5 个亚区和 421 个基因座位，包括最初认识的Ⅰ类基因亚区、Ⅱ类基因亚区、Ⅲ类基因亚区和近年才命名的扩展的Ⅰ类基因亚区和扩展的Ⅱ类基因亚区。下面主要介绍Ⅰ类基因亚区、Ⅱ类基因亚区、Ⅲ类基因亚区（图 3–15）。

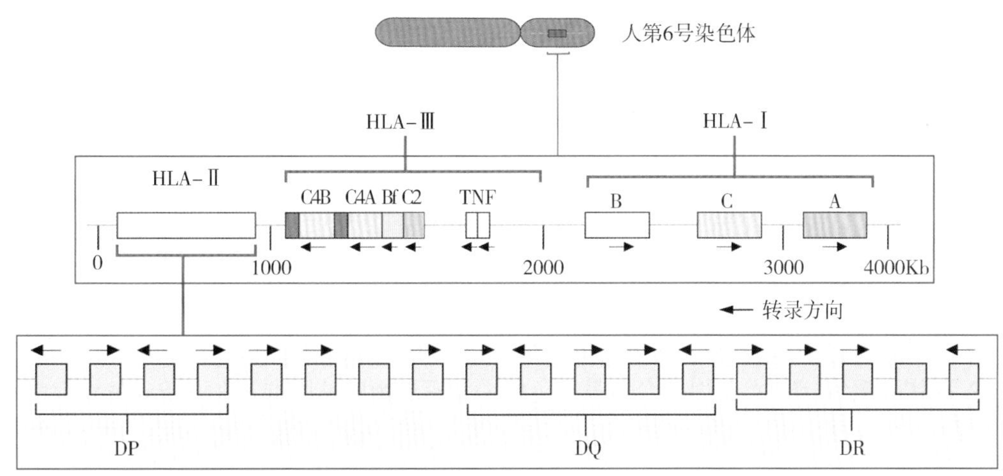

图 3–15　HLA 基因复合体

1. HLA Ⅰ类基因亚区　位于靠近端粒的一侧，根据编码产物及功能不同分为 3 类：①经典的 HLA Ⅰ类基因，又称 HLA Ⅰ a 基因，包括 HLA–B、HLA–C 和 HLA–A 三个基因座位，编码 HLA Ⅰ类分子中的 α 链，需要说明的是 HLA Ⅰ类分子的 β 链是第 15 号染色体基因编码的。②非经典的 HLA Ⅰ类基因，又称 HLA Ⅰ b 基因，包括 HLA–E、HLA–H、HLA–G、HLA–F 等基因座位，HLA–E、HLA–G 为功能基因，其编码产物与 NK 细胞活化控制、母胎耐受形成有关，其他为假基因。③ MIC 基因，即 MHC Ⅰ类链相关基因（MHC class Ⅰ chain–related，MIC），包括 MICA、MICB、MICC、MICD、MICE 等 5 个成员基因。其中 MICA、MICB 为功能基因，编码产物与 γδ T 细胞、$CD8^+$ T 细胞和 NK 细胞的活化共刺激信号有关，其他为假基因。

2. HLA Ⅱ类基因亚区　位于靠近着丝粒的一侧，又称 D 基因区，结构最为复杂，可分为 2 类：①经典的 HLA Ⅱ类基因，主要有 HLA–DP、HLA–DQ、HLA–DR 三个亚区，每一亚区又包括 A 和 B 两种功能基因位点，分别编码分子量相近的 HLA Ⅱ类分子的 α 链和 β 链，形成三种 α/β 异二聚体蛋白（DRα/DRβ、DQα/DQβ 和 DPα/DPβ）。②非经典的Ⅱ类基因，编码产物主要参与蛋白质抗原的加工提呈，包括 HLA–DM 基因、抗原处理相关转运蛋白（transporter associated with antigen processing，TAP）基因、β 型蛋白酶体亚单位（proteasome subunit，beta type，PSMB）基因编码和 DO 基因区等。

3. HLA Ⅲ类基因亚区　介于 HLA Ⅰ类基因和 HLA Ⅱ类基因之间，基因分布密度最为

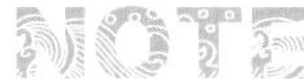

集中，编码产物多与炎症反应有关，又称炎症相关基因。包括：①血清补体成分基因，编码产物为C2、C4和B因子等；②肿瘤坏死因子家族，包括TNF（TNFα）、LTA（TNFβ）和LTB三个基因座位；③转录调节基因或类转录因子基因家族，包括参与调节NF-κB活性的Ⅰ-κB基因（ⅠκBL）、B144基因和ZNF178等；④热休克蛋白基因家族，如HSP70基因等。

（二）HLA复合体的遗传特点

1. 高度多态性 多态性（polymorphism）是指随机婚配群体中，染色体同一基因座位有两个以上不同等位基因的现象。HLA复合体呈高度多态性，其原因是：①复等位基因（multiple alleles）的存在。HLA复合体是数量繁多分布密集的基因群，多数基因座位上存在多个等位基因，如HLA的A、B、C基因座等位基因数分别为2884个、3590个、2375个（至2014年7月发布）。对每一个体而言，每个等位基因的种类只能是一种，整个种群因庞大的等位基因组合形式构成了HLA复合体的高度多态性。②共显性（codominance）表达。一对等位基因同时表达称为共显性表达。HLA基因复合体中每一等位基因均为共显性，都可能将其编码产物表达在细胞表面，从而增加了人群中HLA的组合方式，导致了HLA表型广泛的群体多态性。HLA多态性体现了HLA分子在人群中复杂性和多样性，随机婚配所产生的后代若无亲缘关系所有基因座位上等位基因相同的概率非常小，因而多态性在亲子鉴定和法医鉴定中具有重要意义，但也使得同种异体器官移植很难找到合适的供体。

2. 单体型遗传 HLA基因复合体是染色体上紧密连锁的基因群，在一条染色体上的等位基因很少发生同源染色体的交换，构成了一个单体型（haplotype）。来自父亲和母亲的单倍型HLA基因作为一个完整的遗传单位传给子代，亲代与子代间必然有一个单体型是相同的。同胞兄弟姐妹间两个HLA单体型完全相同与完全不相同的概率均为25%，一个单体型相同的概率为50%。

3. 连锁不平衡（linkage disequilibrium） 是指分属于2个或2个以上基因座位上的基因同时出现在同一染色体上的概率高于或低于随机出现频率的现象。HLA基因复合体是一组紧密连锁的基因群。HLA基因复合体各等位基因在人群中以一定的频率出现。例如我国北方汉族人中HLA-DRB1*0901（表示Ⅱ类基因DRB1座位第0901号等位基因）和HLA-DQB1*0701频率分别是15.6%和21.9%，按随机分配的规律，这两个等位基因同时出现在一条染色体上的预期概率为两个频率的乘积（15.6%×21.9%=3.4%），然而实际测得两者同时出现的频率是11.3%，为理论值的3.3倍。这意味着连锁的基因不是随机组合在一起，每一个基因彼此间不能完全独立地发生。某些HLA与疾病的相关性可能是连锁不平衡的一种表现。

二、HLA的结构和分布

虽然不同种属、不同个体的MHC分子结构不同，但其结构、组织分布和功能十分相近。经典的人MHC表达产物包括HLAⅠ类分子、HLAⅡ类分子，在抗原提呈及T细胞识别抗原过程中发挥关键作用。

（一）HLA的结构

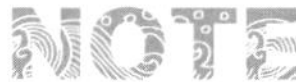

1. HLAⅠ类分子 由两条肽链以非共价键形式连接组成（图3-16）。α链（重链）分子量为44kD，是由HLAⅠ类基因编码的产物；β链（轻链）分子量为12kD，又称β2微球蛋

白（β2microglobulin，β2m），是第 15 号染色体相应基因编码的产物。

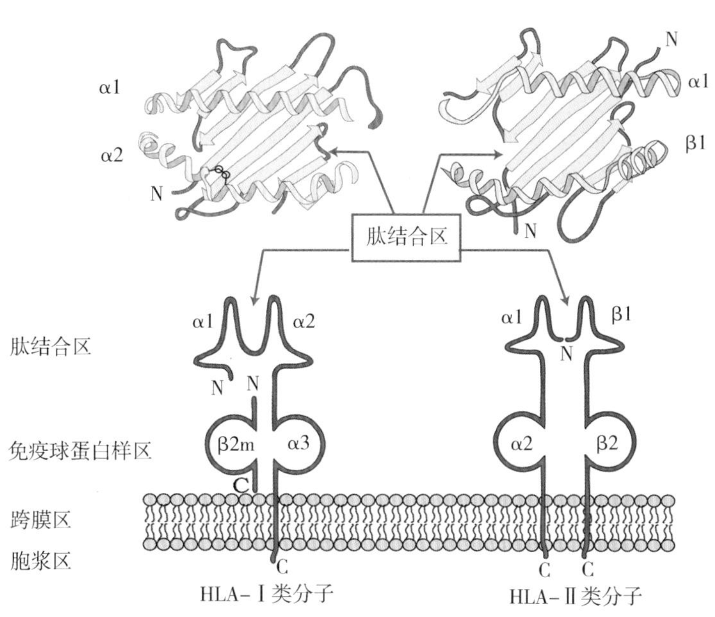

图 3-16　HLA 分子及其肽结合区结构

HLA Ⅰ类分子包括肽结合区、免疫球蛋白样区、跨膜区和胞浆区。①肽结合区：是 HLA Ⅰ类分子结合抗原肽的部位，由重链的 α1 和 α2 两个功能区组成。X 射线晶体衍射技术显示肽结合区是凹槽性结构，α1 和 α2 各含 1 个 α 螺旋和 4 条 β 片层，呈对称排列（图 3-16），8 条 β 片层构成凹槽底部，2 个 α 螺旋构成凹槽侧壁，同一肽链形成这些二级结构时受到空间限制，因此凹槽两端封闭，只能容纳 8 ～ 12 个氨基酸残基组成的短肽。肽结合区氨基酸序列变化较大，决定了 HLA Ⅰ类分子的多态性。② Ig 样区：由重链 α3 和 β2m 构成。α3 与 Ig 的恒定区具有同源性，是 HLA Ⅰ类分子与 T 细胞 CD8 分子结合的部位；β2m 无多态性，但有助于 HLA Ⅰ类分子的表达和天然构型的稳定。③跨膜区：由 25 个氨基酸组成，含疏水性氨基酸，排列成 α 螺旋穿过细胞膜的脂质双层，将 HLA Ⅰ类分子锚定在细胞膜上。④胞质区：包括 α 链羧基端约 30 个氨基酸，位于胞质中，参与跨膜信号的传递。

2. HLA Ⅱ类分子　由 34kD 的 α 链和 28kD 的 β 链以非共价键连接组成异二聚体，α 链和 β 链均为 HLA Ⅱ类基因编码产物，基本结构相似，均具有多态性。HLA Ⅱ类分子胞外区结构域分别为 α1、α2 和 β1、β2（图 3-16）。

HLA Ⅱ类分子包括肽结合区、免疫球蛋白样区、跨膜区和胞浆区。①肽结合区：是 HLA Ⅱ类分子结合抗原肽的部位，由 α1 和 β1 两个功能区组成。X 射线晶体衍射技术显示与Ⅰ类分子相似，HLA Ⅱ类分子的肽结合区是凹槽性结构，α1 和 β1 的 α 螺旋分别构成凹槽侧壁，8 条 β 片层共同构成凹槽底部，与Ⅰ类分子不同的是其凹槽两端是开放的，能容纳较长的抗原肽段（10 ～ 30 个氨基酸）。该区氨基酸序列变化较大，决定了 HLA Ⅱ类分子的多态性，也决定其与抗原肽结合的特异性及对 T 细胞的亲和力。② Ig 样区：由 α2 和 β2 组成。β2 是 HLA Ⅱ类分子与 T 细胞的 CD4 分子结合的部位。③跨膜区：2 条肽链各有 25 个氨基酸残基穿过细胞膜脂质双层，借此将 HLA Ⅱ类分子锚定在细胞膜上。④胞质区：2 条肽链羧基端各有 10 ～ 15 个氨基酸残基位于胞质中，参与跨膜信号的传递。

（二）HLA 的分布

HLA Ⅰ类分子广泛表达于体内几乎所有有核细胞表面，包括血小板、网织红细胞。不同的组织细胞表达 HLA Ⅰ类分子的密度各不相同。外周血白细胞和淋巴结、脾脏淋巴细胞所表达的 HLA Ⅰ类分子最多，肾、肝、肺、心及皮肤次之，肌肉和内分泌细胞上最少，神经细胞、成熟的红细胞和成熟的胎盘滋养层细胞不表达 HLA Ⅰ类分子。

HLA Ⅱ类分子分布相对局限，主要表达于树突状细胞、B 细胞和单核 / 巨噬细胞等抗原提呈细胞和活化的 T 细胞表面。内皮细胞和精子细胞表面也可有少量的Ⅱ类分子。

HLA Ⅰ、Ⅱ类分子除了分布在细胞表面，也可能出现于体液中，如血清、尿液、唾液、精液及乳汁中均已检出可溶性 HLA Ⅰ、Ⅱ类分子。

HLA Ⅰ、Ⅱ类分子的基因组成、结构、分布及功能的主要差异见表 3-1。

表 3-1 经典 HLA Ⅰ类、Ⅱ类分子的基因组成、抗原结构、分布功能的比较

HLA 分子（基因座位）	抗原肽结合区及辅助受体结合位点	分布	功能
HLA Ⅰ类（A、B、C）	α1 和 α2 为肽结合区，α3 为 CD8 结合位点	几乎所有有核细胞	识别、提呈内源性抗原，与辅助受体 CD8 结合，对 Tc 的识别起限制性作用
HLA Ⅱ类（DR、DP、DQ）	α1 和 β1 为肽结合域，β2 为 CD4 结合位点	APC 和活化的 T 细胞	识别、提呈外源性抗原，与辅助受体 CD4 结合，对 Th 的识别起限制性作用

三、HLA 的生物学功能

尽管 HLA 最初作为诱发移植排斥反应的同种异型抗原被发现，但其最重要的生物学功能是与免疫应答有关。

（一）参与抗原提呈

T 细胞的抗原识别受体（TCR）只能识别经过加工处理并通过 HLA 提呈的抗原肽。外源性抗原，如细菌等来源于细胞外的抗原，在抗原提呈细胞（APC）内被溶酶体降解成抗原肽与 HLA Ⅱ类分子的肽结合区结合，表达于 APC 表面，供 $CD4^+$T 细胞识别；内源性抗原，如病毒感染细胞内合成的病毒蛋白、肿瘤细胞合成的蛋白等，在胞浆内被蛋白酶体降解成抗原肽与 HLA I 类分子肽结合区结合，表达于病毒感染细胞或肿瘤细胞表面，提呈给 $CD8^+$T 细胞。

（二）参与诱导 T 细胞分化成熟

T 细胞在胸腺内分化发育成熟需经历阳性选择和阴性选择，在这一过程中 HLA 起着重要作用。进入胸腺的前 T 细胞早期并不表达 CD4 和 CD8 分子，即“双阴性”（$CD4^-CD8^-$）胸腺细胞，进一步分化成“双阳性”（$CD4^+CD8^+$）胸腺细胞，此时的胸腺细胞必须与胸腺上皮细胞表达的 HLA Ⅰ或Ⅱ类分子接触分化成单阳性的 $CD8^+$ 或 $CD4^+$T 细胞才能存活，并获得了 MHC 限制性（阳性选择）。单阳性的 $CD8^+$ 或 $CD4^+$T 细胞还需与树突状细胞通过 HLA 提呈的自身抗原接触，通过阴性选择获得自身耐受性。

（三）约束免疫细胞间相互作用

T 细胞与抗原提呈细胞、靶细胞相互作用中，在识别抗原肽的同时，还必须识别提呈抗原肽的 MHC 分子，这一现象称为 MHC 限制性（MHC restriction）。$CD8^+$T 细胞识别 HLA Ⅰ

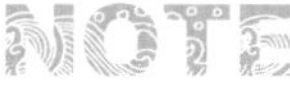

类分子提呈的内源性抗原肽，HLA Ⅰ类分子限制 $CD8^+T$ 细胞与靶细胞的相互作用；$CD4^+T$ 细胞识别 HLA Ⅱ类分子提呈的外源性抗原肽，HLA Ⅱ类分子限制 $CD4^+T$ 细胞与 APC 的相互作用。

（四）参与调控 NK 细胞

HLA Ⅰ类分子（还包括非经典 HLA Ⅰ类分子）可以与 NK 细胞表面所表达的活化抑制受体结合，启动抑制性信号，从而使 NK 细胞不会对自身正常组织细胞或母体内的胎儿产生杀伤。而当病毒感染或者细胞突变导致表面 HLA Ⅰ类分子表达减少、缺失或结构改变时，则 NK 细胞的杀伤活性不被抑制，从而发挥清除异常细胞的作用。

四、HLA 在医学上的意义

（一）HLA 与器官移植

HLA Ⅰ类和Ⅱ类分子是介导器官移植排斥反应的主要同种异型抗原，与器官移植密切相关。供体和受体的 MHC 相似程度决定移植的组织相容程度，是决定移植成败的关键。在进行器官移植前需要通过 HLA 检测的方法进行组织配型，选择 HLA 与受者尽量相同的供体移植物，可以降低移植排斥反应发生的强度，延长移植物存活时间。通常移植物存活率由高到低的顺序是：同卵双胞胎 > 同胞兄弟 > 亲子 > 亲属 > 无亲缘关系者。

（二）HLA 与疾病易感性

个体对疾病易感性的差异多由遗传因素决定，HLA 是首个被发现与疾病有明确关联的遗传系统，已发现多种疾病与 HLA 相关。最典型的例子是北美白人中 90% 以上强直性脊柱炎患者为 HLA–B27，而正常人 HLA–B27 仅为 9%，由此确定强直性脊柱炎与 HLA–B27 阳性关联。另外，HLA–DR4 个体易患类风湿性关节炎。迄今为止有记录的与 HLA 相关疾病有 500 多种，这些疾病中大部分为自身免疫性疾病（表 3–2）

表 3–2　HLA 与疾病的关联

疾病	HLA 型别	相对危险性
强直性脊柱炎	B27	87.4
疱疹性皮炎	DR3	15.4
天疱疮	DR4	14.4
亚急性甲状腺炎	B35	13.7
乳糜泻	DR3	10.8
胰岛素依赖型糖尿病	DR3/DR4	6.4/3.3
系统性红斑狼疮	DR3	5.8
类风湿性关节炎	DR4	4.2
桥本甲状腺炎	DR5	3.2

（三）HLA 异常表达与临床疾病

正常情况下，HLA Ⅰ类分子表达在几乎所有有核细胞表面，但许多肿瘤细胞表面的 HLA Ⅰ类分子表达降低或者缺失，从而不能有效激活相应的 $CD8^+T$ 细胞，发生免疫逃逸。HLA Ⅱ类分子主要表达于一些免疫细胞表面，但由于感染等因素，原来不表达 HLA Ⅰ Ⅱ分子的正常的

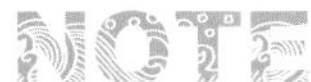

组织、器官表达了 HLA Ⅱ类分子，可将自身抗原提呈给自身反应性 T 细胞，使之活化，诱发自身免疫应答引起自身免疫性疾病。

（四）HLA 与输血反应

多次接受输血的患者体内可产生抗白细胞和抗血小板 HLA 的抗体，引起非溶血性输血反应，临床主要表现为发热、白细胞减少等。

（五）HLA 分型与亲子鉴定和法医学

由于 HLA 复合体具有高度多态性和单倍型遗传的特点，使 HLA 分型成为鉴定亲子关系的重要手段。在无关个体间 HLA 表型全相同的几率极低，故 HLA 复合体被看作是伴随个体终生的特异性遗传标记，法医学上可借助对 HLA 基因型和（或）表型的检测来进行个体识别。

第四节　其他免疫分子

免疫细胞间的相互作用是免疫应答发生的基础。除前述抗体、补体、MHC 分子外，大量的细胞膜分子和细胞因子参与了免疫细胞间的相互识别和相互作用。本节仅对细胞因子、CD 分子和黏附分子略作概述。

一、细胞因子

细胞因子（cytokine）是免疫细胞和其他细胞经刺激后合成分泌低分子量可溶性蛋白质，通过与细胞表面受体结合，启动细胞内信号转导，在免疫细胞分化成熟、免疫应答、炎症反应、促进造血及创伤组织修复、肿瘤消长等方面发挥重要作用。细胞因子通常分子量小（8 ～ 30kD），半衰期短。

（一）细胞因子的共同特性

1. 产生特点　同一种细胞可分泌多种细胞因子，同一种细胞因子也可由多种细胞产生；既表现为同源性，又表现为多源性。

2. 作用特点　①高效性：即细胞因子具有微量、强效、激素样作用，在较低浓度下即可产生显著的生物学效应；②多效性和重叠性：多效性是指一种细胞因子可具有多种不同效应，重叠性是指几种不同的细胞因子可作用于同一种靶细胞，发挥相似或相同的生物学功能；③局部效应：多数细胞因子以自分泌或旁分泌、少数以内分泌形式发挥效应，自分泌或旁分泌方式主要作用于细胞自身或邻近的细胞，内分泌方式主要作用于远端靶细胞；④拮抗性和协同性：拮抗性是指一种细胞因子可抑制其他细胞因子的功能，协同性是指一种细胞因子亦可增强另一种细胞因子的功能；⑤网络性：众多细胞因子在体内相互促进或相互制约，形成复杂的细胞因子调节网络。

（二）细胞因子的分类

细胞因子种类繁多，根据结构和功能分为以下六大类。

1. 白细胞介素（interleukin，IL）　最早将白细胞分泌并介导白细胞间相互作用的细胞因子称为白细胞介素，并按发现先后顺序排列命名。后来发现，除白细胞外其他细胞如基质细胞、内皮细胞等也能产生 IL，其作用的靶细胞也不局限于白细胞，如内皮细胞、成纤维细胞

NOTE

等，IL 是具有重要免疫调节等多种生物学作用的一类细胞因子，已发现命名的白细胞介素有 38 种（至 2010 年）。

表 3–3 常用的 IL 种类和生物学活性

IL	产生细胞	靶细胞	主要功能
IL–2	T、NK、NKT 细胞	T、B、NK 细胞、Mφ	促进 T、B 细胞增殖分化，NK 细胞活化
IL–3	T 细胞、	骨髓多能干细胞	刺激造血干细胞增殖、分化
IL–4	Th2 和肥大细胞	B、T 细胞和肥大细胞	活化 B 细胞，促进 T、B 细胞增殖
IL–5	Th2 和肥大细胞	B 细胞、嗜酸性粒细胞	促进 B 细胞产生 IgA，嗜酸性粒细胞增殖、分化
IL–6	单核 – 吞噬细胞、Th2、成纤维细胞	B、T 细胞	促进 T、B 细胞增殖分化，介导炎症反应
IL–7	骨髓、胸腺基质细胞	B、前 T 细胞	促进 T、B 细胞发育
IL–10	Th2、B 细胞、单核 – 吞噬细胞	Th1 细胞	抑制 Th1 和 NK 细胞活化、产生细胞因子
IL–12	B 细胞、单核 – 吞噬细胞	T、NK 细胞	活化 NKT 细胞，诱导 T 细胞向 Th1 分化
IL–15	单核 – 吞噬细胞	T、NK 细胞	促进 NK 细胞分化
IL–17	Th17 细胞	内皮细胞等多种细胞	促进炎症反应

2. 干扰素（interferon，IFN） IFN 是最早发现的一类细胞因子，因其可以干扰病毒在机体细胞内增殖和复制而得名。根据其来源、理化性质和功能不同分为 IFN–α、IFN–β 和 IFN–γ（见表 3–4）；IFN–α 和 IFN–β 作用于细胞表面相同受体，属于Ⅰ型干扰素，IFN–γ 属于Ⅱ型干扰素。

表 3–4 干扰素的类型及主要功能

IFN	主要产生细胞	主要功能
IFN–α（Ⅰ型）	树突状细胞、淋巴细胞、单核 – 巨噬细胞	抗病毒，免疫调节，促进 MHC–Ⅰ/Ⅱ类分子表达
IFN–β（Ⅰ型）	成纤维细胞	抗病毒，免疫调节，促进 MHC–Ⅰ/Ⅱ类分子表达
IFN–γ（Ⅱ型）	NK 细胞、T 细胞	抗病毒，激活巨噬细胞、NK 细胞，抗肿瘤和抗感染，促进 MHC–Ⅰ/Ⅱ类分子表达

3. 肿瘤坏死因子（tumor necrosis factor，TNF）超家族 TNF 是 1975 年发现的能使肿瘤组织坏死、杀伤肿瘤细胞的一类细胞因子。根据其细胞来源和分子结构不同可分为 TNF–α 和 TNF–β 两类。TNF–α 主要由活化的单核 – 巨噬细胞产生，TNF–β 又称为淋巴毒素（lymphotoxin，LT）。TNF 超家族目前发现了 30 多个成员，主要在调节免疫应答、杀伤靶细胞、参与炎症反应和诱导细胞凋亡中发挥重要作用。

4. 集落刺激因子（colony–stimulating factor，CSF） 是指在体内体外均可刺激骨髓多能造血干细胞和不同造血祖细胞增殖、分化的细胞因子。包括粒细胞集落刺激因子（granulocyte–CSF，G–CSF）、粒细胞 – 巨噬细胞集落刺激因子（granulocyte–macrophage CSF，GM–CSF）、巨噬细胞集落刺激因子（macrophage–CSF，M–CSF）、红细胞生成素（erythropoietin，EPO）、血小板生成素（thrombopoietin，TPO）、干细胞因子（stem cell factor，SCF）等。

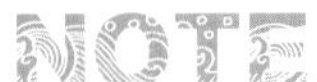

5. 生长因子（growth factor，GF） 泛指能促进相应细胞生长、分化的一类细胞因子。包括血管内皮细胞生长因子（vascular endothelial cell growth factor，VEGF）、表皮生长因子（epithelial growth factor，EGF）、成纤维细胞生长因子（fibroblast growth factor，FGF）等。转化生长因子（transforming growth factor，TGF）是一类特殊的负向调节性生长因子，主要功能为抑制免疫细胞应答的活性，如对多种免疫细胞的增殖、分化和效应产生抑制作用。

6. 趋化因子（chemokine） 又称趋化性细胞因子，可促使血液中白细胞向炎症部位募集。目前有 C、CC、CXC、CX3C 四个亚家族（C 指半胱氨酸，X 指任意一种其他氨基酸）。

（三）细胞因子受体

细胞因子是通过与靶细胞表面的受体结合并将信号传递到细胞内部发挥生物学作用。细胞因子受体家族种类很多，包括造血细胞因子受体超家族（Ⅰ类细胞因子受体家族）、IFN 受体家族（Ⅱ类细胞因子受体家族）、TNFR 超家族、趋化因子受体等。膜表面的细胞因子受体脱落后可形成可溶性细胞因子受体，也有少部分可溶性细胞因子受体为机体产生。可溶性细胞因子受体与细胞因子结合后可阻断细胞因子与膜受体的结合，成为膜受体的竞争性抑制剂进而抑制细胞因子的生物学功能。

（四）细胞因子的生物学作用

1. 调节免疫细胞的分化和发育 免疫细胞分化发育的各环节都受到不同细胞因子的严格调控。在中枢免疫器官，多种生长因子和 CSF 参与淋巴细胞的发育成熟。如 IL-3 可刺激多谱系细胞分化成熟；SCF 可刺激干细胞分化成不同谱系的血细胞；IL-7 可促进淋巴样祖细胞分化为 B 细胞系和 T 细胞系；EPO 可促进髓样祖细胞分化成红细胞；TPO 促进血小板成熟；GM-CSF 与 G-CSF 促进髓系细胞成熟。在外周免疫器官，成熟淋巴细胞在不同细胞因子的作用下进一步分化。如 IL-12、IFN-γ 促进 $CD4^+$T 细胞分化成 Th1 细胞；而 IL-4 则促进 Th2 细胞分化；IL-2、IL-4、IL-5、IL-6 促进 B 细胞分化为浆细胞，并能促进其他血细胞的生成。

2. 介导和调节适应性免疫 多种细胞因子参与适应性免疫的发生和调节。体现在如下环节：①促进淋巴细胞活化、增殖、分化为效应细胞。IL-1、IL-2、IL-6 促进 T 细胞的活化、增殖，活化的 $CD4^+$T 细胞在 APC 和 NK 细胞分泌的 IL-12、IFN-γ 作用下分化成 Th1 细胞，在 APC 及肥大细胞分泌的 IL-4、IL-10 作用下分化成 Th2 细胞，在 IL-23 的作用下分化为 Th17 细胞，在 TGF-β 的作用下分化为 Treg 细胞。IL-4 促进 B 细胞的活化、增殖，并进一步在 IL-4、IL-5 等细胞因子作用下分化为浆细胞，并发生类别转换，产生不同类别的抗体。②参与免疫应答的效应阶段。如 Th1 细胞通过分泌 IL-2、TNF-α 和 IFN-γ 等 Th1 型细胞因子，Th2 细胞分泌 IL-4、IL-5、IL-10 等 Th2 型细胞因子，Th3 细胞产生 TGF-β，Th17 细胞产生 IL-17、IL-1、IL-6 等，Treg 产生 IL-10、IL-4 等，分别发挥不同免疫效应。③细胞因子还对淋巴细胞活化具有调节作用。如 IL-2 促进所有 T 细胞增殖，IL-10、TGF-β 则抑制 T 细胞活化增殖，IL-4 抑制 Th1 极化，而 IFN-γ 抑制 Th2 极化。

3. 介导和调节固有免疫 细胞因子是固有免疫应答的重要参与者，表现为：①促进固有免疫细胞活化，如 IFN-γ 和 TNF-α 可以促进巨噬细胞活化，IL-2 可促进 NK 细胞活化发挥杀伤作用。②作为效应分子直接发挥细胞毒和杀伤功能，如 IFN 可以促进病毒感染细胞产生抗病毒蛋白，抑制病毒蛋白的合成，发挥抗病毒效力；TNF 也与肿瘤细胞表面受体结合，诱导肿瘤细胞凋亡，发挥抗肿瘤作用。③调节固有免疫细胞活性，如 IL-10 和 TGF-β 可抑制 NK

细胞活化，抑制巨噬细胞产生细胞因子等。

4. 介导和调节炎症反应　炎症反应是一个多种细胞参与的复杂过程，在此过程中多种细胞因子起关键作用。IL–1、IL–6、IL–8、TNF–α 等细胞因子，常被称为前炎症细胞因子（pro-inflammatory cytokines），可以招募其他炎症细胞和炎症介质促进炎症发生。这些细胞因子促进单核－巨噬细胞活化，增强其吞噬杀伤功能；在炎症早期还促进肝脏产生急性期蛋白（acute phase proteins），增强机体抗感染能力；IL–1、IL–6、TNF–α 为内源性致热原，可作用于体温调节中枢，引起发热；IL–8 为粒细胞趋化因子，吸引中性粒细胞浸润；TNF–α 还可激活白细胞的杀菌作用，并促进胞内菌感染局部内肉芽肿的形成，以防止细菌扩散，也是细菌感染时引起组织损伤、发热、休克、恶液质的重要介质。

5. 介导病理性免疫损伤　细胞因子可参与多种免疫病理过程，与多种疾病发生有关。①超敏反应，Th2 型细胞因子 IL–4、IL–5、IL–6 可诱导 IgE 的产生，使肥大细胞致敏，诱导 Ⅰ 型超敏反应发生。IL–3、IL–4、IL–10 等还可促进肥大细胞增殖。②肿瘤，IL–6、EGF、M–CSF 等细胞因子可促使细胞增殖，与肿瘤发生相关。肿瘤细胞也可分泌 TGF–β，抑制免疫细胞功能，并促进自身增殖。③自身免疫病，IL–1、IL–6、IFN–γ、TNF 等参与某些自身免疫病的发生和发展。④细胞因子风暴（cytokine storm），即高细胞因子血症。细胞因子刺激免疫细胞活化，活化的免疫细胞又分泌大量的细胞因子，正常情况下这个过程以正反馈环路的机制受到机体精密调控。在严重感染（如 SARS、流感）等异常情况下，细胞因子调控失常，局部微环境中促炎症因子与抗炎症因子平衡失调，导致异常免疫应答，引发全身炎症反应综合征。

二、白细胞分化抗原（CD 分子）

（一）白细胞分化抗原与 CD 分子概念

人白细胞分化抗原（Human leukocyte differentiation antigen，HLDA）是造血干细胞在分化为不同谱系（Lineage）、不同阶段及其活化过程中，表达于细胞表面的膜分子。这种分子并非恒定表达于细胞膜表面，不同阶段可出现或消失，其表达不局限于白细胞，还广泛表达于其他血细胞及血管内皮细胞、成纤维细胞、上皮细胞和神经内分泌细胞等非造血细胞表面，HLDA 概念渐渐显得名不副实。

20 世纪 80 年代初，世界卫生组织与国际免疫学联合会（WHO–IUIS）国际协作会议规定，将来自不同实验室单克隆抗体所识别的同一细胞分化抗原归为一个分化群（Cluster of differentiation，CD），单克隆抗体即以此编号，如 CD1、CD2、CD3 等。HLDA 的名称因较为局限已逐渐被 CD 分子取代，目前已经鉴定并被正式命名的 CD 分子有 371 种。

（二）免疫相关的重要 CD 分子

1. 参与 T 细胞识别、黏附和活化过程的 CD 分子　T 细胞是一类重要的免疫活性细胞，除直接介导细胞免疫功能外，对机体免疫应答的调节起关键作用。T 细胞的识别、黏附和活化有赖于 T 细胞之间、T 细胞与抗原提呈细胞（APC）之间、T 细胞与靶细胞之间的直接接触及细胞表面分子的辅助，这些辅助分子主要有 CD3、CD4、CD8、CD2、CD28、CD40L 和 CD58 等（详见第四章免疫细胞）。

2. 参与 B 细胞识别、黏附和活化过程的 CD 分子　B 细胞是另一类重要的免疫活性细胞，介导体液免疫功能，大多数 B 细胞的活化需要 T 细胞的辅助。参与 B 细胞抗原识别、黏附和

NOTE

活化功能的 CD 分子主要有 CD79a、CD79b、CD19、CD21、CD81、CD80、CD86 和 CD40 等（详见第四章免疫细胞）。

3. Fc 受体、补体受体和细胞因子受体 CD 分子按其主要功能可分为受体、共刺激（或抑制）分子和黏附分子。其中受体包括 Fc 受体、补体受体、细胞因子受体、模式识别受体、特异性识别抗原受体及其辅助受体等。

三、黏附分子

（一）黏附分子的概念

细胞黏附是细胞间信息交流的一种形式。黏附分子（adhesion molecules），或称为细胞黏附分子（cell adhesion molecules，CAM），是介导细胞间或细胞与细胞外基质间相互接触、结合和信号转导的膜分子的统称，是跨膜糖蛋白或糖脂，通常以受体和配体结合的形式发挥作用。根据结构特点，CAM 可分为以下五类：选择素家族（selectin family）、整合素家族（integrin family）、黏蛋白样血管地址素（mucin-like vascular addressin）、免疫球蛋白超家族（immunoglobulin superfamily）、钙黏蛋白或钙依赖的细胞黏附分子家族（Cadherin/Ca^{+}-dependent cell adhesion molecule family）等，此外还有一些尚未归类的黏附分子。黏附分子属于 CD 分子，大部分已有 CD 编号。

（二）黏附分子的免疫生物学作用

黏附分子具有广泛的生物学功能，其免疫生物学作用如下。

1. 参与免疫应答过程 黏附分子在免疫细胞的识别、活化、信号转导及细胞的增殖分化等方面均起着重要作用。以参与 T 细胞识别、活化的黏附分子为例，CD2-CD58、CD28-CD80 或 CD86、LFA-1-ICAM-1 等黏附分子在 T 细胞与抗原提呈细胞（APC）、T 细胞与靶细胞间相互作用时提供协同共刺激信号。当 T 细胞识别 APC 提呈的抗原后，APC 表达的 CD80 或 CD86 分子与 T 细胞表达的 CD28 分子结合，提供 T 细胞活化的第二信号，刺激 T 细胞活化、增殖与分化；若 APC 细胞表面缺乏 CD80 或 CD86 分子，则 T 细胞缺乏由 CD80/CD86 与 CD28 结合所提供的辅助刺激信号，T 细胞处于无能状态，不发生免疫应答。

2. 参与炎症反应 在炎症发生过程中，白细胞从血管中逸出并移行到炎症部位，特定黏附分子及相应配体的结合是白细胞与血管内皮细胞黏附的重要分子基础。参与炎症反应过程的主要黏附分子见表 3-5。

表 3-5 参与白细胞与血管内皮细胞黏附的黏附分子

白细胞黏附分子（受体）	主要表达细胞	内皮细胞的黏附分子（相应配体）
CD11a/CD18	中性粒细胞、淋巴细胞、单核细胞	ICAM-1、ICAM-2、ICAM-3
CD11b/CD18	中性粒细胞、淋巴细胞、单核细胞	ICAM-1
CD11c/CD18	中性粒细胞、淋巴细胞、单核细胞	
CD49d/CD29（VLA-4）	淋巴细胞、单核细胞	VCAM-1
CD62L（L- 选择素）	中性粒细胞、淋巴细胞、单核细胞	E- 选择素、P- 选择素
CD15	中性粒细胞	E- 选择素、P- 选择素

注：ICAM，细胞间黏附分子；VCAM，血管细胞黏附分子；VLA，迟现抗原。

NOTE

3. 参与淋巴细胞归巢和再循环 淋巴细胞归巢和再循环依赖于淋巴细胞的定向迁移，如 T 淋巴细胞由骨髓移至胸腺、成熟淋巴细胞向外周淋巴器官归巢及淋巴细胞向炎症部位的迁移。成熟 T、B 细胞表面淋巴细胞归巢受体（lymphocyte homing receptor，LHR）与内皮细胞上相应的配体之间相互作用是淋巴细胞归巢和再循环的分子基础。参与淋巴细胞归巢和再循环的黏附分子见表 3–6。

表 3–6 参与淋巴细胞归巢和再循环的黏附分子

LHR（受体）	内皮细胞的黏附分子（配体）	归巢作用
L– 选择素（CD62L）	HEV 上 CD34、GlyCAM–1	淋巴细胞归巢到外周淋巴结和派氏集合淋巴小结
CD15s、CLA	E– 选择素（活化内皮细胞）	白细胞与内皮细胞黏附，参与炎症
CD15s	P– 选择素（活化内皮细胞）	白细胞与内皮细胞黏附，参与炎症
LFA–1	ICAM–1、ICAM–2 、ICAM–3	参与淋巴细胞再循环和炎症
VLA–4（CD49d/CD29）	VCAM–1	参与炎症

注：HEV，血管内皮微静脉；GlyCAM–1，糖基化依赖的细胞黏附分子 1；CLA，皮肤淋巴细胞相关抗原；LFA–1，淋巴细胞功能相关抗原 1。

NOTE

第四章 免疫细胞

在免疫系统的构成中，免疫细胞（immunocyte）居于核心地位，所有与免疫相关的机能活动都以免疫细胞为基础。按照在免疫应答中担当的角色不同可分为固有免疫细胞和适应性免疫细胞。前者包括单核 / 巨噬细胞、树突状细胞、NK 细胞等，主要介导固有免疫应答；后者主要包括 T 淋巴细胞和 B 淋巴细胞，主要介导适应性免疫应答。从广义而言，凡参与免疫应答的细胞都可泛称为免疫细胞，机体多种组织细胞也参与免疫应答过程，如内皮细胞、上皮细胞等，不在本章叙述之列。

免疫细胞起源于骨髓中的多能造血干细胞，该细胞具有自我更新和分化潜能，经骨髓、胸腺等器官的造血微环境诱导，造血干细胞定向分化为髓系和淋巴系干细胞（图 4-1）。髓系干细胞在不同细胞因子刺激下，分化为单核 / 巨噬细胞、粒细胞、肥大细胞及部分树突状细胞，红细胞与血小板在一定场合下也可划入髓系免疫细胞；淋巴系干细胞，在不同细胞因子刺激下，分化为 T 淋巴细胞、B 淋巴细胞、NK 细胞和部分树突状细胞。

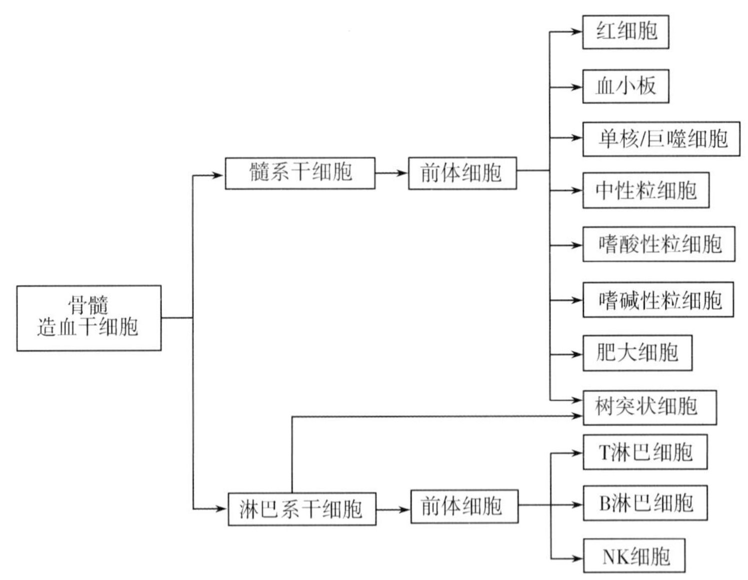

图 4-1 骨髓起源免疫细胞的谱系和分化

第一节 固有免疫细胞

固有免疫细胞种类很多，其中起重要作用的有单核 / 巨噬细胞、树突状细胞、NK 细胞、粒细胞、NKT 细胞、肥大细胞等。

NOTE

一、单核 / 巨噬细胞

单核 / 巨噬细胞系统（mononuclear phagocytes system，MPS）包括血液中的单核细胞（monocyte）和组织中的巨噬细胞（macrophage，Mφ）。单核 / 巨噬细胞既是固有免疫的组成细胞，也是参与适应性免疫应答的重要细胞。

单核 / 巨噬细胞来源于骨髓的髓样干细胞，经单核母细胞、前单核细胞分化成单核细胞，而后离开骨髓进入血液，成熟单核细胞约占血液中白细胞总数的 3%～8%，在血液中仅停留 12～24 小时，随即移行至组织器官或表皮层，并分化为组织中的巨噬细胞（Mφ），其寿命可达数月以上。巨噬细胞表达模式识别受体、细胞因子受体、MHC Ⅰ类和Ⅱ类分子、补体受体、Fc 受体等多种膜分子。

巨噬细胞包括定居的巨噬细胞和游走的巨噬细胞两大类。定居的巨噬细胞广泛分布于机体全身，不同组织器官中的巨噬细胞常有不同的名称，如肝中的库普弗细胞（Kuffer cell）、肺脏中的肺泡巨噬细胞、胸膜腔和腹腔中的巨噬细胞、神经组织中的小胶质细胞、骨组织中的破骨细胞等。游走巨噬细胞由血液中单核细胞衍生而来，其体积数倍于单核细胞，寿命较长，在组织中可存活数月。游走巨噬细胞胞质内富含溶酶体及线粒体，具有很强的变形运动能力、强大的吞噬杀菌能力和吞噬清除体内凋亡细胞及其他异物的能力。

巨噬细胞不仅是固有免疫应答中的主要效应细胞，也能为适应性免疫应答提呈抗原，还参与多种免疫效应，其主要的生物学功能包括：

（1）吞噬作用　病原生物侵入机体后，早期即可被单核 / 巨噬细胞吞噬并清除，这是机体固有免疫防御机制的重要环节。由于其吞噬能力较强，故单核 – 吞噬细胞又被称为机体的清道夫。以细菌的吞噬为例（图 4–2），单核 / 吞噬细胞在趋化作用下与病原菌接触，随之将其吞噬形成吞噬体，再与胞浆中的溶酶体融合形成吞噬溶酶体，溶酶体中的多种杀菌物质和水解酶被激活，将病原菌杀死并消化，通过胞吐作用排出菌体裂解成分。

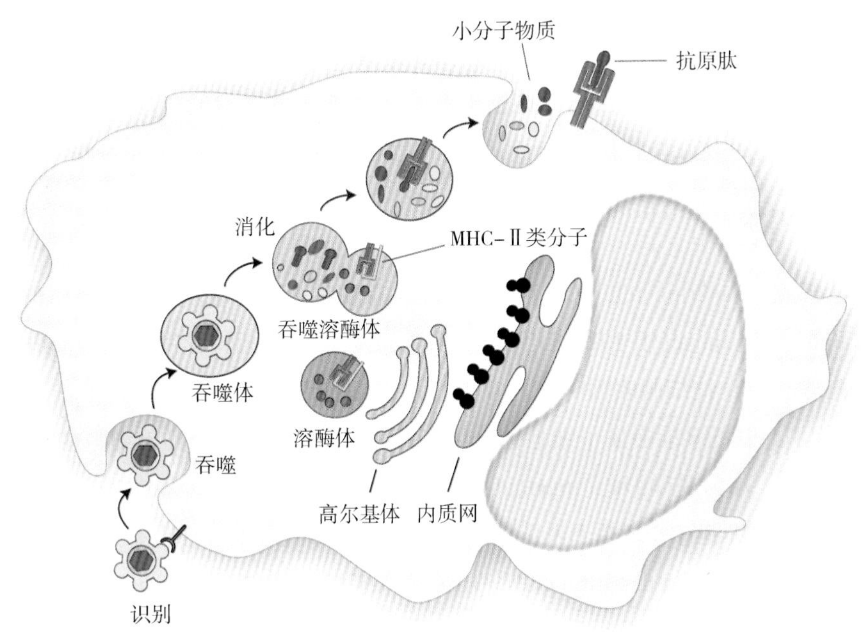

图 4–2　吞噬细胞的吞噬过程

（2）抗原提呈　单核/巨噬细胞表面表达MHC Ⅰ类和Ⅱ类分子，是重要的专职抗原提呈细胞。外源性抗原经单核/巨噬细胞吞噬、加工处理后，多数裂解成分被其排出，含有特异性表位的抗原肽（antigen peptide）将以抗原肽-MHC分子复合物的形式提呈给T细胞，进而启动适应性免疫应答过程（详见本章第二节）。

（3）介导炎症反应　病原体侵入部位产生的趋化因子如MCP-1等可招募和活化巨噬细胞，活化的巨噬细胞又可以分泌大量细胞因子和炎症介质如IL-1、IL-6和TNF-α等，诱导肝脏产生急性期蛋白，募集中性粒细胞和其他炎症细胞聚集介导炎症反应发生。

（4）免疫调节　单核/巨噬细胞的免疫调节作用有双相性。单核/巨噬细胞可通过抗原呈递作用，分泌具有免疫增强作用的细胞因子，如IL-1、TNF-α、补体成分、各类生长因子等，启动和增强免疫应答。

二、NK细胞

自然杀伤细胞（nature killer cell，NK cell）主要来源于骨髓淋巴样干细胞，是一群缺乏抗原受体的淋巴细胞，因其具有细胞毒效应，无须抗原致敏即可自发杀伤靶细胞而得名。NK细胞主要分布于骨髓、外周血、肝脏和脾脏，在淋巴结和其他组织中也有少量存在。

NK细胞具有与其他免疫细胞相重叠的多种膜分子，但不表达TCR、BCR及CD4和CD8分子。目前将具有典型的NK样活性的$CD3^-CD56^+CD16^+$淋巴样细胞鉴定为NK细胞。NK细胞表面存在两类功能截然不同的调节其活性的受体：杀伤细胞活化受体和杀伤细胞抑制受体。两种受体的平衡与NK细胞活化关系密切（详见第五章）。

NK细胞的生物学作用包括：

（1）抗感染、抗病毒和抗肿瘤作用　NK细胞可通过自然杀伤（不依赖抗体）和ADCC（依赖抗体）作用而发挥细胞毒作用。其细胞毒作用机制为：①通过释放穿孔素和颗粒酶引起靶细胞溶解；②通过Fas/FasL途径引起靶细胞凋亡；③释放细胞因子TNF-α，诱导靶细胞凋亡。

（2）免疫调节作用　NK细胞可通过分泌及释放IFN-γ、TNF-α、IL-2、IL-5、GM-CSF及M-CSF等细胞因子增强机体抗感染能力。也可分泌IL-10、TGF-β等抑制性细胞因子对自身免疫病起一定预防作用。

三、树突状细胞

树突状细胞（dendritic cell，DC）因其表面具有星状多形性或树枝状突起而得名，是美国科学家Ralph M. Steinman于1973年首先发现的。DC目前尚无特异性细胞表面分子标志，主要通过形态学、组合性细胞表面标志、在混合淋巴细胞反应中能激活初始T细胞等特征进行鉴定。DC起源自骨髓多能造血干细胞，分化主要有两条途径：①髓样干细胞在GM-CSF的刺激下分化为DC，称为髓样DC（myeloid dendritic cells，MDC），也称DC1，与单核细胞和粒细胞有共同的前体细胞；②来源于淋巴样干细胞，与T细胞和NK细胞有共同的前体细胞，称为淋巴样DC（Lymophoid dendritic cells，LDC）或浆细胞样DC（plasmacytoid dendritic cells，pDC），即DC2。DC广泛分布于皮肤、气道、淋巴器官等部位，具有高度异质性，故不同组织中的DC有不同的名称。如分布于皮肤表皮基底层和棘细胞之间的DC称为朗格汉斯细胞

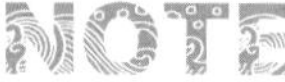

（Langerhans cells，LCs）；分布于次级淋巴组织和胸腺髓质 T 细胞区的 DC 称为并指状 DC；而分布于淋巴结及黏膜淋巴组织生发中心的 DC 则称为滤泡 DC 等。DC 是迄今发现的抗原提呈能力最强的 APC（详见本章第二节）。

四、中性粒细胞

中性粒细胞（neutrophils）属于小吞噬细胞，占外周血白细胞总数的 50% ～ 70%，寿命短、更新快、数量多。中性粒细胞起源自骨髓多能造血干细胞，表面具有 FcγR、CR1（CD35）、CR3（CD11b/CD18）等调理素受体。中性粒细胞具有极强的吞噬与胞内杀伤能力，与巨噬细胞共同称为吞噬细胞，可借助于调理素吸附于病原体或颗粒物表面，进而吞噬杀灭病原体；中性粒细胞胞质中含有许多细小颗粒，颗粒中包含多种水解酶，如髓过氧化物酶、蛋白酶、防御素、溶菌酶和胶原酶等，使中性粒细胞得以参与消化已吞噬的细菌和异物。另外中性粒细胞可在抗体介导下发挥 ADCC 作用，参与适应性免疫应答。

五、自然杀伤 T 细胞

自然杀伤 T 细胞（natural killer T cell，NKT）是一类既表达 T 细胞受体（TCR 和 CD3），又表达 NK 细胞表面标志（CD56）的特殊淋巴细胞，主要分布于骨髓、肝和胸腺等部位。主要表型为 $CD56^+TCR^+CD3^+$，大多数为 CD4、CD8 双阴性细胞，少数为 $CD4^+$T 细胞。其 TCR 主要为 αβ 链组成，少数为 γδ 链组成。其 TCR 缺乏多样性，主要识别由 CD1 分子提呈的脂类和糖类抗原，且不受 MHC 限制。NKT 细胞受到刺激后，可以分泌大量的 IL–4、IFN–γ、GM–CSF、IL–13 及其他细胞因子和趋化因子，发挥免疫调节和细胞毒作用。NKT 细胞与多种疾病的发病有着重要联系，一方面保护机体免受病原体感染和肿瘤发生；另一方面，NKT 细胞也可以破坏机体组织，参与自身免疫性疾病的发生和发展。

六、γδT 细胞

γδT 细胞是特殊的 T 细胞群体，是 TCR 为 γ 和 δ 链组成的 T 细胞，起源自骨髓多能造血干细胞，在胸腺内发育成熟，主要分布于皮肤、呼吸道、肠道及泌尿生殖道等黏膜及皮下组织，在末梢血中仅占 5%～ 10%，是构成皮肤的表皮内淋巴细胞和黏膜组织的上皮内淋巴细胞的主要成分之一。γδT 细胞为 CD4、CD8 双阴性细胞，仅少数为 $CD8^+$ 细胞。γδT 细胞 TCR 无可变区，缺乏抗原受体多样性，只能识别多种病原体表达的共同抗原成分，使之有别于 αβT 细胞的特异性抗原识别能力。分布在不同黏膜组织中的 γδT 细胞可以表达不同的 TCR 以识别不同性质的抗原，而同一黏膜组织中 γδT 细胞通常只表达一种相同的 TCR，因而具有相同的抗原识别特异性。

与 αβT 细胞相比，γδT 细胞具有如下特点：①直接识别天然抗原，不需 APC 提呈，无 MHC 限制；②其识别配体常为非肽类分子（如 CD1 提呈的糖脂、分枝杆菌的单烷基磷酸酯等）；③主要发挥非特异性杀伤功能，尤其在黏膜局部及肝脏的抗感染免疫中发挥重要作用，参与机体针对某些病原体的免疫防御，属于一线防御细胞；④释放细胞因子（IL–2、IL–3、IL–4、INF–γ、GM–CSF 和 TNF 等）发挥免疫调节作用。近几年发现 γδT 细胞还具有一定的肿瘤杀伤作用，也可能参与对坏死细胞的清除。

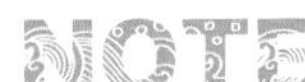

七、B1 细胞

B1 细胞是 $CD5^+$B 细胞，该亚群占 B 细胞总数的 5% ～ 10%，主要定居于腹腔、胸腔及肠道黏膜固有层和肠系膜淋巴结中，是具有自我更新能力的长寿 B 细胞。B1 细胞的 BCR 缺乏多样性，识别某些细菌表面共有的多聚糖抗原，如细菌脂多糖、肺炎链球菌荚膜多糖、葡聚糖和肠道菌群表面的磷脂酰胆碱等，也可识别自身抗原，如变性红细胞、变性 IgG 等，可以产生 IgM 类低亲和力抗体并可与不同抗原表位结合。B1 细胞即使在无明显外来抗原刺激时，也可以自发分泌针对细菌脂多糖和某些自身抗原的 IgM 抗体，且这一过程不需要 T 细胞的辅助。

B1 细胞受到抗原刺激后活化，不发生抗体的类别转换，不形成免疫记忆细胞。肠道黏膜固有层和肠系膜淋巴结的 B1 细胞可分泌 IgA，有助于黏膜免疫，起到局部抗感染作用。同时 B1 细胞参与对多种细菌的抗感染免疫，是抗感染的重要防线。此外，B1 细胞产生的多反应性自身抗体，可能有助于清除变性的自身抗原，但不排除致病性自身抗体会诱导自身免疫性疾病的发生。

八、其他固有免疫细胞

（一）嗜酸性粒细胞

嗜酸性粒细胞（eosinophil）因富含嗜酸性颗粒得名，正常成人外周血中绝对值仅为（0.05 ～ 0.5）10^9/L，组织中该细胞数量是外周血中的 100 倍，主要分布在呼吸道、消化道、泌尿生殖道黏膜组织中。嗜酸性粒细胞表面表达多种趋化因子受体和补体受体等，同中性粒细胞一样，也具有运动和吞噬作用。嗜酸性粒细胞胞质中含有嗜酸性颗粒，颗粒内含有过氧化物酶和酸性磷酸酶等大量水解酶。嗜酸性粒细胞对蠕虫类寄生虫具有较强的杀伤作用，在 IgG 和 C3b 的参与下黏附于虫体上，对寄生虫起到毒性及杀伤作用，是体内抑制寄生虫的重要途径。另外，嗜酸性粒细胞还可以通过抑制肥大细胞脱颗粒及释放组胺酶灭活组胺等过程，负向调节Ⅰ型超敏反应。

（二）嗜碱性粒细胞

嗜碱性粒细胞（basophil）在外周血中含量最少，仅占外周白细胞总数的 0.2%，成熟嗜碱性粒细胞存在于血液中，胞质的嗜碱性颗粒内含有组胺、肝素、血清素、白三烯等，参与炎症反应、抗肿瘤免疫应答及介导Ⅰ型超敏反应。嗜碱性粒细胞表面表达高亲和力 IgE 的 Fc 段受体（FcεRⅠ），介导Ⅰ型超敏反应。嗜碱性粒细胞还可参与抗肿瘤免疫应答过程。

（三）肥大细胞

肥大细胞（mast cell）来源于骨髓多能造血干细胞，在祖细胞时期便迁移至外周组织并进一步发育成熟，主要分布在黏膜及各种组织中，如皮肤、呼吸道、消化道和各器官结缔组织等。肥大细胞与嗜碱性粒细胞具有相似的特点，细胞质中含有嗜碱性颗粒，颗粒内含有组胺、肝素等炎症介质和能降解细胞间质的蛋白水解酶。肥大细胞活化后通过释放胞浆中的炎症介质募集效应细胞到达局部介导炎症反应；肥大细胞分泌多种细胞因子，如 IL-1、IL-3、IL-4、IL-5、IL-6、IL-8、IL-10、IL-12、IL-13、GM-CSF、TNF-α 及趋化因子等，参与免疫调节，发挥免疫效应。肥大细胞表面表达高亲和力 IgE 的 Fc 段受体（FcεRⅠ），介导Ⅰ型超敏反应。

NOTE

（四）红细胞

红细胞（erythrocyte）高表达补体受体（CR），通过与补体成分结合发挥免疫效应。抗原抗体复合物 –C3b 与红细胞 CR 结合，经血液循环带到肝脏，由巨噬细胞吞噬清除，从而避免免疫复合物沉积。

第二节　抗原提呈细胞及其抗原提呈作用

抗原提呈细胞（antigen presenting cell，APC）是指能够摄取和在细胞内加工抗原，并将抗原信息提呈给 T 淋巴细胞的一类细胞。APC 是连接固有免疫和适应性免疫的桥梁，在免疫识别、免疫应答及维持免疫平衡中都起到非常重要的作用。

一、抗原提呈细胞

广义的抗原提呈细胞是指具有加工和提呈抗原能力的细胞，即能加工抗原，并以抗原肽 –MHC 分子复合物形式将抗原信息提呈至其表面的所有细胞。几乎所有有核细胞均能表达 MHC Ⅰ类分子，并具有降解胞内蛋白的能力，如受病毒感染或发生突变时，可将内源性抗原提呈给 T 细胞，可归为 APC 范畴，但通常把因感染或发生突变将内源性抗原肽 –MHC Ⅰ类分子提呈给 $CD8^{+}T$ 细胞的这类细胞称为靶细胞，而将抗原肽 –MHC Ⅱ类分子提呈给 $CD4^{+}T$ 细胞的这类细胞称为 APC。

（一）抗原提呈细胞分类

根据 APC 是否组成性表达 MHC Ⅱ类分子，将 APC 分为两类：专职 APC（professional APC）和非专职 APC（non–professional APC）。其中组成性表达 MHC Ⅱ类分子和 T 细胞活化共刺激分子的 APC 称为专职 APC，包括树突状细胞、单核 / 巨噬细胞和 B 细胞，它们通过吞噬作用或受体介导的内吞作用摄取外来抗原，并对其进行加工，以抗原肽 –MHC Ⅱ类分子复合物的形式在细胞表面提呈抗原信息，与共刺激分子一起激活 $CD4^{+}T$ 细胞；另外，活化的 T 细胞、内皮细胞、成纤维细胞、上皮及间皮细胞等在正常条件下不表达 MHC Ⅱ类分子，但在炎症过程中或 IFN–γ 等细胞因子的作用下，也可表达 MHC Ⅱ类分子并处理和提呈抗原，这类细胞称为非专职 APC。下面主要介绍三种专职性 APC 的特点和功能。

（二）专职性抗原提呈细胞

1. 树突状细胞　是迄今发现的抗原提呈能力最强的一类 APC，也是唯一能够活化初始 T 细胞的 APC。机体不同部位的 DC，由于各自处于不同的发育成熟阶段，作用也各不相同，如朗格汉斯细胞，属于未成熟 DC，高表达 FcR、补体受体和 PRR，抗原摄取加工能力强，提呈能力弱；并指状 DC，则为成熟的 DC，是初次免疫应答的主要 APC，可有效向 T 细胞提呈抗原信息；滤泡 DC，虽不具备向 T 细胞提呈抗原的能力，但其可参与体液免疫和维持免疫耐受。

在 DC 分化发育不同阶段，其膜分子表达不同。未成熟 DC 主要存在于多种器官及非淋巴组织上皮，能表达一些如 FcγR Ⅱ、甘露糖受体等吞噬相关受体，而不表达或低表达共刺激分子和黏附分子（ CD14、CD54、CD40、CD80），主要介导 DC 摄取抗原。当其摄取抗原后，

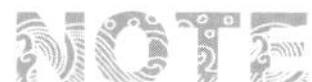

DC发生迁移，在炎症介质TNF-α、LPS或CD40L作用下，高表达MHC Ⅰ类分子、MHC Ⅱ类分子、CD80、CD86、CD40、ICAM-1和HSP等免疫刺激分子，成为成熟的DC，迁移至二级淋巴器官的T细胞区，为T细胞提呈抗原。成熟DC的抗原提呈能力及体外激发混合淋巴细胞反应的能力强，而抗原摄取能力弱。如前所述，根据DC起源不同，可分为髓样树突状细胞（mDC）与浆细胞样树突状细胞（pDC）。两种DC表达的膜分子不尽相同，髓样树突状细胞主要表达模式识别受体TLR2、TLR4，以分泌IL-12为主；浆细胞样树突状细胞主要表达模式识别受体TLR7、TLR9，以分泌IFN-α为主。

树突细胞的生物学作用：

（1）抗原的摄取、加工及提呈作用　DC可经受体介导的内吞作用、吞饮作用和吞噬作用摄取可溶性抗原，在细胞内处理抗原降解成多肽，并与MHC Ⅰ、MHC Ⅱ类分子结合成复合物表达于DC表面，分别提呈给$CD8^+$ T细胞和$CD4^+$ T细胞，同时激活T细胞，发挥特异性免疫效应。

（2）免疫激活的作用　摄取抗原后的DC逐渐成熟并表现出很强的免疫激活能力。在与T细胞的互动中，除提供抗原肽-MHC Ⅱ分子的第一信号外，还高表达B7-1、B7-2、CD40分子，为T细胞提供充足第二信号，来促进T细胞的激活。DC还可参与B细胞的生长、分化与抗体生成。

（3）诱导自身免疫耐受　在诱导T细胞活化或耐受过程中，DC发挥着十分重要的作用。未成熟DC诱导免疫激活的能力较弱，这些DC携带自身抗原进入外周淋巴组织后不能激活T细胞，反而诱导T细胞无能，引起自身耐受。

（4）免疫调节作用　DC可分泌多种细胞因子参与免疫功能调节，如DC分泌IL-1α、IL-1β、IL-8、IFN-α和GM-CSF等。DC还可分泌多种趋化因子，介导其他免疫细胞的趋化作用。

另外，DC作为重要的胸腺间质细胞，对T细胞在胸腺中的选择过程起着重要作用，参与T细胞发育、分化和激活。DC高表达FcR、CR，其膜表面可长时间附着一定量的抗原，通过长时间刺激记忆B细胞，使其保持免疫记忆；DC还可以诱导B细胞的Ig类别转换，通过释放某些可溶性因子等调节B细胞的增殖和分化等。

2. 单核/巨噬细胞　是三种专职APC中吞噬能力最强的细胞。其对抗原的摄取可以通过吞噬、胞饮或受体介导的吞噬等方式，进入巨噬细胞的抗原在酸性环境下大部分被降解，少量形成抗原肽-MHC Ⅱ类分子复合物并表达于细胞表面，可将抗原提呈给$CD4^+$T细胞。巨噬细胞不能将抗原信息提呈给初始T细胞，只能对活化T细胞或效应T细胞提呈抗原，其抗原提呈功能明显弱于DC。

3. B细胞　表达MHC Ⅱ类分子和共刺激分子，也能发挥抗原提呈作用。但B细胞几乎不具有吞噬功能，而是主要通过其表面的BCR识别并特异结合可溶性抗原，随后内化BCR-抗原复合物，将其加工后，以抗原肽-MHC Ⅱ类分子复合物形式提呈给$CD4^+$T细胞。B细胞的抗原提呈功能在TD-Ag诱导的抗体产生中具有重要作用，在激活T细胞的同时，B细胞也受到T细胞的辅助而活化增殖和分泌细胞因子。在抗原、细胞因子和T细胞共同作用下，B细胞分化为浆细胞分泌抗体介导体液免疫。B细胞是再次免疫应答及低浓度抗原引发的免疫应答中起主要作用的APC。

NOTE

二、抗原提呈作用

在 APC 与 T 细胞接触的过程中，表达于 APC 表面的抗原肽 –MHC 复合物被 T 细胞识别，并将抗原信息提呈给 T 细胞，称为抗原提呈（antigen presentation）。根据来源和产生部位的不同，抗原可分为外源性抗原和内源性抗原两大类。专职 APC 表面表达的 MHC Ⅱ类和Ⅰ类分子，分别提呈外源性抗原和内源性抗原。除这两种经典的抗原提呈途径外，还存在交叉提呈和 CD1 分子提呈途径。

1. 外源性抗原的提呈　外源性抗原主要是通过各种途径进入机体的非己成分，如细菌及其成分、可溶性蛋白等，主要通过 MHC Ⅱ类途径（内体 – 溶酶体途径）被加工处理及提呈（图 4–3）。

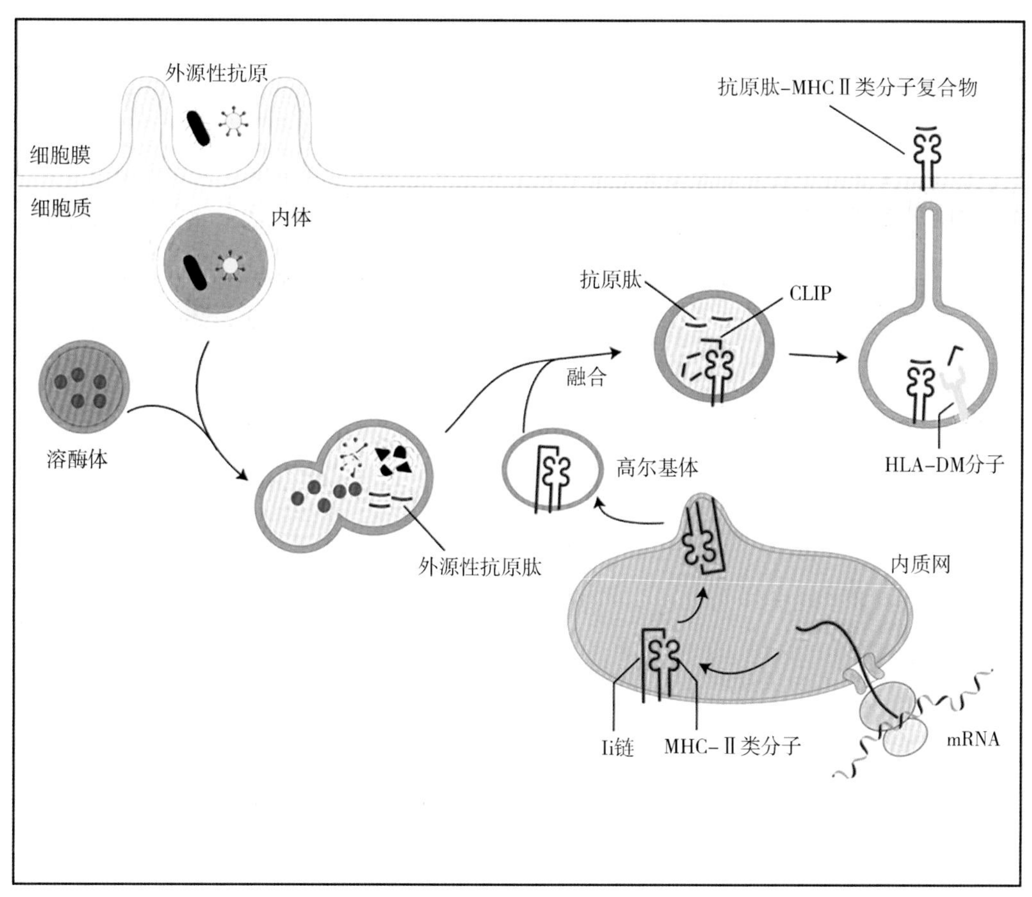

图 4–3　外源性抗原的加工提呈

外源性抗原经 APC 识别后被摄取形成吞噬体，进而在胞内形成一种膜性细胞器，称为内体（endosome），进入内体的蛋白质在酸性环境中被内体膜上的蛋白酶水解为多肽片段，而后随内体转运至溶酶体或者以融合形式形成内体 / 溶酶体，此为处理外源性抗原的主要场所。溶酶体内呈酸性，含有组织蛋白酶、过氧化氢酶等多种酶，可将蛋白抗原加工和处理为 10 ～ 30 个氨基酸残基的肽段，这些肽段具有免疫原性而被称为抗原肽（antigen peptide）。APC 提呈抗原肽的结构是 MHC Ⅱ类分子，由其细胞内的粗面内质网（rER）合成。MHC Ⅱ类分子的 α 链和 β 链在粗面内质网被翻译合成并插到内质网膜上的时候，另一个称为 Ia 相关恒定链（Ia-associated invariant chain，Ii）的蛋白同步表达，也插到内质网膜上，与 MHC Ⅱ类分子的 α

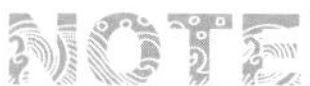

链和 β 链的肽结合槽结合形成（αβIi）九聚体。Ii 链的功能是结合在新生 MHC Ⅱ类分子异二聚体上，阻止粗面内质网存在的内源性多肽与 MHC Ⅱ类分子结合。Ii 链与 MHC Ⅱ类分子结合的部分称为 MHC Ⅱ类分子相关的恒定链多肽（class Ⅱ –associated invariant chain peptide，CLIP）。一旦与 Ii 链形成复合物，MHC Ⅱ类分子进入高尔基体，但是却偏离细胞分泌途径，在 Ii 分子定位序列的指导下进入内体 / 溶酶体内。进入内体 / 溶酶体内的大多数 Ii 蛋白被溶酶体内蛋白酶降解，仅留下 CLIP 占据在 MHC Ⅱ类分子的肽结合槽中。MHC Ⅱ类分子的 α1 与 β1 功能区形成的肽结合槽，其两端为开放结构，适合结合的约含有 13 ～ 18 个氨基酸。在 HLA–DM 分子辅助下（机制仍未阐明），CLIP 与肽结合槽解离，置换为待被提呈的抗原肽，形成稳定的抗原肽 – MHC Ⅱ类分子复合物，转运表达于 APC 表面，最终将抗原肽提呈给 $CD4^{+}$T 细胞。这一抗原加工提呈途径也称为内体 – 溶酶体途径（endosome–lysosome pathway）。

2. 内源性抗原的提呈 内源性抗原主要是细胞质内出现的抗原，主要包括细胞内感染的病毒和细菌的蛋白、肿瘤细胞的胞浆内合成的非正常蛋白和同种异型抗原等。内源性抗原主要通过 MHC Ⅰ类途径（泛素 – 蛋白酶体途径）被加工处理及提呈（图 4–4）。由于几乎所有有核细胞都表达 MHC Ⅰ类分子，被感染和突变的靶细胞具有通过 MHC Ⅰ类分子途径加工处理和提呈抗原的能力。

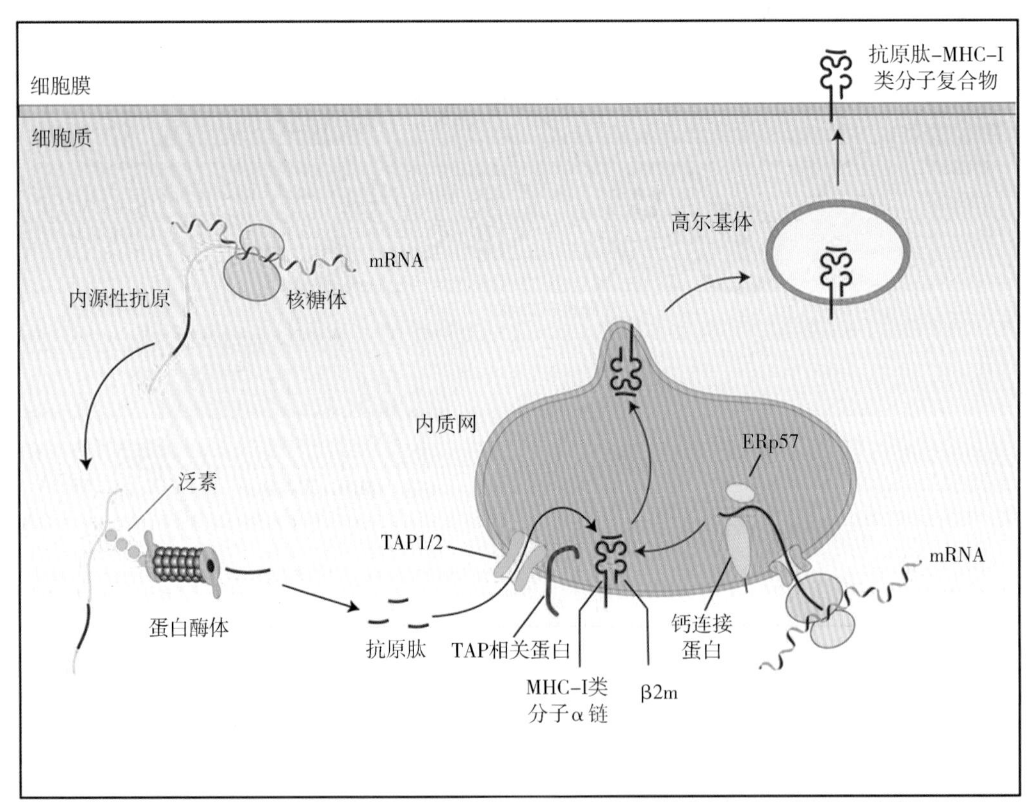

图 4–4 内源性抗原的加工和提呈过程

内源性抗原主要由细胞质中的蛋白酶体（proteasome）降解和处理。蛋白酶体的主要功能是降解蛋白质为多肽。在 APC 胞浆中，内源性抗原首先经泛素打开空间折叠，形成线性的蛋白质进入蛋白酶体水解为长度不等的抗原肽段，而后抗原肽转移至内质网（ER）腔内与新合成的 MHC Ⅰ类分子结合，该过程依赖内质网膜表面的抗原加工相关转运体（transporter associated with antigen processing，TAP）。TAP 为 ER 膜上多肽转运结构，由 TAP-1 和 TAP-2 两个亚单位形成 ER 膜上的跨膜孔道。蛋白酶体产生的多肽通常容易被快速降解，但多肽与 TAP 结合后则避免了被降解的命运，进而转运到 ER 腔内。TAP 可选择性地转运适合与 MHC Ⅰ类分子结合的抗原肽（8～12 个氨基酸长度）。MHC Ⅰ类分子的 α 链在核糖体上翻译合成后插在内质网膜上，在钙联蛋白和酶蛋白 ERp57 作用下与 β2 微球蛋白结合，组装成为 MHC Ⅰ类分子，其肽结合槽由 α 链的 α1 和 α2 结构域组成。在内质网内经过进一步剪切加工的 8～12 个氨基酸长度的抗原肽结合到 MHC Ⅰ类分子的肽结合槽，通过高尔基体糖基化修饰和膜转运后，以抗原肽 - MHCI 类分子复合物的形式表达于 APC 表面，再提呈给 $CD8^{+}T$ 细胞。这一抗原加工提呈途径也称为胞质溶胶途径（the cytosolic pathway）。

表 4-1　MHC Ⅰ、Ⅱ类分子抗原提呈途径的比较

	MHC Ⅰ类分子途径	MHC Ⅱ类分子途径
抗原类型	内源性抗原	外源性抗原
降解抗原的位置	蛋白酶体	内体、溶酶体
抗原与 MHC 分子的结合部位	内质网	内质网、高尔基体
提呈抗原肽的 MHC 分子	MHC Ⅰ类分子	MHC Ⅱ类分子
加工和提呈抗原的细胞	所有有核细胞	专职性抗原提呈细胞
识别和应答的淋巴细胞类型	$CD8^{+}T$ 细胞	$CD4^{+}T$ 细胞

3. 抗原交叉提呈途径　除以上两条经典的抗原提呈途径外，体内还存在着其他抗原提呈途径。如外源性抗原也可以通过 MHC Ⅰ类分子途径提呈，被 APC 吞噬的病原体蛋白可透过溶酶体膜进入细胞质中，通过 MHC Ⅰ类途径提呈给 $CD8^{+}T$ 细胞。除此以外，内源性抗原在某些情况下也可通过 MHC Ⅱ类途径加以提呈，这一现象称为交叉提呈（cross-presentation）。交叉提呈方式可与经典抗原提呈途径并存，可使一种抗原经不同途径被加工提呈，扩大了免疫应答的范围。交叉提呈发生的确切机制和生理功能尚未完全阐明或存有争议，目前认为交叉提呈可参与机体对病毒、细菌及肿瘤的免疫应答过程，在免疫耐受、抗胞内感染和肿瘤免疫中发挥作用。能够参与交叉提呈途径的 APC 主要是 DC 和巨噬细胞。

4. 脂类抗原的提呈途径　哺乳动物细胞不能将脂类加工处理成为能与 MHC 结合的多肽，因而脂类抗原不能为 MHC 限制的 T 淋巴细胞识别。目前发现，脂类抗原主要通过 APC 表面的 CD1 分子进行提呈。CD1 是非 MHC 基因编码产物，与 MHC Ⅰ类分子具有 30% 的同源性，属于非经典 MHC Ⅰ类分子。在人类，CD1 主要有 CD1a、CD1b、CD1c、CD1d 和 CD1e 五种。其中，CD1 主要有 CD1a、CD1b、CD1c 和 CD1e 表达于专职 APC 表面，为Ⅰ类 CD1，CD1d 主要表达于肠上皮细胞和造血干细胞，被称之为Ⅱ类 CD1。CD1 与 β2 微球蛋白形成复合体，具有抗原结合沟槽，抗原结合槽深且容量大，可提呈糖类和糖脂类物质，结合抗原肽的长度类似 MHC Ⅱ类分子。内源性和外源性脂类抗原均可被 CD1 分子提呈，可识别 CD1 分子及其所提呈脂类抗原的细胞有 γδT、NKT 细胞等。CD1 提呈途径在机体抗微生物感染和脂类抗原免疫应答中起重要作用。

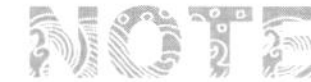

第三节　适应性免疫细胞

参与适应性免疫应答的主要细胞包括抗原提呈细胞和 T、B 淋巴细胞。本节主要介绍在适应性免疫应答中发挥核心作用的 T 淋巴细胞与 B 淋巴细胞。

一、T 淋巴细胞

T 淋巴细胞来源于骨髓淋巴样干细胞，在胸腺分化、发育和成熟，是胸腺依赖性淋巴细胞。成熟的 T 淋巴细胞具有很大异质性，表现为膜分子的表达差异和生物学作用的不同，这些生物表现型迥异的 T 细胞群体构成了适应性免疫应答的核心。

（一）T 淋巴细胞的分化和发育

T 细胞前体由骨髓进入胸腺，称为胸腺细胞（thymocyte）。胸腺细胞经皮质浅层、皮质深层及髓质区移行并逐渐分化发育成熟。胸腺微环境是诱导并调控 T 细胞分化发育的关键因素，由胸腺基质细胞（胸腺上皮细胞、树突状细胞、巨噬细胞等）及表达的黏附分子、分泌的细胞因子（如 IL–1、G–CSF、IL–12、GM–CSF、TNF–α、IFN–α 等）和胸腺激素构成。T 细胞在胸腺内的发育历经最核心的事件是获得多样性 TCR 的表达、阳性选择和阴性选择（图 4–5）。

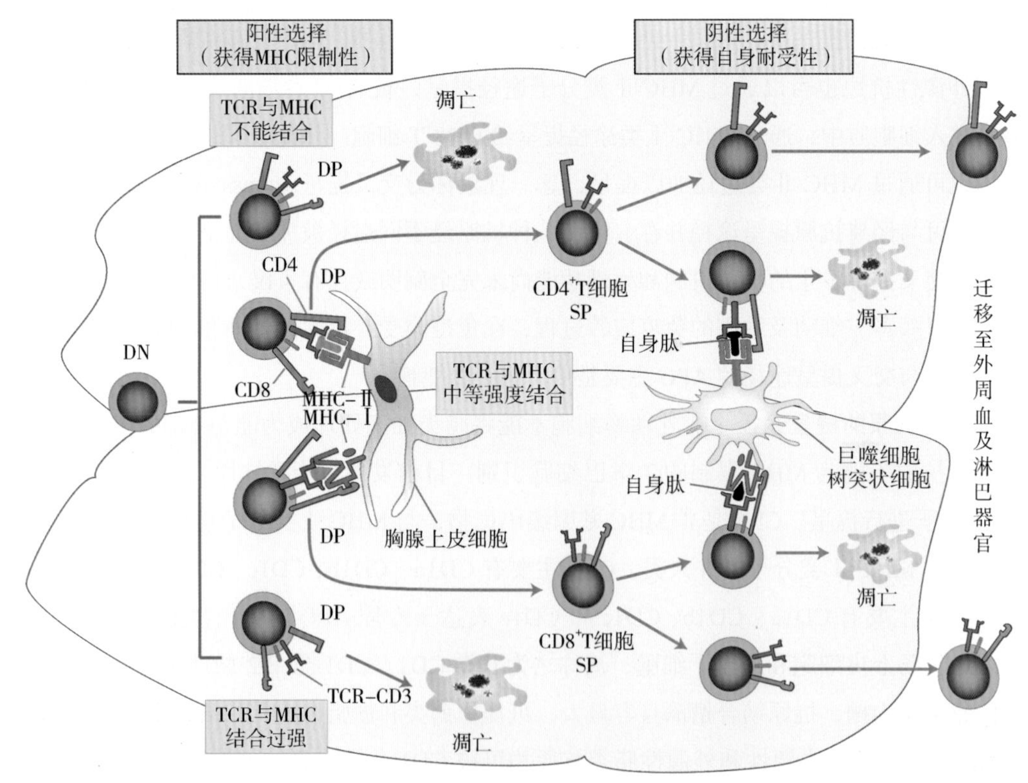

图 4–5　T 细胞在胸腺中的阳性选择和阴性选择

1. 获得多样性 TCR 的表达　早期胸腺细胞位于胸腺皮质，可表达 CD2 和 CD5 分子，不表达 CD4 和 CD8 分子，称为双阴性细胞（double negative cell，DN cell）。此时 T 细胞不表达 TCR 和 CD3 分子，不能识别抗原。随着 T 细胞在胸腺内逐渐分化成熟，DN 细胞先后发生

TCRβ 基因和 TCRα 基因重排，并逐渐表达功能性 TCR。与此同时，DN 细胞逐渐表达 CD4 和 CD8 两种分子形成双阳性细胞（double positive cell，DP cell）。

2. T 细胞发育的阳性选择（positive selection） DP 细胞继续发育，若 T 细胞 TCRαβ 链能与胸腺基质细胞表面 MHC Ⅱ类或 MHC Ⅰ类分子以适当的亲和力结合，T 细胞克隆即被选择，继续分化为 $CD4^+$ 或 $CD8^+$ 单阳性细胞（single positive cell，SP cell）；若 T 细胞 TCRαβ 链不能与胸腺基质细胞表面 MHC Ⅱ类或 MHC Ⅰ类分子结合，即发生凋亡而致克隆清除，该过程即为 T 细胞发育的阳性选择。阳性选择过程中，T 细胞如与 MHC Ⅰ类分子结合，则 CD4 分子表达下调至完全丢失，CD8 分子表达上调，最终分化为 $CD8^+$T 细胞；如与 MHC Ⅱ类分子结合，则 CD8 分子表达下调至完全丢失，CD4 分子表达上调，最终分化为 $CD4^+$ 细胞。不能结合 MHC Ⅰ、Ⅱ类分子的 T 细胞则发生凋亡而被克隆清除。经过阳性选择的 $CD4^+CD8^-$ 细胞和 $CD4^-CD8^+$T 细胞分别具有识别自身 MHC Ⅱ类分子和 MHC Ⅰ类分子的能力，即 T 细胞获得了识别抗原的 MHC 限制性。

3. T 细胞发育的阴性选择（negative selection） 在阳性选择后的 SP 细胞中，既包括识别非己抗原的特异性 T 细胞克隆，也包括自身反应性克隆，此时 T 细胞需再次经历阴性选择过程，清除自身反应性克隆。SP 细胞若能识别胸腺皮质与髓质交界处的树突状细胞（DC）和巨噬细胞（Mφ）表面的自身抗原肽 –MHC Ⅰ类分子复合物或自身抗原肽 –MHC Ⅱ类分子复合物，即发生凋亡而致克隆清除；不能识别自身抗原肽 –MHC Ⅰ复合物或自身抗原肽 –MHC Ⅱ复合物的 T 细胞则继续发育，此过程即 T 细胞发育的阴性选择。T 细胞通过阴性选择获得对自身抗原的耐受性。

只有经历阳性选择和阴性选择后的 T 细胞，才能分化为具有 MHC 限制性、仅识别异物抗原的 $CD4^+CD8^-$ 或 $CD4^-CD8^+$ 单阳性细胞，即免疫功能成熟的 T 细胞，进而离开胸腺迁移到外周血液，并进入外周免疫器官。

（二）T 细胞表面的膜分子

T 细胞表面的膜分子，既可作为细胞表面标志，也是体现其不同生物学作用的功能分子，是 T 细胞与其他细胞和分子间相互识别和作用的物质基础。

1. TCR–CD3 复合物 所有成熟 T 淋巴细胞表面均表达 TCR–CD3 复合物（图 4–6），T 细胞以 TCR 识别特异性抗原，CD3 分子则将抗原信号传入胞内，引起 T 细胞活化。

（1）TCR　T 细胞抗原受体（T cell receptor，TCR）是由两条肽链以二硫键连接组成的异二聚体，大多数 T 细胞 TCR 由 α、β 两条肽链组成，为 TCRαβ；少数 T 细胞 TCR 由 γ、δ 两条肽链组成，为 TCRγδ。TCR 是跨膜蛋白，α 链和 β 链分子结构与 Ig 具有高度同源性，膜外区与免疫球蛋白的 Fab 结构相似，包含远端的可变区（V 区）和近端的恒定区（C 区），其中 V 区是 TCR 识别不同抗原的区域，其空间构象与特异性抗原表位互补，TCR 多样性是决定该功能的基础。

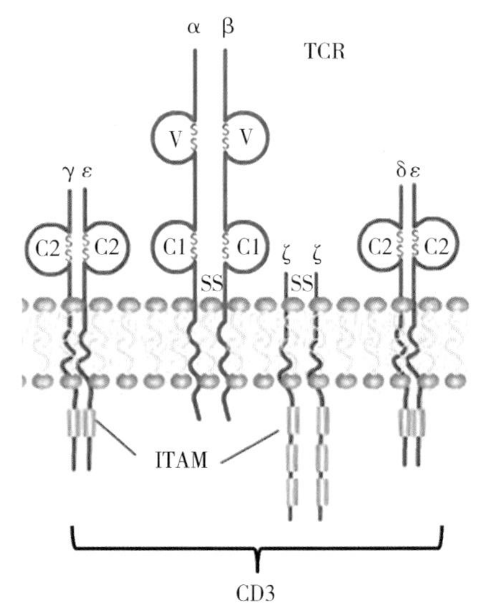

图 4–6　TCR–CD3 复合体

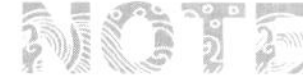

TCR不能直接识别抗原表位，只能识别经APC的MHC分子提呈的抗原肽。

（2）CD3 由γ、δ、ε、ζ、η五种肽链组成六聚体，均为跨膜蛋白，多以γε、δε、ηη（ζζ）形式存在。CD3各亚基间及其与TCR间都是通过非共价键连接。TCR胞浆区较短，识别抗原后不能转导活化信号，CD3的结构特点为胞浆区长，含免疫受体酪氨酸活化基序（immunoreceptor tyrosine-based activation motif，ITAM），TCR识别并结合由MHC分子提呈的抗原肽后，CD3胞浆区ITAM酪氨酸磷酸化，在其他刺激分子共同参与下，将识别的抗原信号传入胞内，使T细胞活化。

2. CD4、CD8分子 均为TCR的共受体（co-receptor），或称辅助受体，辅助TCR识别抗原，稳定T细胞和APC或靶细胞间的相互作用，从而诱发信号的传导。成熟T细胞表面只表达CD4/CD8一种分子，即为$CD4^+$T细胞和$CD8^+$T细胞。

（1）CD4分子 为单链糖蛋白，其膜外区有4个Ig样结构域，远端的2个结构域与MHC Ⅱ类分子的β2结构域结合，辅助TCR传递抗原识别信号。CD4还是人类免疫缺陷病毒（HIV）gp120的受体，介导HIV感染$CD4^+$细胞。

（2）CD8分子 为α和β肽链经二硫键连接的异源二聚体或两条α链组成的同源二聚体，其α和β肽链的膜外区各含一个Ig样结构域，能与MHC Ⅰ类分子的α3结构域结合，辅助TCR传递抗原识别信号。

3. 共刺激分子 初始T细胞的活化需要双信号，第一活化信号由TCR识别经MHC提呈的抗原肽产生，第二活化信号由T细胞与APC（靶细胞）表面的共刺激分子及其配体相互作用产生。

（1）CD28 为二聚体，其配体是APC表面的B7家族，包括CD80（B7.1）/CD86（B7.2）。CD28与APC表面的CD80/86结合后，可为T细胞活化提供“第二信号”（共刺激信号），促进T细胞的增殖、分化及IL-2合成。如缺乏共刺激信号，则T细胞活化终止，并向无能（anergy）表型转化。

（2）CD2 又称淋巴细胞功能相关抗原-2（lymphocyte function associated antigen-2，LFA-2）或绵羊红细胞受体（sheep RBC receptor，SRBCR），其配体为CD58。CD58又称淋巴细胞功能相关抗原-3（lymphocyte function associated antigen-3，LFA-3），表达于APC或靶细胞上。CD2与CD58相互作用，加强T细胞与APC或靶细胞间黏附，为T细胞提供共刺激信号，促进T细胞活化。

（3）CD154 即CD40L，在T细胞活化后表达，可与B细胞相应受体CD40结合，为B细胞活化提供共刺激信号，或者促进其他APC的进一步活化和B7表达；另一方面，也可促进T细胞的活化。

（4）CD278 也称诱导性共刺激分子（inducible co-stimulator，ICOS），仅诱导表达于活化的T细胞表面，与CD28有同源性，调节活化后T细胞多种细胞因子的产生，并促进T细胞增殖。人ICOS配体是B7-H2（B7 homologue2）或ICOSL（ligand for ICOS）。

4. 负调节分子

（1）CD152 又称细胞毒性T细胞活化抗原-4（CTL activation antigen-4，CTLA-4），是T细胞活化的负调节分子。其胞浆区具有免疫受体酪氨酸抑制基序（immunoreceptor tyrosine-based inhibitory motif，ITIM）。ITIM中的酪氨酸被磷酸化后，向活化的T细胞传递抑制信

NOTE

号。与 CD28 相同，CTLA-4 的天然配体也是 APC 上 B7 分子（CD80/86），且亲和力显著高于 CD28，可与 CD28 竞争性结合 CD80/86，防止 T 细胞过度活化，对 T 细胞的活化发挥负调节作用。

（2）PD-1（programmed death 1）与 CD28、ICOS 和 CTLA-4 同属免疫球蛋白超家族成员，与 CTLA-4 有 23% 的同源性。PD-1 以单体形式存在，可表达于活化的 T 细胞、B 细胞和骨髓细胞。其配体为 PD-L1（B7-H1）和 PD-L2（B7-DC），均为 B7 家族中的新成员。PD-1 是免疫抑制性受体，与其配体相互作用传递抑制性信号，在免疫应答中发挥负向调控作用。

5. 其他分子　T 细胞表面还有多种其他膜分子，如：①细胞因子受体（CKR），多种细胞因子通过与 T 细胞表面相应受体（IL-1R、IL-2R 等）结合而参与调节 T 细胞活化、增殖和分化。静止和活化的 T 细胞其表面 CKR 的种类、密度及亲和力差别很大。例如：静止 T 细胞仅表达低亲和力的 IL-2R，而活化 T 细胞可表达高亲和力 IL-2R，因此激活的 T 细胞能接受较低水平 IL-2 的刺激而增殖。②丝裂原结合蛋白，可结合植物血凝素、刀豆蛋白 A 等有丝分裂原，引起非特异性的细胞激活。③ MHC 分子，T 细胞表达 MHC Ⅰ类分子，活化后还可表达 MHC Ⅱ类分子，因此，MHC Ⅱ类分子可视为 T 细胞活化的标志。

（三）T 细胞亚群及其功能

T 细胞为非均一群体，按照不同的分类方法，T 细胞可分为若干亚群。根据 TCR 的类型，可分为 αβT 细胞和 γδT 细胞，αβT 细胞参与适应性免疫应答，γδT 细胞参与固有免疫应答。按激活状态，可分为初始 T 细胞（naive T cell，Tn）、效应 T 细胞（effector T cell）和记忆 T 细胞（memory T cell，Tm）。根据膜分子表达类型，可分为 $CD4^+$T 细胞和 $CD8^+$T 细胞，$CD4^+$T 细胞约占成熟 T 细胞的 65%，为 MHC Ⅱ类分子限制性 T 细胞；$CD8^+$T 细胞约占成熟 T 细胞的 35%，为 MHC Ⅰ类分子限制性 T 细胞。根据功能不同，可分为辅助性 T 细胞、细胞毒性 T 细胞和调节性 T 细胞等。

1. 辅助性 T 细胞（help T cell，Th）　为 $CD4^+$T 细胞。初始状态 Th 细胞受抗原激活后分化为 Th0 细胞（中间阶段）。Th0 可进一步分化为 Th1、Th2、Th17、Tfh 等不同的 Th 亚群，细胞因子的种类和细胞因子之间的平衡是决定和调控这一分化过程最重要的因素。

（1）Th1 和 Th2　Th1 主要分泌 IL-2、IFN-γ、IL-12 和 TNF-β/α 等类型的细胞因子，该类细胞因子促进 Th0 向 Th1 分化而抑制向 Th2 分化。Th1 通过其细胞因子作用辅助或促进 Tc、NK 细胞、巨噬细胞的活化和增殖，促进以细胞毒作用为主导的细胞免疫效应。Th2 主要分泌 IL-4、IL-5、IL-6 和 IL-10 等类型的细胞因子，该类细胞因子促进 Th0 向 Th2 分化而抑制向 Th1 分化。Th2 通过其细胞因子作用辅助 B 细胞增殖并产生不同类别的抗体，促进以抗体生物学作用为主导的体液免疫效应。通过细胞因子调控，Th1 和 Th2 形成动态平衡调节机体适应性免疫应答的类型和程度。

（2）Th17　为近年发现的一类 Th，因分泌 IL-17 而得名。胸腺内 $CD4^+$T 细胞在 TGF-β 和 IL-6 的刺激下分化为 Th17，其增殖依赖于巨噬细胞所分泌的 IL-23，但受 Th1、Th2 型细胞因子的抑制。Th17 分泌 IL-17（IL-17A 到 IL-17F）、IL-21、IL-22、TNF-α 等细胞因子，参与固有免疫应答和炎症反应，是较早参与抗感染免疫的效应 T 细胞。由于其强大的促炎症作用，Th17 也在自身免疫性疾病和炎症所致免疫病理损伤中起主导作用。

（3）Tfh　滤泡辅助 T 细胞（follicular helper T cell，Tfh）是存在于外周血和外周免疫器官

淋巴滤泡的一类 $CD4^+$Th。IL-6 和 IL-21 是调控 Tfh 分化的关键细胞因子，IL-21 也是 Tfh 重要的效应因子。目前认为，Tfh 是辅助 B 细胞发挥功能的主要 Th 亚群，能促进 B 细胞分化和记忆性 B 细胞产生，参与抗体类别转换。

近年来还发现了 Th9、Th22 等 Th 亚群，其分化、膜标志和功能等方面为免疫学领域研究的热点。

2. 细胞毒性 T 细胞（cytotoxic T lymphocyte，CTL 或 cytotoxic T cell，Tc） 表型为 $CD8^+$T 细胞。CTL 的主要功能是特异性识别经 MHC Ⅰ类分子提呈的抗原肽，进而通过细胞毒作用杀伤靶细胞（其作用机制详见第五章）。

3. 调节性 T 细胞（regulatory T cell，Treg） 分子标志为 $CD4^+CD25^+Foxp3^+$ 的 T 细胞，Foxp3（forkhead box p3）是一种转录因子，既是 Treg 表面标志，也参与其分化和效应。Treg 占正常人外周血和脾组织 $CD4^+$T 的 5% ～ 10%，在免疫应答中发挥负调控作用，其机制包括：①直接接触抑制靶细胞活化；②分泌 TGF-β 和 IL-10 等细胞因子抑制免疫应答。Treg 对 Th1、Th2 和 Th17 均有抑制作用，是调控机体免疫应答程度的重要细胞，参与免疫耐受形成，并在自身免疫性疾病、感染性疾病和肿瘤等多种免疫性疾病中发挥重要作用。

二、B 淋巴细胞

B 淋巴细胞来源于骨髓淋巴样干细胞，在骨髓分化、发育和成熟，是骨髓依赖性淋巴细胞。B 细胞通过产生抗体发挥特异性体液免疫效应，也具有抗原提呈、分泌多种细胞因子等作用。

（一）B 淋巴细胞的分化和发育

B 淋巴细胞源于骨髓淋巴样干细胞。早期 B 细胞的增殖分化与骨髓造血诱导微环境（hemopoietic inductive microenviroment，HIM）密切相关，骨髓基质中的细胞因子和黏附分子是 B 细胞发育的必要条件。B 细胞发育分为两个阶段（图 4-7），第一阶段在造血组织内进行，前 B 细胞的胞质内首先出现 μ 链，随后产生轻链，装配成 IgM，表达于其细胞膜表面形成 mIgM，发育为不成熟 B 细胞。随后，再进一步表达 mIgD，分化为成熟 B 细胞（未接触抗原前称初始 B 细胞）。此过程不需抗原刺激，被称为 B 细胞分化的非抗原依赖期。在第二阶段，成熟 B 细胞离开骨髓进入外周免疫器官，受抗原刺激后活化，mIgD 丢失，B 细胞继续增殖分化为浆细胞，产生特异性抗体，部分 B 细胞分化为记忆 B 细胞，此阶段称为抗原依赖期。在 B 细胞发育过程中逐渐获得能识别不同抗原的多样性 BCR 表达。

同 T 细胞一样，B 细胞在分化成熟过程中也经历阴性选择和阳性选择。前 B 细胞在骨髓内分化为未成熟 B 细胞后，BCR 能识别自身抗原的 B 细胞克隆发生细胞凋亡而被清除，这个自身反应性 B 细胞克隆的过程为阴性选择。通过阴性选择，B 细胞获得自身耐受能力，其生物学意义与 T 细胞成熟过程中的阴性选择类似。随后，成熟 B 细胞在外周淋巴器官接受外来抗原刺激进入增殖状态，发生广泛的 Ig 可变区体细胞高频突变。一部分 B 细胞 mIg 突变后不再与滤泡树突状细胞（FDC）表面的抗原结合，而发生凋亡；另一部分 B 细胞经突变后，其 mIg（BCR）能更有效地与抗原结合，细胞表面 CD40 也与活化 Th 细胞表面 CD40L 结合而免于凋亡，此过程即为阳性选择。经阳性选择的 B 细胞克隆大部分分化为分泌高亲和力抗体的长寿命浆细胞迁移至骨髓，并在较长时间内产生抗体；少部分分化为记忆 B 细胞定居于外周，当再次遇到相同抗原时，产生快速、高效的回忆反应。B 细胞的阳性选择不但促进抗体亲和力成熟，而且同时伴有 Ig 的类别转换。

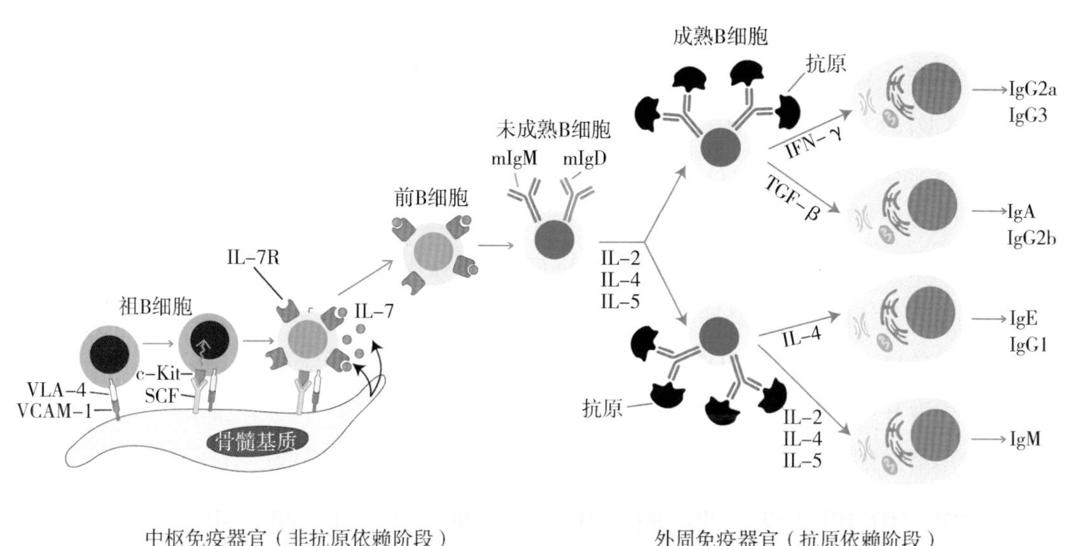

图 4-7　B 淋巴细胞分化和成熟

（二）B 细胞表面的膜分子

B 细胞表达大量膜分子，这些膜分子是 B 细胞识别抗原、活化、增殖、分化、产生抗体和发挥效应的分子基础。

1. BCR-CD79a/b 复合物　B 细胞表面最重要的膜分子由 BCR 和 CD79a/CD79b 二聚体组成（图 4-8），BCR 识别抗原，CD79a/CD79b 转导活化信号。

（1）BCR　B 细胞抗原受体（B cell receptor，BCR）是膜型免疫球蛋白（mIg），为 B 细胞表面特征性标志，能特异性识别抗原。B 细胞内编码 Ig 的基因以基因簇形式存在，含 V、D、J 和 C 四个基因片段。在 B 细胞发育过程中，V、D、J 片段发生重排，这些基因片段随机组合、连接和变化是形成 mIg 可变区多样性的基础，由此使机体形成庞大的表达不同 BCR 的 B 细胞库，得以识别不同的抗原。成熟 B 细胞识别抗原后，在 Th 细胞及其细胞因子辅助下，C 基因序列重排，在不改变可变区抗原识别特异性的情况下，mIg 恒定区转换为其他类别，如 IgG、IgA 或 IgE，这个过程称为抗体类别转换（antibody class switching）。

（2）CD79a/CD79b　以异二聚体形式存在于成熟的 B 细胞表面，CD79a/CD79b 异二聚体与 mIg 相连，形成 BCR-CD79a/CD79b 复合物。CD79a/CD79b 通过其胞浆区的免疫受体酪氨酸活化基序（ITAM），激活酪氨酸激酶而将 BCR 的特异性识别信号转导至胞内。

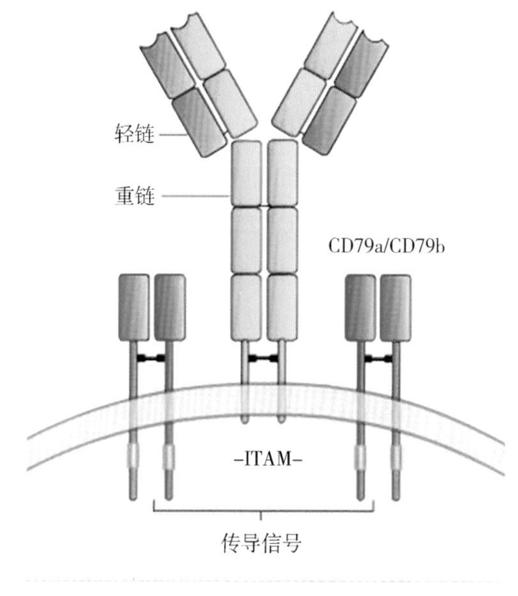

图 4-8　BCR 复合体

2. 共刺激分子或共受体 B 细胞活化需要双信号，BCR 与抗原结合产生第一活化信号，第二活化信号由 B 细胞和 Th 细胞表面表达的大量共刺激分子相互作用产生。在 B 细胞分化发育的不同阶段，共刺激分子表达也不完全相同。

（1）CD40 CD40 是 B 细胞表面最重要的共刺激分子的受体，其配体为表达于活化 T 细胞表面的 CD154（CD40L）。T 细胞活化后，CD40L 表达上调，与 CD40 相互作用，为 B 细胞活化提供第二活化信号。

（2）CD80/CD86 表达在活化 B 细胞及其他抗原提呈细胞表面，是 CD28 和 CTLA-4 的配体，属重要的共刺激分子。CD80/CD86 与 CD28 相互作用，增强 T 细胞激活；CD80/CD86 与 CTLA-4 相互作用，则主要抑制 T 细胞活化。

（3）CD19/CD21/CD81/ CD225 表达于成熟 B 细胞上，各分子间以非共价键相连形成的复合体，称为 B 细胞共受体，辅助 B 细胞的活化。CD19 分子为一跨膜糖蛋白，可在蛋白激酶的催化作用下发生磷酸化，从而放大 BCR 传递的活化信号。CD21 通过结合 BCR 所识别的抗原上结合的补体成分，将共受体与 BCR 交联在一起。

3. 负调节受体 CD22 特异性表达于 B 细胞，是 B 细胞的抑制性受体，能负调节 CD19/CD21/CD81/CD225 共受体。CD22 分子胞内端含 ITIM，B 细胞活化导致 ITIM 发生磷酸化，进而招募酪氨酸磷酸酶，催化 BCR 下游信号转导分子去磷酸化，从而参与 B 细胞活化的精确调控。

4. 其他膜分子 如：① Fc 受体，是细胞表面能与免疫球蛋白 Fc 段相结合的结构，多数 B 细胞表达 IgG Fc 受体Ⅱ（FcγRⅡ），与免疫复合物中的 IgG FC 段结合，BCR 和 FcγRⅡ分别识别抗原 - 抗体复合物中抗原和抗体 Fc 段，使二者交联，引发抑制信号，防止抗体生成过多。② MHC 分子，成熟 B 细胞表达高水平的 MHC Ⅰ类分子和 MHC Ⅱ类分子。③丝裂原结合蛋白，某些丝裂原，如美洲商陆（PWM）、脂多糖（LPS）、金黄色葡萄球菌 A 蛋白（SPA）等可通过此类膜蛋白非特异激活人或小鼠 B 细胞。

此外，B 细胞还表达如 IL-1R、IL-2R 等细胞因子受体，CR1（CD35）和 CR2（CD21）等补体受体等。

（三）B 淋巴细胞亚群及其功能

根据是否表达 CD5，可将成熟 B 细胞分化为 B1 和 B2 两个亚群。

1. B1 细胞 $CD5^+$B 细胞称为 B1 细胞，约占 B 细胞总数的 5% ～ 10%，主要参与固有免疫应答，主要定居于腹腔、胸腔和肠道黏膜固有层和肠系膜淋巴结中（详见本章第一节）。

2. B2 细胞 $CD5^-$B 细胞称为 B2 细胞，主要参与适应性免疫应答，如无特别说明，B 细胞所指即 B2 细胞。B2 细胞的主要功能为：

（1）产生抗体 B2 细胞主要识别蛋白质抗原，是参与体液免疫应答的主要细胞。受特异性抗原刺激后，在 T 细胞辅助下，这群细胞大量增殖，形成生发中心，经历抗体类别转换、体细胞高频突变和亲和力成熟，最终分化为浆细胞，产生高亲和性抗体。

（2）提呈抗原 B2 细胞是一类专职 APC，具有抗原提呈功能，可借其 BCR 结合可溶性抗原，经内化、加工和处理，以抗原肽 -MHC 分子复合物形式提呈给 T 细胞。

（3）分泌细胞因子 活化的 B 细胞还可产生 IL-1α、IL-1β、IL-4、IL-10、IL-6、GM-CSF 等多种细胞因子，参与免疫调节、炎症反应等过程。

第五章　免疫应答

免疫应答（immune response）是指机体的免疫系统识别和清除“非己”物质的整个过程，包括固有免疫应答（innate immune response）和适应性免疫应答（adaptive immune response）两个部分。生理条件下，固有免疫应答和适应性免疫应答相互依存，紧密配合，共同完成机体免疫防御、免疫自稳和免疫监视功能，以维持机体内环境的稳定与平衡。

第一节　固有免疫应答

固有免疫应答是生物体在长期种系进化过程中形成的一系列天然防御机制，是宿主抵御病原生物入侵的第一道防线，并启动和参与适应性免疫应答。固有免疫因与生俱来，作用广泛，对抗原的应答无针对性，亦称为先天性免疫（congenital immunity）或非特异性免疫（nonspecific immunity）。固有免疫应答不经历效应细胞的克隆扩增，不形成免疫记忆，也不产生免疫耐受。执行固有免疫应答功能的是固有免疫系统（innate immune system），其组成包括固有免疫屏障、固有免疫细胞和固有免疫分子。参与固有免疫应答的效应细胞和效应分子也广泛参与适应性免疫应答的启动、效应和调节。

一、固有免疫应答的识别

长期以来人们认为只有适应性免疫应答才涉及免疫细胞对抗原的识别，但目前已证实，固有免疫应答的发生及其效应也涉及复杂识别过程，这是近年来人们对固有免疫应答认识上的一个质的飞跃。单核－巨噬细胞、中性粒细胞、树突状细胞、NK 细胞、NKT 细胞、γδT 细胞、B1 细胞、嗜酸性粒细胞、嗜碱性粒细胞和肥大细胞等固有免疫细胞不表达特异性抗原识别受体（TCR/BCR），这些细胞主要通过其模式识别受体（pattern recognition receptor，PRR）识别病原相关分子模式（pathogen associated molecular patterns，PAMP）和损伤相关分子模式（damage associated molecular pattern，DAMP），从而被激活并发挥免疫效应。

（一）病原相关分子模式和损伤相关分子模式

病原相关分子模式（PAMP）是一类或一群病原生物生存和致病所必需的、共有的、非特异性的、高度保守的分子结构，主要包括甘露糖、脂多糖、磷壁酸、肽聚糖、细菌的鞭毛蛋白、病毒双链 RNA 和酵母多糖等。PAMP 通常为病原生物所特有，一般不存在于宿主细胞表面。PAMP 是固有免疫细胞识别的主要外源性危险信号。

近年研究还发现，固有免疫细胞还能识别机体自身细胞产生和释放的内源性危险信号，称为损伤相关分子模式（DAMP）。DAMP 是由受损或坏死组织及激活的免疫细胞所释放的某些

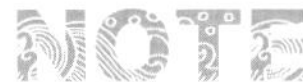

内源性分子，如热休克蛋白（HSP）、尿酸结晶、胞外基质降解产物等。

（二）模式识别受体

模式识别受体（PRR）是指主要表达于固有免疫细胞膜表面、胞内器室（如胞内内体 / 吞噬溶酶体）膜上和血清中的可识别一种或多种 PAMP/ DAMP 的受体。重要的 PRR 包括：

1. Toll 样受体（Toll-like receptor，TLR） 为一类跨膜受体，其胞外段与一种果蝇蛋白 Toll 同源而得名，通过识别并结合相应 PAMP，可启动激活信号转导途径，诱导某些免疫效应分子的表达。人 TLR 家族包括 TLR1 ～ 11，可分为表达于细胞膜上的 TLR1、2、4、5、6 和表达于胞内内体 / 吞噬溶酶体膜上的 TLR3、7、8、9。前者主要识别病原生物表面某些共有的、特定的分子结构；后者主要识别胞质中病毒双 / 单链 RNA（ds/ssRNA）、胞质中细菌和病毒非甲基化 CpG DNA 等，识别后通过触发 MyD88 依赖或非依赖的信号转导途径，进而诱导产生促炎细胞因子和 I 型干扰素。巨噬细胞表面的 TLR2 可识别 G^+ 菌的肽聚糖和磷壁酸、分枝菌属的阿拉伯甘露糖脂和酵母菌的酵母多糖等；TLR4 主要识别 G^- 菌的脂多糖（LPS）；TLR9 可识别细菌来源的低甲基化 CpG 基序等。

TLR 的异常表达可参与疾病的发生，如 TLR7 和 TLR9 的过度激活促发系统性红斑狼疮，TLR4 的过度激活引起脓毒血症休克。

2. 甘露糖受体（mannose receptor，MR） 主要表达于 Mφ 表面，能识别分枝杆菌、克雷伯菌、酵母菌和卡氏肺孢菌等病原体细胞壁糖蛋白和糖脂分子末端的甘露糖和岩藻糖残基，介导 Mφ 的吞噬作用。

3. 清道夫受体（scavenger receptor，SR） 主要表达于 Mφ 表面，可识别氧化的低密度脂蛋白、G^- 菌脂多糖（LPS）和 G^+ 菌磷壁酸等 PAMP，还可识别由细胞膜内侧面翻转到胞膜外侧面的磷脂酰丝氨酸（凋亡细胞重要表面标志），有利于机体对循环中细菌和受损细胞的清除。

除上述 PRR 外还包括甘露聚糖结合凝集素（MBL）、C 反应蛋白、脂多糖结合蛋白等主要以分泌形式（或称为可溶型）存在的 PRR（表 5-1）。

表 5-1　模式识别受体及其相应病原相关分子模式

模式识别受体（PRR）	病原相关分子模式（PAMP）
膜型 PRR	
TLR1/ TLR2/ TLR6	G^+ 菌肽聚糖、磷壁酸、细菌及支原体的脂蛋白、酵母菌的酵母多糖
TLR3（胞内器室膜上）	病毒双股 RNA
TLR4 与 CD14	G^- 菌脂多糖、热休克蛋白（HSP）
TLR5	G^- 菌的鞭毛蛋白
TLR7/ TLR8（胞内器室膜上）	病毒或非病毒性单股 RNA
TLR9（胞内器室膜上）	细菌或病毒非甲基化 CpG DNA
甘露糖受体（MR）	细菌甘露糖、岩藻糖
清道夫受体（SR）	G^- 菌脂多糖、G^+ 菌磷壁酸
分泌型 PRR	
甘露聚糖结合凝集素（MBL）	病原体表面甘露糖、岩藻糖

NOTE

续表

模式识别受体（PRR）	病原相关分子模式（PAMP）
C- 反应蛋白（CRP）	细菌胞壁磷酰胆碱
脂多糖结合蛋白（LBP）	G^- 菌脂多糖

二、固有免疫应答的效应

（一）固有免疫屏障及其作用

1. 皮肤黏膜屏障　覆盖在体表的皮肤及与外界相通的腔道表面的黏膜共同构成皮肤黏膜屏障，成为机体抵御病原生物侵袭的第一道防线。

（1）物理屏障　皮肤组织表面为致密的鳞状上皮细胞，构成阻挡病原生物的有效屏障；尽管呼吸道、消化道、泌尿生殖道黏膜上皮细胞的屏障作用相对弱，但呼吸道上皮纤毛的定向摆动、肠蠕动、某些分泌液和尿液的冲洗作用等均有助于清除黏膜表面的病原生物。

（2）化学屏障　皮肤和黏膜的分泌液中含有多种杀菌和抑菌物质。例如：汗腺分泌的乳酸和皮脂腺分泌的不饱和脂肪酸均具有一定抑菌作用；胃液中的胃蛋白酶、胃酸可杀死大多数细菌，呼吸道、消化道分泌的黏液中含有溶菌酶、抗菌肽等抗菌物质。以上均构成了机体的化学屏障。

（3）微生物屏障　在皮肤和黏膜表面寄居的正常菌群通过占位性保护作用、改变 pH、争夺营养、分泌杀菌抑菌物质等竞争机制发挥重要的屏障作用。例如：口腔中某些细菌可产生过氧化氢，能杀死白喉杆菌、脑膜炎球菌等；唾液链球菌形成的抗菌物质能对抗多种革兰阴性菌；肠道中的大肠杆菌能分泌细菌素，抑制某些厌氧菌和 G^+ 菌的定居和繁殖。

2. 体内屏障

（1）血脑屏障　由软脑膜、脉络丛的脑毛细血管壁和包在壁外的星状胶质细胞形成的胶质膜所组成。血脑屏障结构致密，能阻挡血液中病原生物及其他大分子物质进入脑组织及脑室，保护中枢神经系统。幼儿尤其是 1 岁以内婴幼儿血脑屏障尚未发育完善，易发生中枢神经系统感染。

（2）胎盘屏障　由母体子宫内膜的基蜕膜和胎盘的绒毛膜滋养层细胞共同构成。此屏障不妨碍母胎间营养物质交换，但可防止母体内病原生物和有害物质进入胎儿体内。妊娠早期（孕头三月）此屏障尚不完善，此时孕妇若感染某些病原体如风疹病毒、巨细胞病毒和弓形虫等，可致胎儿畸形、流产或死胎等。

（二）固有免疫细胞的效应

参与固有免疫应答的细胞有单核 / 巨噬细胞、中性粒细胞、树突状细胞、NK 细胞、NKT 细胞、γδT 细胞、B1 细胞、嗜酸性粒细胞、嗜碱性粒细胞和肥大细胞等，这类细胞经其表达的 PPR，识别病原生物的 PAMP 和体内产生的 DAMP，发挥非特异性抗感染、抗肿瘤等免疫效应。以下以吞噬细胞、NK 细胞为例介绍固有免疫细胞的效应。

1. 吞噬细胞（phagocyte）　包括单核 / 巨噬细胞和中性粒细胞两大类。

（1）单核 / 巨噬细胞　包括血液中的单核细胞和组织中的巨噬细胞，在机体免疫防御、炎症反应、修复等生理、病理过程中发挥重要作用。此外，它们还能分泌多种细胞因子、小分子

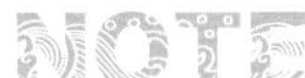

炎症介质、补体成分和胞外酶类物质等，参与炎症反应和免疫调节等作用。

巨噬细胞的主要生物学功能有：

①杀伤清除病原生物 巨噬细胞可通过表面 PRR，直接识别结合 PAMP/ DAMP；也可通过表面 IgG FcR 和补体受体如 C3bR/C4bR，识别摄取与抗体（IgG）或补体（C3b/C4b）结合的病原生物等抗原性异物。可通过氧依赖和氧非依赖杀菌系统杀伤病原生物。

氧依赖的杀菌途径：吞噬细胞吞噬微生物后，启动胞内不同酶系统，通过产生反应性氧或氮中间物而杀伤微生物，包括反应性氧中间物（reactive oxygen intermediates，ROI）和反应性氮中间物（reactive nitrogen intermediates，RNI）杀菌作用系统，前者是指在吞噬作用激发下，通过呼吸爆发，激活细胞膜上还原型辅酶 I/ Ⅱ（NADH 氧化酶）及分子氧活化，产生包括超氧阴离子、游离羟基、过氧化氢和单态氧等反应性氧中间物组成的杀菌作用系统；后者是指巨噬细胞活化后产生的诱导型一氧化氮合成酶（iNOS），在 NADPH 或四氢生物蝶呤存在条件下，催化 L- 精氨酸与氧分子反应，生成胍氨酸和一氧化氮构成的杀菌作用系统。

氧非依赖的杀菌途径：吞噬细胞溶酶体内的溶菌酶和多种蛋白水解酶，以及乳酸累积形成强酸性条件均具有杀菌、抑菌作用。还有防御素可在细菌细胞膜脂质双分子层中形成“离子通道”，导致细菌裂解破坏。

②杀伤靶细胞 巨噬细胞被细菌脂多糖或 IFN-γ、GM-CSF 等细胞因子激活后，或受 Th 细胞刺激后，可获得强的杀伤靶细胞效应。当活化的巨噬细胞与靶细胞结合后，可将胞内活性氧、活性氮和酶类物质释放至胞外，亦可通过 ADCC 作用于肿瘤细胞或病毒感染的细胞等靶细胞，促使其损伤和破坏，产生抗肿瘤、抗病毒作用。

③促进炎症反应 感染部位组织细胞产生的 MCP-1、GM-CSF、M-CSF 和 IFN-γ 等细胞因子可募集和活化巨噬细胞。活化后的巨噬细胞不仅吞噬杀菌能力显著增强，还可分泌多种炎症介质参与并促进炎症反应：分泌巨噬细胞炎症蛋白 -1α/β、MCP-1 和 IL-8 等趋化性细胞因子，可募集、活化更多的巨噬细胞、中性粒细胞和淋巴细胞，发挥抗感染免疫作用；分泌多种促炎细胞因子（如 IL-1、IL-6、IL-8、IL-12 和 TNF-α 等）及前列腺素、白三烯、血小板活化因子、多种补体成分等参与和促进炎症反应；分泌 IFN-α/β 和一系列胞外酶（溶菌酶等），可增强机体抗感染免疫作用或使机体组织细胞发生损伤。

④加工提呈抗原启动适应性免疫 巨噬细胞是专职抗原提呈细胞，可将外源性抗原和内源性抗原加工处理为具有免疫原性的小分子肽段，并以抗原肽 -MHC Ⅱ / Ⅰ类分子复合物的形式表达于巨噬细胞表面，供 $CD4^+$/$CD8^+$T 细胞识别，参与启动适应性免疫应答。另外，病原生物等抗原性异物被巨噬细胞吞噬消化后，其降解产物可通过胞吐作用排出胞外，其中有些降解产物能直接激活 B 细胞，启动体液免疫应答。

⑤免疫调节作用 巨噬细胞可分泌多种具有免疫增强作用的细胞因子（如 IL-1、IL-12、TNF-α 等），促进免疫细胞活化、增殖、分化和产生免疫效应分子。而过度活化的巨噬细胞可转变为抑制性巨噬细胞，分泌前列腺素、TGF-β、IL-10、活性氧分子等免疫抑制性物质，抑制免疫细胞活化、增殖或直接杀伤靶细胞。如 IL-10 可抑制 Mφ、NK 细胞活化，抑制 Mφ 表达 MHC Ⅱ类分子和 B7 等协同刺激分子，降低抗原提呈作用，从而下调免疫应答。

（2）中性粒细胞 表达多种模式识别受体、趋化因子受体及调理素受体，具有很强的趋化作用和吞噬功能，当病原生物进入体内在局部引发感染时，它们可迅速穿越血管内皮细胞进入

NOTE

感染部位发挥免疫效应，中性粒细胞大量浸润是急性炎症的主要标志之一。中性粒细胞可吞噬并消化微生物或颗粒物质。调理素如补体成分或抗体可增强中性粒细胞的吞噬功能。

中性粒细胞在吞噬微生物后发生“呼吸爆发”，此过程中可产生大量的直接或间接杀灭或消化微生物的分子。中性粒细胞可释放颗粒，颗粒中含丰富的抗微生物物质及 DNA 网状物质，该网状物质的纤维含染色质和丝氨酸蛋白酶，可组成中性粒细胞外捕获网（neutrophil extracellular traps，NETs）。NETs 以吞噬非依赖方式杀伤细胞外的微生物，也可构成抗微生物的物理屏障。

2. 自然杀伤细胞　NK 细胞不需抗原的预先作用，可直接非特异性杀伤靶细胞，在机体的免疫监视、早期抗感染及免疫调节中发挥重要作用。

（1）NK 细胞抑制性和活化性受体　NK 细胞表面存在两类功能截然不同的调节其活性的受体：杀伤细胞活化受体和杀伤细胞抑制受体。根据识别配体的特点不同又分为识别 HLA–I 类分子和识别非 HLA–I 类分子的受体。

①识别 HLA–I 类分子的活化或抑制性受体　包括杀伤细胞免疫球蛋白样受体（killer immunoglobulin–like receptor，KIR）和杀伤细胞凝集素样受体（killer lectin–like receptor，KLR）（表 5–2）。KIR 胞外区具有能与 HLA–I 类分子结合的 Ig 样结构域，根据胞膜外 Ig 样结构域的数目，可将其分为 KIR2D 和 KIR3D 两个亚类，胞浆区氨基酸序列较长（longer）的称为 KIR2DL 和 KIR3DL；胞浆区氨基酸序列较短（shorter）的称为 KIR2DS 和 KIR3DS。KLR 为 C 型凝集素超家族成员 CD94 与 NKG2 经二硫键共价结合形成的异二聚体，胞外区均能与 HLA– Ⅰ类分子结合，包括 CD94/NKG2A 和 CD94/NKG2C。

表 5–2　NK 细胞表面识别 HLA–I 类分子的活化或抑制性受体

受体	胞外区	胞内区	作用类型
KIR2DL	Ig 结构域（2 个）	含 ITIM	抑制性受体
KIR3DL	Ig 结构域（3 个）	含 ITIM	抑制性受体
KIR2DS	Ig 结构域（2 个）	与含 ITAM 的 DAP12 相连	活化性受体
KIR3DS	Ig 结构域（3 个）	与含 ITAM 的 DAP12 相连	活化性受体
CD94/NKG2A	C 型凝集素异源二聚体	NKG2A 含 ITIM	抑制性受体
CD94/NKG2C	C 型凝集素异源二聚体	NKG2C 与含 ITAM 的 DAP12 相连	活化性受体

②识别非 HLA–I 类分子配体的杀伤活化受体　NK 细胞可识别在某些肿瘤和病毒感染细胞表面异常或高表达、在正常组织细胞表面缺失或表达低下的非 HLA–I 类膜分子。该类受体为具有自然细胞毒作用的受体，主要包括 NKG2D 和自然细胞毒性受体（natural cytotoxicity receptor，NCR）。NKG2D 主要表达于 NK 细胞和 γδT 细胞表面，识别表达于乳腺癌、卵巢癌、结肠癌、胃癌和肺癌等上皮肿瘤细胞表面的 MHC–I 链相关分子（MHC class I–chain–related A and B，MIC A&B），通过与其相连的、胞浆区含 ITAM 的基序 DAP10 同源二聚体非共价结合而转导活化信号。NCR 为 NK 细胞特有的标志和主要的活化性受体，通常在 KIR/KLR 丧失识别“自我”能力时发挥杀伤作用。NCR 包括 NCR1（NKp46）、NCR2（NKp44）和 NCR3（NKp30），均可借其跨膜区与胞浆区含 ITAM 的分子（如 CD3ζζ 和 DAP12）结合，转导活化信号。

（2）NK 细胞活性的调节　NK 细胞对肿瘤或病毒感染靶细胞的识别、活化与细胞毒作用受到其活化受体和抑制受体的调节。NK 细胞的活化性和抑制性受体一般共表达于 NK 细胞表面，在生理情况下，即自身组织细胞表面 HLA –I 类分子正常表达时，NK 细胞表面的抑制性受体（KIR2DL/3DL 和 CD94/NKG2A）与 HLA–I 类分子间的亲和力高于活化性受体，导致抑制信号占优势，表现为 NK 细胞对自身正常组织细胞不产生杀伤效应。某些病毒感染细胞和肿瘤细胞表面 HLA–I 类分子表达下降、缺失或其结构异常时，NK 细胞抑制性受体功能丧失，活化受体信号优势，NK 细胞活化；NK 细胞表面的杀伤活化受体如 NCR 和 NKG2D 等，可通过对病毒感染和肿瘤等靶细胞表面相应配体（非 HLA–I 类分子）结合而活化，发挥杀伤靶细胞效应（图 5–1）。

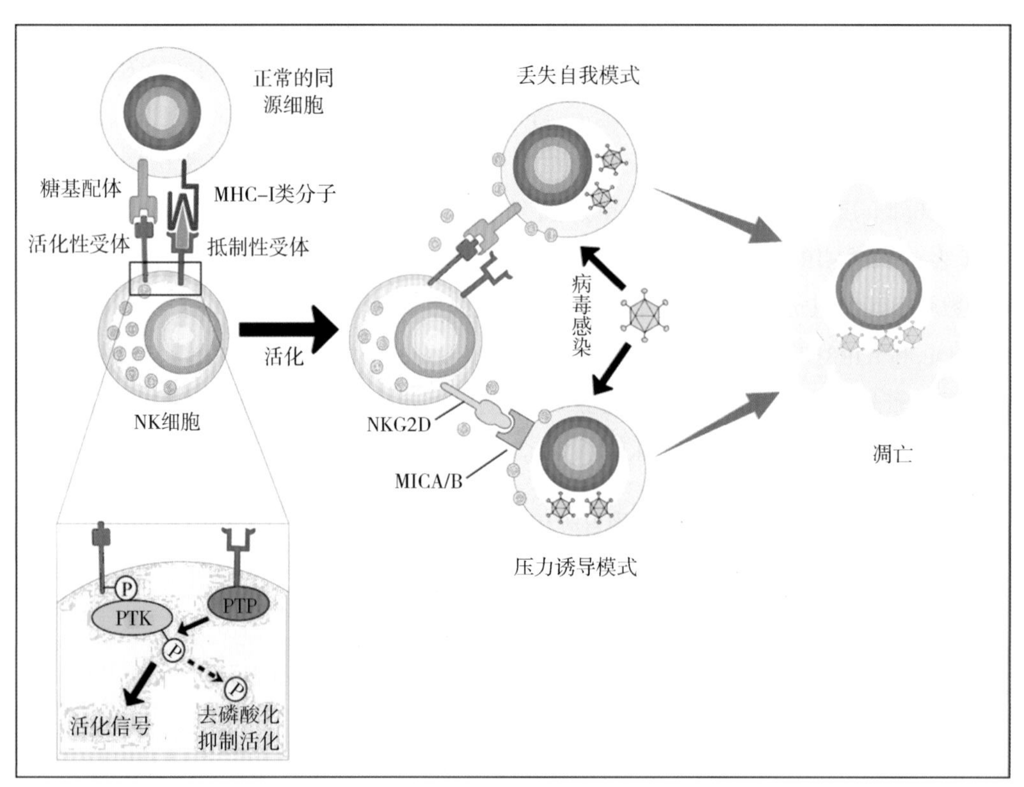

图 5–1　NK 细胞的识别与活化

（3）NK 细胞生物学活性　①抗肿瘤、抗感染作用，NK 细胞活化后对靶细胞的杀伤机制与 $CD8^+$CTL 细胞基本相似，包括穿孔素 / 颗粒酶途径、Fas/FasL 和 TNF–α 细胞凋亡途径。②免疫调节作用，NK 细胞活化后，可通过分泌 IFN–γ、IL–2、GM–CSF 和 TNF–β 等细胞因子，对机体发挥免疫调节作用，可增强机体早期抗感染免疫能力及免疫监视功能。

此外，NKT 细胞、γδT 细胞、B1 细胞、肥大细胞、嗜碱性粒细胞、嗜酸性粒细胞、树突状细胞均参与或协助固有免疫应答过程（作用详见第四章免疫细胞）。

（三）固有免疫分子的效应

正常机体的体液和组织中天然存在着很多抑菌、杀菌物质，包括补体系统、细胞因子、溶菌酶、干扰素、C 反应蛋白等，均参与构成固有免疫系统，并且启动、参与和影响适应性免疫应答。

1. 补体系统　是机体抗感染免疫重要的免疫分子，既参与固有免疫应答也参与适应性免疫应答。感染早期抗体尚未产生时，补体即可通过 MBL 或旁路激活途径发挥溶菌、溶细胞作用，在机体早期抗感染免疫应答中具有十分重要的意义。补体激活后产生的活性片段还可发挥趋化（C3a、C5a、C567）、调理（C3b）、免疫黏附（C3b、C4b）及促炎作用（C3a、C5a），发挥固有免疫效应。当病原生物特异性抗体产生后，侵入体内的病原生物与相应抗体结合后，可通过经典途径激活补体，产生溶菌和促进病原体清除等免疫效应，该途径虽然需抗原抗体复合物启动，然而补体活化后对靶细胞的裂解作用却是非特异性的。

2. 细胞因子　病原生物感染后，可刺激机体免疫细胞和感染的组织细胞产生多种细胞因子，发挥免疫效应。例如 IL-4 或 IFN-γ 等细胞因子诱导 Th0 细胞向 Th2 细胞或 Th1 细胞分化，参与体液免疫应答或细胞免疫应答；IL-1、IL-6、IL-8、TNF-α 等多种促炎细胞因子可引起局部和全身炎症，促进机体对病原体的清除；IFN-γ、IL-1、IL-12 等细胞因子可活化 NK 细胞，IFN-γ 和 GM-CSF 等细胞因子可激活巨噬细胞，发挥抗肿瘤、抗病毒效应。

3. 急性期蛋白（acute phase proteins，APP）　是一类在感染早期受炎症性细胞因子诱导，在血清中浓度可迅速成百倍升高的活性蛋白。最先发现的是 C- 反应蛋白（C-reactive protein，CRP），因为它能与肺炎链球菌荚膜 C- 多糖物质在钙离子存在下形成复合物而命名。随着研究的深入，许多 APP 蛋白陆续得以分离、纯化和鉴定，如甘露聚糖结合凝集素（MBL）、血清淀粉样蛋白 P 组分（Serum amyloid P component）、纤维蛋白原（fibrinogen，Fb）、a2- 巨球蛋白（a2- macroglobulin）、al- 酸性糖蛋白（al-acid glycoprotein，AAG）、结合珠蛋白（haptoglobin，Hp）等，它们均在感染、炎症、组织损伤等应激原作用于机体后的短时间（数小时至数日）内含量发生较大幅度的变化，主要参与炎症反应的发生和调节过程，直接或间接发挥抗微生物作用，随着组织结构和功能的恢复，这些蛋白在血清中的浓度也随之恢复正常。

4. 其他固有免疫分子

（1）防御素（defensin）　属抗菌肽（antimicrobial peptides，ABP）家族。抗菌肽是生物体内经诱导产生的一种具有抗菌活性的小分子多肽，多数是从昆虫体内分离获得，通常小于 60 个氨基酸残基，多数带正电荷，具有广谱快速地抗击靶细胞或微生物的作用。抗菌肽作用机制并未得到完全揭示，通常认为其利用表面电荷差异嵌入靶细胞膜，并使之去极化，或改变膜的通透性或细胞渗透压，导致病原体或靶细胞的自溶。人防御素是近年发现的人体内重要的抗菌肽，为一组耐受蛋白酶的富含精氨酸的小分子多肽，对细菌、真菌、某些包膜病毒和肿瘤细胞有杀伤作用。

（2）溶菌酶（lysozyme）　是一种低分子量不耐热的蛋白质，广泛存在于人体的眼泪、唾液、鼻黏液、乳汁等体液和分泌液及吞噬细胞溶酶体中。溶菌酶能裂解细菌细胞壁肽聚糖的 β-1, 4 糖苷键，从而导致细菌细胞壁破裂死亡；在抗体和补体存在条件下溶菌酶也能溶解 G^- 菌。此外，溶菌酶还可与带负电荷的病毒蛋白直接结合，与病毒的 DNA、RNA、脱辅基蛋白形成复盐，使病毒失活。

（3）乙型溶素（β-lysin）　是血清中一种热稳定性高的碱性多肽，在血浆凝固时由血小板释放，故血清中乙型溶素的浓度显著高于血浆中的水平。乙型溶素可作用于革兰阳性菌（链球菌除外）的细胞膜，产生非酶性破坏作用，但对革兰阴性菌无效。

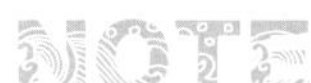

三、固有免疫的作用时相及应答特点

（一）固有免疫应答的作用时相

1. 即刻固有免疫应答阶段 发生于感染 0 ～ 4 小时之内，首先是皮肤黏膜的屏障阻挡作用和一些现存的免疫分子的防御作用。局部现存的固有性免疫分子包括溶菌酶、防御素、急性期蛋白、细胞因子等参与清除破坏病原生物；另外，经旁路途径及 MBL 途径激活的补体可形成 MAC 裂解病原生物、靶细胞；补体产物（C3a、C5a）及感染部位的组织细胞分泌的趋化因子可吸引招募吞噬细胞等。

2. 早期固有免疫应答阶段 发生在感染后 4 ～ 96 小时之内，吞噬细胞被募集并活化，可产生大量促炎细胞因子，引起炎症反应。促炎细胞因子使血管扩张、通透性增强，这既有助于血管内补体、细胞因子和急性期蛋白等免疫效应分子进入感染部位发挥作用，又可招募血管和周围组织中的吞噬细胞到达感染发生部位，增强抗感染免疫能力，促进病原生物的清除。与此同时，活化的 B1 细胞、NK 细胞、NK-T 细胞和 γδ T 细胞也参与清除病原体的过程。

3. 适应性免疫应答诱导阶段 发生在感染 96 小时之后，活化的巨噬细胞及树突状细胞作为专职抗原提呈细胞，可将加工处理过的抗原肽携带至局部淋巴结等处，通过与抗原特异性淋巴细胞（T/B 细胞）之间的相互作用，诱导产生适应性免疫应答。

（二）固有免疫的应答特点

固有免疫的应答特点有：①固有免疫细胞并不表达类似 TCR、BCR 的特异性抗原识别受体，而是通过 PRR 识别 PAMP/ DAMP，可对多种病原生物或其产物、病毒感染细胞及肿瘤细胞产生免疫效应；②固有免疫细胞在趋化因子或炎性介质作用下，被趋化募集并激活，在数分钟至数小时内，未经克隆扩增即可迅速产生免疫效应；③固有免疫细胞和固有免疫分子参与适应性免疫应答全过程，并可影响适应性免疫应答的类型；④固有免疫细胞寿命较短，一般不产生免疫记忆细胞，无免疫记忆与免疫耐受。

（三）固有免疫应答对适应性免疫应答的影响

固有免疫应答不仅是机体抵御微生物侵袭的第一道防线，而且固有免疫细胞和分子在很大程度上参与了适应性免疫应答的启动，并影响适应性免疫应答的强度、类型、免疫记忆细胞的形成及维持等。

1. 启动适应性免疫应答 抗原特异性 T 细胞的激活有赖于双信号刺激，巨噬细胞和 DC 等非特异性免疫细胞可将经其加工处理的抗原肽提呈给 T 细胞，从而提供 T 细胞活化的第一信号；同时，巨噬细胞通过表面 PRR 识别病原生物 PAMP 后，共刺激分子（如 B7 分子、ICAM 等）表达增加，可提供 T 细胞激活的第二信号。

2. 调节适应性免疫应答的类型和强度 固有免疫细胞通过表面 PRR 与不同种类病原生物识别，可产生不同的细胞因子，进而可诱导初始 T 细胞分化为不同亚群，进而影响适应性免疫应答的类型；活化 NK 细胞产生的 IFN-γ 可促进 APC 表达 MHC 分子和抗原提呈作用，增强机体适应性免疫应答能力。

3. 协助适应性免疫应答发挥免疫效应 ①协助效应 T 细胞进入感染或肿瘤发生部位，在感染 / 肿瘤发生部位固有免疫细胞和补体活化产生的趋化因子、促炎细胞因子等，可使局部血管内皮细胞活化表达多种黏附分子（地址素）、趋化因子，从而介导表达相应黏附分子（归巢受体）、趋化因子受体的效应 T 细胞与局部血管内皮细胞黏附，继而定向进入感染 / 肿瘤发生部位，发挥免疫效应。②协同抗体和效应 T 细胞发挥免疫效应，特异性抗体只有在吞噬细胞、NK 细胞等固有免疫细胞及补体等固有免疫分子的参与下，通过调理吞噬、ADCC、补体活化等机制，才能发挥有效杀伤清除病原生物、病毒感染细胞、肿瘤细胞等作用；在胞内病原体感染时，效应 T 细胞与巨噬细胞相互作用，可产生以 IFN-γ 等为主的细胞因子等，活化吞噬细胞和 NK 细胞等，使其吞噬杀伤能力显著增强，从而也扩大了适应性免疫应答，固有免疫应答与适应性免疫应答的比较见表 5-3。

表 5-3　固有免疫应答与适应性免疫应答的比较

	固有免疫应答	适应性免疫应答
主要参与细胞	中性粒细胞、单核 / 巨噬细胞、树突状细胞、肥大细胞、皮肤黏膜上皮细胞、NK 细胞、NKT 细胞、γδT 细胞、B1 细胞等	αβT 细胞、B2 细胞
主要参与免疫分子	补体、细胞因子、溶菌酶、防御素、乙型溶素等	特异性抗体及细胞因子、穿孔素、颗粒酶、FasL 等
受体特征	胚系基因编码（非克隆表达），较少多样性	体细胞基因片段重排后的基因编码（克隆表达），同类细胞表达各自独有特异性的受体
受体种类	模式识别受体（PRR）	特异性抗原识别受体（BCR、TCR）
识别配基	PAMP、DAMP	抗原表位
作用时相	即刻～ 96 小时	96 小时后
维持时间	较短	较长
免疫记忆	无，不发生再次应答	有，可发生再次应答

第二节　适应性免疫应答

适应性免疫应答是 TCR/BCR 特异性识别抗原后，T、B 淋巴细胞活化、增殖、分化产生效应物质并清除抗原的过程。适应性免疫应答可人为分为抗原识别、细胞活化增殖分化和发挥效应三个连续的阶段。根据介导细胞的不同，可将适应性免疫应答分为 T 淋巴细胞介导的细胞免疫应答和 B 淋巴细胞介导的体液免疫应答。与固有免疫应答不同，适应性免疫应答可形成免疫记忆（immune memory）及免疫耐受（immune tolerance）。适应性免疫应答作用时相晚于固有免疫应答，二者具有密切的协同关系。

一、T 淋巴细胞介导的细胞免疫应答

胸腺内发育成熟的初始 T 细胞进入血循环，穿越淋巴结的高内皮小静脉到达外周免疫器官，若遭遇并识别 APC 提呈的特异性抗原，即产生免疫应答；若未遭遇则离开淋巴组织重新进入淋巴细胞再循环。细胞免疫应答是一个连续的过程，分为 T 细胞对抗原的特异性识别、T 细胞活化增殖分化及 T 细胞发挥效应三个阶段。

（一）T 细胞对抗原的特异性识别

初始 T 细胞不能识别天然抗原，只能识别和结合由 APC 所提呈的抗原肽，在此过程中 T

细胞与 APC 的识别具有双识别和 MHC 限制性的特点。

1. APC 向 T 细胞提呈抗原

APC 将胞外摄入或胞质内产生的抗原分子降解并加工处理成一定大小的多肽片段，使多肽与 MHC 分子结合形成抗原肽 –MHC 分子复合物（pMHC）并表达于 APC 表面。APC 表面的抗原肽 –MHC 分子复合物（pMHC）与 TCR 特异性结合，从而使抗原信息提呈给 T 细胞。专职 APC 表面表达的 MHC- Ⅱ类和Ⅰ类分子，分别向 $CD4^+T$ 和 $CD8^+T$ 细胞提呈抗原，具体过程详见本章第二节。

2. APC 与 T 细胞的相互作用

（1）T 细胞与 APC 的非特异性结合　初始 T 细胞与 APC 发生随机接触，通过其表面的一组黏附分子与 APC 上对应的受体形成短暂、可逆性结合，有利于 TCR 从 APC 表面找到特异性的抗原肽。

（2）T 细胞与 APC 的特异性结合　这一过程中首先发挥作用的一对分子是淋巴细胞相关功能抗原 –1（Human lymphocyte function associated antigen–1，LFA–1）和细胞间黏附分子 –1（intercellular cell adhesion molecule–1，ICAM–1）。T 细胞 TCR 特异性识别并结合 APC 表达的 MHC，达到一定亲和力后，其表面 LFA–1 变构并增强与 APC 表面 ICAM–1 的亲和力，从而稳定并延长 T 细胞与 APC 间的特异性结合。T 细胞与 APC（主要是 DC）间长达数小时的接触为 T 细胞活化所必需。T 细胞和 APC 表面多对 TCR– 抗原肽 –MHC 分子复合物汇聚成簇，加之周围黏附分子、信号转导分子的紧密接触形成的瞬时性特殊结构称为免疫突触（immunological synapse）（图 5–2）。参与免疫突触形成和信号转导的分子众多，除 TCR/

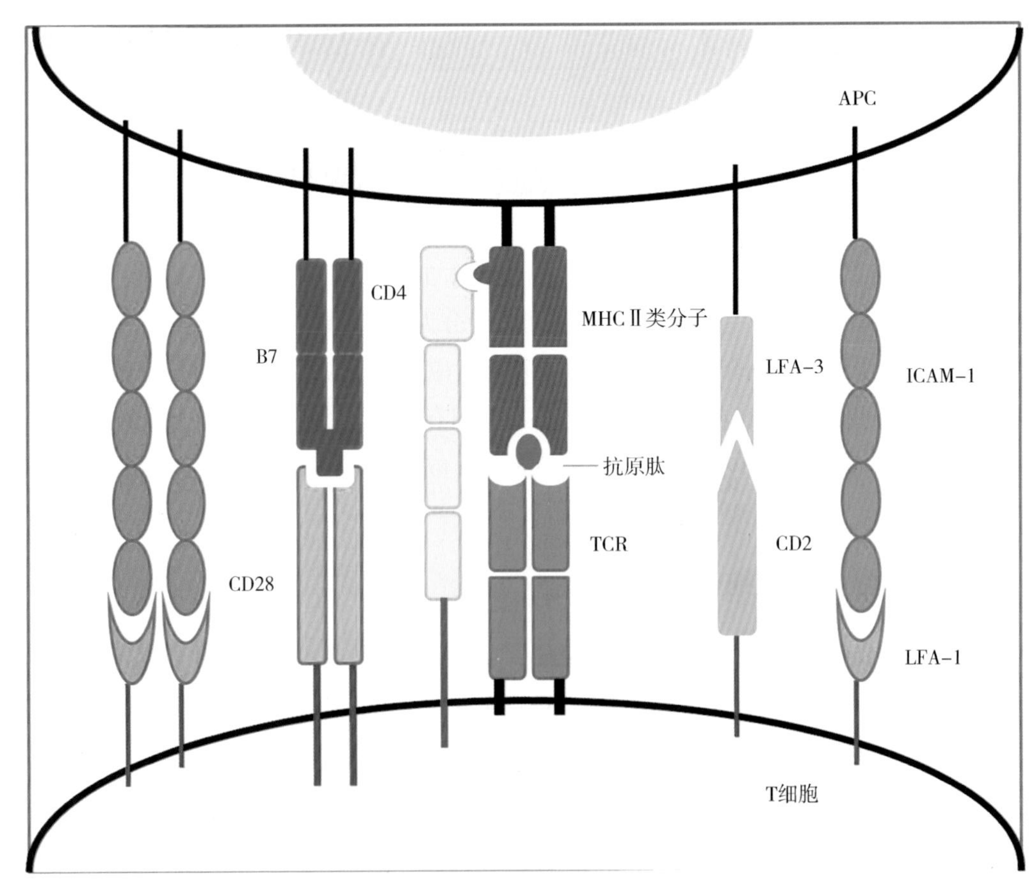

图 5–2　免疫突触

pMHC、LFA-1/ICAM-1 外还有 CD28/B7、CD2/LFA-3 等，以配体 – 受体的形式结合。免疫突触不仅增强 TCR 与 pMHC 的亲和力，还促进 T 细胞活化信号形成及信号转导通路激活，从而参与 T 细胞活化和发挥效应。

（3）T 细胞的双识别和 MHC 限制性　TCR 在识别 APC 细胞或者靶细胞上的 MHC 分子所提呈的抗原肽时，不仅识别抗原肽，还要识别与抗原肽结合的 MHC 分子类型，此现象即 MHC 限制性（MHC restriction），此过程亦称为双识别。成熟 T 细胞表面表达 CD4 或 CD8，这两种分子能与 MHC 分子的免疫球蛋白样区结合，增强 TCR 与抗原肽 –MHC 分子的亲和力，同时也形成了不同的免疫类型和效应。CD4 与 MHC- Ⅱ类分子的 β2 结构域结合，MHC- Ⅱ类分子提呈的抗原肽主要被 $CD4^+$T 识别并发挥效应；CD8 与 MHC- Ⅰ类分子的 α3 结构域结合，MHC- Ⅰ类分子提呈的抗原肽主要被 $CD8^+$T 识别并发挥效应。这种格局的出现，使机体能针对不同抗原产生更为恰当有效的应答和效应。

（二）T 细胞的活化、增殖和分化

识别抗原后 T 细胞开始活化、增殖和分化，这一过程中 T 细胞内外将发生活化信号形成、信号的跨膜转导、胞内信号转导、基因的转录激活、膜分子表达改变、细胞因子分泌、进入细胞周期、细胞亚群分化和免疫记忆形成等一系列事件。

1. T 细胞的活化

（1）T 细胞活化的双信号　初始 T 细胞活化需要两个不同的细胞外信号的共同刺激，这是目前公认的“双信号活化假说”（two-signal hypothesis）（图 5-3）。

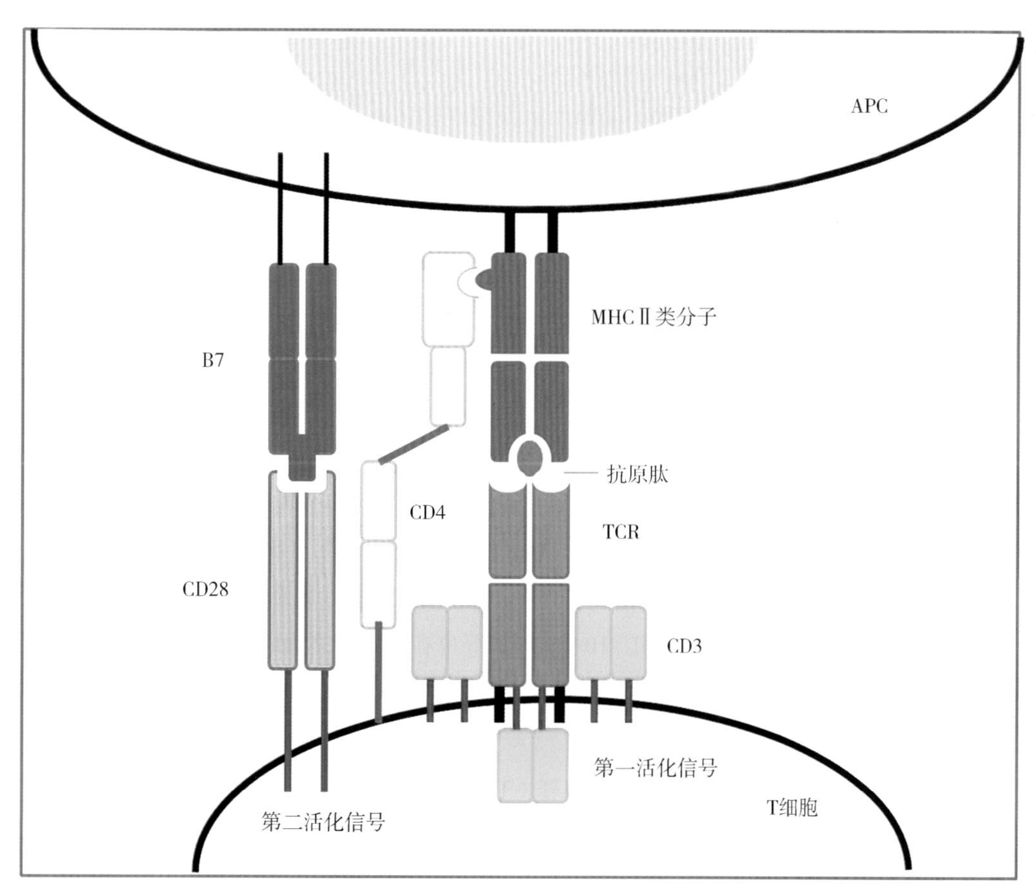

图 5-3　T 细胞活化的“双信号活化假说”

①第一活化信号　T 细胞在辅助受体 CD4 或 CD8 作用下，TCR 与 APC 抗原肽 -MHC 结合，形成 T 细胞活化的第一信号，此信号是抗原特异性信号。TCR 与 CD3 以复合体的形式存在，CD3 将 TCR 结合抗原的信号传导到 T 细胞内。

②第二活化信号　又称协同刺激信号或共刺激信号，此信号是非特异性信号，由 APC 表面的共刺激分子与 T 细胞表面的相应配体结合，向胞内传递信号促进 T 细胞完全活化。共刺激分子众多，最重要的协同刺激信号分子是 T 细胞表面 CD28 与 APC 表面的 B7（CD80/CD86），当二者结合后，CD28 向 T 细胞内传递信号，促进 T 细胞产生 IL-2 等细胞因子并促使初始 T 细胞分化。CTLA-4（CD152）与 CD28 具有高度同源性，CTLA-4 与 CD28 能竞争性结合 B7，在 T 细胞激活后才能表达，以此启动抑制信号，从而调节免疫应答程度。DC 除高水平表达 MHC- Ⅱ类分子外，还高水平表达 B7 家族分子，因此 DC 可为初始 T 细胞活化提供双信号。另一对重要的共刺激分子是 CD40/CD40L，免疫突触形成初期，DC 表达 B7 并未到达最佳水平，第一信号产生及 CD28/B7 的最初结合，使 T 细胞表面 CD40L 表达上调，CD40L 与 DC 表面的 CD40 结合后，显著提高 DC 表面 B7 的表达，从而提供强有力的第二信号。此外，ICAM-1/LFA-1、LFA-3/CD2 等也在 T 细胞活化过程中起一定作用。

T 细胞活化的双信号模式可视为一种故障 - 安全（failure-safety）机制。微生物及其成分、固有免疫应答阶段产生的 IFN-γ 可增强 APC 表达共刺激分子 B7，提供第二信号引发 T 细胞活化和对微生物的应答效应；如只有第一信号缺乏第二信号时，T 细胞处于不应答状态，称为无能（anergy）。正常组织及静息 APC 不表达或低表达共刺激分子，缺乏第二信号可使自身反应性 T 细胞处于无能状态，有利于自身免疫耐受的维持。

（2）T 细胞活化信号转导（signal transduction）　T 细胞活化信号传向细胞内，在蛋白酪氨酸激酶（protein tyrosine kinase，PTK）的作用下使免疫受体酪氨酸活化基序（ITAM）磷酸化，通过级联反应激活一系列信号分子，最终产生核转录因子调节靶基因转录的过程。CD3、CD4/CD8 分子肽链胞质区都具有 ITAM。产生的核转录因子可转入 T 细胞核内，与细胞因子基因、细胞因子受体基因、黏附分子基因的启动子和增强子结合，启动基因转录、翻译，形成效应分子。这些效应分子与 T 细胞表面受体结合后，进一步活化 T 细胞增殖分化相关基因，启动细胞有丝分裂、克隆扩增并向效应细胞分化。

2. T 细胞的增殖和分化　T 细胞活化信号转导引起细胞因子大量分泌和 T 细胞表面膜分子（如细胞因子受体）大量表达，最终导致 T 细胞增殖和分化。IL-2 和 IL-2R 是参与这一过程最重要的细胞因子及受体。IL-2 是 T 细胞自分泌生长因子。IL-2R 由 α、β、γ 三条多肽链组成，静止 T 细胞仅表达 β、γ 链，只有 T 细胞被激活后才表达 α 链（CD25），形成高亲和力的 IL-2R。IL-2 与之结合，被活化的 T 细胞迅速进入到细胞周期，通过有丝分裂发生克隆扩增。此外，IL-4、IL-6、IL-7、IL-10、IL-12 等也在 T 细胞的增殖过程中发挥重要作用。T 细胞分化与增殖过程并行，抗原性质和细胞因子类型决定着 T 细胞分化为不同功能特性的效应细胞及记忆性 T 细胞。

（1）$CD4^+$T 细胞的增殖分化　初始 $CD4^+$T（Th0）细胞活化后在不同细胞因子刺激诱导下增殖、分化，形成不同的 Th 亚群（图 5-4）。IL-12 和 IFN-γ 等促进 Th0 向 Th1 极化；IL-4 等促进 Th0 向 Th2 极化。Th1/Th2 细胞分化受各自细胞因子促进和相互抑制，形成了独特的 Th1/Th2 平衡，同时形成了机体免疫应答的类型和格局。IL-1β、TGF-β 等可诱导 Th0 向

NOTE

Th17 分化；TGF-β1 诱导 Th0 分化为 Treg；IL-21 和 IL-6 诱导 Th0 分化为 Tfh；部分 Th 分化为记忆性细胞，在再次免疫应答中发挥作用。

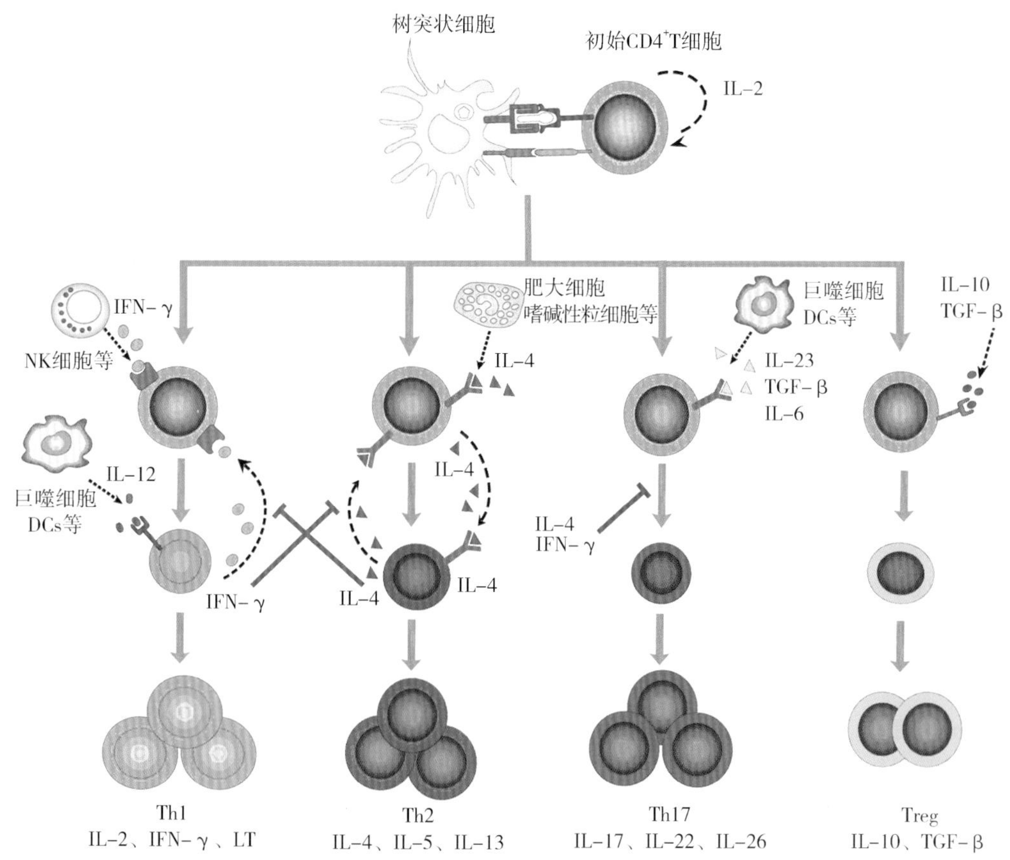

图 5-4　CD4⁺T 细胞亚群分化

（2）CD8⁺T 细胞的增殖分化　初始 CD8⁺T 细胞的激活较 CD4⁺T 细胞需要更强的活化信号（图 5-5）。其活化途径有两种：①直接激活，某些病毒感染后，DC 完全激活而高表达共刺激分子，向 CD8⁺T 细胞提呈抗原时为其提供活化双信号，无须 Th 细胞的辅助，CD8⁺T 细胞活化增殖分化为细胞毒性 T 细胞（CTL）。②间接激活，多数情况下，病毒抗原、肿瘤抗原等经其靶细胞（表达 MHC-Ⅰ分子的有核细胞）加工处理提呈，这些非专职 APC 低表达或不表达共刺激分子，活化 CD8⁺T 细胞时通常需要 Th 辅助。同一 APC 提呈的特异性抗原肽分别为 CD4⁺T 细胞和 CD8⁺T 细胞识别。CD8⁺T 细胞识别抗原肽 -MHC Ⅰ类分子复合物，获得其活化的第一信号；活化的 CD4⁺T 细胞识别抗原肽 -MHC Ⅱ类分子复合物，增殖分化为 Th，释放细胞因子，提供 CD8⁺T 细胞活化的第二信号，使 CD8⁺T 细胞增殖分化为效

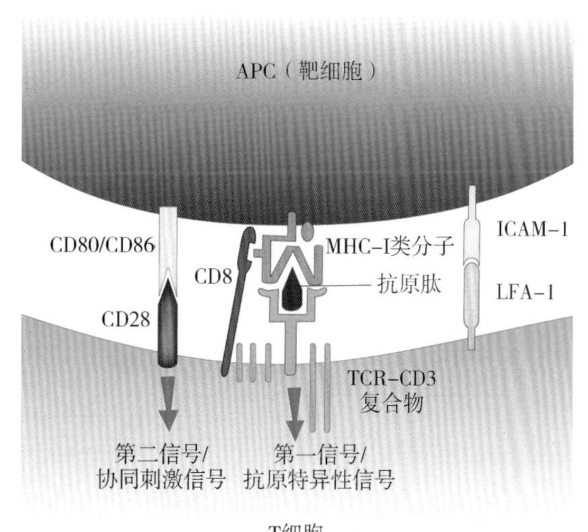

图 5-5　CD8⁺T 细胞的活化

应细胞 CTL。

（三）T 细胞介导的免疫效应

不同 T 细胞亚群介导相应的免疫效应，主要作用包括清除细胞内感染的病原体、辅助体液免疫应答、参与迟发型超敏反应、参与移植排斥反应、参与某些器官特异性自身免疫病的发生和发展及机体抗肿瘤免疫等效应。

1.CD4$^+$T 细胞的免疫效应 主要作用是辅助 CD8$^+$T 细胞和 B 细胞参与细胞免疫应答和体液免疫应答，同时也参与固有免疫应答、炎症反应和免疫调节等。

（1）Th1 的生物学效应 主要有两个方面：一是辅助并诱导 CD8$^+$T 细胞分化为 CTL；二是释放细胞因子，动员、募集和激活其他免疫细胞（巨噬细胞、淋巴细胞和中性粒细胞等）促进细胞免疫过程（图 5–6）。具体作用包括：① Th1 细胞对巨噬细胞的作用。Th1 细胞表面分子（如 CD40L）和分泌的一些细胞因子（其中最重要的是 IFN–γ）可使静息巨噬细胞活化，使其吞噬、消化病原生物能力明显增强，对胞内菌产生强大杀灭作用；同时可产生大量细胞因子和炎症介质，介导炎症反应和其他作用。活化的巨噬细胞可高水平表达协同刺激分子和 MHC–Ⅱ类分子，增强其抗原提呈效率，这也是一种免疫应答的正反馈调节，有助于应答早期免疫力迅速形成。② Th1 细胞对淋巴细胞的作用。活化的 Th1 细胞产生 IL–2 等细胞因子可促进自身及 CTL 的增殖，放大免疫效应和促进细胞免疫；Th1 细胞还可辅助 B 细胞产生 IgG 等具有调理作用的抗体，进一步增强巨噬细胞吞噬作用。③ Th1 细胞对中性粒细胞的作用。活化的 Th1 细胞通过释放 TNF–α、LT 等细胞因子，活化中性粒细胞，增强其杀伤病原生物的作用。

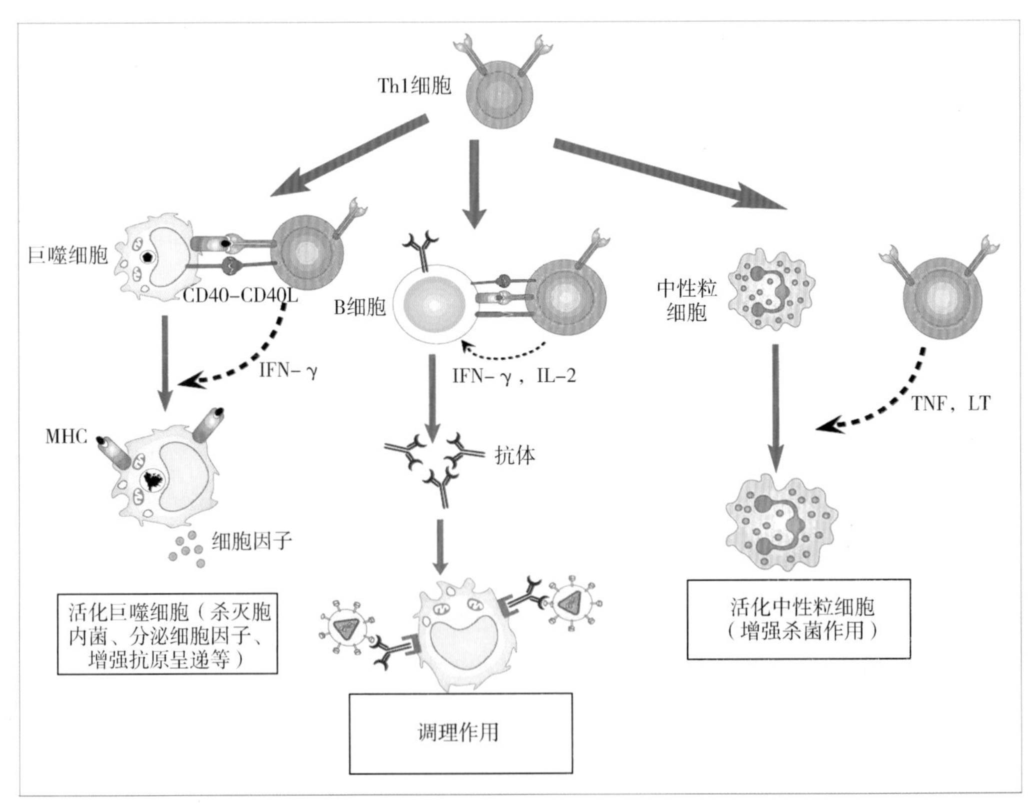

图 5–6 Th1 的生物学效应

（2）Th2 的生物学效应　主要体现在对 B 细胞介导的体液免疫应答中。Th2 细胞分泌 IL-4、IL-5、IL-10、IL-13 等细胞因子，辅助 B 细胞活化、产生抗体和形成抗体类别转换。此外，Th2 细胞分泌 IL-4、IL-5、IL-13 等细胞因子可促进肥大细胞、嗜碱性粒细胞和嗜酸性粒细胞的分化发育，参与超敏反应性炎症反应和抗寄生虫感染。

（3）Th17 的生物学效应　参与炎症反应，在固有免疫中发挥重要作用。Th17 分泌 IL-17、IL-21、IL-22 等细胞因子，刺激上皮细胞、内皮细胞、成纤维细胞分泌多种细胞因子发挥效应。IL-8、MCP-1 等趋化因子募集和激活中性粒细胞和单核细胞至感染部位；G-CSF、GM-CSF 等集落刺激因子刺激中性粒细胞和单核细胞的生成和活化；IL-6、IL-1、TNF-α 诱导炎症反应发生等。Th17 介导的炎症反应可有效清除胞外菌和真菌，但近年研究显示 Th17 同时也参与了超敏反应和自身免疫性疾病等病理性免疫的发生发展。

（4）Tfh 的生物学效应　Tfh 分泌 IL-21，表达 CD40L 和 ICOS，能与 B 细胞表面的 CD40 和 ICOSL 结合，辅助 B 细胞在外周淋巴组织淋巴滤泡中活化增殖和分化，促进浆细胞分化和分泌抗体。

2. $CD8^+$T（CTL）细胞的应答效应　CTL 具有特异性杀伤靶细胞功能，是细胞免疫中的核心效应细胞。其杀伤作用特点为：①具有抗原特异性；②杀伤作用受 MHC-Ⅰ类分子限制；③直接杀伤靶细胞；④可高效、反复连续杀伤多个靶细胞，且在杀伤靶细胞后自身不受损伤。

CTL 发挥杀伤机制主要通过三种途径（图 5-7）：

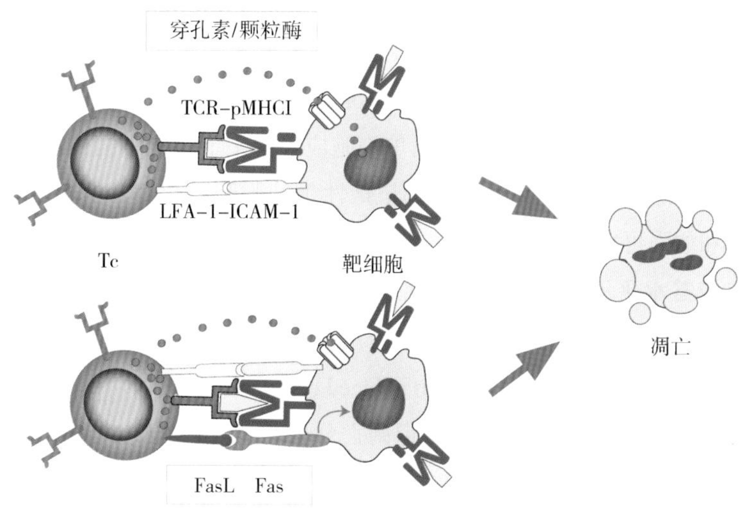

图 5-7　CTL 发挥杀伤机制的三种途径

（1）穿孔素－颗粒酶途径　也称为颗粒胞吐途径，CTL 通过释放穿孔素、颗粒酶等细胞毒性颗粒物质杀伤靶细胞。CTL 与靶细胞紧密结合后，CTL 细胞骨架重排，胞浆内的细胞毒性颗粒转移到接触位置，定向胞吐至靶细胞膜。穿孔素是成孔蛋白，与补体 C9 具有 20% 基因同源性，在 Ca^{2+} 存在下，约 12 ～ 16 个穿孔素分子插入靶细胞膜上，形成穿膜的多聚穿孔素管状通道（分子量可达 1000kDa，内径平均 16nm），这种异常的通道使 Na^+、水分进入靶细胞内，K^+ 及蛋白质从靶细胞内流出，改变细胞渗透压，最终导致细胞溶解。此过程与补体介导的溶细胞过程类似，溶解细胞过程比较迅速。颗粒酶则是一种丝氨酸蛋白酶，通过穿孔素作用介导进入靶细胞内，水解细胞内多种生理底物，导致靶细胞死亡。

（2）Fas/FasL 途径　活化的 CTL 细胞大量表达 FasL，FasL 和靶细胞表面的 Fas 分子结合，通过 Fas 分子胞内段的死亡结构域（death domain，DD），引起凋亡酶级联反应，激活内源 DNA 内切酶等，最终导致细胞结构损毁而使细胞凋亡。

（3）TNF/TNFR 途径　活化的 CTL 细胞分泌大量 TNF-α，与靶细胞表面的 TNFR1 结合，TNFR1 与 Fas 同属死亡受体（TNFR/NGFR）超家族成员，其作用与 Fas/FasL 途径类似，通过 TNFR1 胞内段的死亡结构域，引起靶细胞凋亡。

不同效应 T 细胞亚群及其效应分子见表 5-4。

表 5-4　不同效应 T 细胞亚群及其效应分子

T 细胞亚群	$CD4^+$Th1	$CD4^+$Th2	$CD4^+$Th17	$CD4^+$ Tfh	$CD8^+$CTL
诱导分化的关键细胞因子	IL-12、IFN-γ	IL-4	Il-1β（人），TGF-β（小鼠）、IL-6、IL-23	IL-21、IL-6	IL-2、IL-6
产生的细胞因子或效应分子	IFN-γ、LTα、TNF-α、IL-2、IL-3、GM-CSF	IL-4、IL-5、IL-1、IL-13、GM-CSF	IL-17	IL-21、IL-4、IFN-γ	IFN-γ、TNF-α、LTα、穿孔素、颗粒酶、FasL
免疫效应	参与和辅助细胞免疫，清除胞内感染病原体，介导Ⅳ型超敏反应	辅助体液免疫，参与抗寄生虫免疫，参与哮喘等超敏反应	参与固有免疫抗细菌、真菌和病毒，参与炎症反应和自身免疫性疾病发生	辅助体液免疫，参与自身免疫性疾病发生	参与细胞免疫，抗病毒感染和肿瘤发生，介导Ⅳ型超敏反应

（四）活化 T 细胞的转归和记忆性 T 细胞形成

T 细胞介导的细胞免疫在抗胞内感染、抗肿瘤免疫中发挥重要作用。当抗原被清除以后，T 细胞免疫应答的结局与转归是：一方面 T 细胞应答水平下降，恢复到静息或自身稳定状态；另一方面是在 T 细胞增殖分化阶段产生的记忆性 T 细胞则以长寿、功能静息的状态长久继续存活，以介导和加强再次免疫应答。

1. T 细胞应答水平下降　效应 T 细胞通过活化诱导的细胞死亡、细胞因子撤退和 T 细胞耗竭三种机制降低应答水平。

（1）活化诱导的细胞死亡（activation induced cell death，AICD）　是一种细胞凋亡形式，抗原结合 TCR 信号转导同时能诱导 T 细胞促凋亡分子 FasL 和 TNFR1 的基因转录，致使活化的 T 细胞高水平表达 FasL、TNFR1，免疫应答过程中邻近细胞产生的 Fas、TNF-α 与之结合，诱导效应 T 细胞凋亡。

（2）细胞因子撤退（cytokine withdrawal）　当抗原逐渐被清除，对 APC 刺激逐渐减少，APC 分泌的细胞因子也渐渐减少，该过程称为细胞因子撤退。细胞因子撤退后 T 细胞活化将不能维持，且当细胞因子不能与 T 细胞表面细胞因子受体结合时，这种“生存信号”的缺乏也可导致 T 细胞凋亡基因表达。

（3）T 细胞耗竭（T cell exhaustion）　AICD 和细胞因子撤退可有效清除外周抗原特异性 T 细胞克隆，此过程即 T 细胞耗竭。

上述三种机制保证了在清除抗原后，T 细胞应答水平下降并恢复到静息状态，可视作机体控制免疫应答水平的负调节机制。但如果抗原持续暴露，活化的 T 细胞克隆代谢性耗竭，可导致记忆T细胞消失，不能形成免疫记忆。

2. Treg的免疫抑制作用　Treg通常在免疫应答的晚期被诱导产生，主要生物学效应是与其他效应T细胞接触或产生TGF-β 和IL-10等免疫抑制因子抑制其他效应T细胞活性，调控炎症反应程度和防止自身免疫性疾病的发生。

3. 记忆T细胞的形成和效应　当抗原进入机体1～2周后，T细胞增殖达到高峰，随着抗原被逐渐清除，抗原特异性效应T细胞凋亡，5%～10%细胞作为记忆T细胞长期存活。记忆T细胞的形成机制和具体过程至今尚未完全揭示，但其形成的免疫记忆是适应性免疫应答的重要特征之一。记忆T细胞处于一种休眠状态，功能上与初始T细胞类似，但其分布却不局限于二级淋巴组织中。记忆T细胞活化和分化基本遵循其初始T细胞的分化途径，但所需抗原浓度、刺激信号强度更弱，转导时间更短，一经活化，其增殖速度更快，增殖时间更长，产生的效应与其初始T细胞相同，以便快速清除抗原。活化的记忆T细胞能否产生新一代记忆细胞和效应细胞还不清楚。

二、B淋巴细胞介导的体液免疫应答

成熟B细胞离开骨髓进入外周免疫器官，如未遭遇相应抗原即在数周内死亡；若遭遇相应抗原，即通过BCR与之结合，进而活化增殖分化为浆细胞，产生抗体发挥免疫效应，此过程称为B细胞介导的体液免疫应答。体液免疫应答可分为识别抗原、B细胞活化增殖分化及细胞发挥效应三个连续的阶段。虽然B细胞为适应性体液免疫应答的核心，但此过程离不开细胞免疫应答的辅助。根据抗原不同，B细胞介导的体液免疫应答可分为对T细胞依赖抗原（TD-Ag）的免疫应答和对T细胞非依赖抗原（TI-Ag）的免疫应答。需要特别说明的是，执行特异性免疫应答的是B2亚群。

（一）B细胞对TD-Ag的免疫应答

1. B细胞对TD抗原的识别　与T细胞识别抗原的机制不同，BCR能够识别蛋白质、多糖、脂类等多种抗原，在此过程中不需要APC参与，且不受MHC的影响。BCR既能识别完整抗原的天然构象，也能识别降解抗原暴露的空间构象。

2. B细胞的活化　与T细胞活化相似，B细胞的活化也需要双信号，活化后信号转导途径也与T细胞相似。

（1）B细胞活化的第一信号　BCR与抗原表位特异性结合启动第一信号，这是特异性的抗原刺激信号。BCR胞浆区短，无信号转导功能，识别并结合抗原后BCR发生交联，激活蛋白酪氨酸激酶，使CD79a/b胞浆区ITAM磷酸化，启动级联信号转导过程，激活转录因子调控B细胞的激活过程。在成熟B细胞表面的CD19/CD21/CD81/ CD225共受体能显著降低B细胞活化所需阈值，提高B细胞对抗原刺激的敏感性。

（2）B细胞活化的第二信号　B细胞对TD抗原的应答，需要Th细胞的辅助。B细胞内化BCR结合的抗原，对抗原进行加工，形成抗原肽-MHC Ⅱ类分子复合物，并将其提呈给抗原特异性Th，Th识别抗原活化后通过表达CD40L与B细胞表面的CD40结合提供B细胞活化的第二信号。

（3）体液免疫应答中T、B细胞的相互作用　B细胞是专职的APC，在其BCR结合抗原（B细胞活化第一信号形成）后，T细胞活化的信号是与B细胞相互作用产生的。被B细胞识

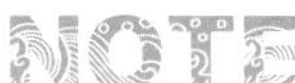

别内化的抗原被加工处理以抗原肽 –MHC Ⅱ类分子复合物形式提呈给 Th 细胞的 TCR，此为 T 细胞活化第一信号。同时 B 细胞表达 B7 分子，与 Th 细胞表面的 CD28 结合，提供 T 细胞活化的第二信号（图 5–8）。Th 细胞除为 B 细胞活化提供必需的第二信号，Th 细胞分泌的多种细胞因子（如 IL–4）等促进 B 细胞的进一步分化抗体类别转换和记忆性 B 细胞的形成。如果活化的第二信号缺失，B 细胞将不能够被活化而进入免疫无能状态。

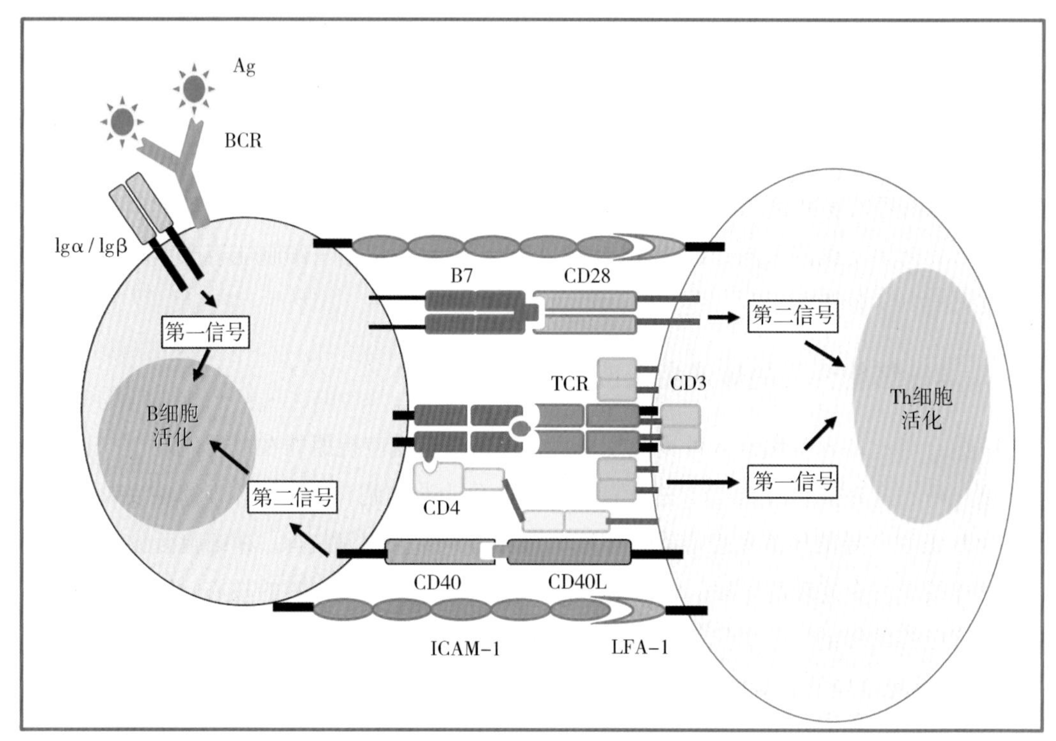

图 5–8　B 细胞与 Th 细胞的相互作用

3. B 细胞的增殖分化　B 细胞活化后进入细胞增殖阶段，分化为能够分泌产生抗体的浆细胞和记忆 B 细胞。作为体液免疫的主要效应物质，抗体分子亲和力成熟及类别转换是 B 细胞增殖分化过程中的关键事件。

（1）抗体生成克隆选择学说　对于抗体产生的机制曾有过多种理论和假说，目前普遍接受的抗体生成理论是克隆选择学说：一个淋巴细胞的表面受体对应于一个特定的抗原，体内淋巴细胞的群体是这些不同淋巴细胞随机的集合。当某一淋巴细胞上的受体识别了一个特定的抗原之后，这一淋巴细胞将会被活化，也就是说在淋巴细胞暴露于此抗原之前已经决定了这个受体的特异性。而特异的受体与相应的抗原结合后活化细胞，引起细胞增殖，其后产生的子代细胞与母代细胞具有相同的免疫特异性。这些细胞克隆扩增成熟后产生的浆细胞可分泌具有抗原特异性相同的抗体，少数抗原特异性 B 细胞分化成为可长期存活的记忆 B 细胞。

（2）体细胞高频突变　在抗原的诱导下，生发中心微环境中进入中央母细胞阶段的活化 B 细胞，重链和轻链的 V 区基因可发生高频率的点突变，称为体细胞高频突变（somatic hypermutation）或体细胞超突变。这种体细胞高频点突变，可进一步导致 IgV 区基因的多样性，形成体液免疫应答的多样性。

（3）抗体分子的亲和力成熟　当抗原初次引发体液免疫应答时，表达有不同亲和力 BCR 的 B 细胞受刺激而被激活，产生亲和力不一的抗体，低亲和力抗体占主要部分。当再次免疫应答或抗原持续的刺激后产生的IgG或IgA抗体的亲和力逐渐升高，这一过程称为抗体的亲和力成熟。发生抗体亲和力成熟的原因是由于编码抗体V区基因的突变，突变中产生高亲和抗体的B细胞克隆进一步活化，反之则凋亡。

（4）抗体分子的类别转换 当初始B细胞被活化后，在早期阶段它主要产生IgM抗体和微量的IgD抗体。IgD抗体在免疫防御功能中发挥哪些功能尚不明确。随着B细胞的进一步成熟，在细胞因子的作用下，B细胞可以产生IgG、IgA或者IgE抗体，这一过程称作抗体分子的类别转换。

（5）浆细胞的生成和效应 B细胞成熟的终末细胞主要是浆细胞，又称为抗体形成细胞（antibody forming cell，AFC）。浆细胞表面BCR较少，没有分裂和增殖能力，不能与抗原结合参与抗原提呈，也不能与Th细胞相互作用，但它代谢活跃，能够大量分泌抗体，每秒钟可生产约2000个抗体分子。浆细胞在生发中心只能生存数天，大部分浆细胞将从生发中心迁入骨髓。

（6）记忆B细胞的生成和效应 生发中心存活的B细胞除分化发育为浆细胞外，另一些成为记忆B细胞（memory B cell，Bm）。Bm形态上类似于静息B细胞，但表达多种表面标志，并且寿命较长。当Bm再次与同一抗原相遇可迅速活化，产生大量特异性抗体，其反应较静息B细胞迅速和强烈的原因主要包括：① Bm大量表达黏附分子，更容易通过淋巴细胞归巢机制迁移到淋巴结初级淋巴滤泡；② Bm经历过抗体亲和力成熟，更容易受抗原刺激发生应答；③无需DC活化静息T细胞形成Th这一过程，Bm可直接作为APC与Th相互作用而被快速活化；④ Bm能迅速上调共刺激分子表达，更快获得Th提供的第二信号；⑤活化的Bm分化的第二代浆细胞产生亲和力更高的抗体。

4. B细胞体液免疫的效应 B细胞的抗原清除效应主要通过其分泌的抗体体现。B细胞增殖分化为浆细胞后，浆细胞大量分泌抗体，不同类型的抗体通过不同的生物学效应清除抗原。抗体的生物学作用包括：中和作用、活化补体发挥效应（主要是经典途径）调理作用、抗体依赖的细胞介导的细胞毒作用（ADCC）等，在第三章已做详细介绍，此处不再赘述。

（二）B细胞对TI抗原的免疫应答

胸腺非依赖性抗原（TI-Ag）如细菌多糖、多聚蛋白质和脂多糖等，无须Th细胞辅助即能诱导抗体产生。根据激活B细胞方式的不同，可将TI抗原分为TI-1抗原和TI-2抗原。

1. B细胞对TI-1抗原的免疫应答 TI-1抗原主要是菌体胞壁成分，如脂多糖（LPS），通过LPS受体与BCR相结合，诱导B细胞的增殖和分化而产生抗体（图5-9）。此外，TI-1抗原还可以通过丝裂原成分与B细胞上的丝裂原受体结合，引起B细胞的增殖和分化，因此TI-1抗原又被称为B细胞丝裂原。成熟或不成熟的B细胞都可被TI-1抗原诱导产生低亲和力的IgM。高浓度TI-1抗原能与B细胞表面丝裂原受体结合，非特异性激活多克隆B细胞；低浓度TI-1抗原与BCR结合，特异性激活B细胞。此过程无需Th细胞辅助，在感染早期抗原浓度低时就能发生应答，因此在抗感染免疫中发挥较为重要的作用。但TI-1抗原不能诱导Ig类别转换、抗体亲和力成熟和记忆性B细胞的形成。

2. B细胞对TI-2抗原的免疫应答 TI-2抗原主要包括细菌荚膜多糖等成分，这类抗原具有高度重复的表位结构，当这一高度重复的表位与多个BCR分子交联结合时就可以活化成熟的B-1细胞（图5-10）。由于B-1细胞至5岁左右才发育成熟，所以婴幼儿易感染含有TI-2

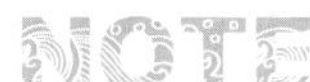

抗原的病原体。合适的表位密度对于B细胞活化极为重要，密度过低时BCR交联不足，B细胞不能被有效激活，密度过高使BCR过度交联可导致B细胞无应答或无能。针对TI-2抗原的应答也主要产生IgM型抗体，不发生Ig类别转换和记忆性B细胞形成。但有证据显示Th的辅助能增强对TI-2抗原的应答，并可诱导Ig类别转换，可能与Th释放的细胞因子有关，其作用仍待进一步揭示。TI-2抗原激活B-1细胞后产生的抗体可发挥调理作用，促进吞噬细胞对病原生物的吞噬作用，因此在抗感染免疫中也较为重要。

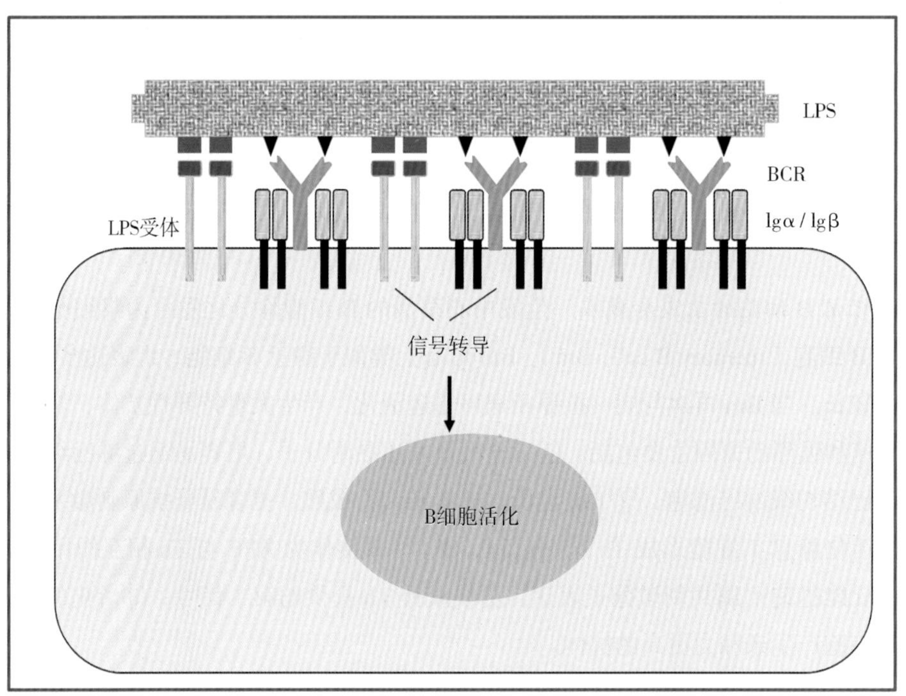

图5-9　TI-1抗原与B细胞的结合

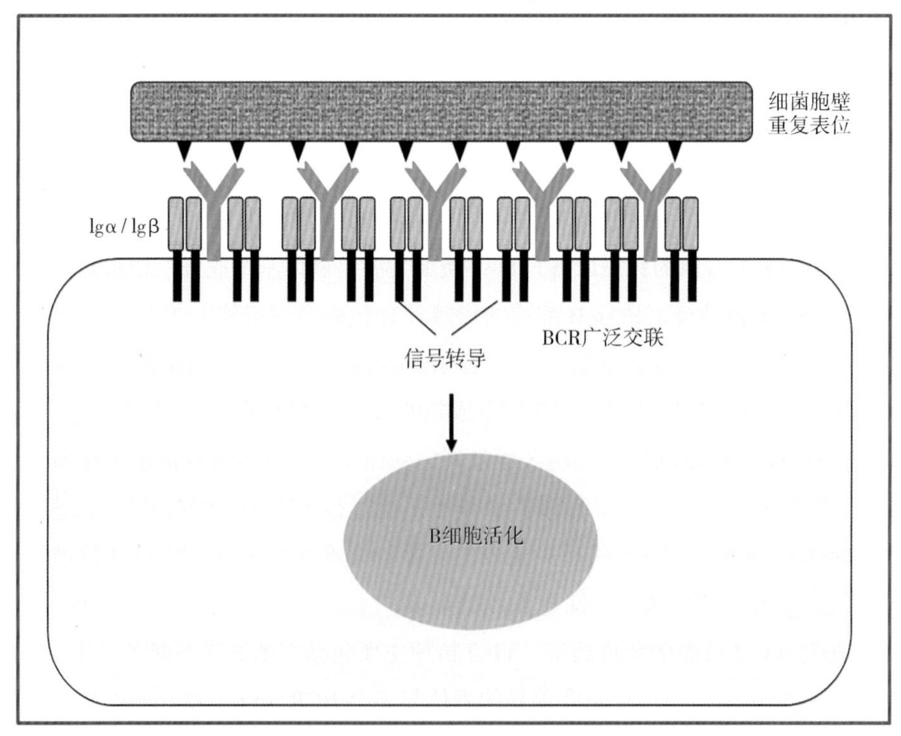

图5-10　TI-2抗原与B细胞的结合

机体内B细胞对于TI抗原的识别因不需要Th细胞的帮助，使得面对某些感染威胁时不必等待T细胞的活化与增殖，而是直接快速地发挥抗感染的保护作用，这在防御胞外病原生物感染早期尤为重要。

（三）体液免疫应答抗体产生的一般规律

抗原初次进入机体所引发的特异性免疫应答称为初次应答（primary response）。初次应答末期，随着抗原逐步被清除，多数效应T细胞和浆细胞死亡，抗体浓度下降，与此同时，在应答过程中形成的记忆性T细胞和记忆性B细胞得以长久保存。相同抗原再次刺激机体，记忆性淋巴细胞（Tm/Bm）引发的更为迅速高效的特异性免疫应答，称为再次应答（secondary response）（图5–11）。

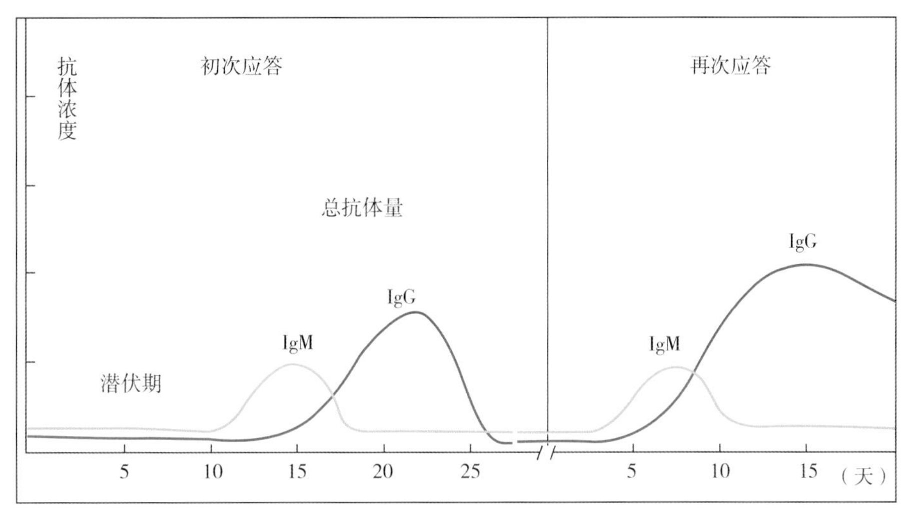

图5–11　体液免疫应答抗体产生的一般规律

1. 初次应答　初始细胞活化的阈值较高，对双信号的要求较为严格，只有树突状细胞才能活化初始T细胞。初次应答细胞活化、增殖、分化的时间较长；抗体的形成水平较低，亲和力较低，维持时间较短。初次应答抗体产生过程可分为四个阶段：①潜伏期，从机体接受抗原刺激到可在血清中检测出针对此抗原的特异性抗体的阶段。潜伏期的长短多数情况下从几天到几周不等。抗原的性质、剂量、进入机体的途径、是否同时应用佐剂及宿主的生理状态都可影响潜伏期的长短。②对数增长期，特异性抗体呈现相对较快的增长阶段，IgM首先出现，并先于IgG达到较高水平，随后IgG呈现快速增长。③平台期，当机体内抗体的产生与在同一时间被降解或被清除达到一个相对较高水平的平衡状态就进入了平台期，从数天到数周不等。④下降期，随着时间的推移，体内外来抗原被逐渐清除，免疫应答强度逐渐减弱，产生的特异性抗体的数量逐渐减少，而被降解和与抗原结合被清除的抗体逐渐增加，血清中的抗体浓度进一步下降。在几周或几个月后针对这一特定抗原的抗体会逐渐恢复到遇到这一特定抗原前的水平。

2. 再次应答　与初次应答明显不同，表现为记忆细胞活化的阈值较低，对协同刺激信号的要求并不严格，除DC外的其他抗原呈递细胞也能活化记忆T细胞等；记忆细胞活化、增殖、分化迅速；抗体（效应T细胞）的效应水平较高，亲和力高，维持时间较长（表5–5）。其过程较初次应答也有所不同：①潜伏期较初次应答短；②对数期抗体浓度增加较快；③平台期抗体浓度较初次应答高，维持时间长；④高抗体水平下降缓慢。

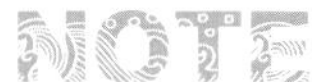

表 5-5 初次免疫应答和再次免疫应答特性的比较

特性	初次免疫应答	再次免疫应答
所需抗原量	高	低
抗体产生的诱导期	长	短
高峰浓度	低	高
维持时间	短	长
Ig 类别	主要为 IgM	IgG、IgA 等
亲和力	低	高
特异性	低	高

初次应答与再次应答的这种差异，以体内特异性抗体的变化最为显著，故又称为抗体产生的一般规律。这一规律对临床开展免疫诊断、免疫预防具有指导意义。

第六章　免疫病理

免疫应答是机体在进化过程中所获得的“识别自身、排斥异己”的一种重要生理功能。在正常情况下，免疫系统通过细胞免疫和（或）体液免疫机制以抵抗外界入侵的病原生物维持自身生理平衡，以及消除突变细胞保护机体。如果免疫应答异常，无论是过高或过低均能导致相关疾病发生，如超敏反应、自身免疫病、免疫缺陷病及肿瘤等。

第一节　超敏反应

超敏反应（hypersensitivity）是指已致敏机体再次接触相同抗原时所发生的超过正常生理范围的病理性免疫应答，可引起生理功能紊乱或组织损伤，亦称变态反应（allergic reaction）。

1963 年，Gell 和 Coombs 根据超敏反应发生机制及临床特点，将其分为Ⅰ～Ⅳ四型，其中Ⅰ～Ⅲ型超敏反应由抗体介导，是体液免疫机制介导的超敏反应；Ⅳ型超敏反应由效应 T 细胞介导，是细胞免疫机制介导的超敏反应。临床中超敏反应性疾病的发生机制比较复杂，常可见两型或三型超敏反应同时存在，如系统性红斑狼疮（systemic lupus erythematosus，SLE）的发生与Ⅱ、Ⅲ、Ⅳ型超敏反应机制均相关，表现为以Ⅲ型超敏反应为主的混合型病理损伤；同一种抗原在不同条件下也可引起不同类型的超敏反应，如青霉素除诱发Ⅰ型超敏反应出现过敏性休克外，还可能通过Ⅱ、Ⅲ、Ⅳ型超敏反应机制诱发其他病理损伤。

一、Ⅰ型超敏反应

Ⅰ型超敏反应，即速发型超敏反应，又称过敏反应（anaphylaxis），是临床最常见的超敏反应，可发生于局部或全身。此型超敏反应的特点是：①反应发生快，消退亦快；②主要由 IgE 介导；③有明显个体差异和遗传倾向；④通常引起机体生理功能紊乱，少有严重组织病理损伤。

（一）参与成分

1. 变应原　能诱发机体过敏反应的抗原称变应原（allergen）。临床常见变应原主要有：①吸入性变应原，如花粉、尘螨或其排泄物、真菌菌丝或其孢子、昆虫或其毒液、动物皮屑及羽毛，以及食物添加剂、防腐剂、保鲜剂和调味剂等；②食入性变应原，如牛奶、鸡蛋、鱼虾、蟹贝等动物蛋白或部分肽类物质；③药物性变应原，如青霉素、磺胺、普鲁卡因和有机碘化合物等小分子半抗原物质，进入机体后与某些蛋白结合获得免疫原性，成为变应原。

2. 抗体　主要是 IgE，亦称变应素（allergin）。IgE 主要由鼻咽、扁桃体、气管及胃肠道等黏膜固有层淋巴组织中的浆细胞合成，这些部位常是变应原入侵部位，也是超敏反应好发部

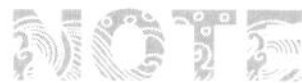

位。IgE 为亲细胞抗体，可通过其 Fc 段与肥大细胞和嗜碱性粒细胞表面 IgE–Fc 受体（Fc ε RI）结合，使机体处于致敏状态。正常人血清 IgE 含量极低（<50μg/mL），过敏反应患者体内，血清特异性 IgE 异常增高（可达 1000μg/mL）。临床上将抗原刺激后易产生 IgE 型抗体，引发过敏反应的患者称为特应性素质个体。

3. 细胞成分 参与Ⅰ型超敏反应的细胞主要有肥大细胞、嗜碱性粒细胞和嗜酸性粒细胞。肥大细胞多分布于黏膜下层和皮下结缔组织，嗜碱性粒细胞则存在于血液中。两种细胞表面分布有高亲和性的 IgE–Fc 受体（Fc ε RI），其胞浆内有大量生物活性介质。二者被变应原激活后，释放大致相同的活性介质，引起生物效应；嗜酸性粒细胞主要分布于呼吸道、消化道和泌尿生殖道黏膜中，可释放组胺酶等酶类，灭活肥大细胞释放的组胺等活性物质，对过敏反应起负调控作用。

（二）发生机制

Ⅰ型超敏反应发生过程可分为致敏、发敏和效应三个阶段（图 6–1）。

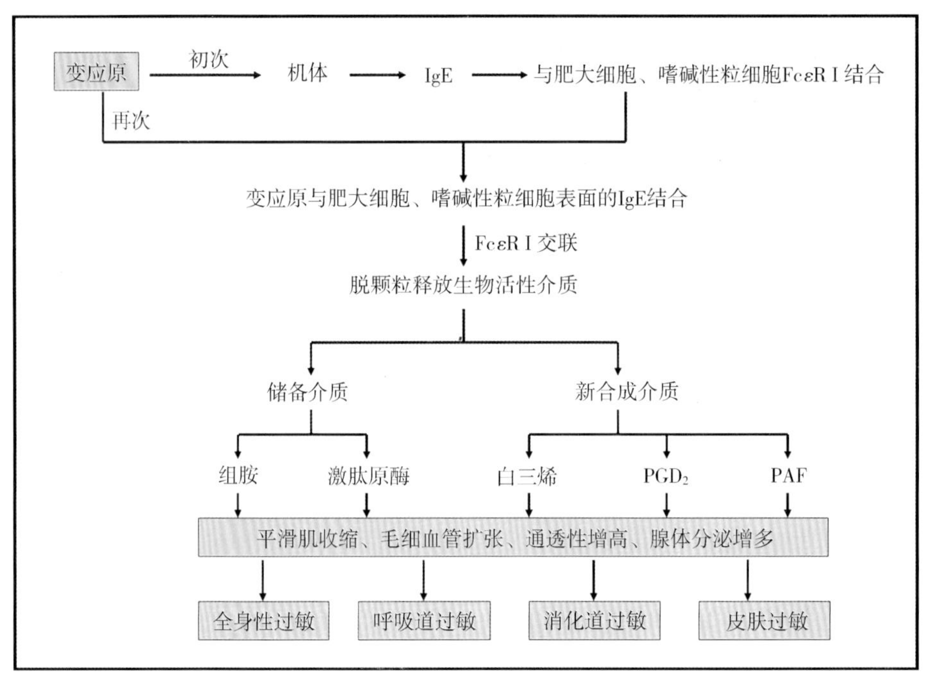

图 6–1 Ⅰ型超敏反应的发生机制

1. 致敏阶段 变应原进入机体，刺激 B 细胞增殖分化，形成浆细胞产生 IgE。IgE 与肥大细胞及嗜碱性粒细胞表面 Fc ε RI 结合，使机体处于致敏状态。IgE 在细胞表面停留数月或数年后逐渐消失，过敏性也随之消退。

2. 发敏阶段 相同变应原再次进入致敏机体，可同时与肥大细胞或嗜碱性粒细胞表面相邻的两个以上 IgE 分子的 Fab 段结合，使 Fc ε RⅠ交联，通过“桥联”作用，启动激活信号，诱导已致敏靶细胞脱颗粒，释放活性介质；细胞脱颗粒后，暂时处于脱敏状态，1 ～ 2 天后细胞将重新形成颗粒。

3. 效应阶段 活性介质作用于效应组织和器官，引起局部或全身过敏反应。肥大细胞和嗜碱粒细胞活化后释放的活性介质有两类（表 6–1）：①预存于颗粒内的介质，包括组胺（histamine）和激肽原酶（kininogenase）；②新合成的介质，包括白三烯（leukotrienes，LTs）、

前列腺素 D_2（prostaglandin D_2，PGD_2）和血小板活化因子（platelet activating factors，PAF）。两类介质引起的综合效应主要是使小血管和毛细血管扩张及通透性增加，导致平滑肌收缩，促进黏膜腺体分泌，趋化炎症细胞和促进局部炎症反应等。I 型超敏反应发敏可分为速发相和迟发相两种类型：速发相在机体再次接触相同变应原数秒至数十分钟内发作，数小时后消退，主要引起功能异常，但若发生过敏性休克，抢救不及时可发生死亡；迟发相在机体再次接触相同变应原数小时后发生，持续 24 小时后逐渐消退，以局部炎症反应为特征。

表 6-1　I 型超敏反应中的主要活性介质及其作用

类型	活性介质	主要生物学活性
预先合成介质	组胺	速发相主要活性介质，使毛细血管扩张，通透性增加，平滑肌收缩，黏膜腺体分泌增加
	激肽原酶	将血浆中激肽原转变成缓激肽，缓激肽能引起平滑肌缓慢收缩，扩张血管和增加局部毛细血管通透性，吸引嗜酸性粒细胞和中性粒细胞，并可引起疼痛
新合成介质	LTs	迟发相主要活性介质，可使支气管平滑肌持久而强烈收缩，使毛细血管扩张、通透性增加，黏膜腺体分泌增加
	PGD_2	使毛细血管扩张，支气管平滑肌收缩
	PAF	在迟发相反应中起重要作用，可直接刺激支气管收缩，诱导血小板聚集、活化并释放组胺及 5- 羟色胺，导致毛细血管扩张、通透性增加

（三）临床常见疾病

1. 全身过敏反应　主要表现为过敏性休克，多于再次注射药物或抗毒素血清后数秒至数分钟之内发生，若不及时抢救可导致死亡。

（1）*药物过敏性休克*　药物等半抗原进入体内与蛋白质结合为变应原，诱导机体产生 IgE 而致敏，再次使用相同药物即可发生药物过敏性休克，如青霉素引起的过敏性休克。头孢菌素、链霉素、普鲁卡因等药物也是引发过敏反应的常见药物变应原，中药及其提取成分药物如双黄连注射液引起过敏的现象也时有发生。

（2）*血清过敏性休克*　临床上用破伤风抗毒素或白喉抗毒素等动物血清进行治疗或紧急预防时，因该类制剂为异种蛋白抗原，也会发生过敏性休克，严重者在短时间内死亡。

2. 呼吸道过敏反应　由于吸入花粉、尘螨、真菌和毛屑等变应原所致，常见有过敏性哮喘与过敏性鼻炎。

3. 胃肠道过敏反应　食入鱼、虾、蟹、蛋、奶等异种蛋白食物后发生胃肠道过敏反应，称为食物过敏症，可同时伴有皮肤过敏症状。

4. 皮肤过敏反应　包括荨麻疹、特应性皮炎（过敏性湿疹）和血管性水肿，多由药物、食物所诱发。某些肠道寄生虫感染或物理性因素（如寒冷）也能诱导局部肥大细胞释放活性介质，导致皮肤过敏反应发生。

二、Ⅱ型超敏反应

Ⅱ型超敏反应，即细胞溶解型 / 细胞毒型超敏反应。其特点是 IgG 或 IgM 类抗体与靶细胞表面相应抗原结合后，在补体、吞噬细胞或 NK 细胞参与作用下，引起的以细胞溶解或组织损伤为主的病理性免疫反应，发作较快。

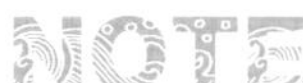

（一）发生机制

1. 靶细胞及其表面抗原 靶细胞包括正常组织细胞、改变抗原性的自身组织细胞和被抗原或抗原表位结合修饰的自身组织细胞。常见引起Ⅱ型超敏反应的表面抗原包括：①正常存在于细胞表面的同种异型抗原，如 ABO 血型抗原、Rh 抗原和 HLA 抗原；②异嗜性抗原，如链球菌胞壁多糖抗原与人心脏瓣膜、关节组织糖蛋白之间的共同抗原；③感染和理化因素所改变的自身抗原；④结合在自身组织细胞表面的药物抗原表位或抗原－抗体复合物。

2. 抗体、补体及其效应细胞的作用 参与Ⅱ型超敏反应的抗体主要是 IgM 和 IgG，与靶细胞表面抗原结合后通过经典途径激活补体，导致靶细胞溶解；IgG 与吞噬细胞表面 FcR 结合介导调理作用，与 NK 细胞表面 FcR 结合介导 ADCC，两种效应均可杀伤靶细胞。调理作用：补体裂解片段与补体受体结合介导免疫粘连和调理作用；这两种效应均可促吞噬细胞吞噬靶细胞。某些抗细胞表面受体的自身抗体与相应受体结合，可致靶细胞功能紊乱（图 6–2）。

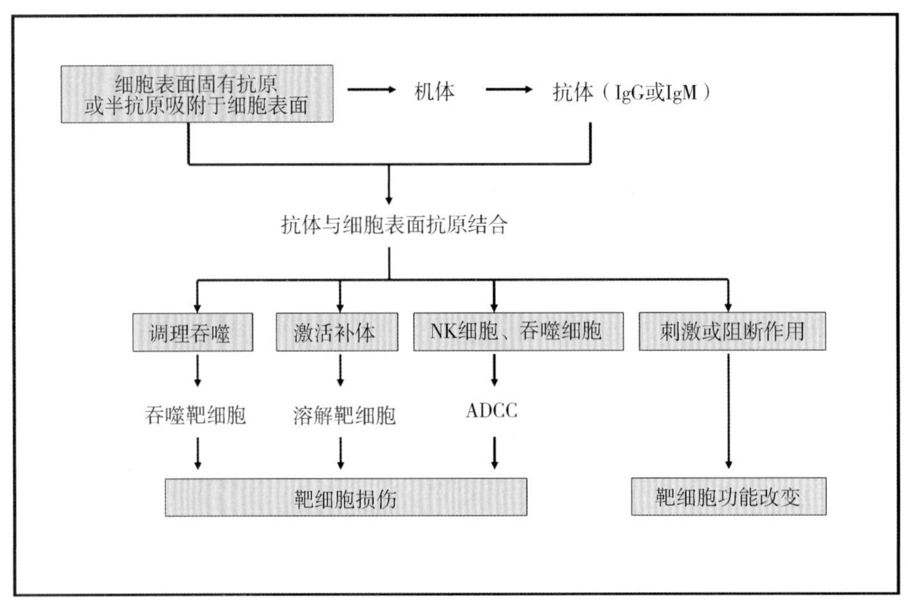

图 6–2 Ⅱ型超敏反应的发生机制

（二）临床常见疾病

1. 输血反应 多见于 ABO 血型不符的输血。供者红细胞表面的血型抗原与受者血清中的 IgM 类天然血型抗体结合导致红细胞溶解、破坏，此即溶血性输血反应；反复输入含异型 HLA 和血浆蛋白抗原的血液，可使受者体内产生抗白细胞、血小板和血浆蛋白抗体，并与相应血液成分结合而致非溶血性输血反应。

2. 新生儿溶血症 多见于母胎 Rh 血型不符。母亲 Rh^- 血型，胎儿 Rh^+ 血型。母亲初次妊娠因流产、胎盘出血或分娩时胎盘剥离或输血，导致 Rh^+ 红细胞刺激母体产生抗 Rh 的 IgG 类抗体。再次妊娠胎儿为 Rh^+ 时，母体抗 Rh 抗体通过胎盘进入胎儿体内，并与胎儿 Rh^+ 红细胞结合使其破坏，引起流产、死产或新生儿溶血症。母胎 ABO 血型不符的新生儿溶血症虽也较常发生，但症状较轻。

3. 药物过敏性血细胞减少症 药物半抗原（如青霉素、磺胺、奎宁等）与血细胞膜表面蛋白质结合，刺激产生针对药物的特异性抗体。该抗体与结合于血细胞表面的药物半抗原结合，激活补体、调理吞噬及促进 ADCC 作用，导致血细胞溶解。

NOTE

4. 自身免疫性溶血性贫血 服用甲基多巴、消炎痛等药物或病毒感染等可造成红细胞表面成分改变，成为修饰的自身抗原，诱导机体产生抗体，抗体结合于血细胞表面导致其溶解死亡，发生贫血。

5. 抗基底膜型肾小球肾炎和风湿性心肌炎 A 群乙型溶血性链球菌与人肾小球基底膜、心肌细胞膜有共同抗原，链球菌感染后产生的抗体可与肾小球基底膜、心肌细胞发生交叉反应，导致肾小球、心肌细胞病变。

6. 肺 – 肾综合征（Good pasture 综合征） 病毒（如流感病毒）感染、吸入某些有机溶剂（汽油、酒精等）、可卡因等物质造成肺组织损伤，诱导机体产生自身抗体（抗肺泡 – 肾小球基底膜抗体）。该抗体与肺泡基底膜和肾小球基底膜发生反应，导致肺泡和肾小球基底膜损伤，引起以肺出血和进行性肾功能衰竭为主要特征的肺 – 肾综合征。

7. 其他相关疾病 某些针对自身细胞表面受体的抗体可导致细胞功能紊乱，而非细胞破坏，曾被称为Ⅴ型超敏反应，现归属Ⅱ型超敏反应。如甲状腺功能亢进症（Graves 病），患者血清中的抗促甲状腺刺激素（TSH）受体的抗体，能高亲和力结合并持续激活 TSH 受体，使甲状腺细胞产生大量甲状腺素而导致该病。

三、Ⅲ型超敏反应

Ⅲ型超敏反应，即免疫复合物型或血管炎型超敏反应。其特点是：抗原与相应抗体（IgM、IgG）结合形成中等大小的可溶性免疫复合物，沉积于全身或局部血管基底膜，激活补体，并在血小板、中性粒细胞等参与下，引起以充血水肿、局部坏死和中性粒细胞浸润为主要特征的毛细血管炎症反应和组织损伤。

（一）发生机制

1. 可溶性免疫复合物的形成 参与Ⅲ型超敏反应的抗原成分主要是血液循环中的可溶性抗原，如变性 DNA、核抗原、肿瘤抗原等内源性抗原和病原生物、异种血清、药物等外源性抗原，相应抗体主要为 IgG、IgM 类，当二者特异性结合，形成免疫复合物（immune complex，IC）。

2. 免疫复合物沉积的主要条件

（1）抗原 / 抗体比例和 IC 分子量 抗原与抗体比例不同，形成 IC 的大小、性质亦不同。若抗原、抗体比例适中，则形成大分子不溶性 IC，易被吞噬细胞吞噬清除；若抗原或抗体某一方高度过剩时，则形成微小分子 IC，可通过肾小球滤出；若抗原或抗体一方略多在一定比例时则形成分子量约 1000kD、沉降系数约 19S 的中等分子可溶性 IC，既不易被吞噬细胞吞噬，也不易通过肾小球滤出，而随血循环播散，并沉积在不同组织部位。

（2）IC 持续存在、过量或机体清除功能异常 反复感染、长期用药等机体经常接触外源性抗原的情况，或自身抗原、肿瘤抗原等长期存在于体内的情况，可不断刺激机体产生抗体，形成 IC 在血循环中滞留；过量 IC 也不易清除彻底；吞噬细胞功能异常或缺陷，不能有效清除 IC。

（3）抗原、抗体的理化特性 抗原或抗体的荷电性、结合价和亲和力等，也可影响 IC 形成及沉积。如带正电荷的抗原（如 DNA 抗原）形成的 IC 易与带负电荷的肾小球基底膜结合而沉积，引起严重而持久的组织损伤。

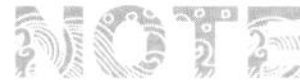

3. IC 的沉积 血流缓慢的血管分叉处，血流量大而易产生涡流的部位及毛细血管压力较高的部位有助于 IC 沉积；细胞因子和血管活性介质等引起毛细血管通透性增加的部位，血管内皮细胞表达特定受体（C3bR 或 FcR）部位，均为 IC 易沉积部位。

4. IC 引起炎症损伤及机制 IC 沉积或镶嵌于血管基底膜，是造成血管基底膜炎症和组织损伤的启动因素。免疫复合物引起的损伤主要是抗体介导的补体、中性粒细胞和血小板的作用（图 6–3）。

（1）补体的作用 IC 可激活补体，裂解片段 C3a、C5a 等发挥过敏毒素和趋化因子作用。趋化肥大细胞、嗜碱性粒细胞至 IC 沉积部位，释放活性介质导致局部血管通透性增高，引起渗出和水肿病变。

（2）中性粒细胞的作用 中性粒细胞趋化至局部聚集，吞噬 IC 的同时释放毒性氧化物和溶酶体酶，导致组织损伤。

（3）血小板的作用 血小板在局部聚集并激活，释放血管活性胺类物质，导致血管扩张、通透性增加，局部渗出和水肿加剧；血小板活化后启动凝血机制，形成微血栓，引起局部缺血、出血和组织坏死。

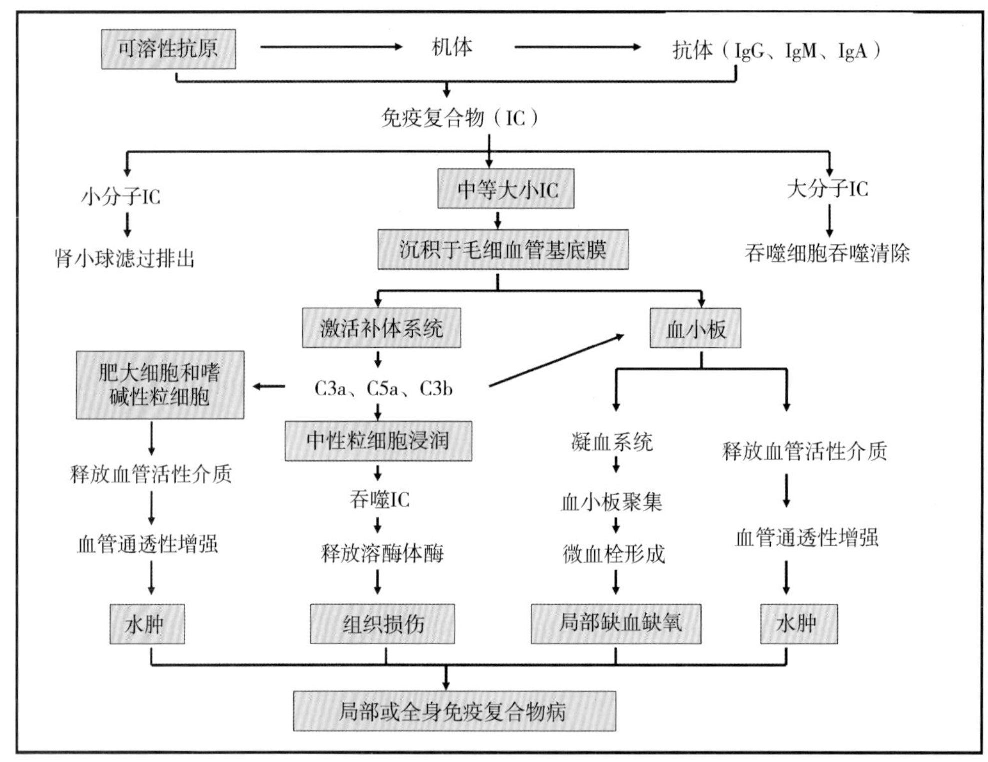

图 6–3 Ⅲ型超敏反应的发生机制

（二）临床常见疾病

Ⅲ型超敏反应导致的疾病被称为免疫复合物病（immune complex disease，ICD），分为局部 ICD 和全身 ICD 两类。

1. 局部免疫复合物病

（1）Arthus 反应 是一种实验性局部Ⅲ型超敏反应。1903 年 Arthus 发现用马血清经皮下反复免疫家兔数周后，当再次注射马血清时，可在注射局部出现红肿、出血和坏死等剧烈炎症

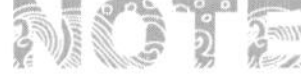

反应，此种现象被称为 Arthus 反应。

（2）类 Arthus 反应　糖尿病患者长期注射胰岛素后可刺激机体产生过多抗胰岛素抗体，再次注射胰岛素时可在局部出现红肿、出血和坏死等类似 Arthus 反应的变化。个别人长期大量吸入植物性或动物性蛋白质及霉菌孢子，可引起过敏性肺泡炎或间质性肺泡炎，也属此类反应。

2. 全身免疫复合物病

（1）血清病　初次注射大剂量抗毒血清（多为异种动物血清）7 ～ 14 天后，可发生血清病，出现发热、皮疹、关节肿痛、蛋白尿和淋巴结肿大等症状。其机制是患者体内产生针对抗毒血清的抗体，与抗毒血清结合形成中等大小 IC 所致。血清病属自限性疾病，停用抗毒血清后可自然恢复。大剂量使用青霉素、磺胺药等也可出现血清病样反应。

（2）免疫复合物型肾小球肾炎　约占急性肾小球肾炎的 80%，常发生于 A 群乙型溶血性链球菌感染 2 ～ 3 周后，抗体与相应抗原结合形成 IC，沉积在肾小球基底膜所致。此型肾小球肾炎也可在葡萄球菌、肺炎球菌、某些病毒或疟原虫等其他病原体感染后发生。

（3）风湿热（rheumatic fever）A 群乙型溶血性链球菌感染 2 ～ 3 周后发病，IC 沉积多部位造成炎症损伤，严重者有心肌炎及心瓣膜损伤。

（4）类风湿关节炎　病毒、支原体等病原生物持续感染，致机体 IgG 类抗体变性，机体针对变性 IgG 产生抗体，此抗体称为类风湿因子（rheumatoid factors，RF）。RF 与变性 IgG 结合成 IC，反复沉积于小关节滑膜，最终累积大关节，引起炎症损害。

（5）系统性红斑狼疮（systemic lupus erythematosus，SLE）患者体内出现多种自身抗体，如抗核抗体、抗双链 DNA 抗体等。自身抗体与自身成分结合成 IC，沉积在全身多处微小血管基底膜，导致组织损伤，全身多器官病变。

四、Ⅳ型超敏反应

Ⅳ型超敏反应亦称迟发型超敏反应（delayed type hypersensitivity，DTH），是由致敏淋巴细胞再次接触相同抗原出现的以单个核细胞（单核细胞、淋巴细胞）浸润为主的炎性损伤。其特点是：反应发生迟缓，通常在接触抗原 18 ～ 24 小时后出现，48 ～ 72 小时达高峰。Ⅳ型超敏反应属细胞免疫应答，与抗体和补体无关，而与效应 T 细胞和吞噬细胞及其产生的细胞因子或细胞毒性介质有关。

（一）发生机制

1. 常见抗原　引起Ⅳ型超敏反应的抗原主要有：胞内寄生微生物，如胞内寄生菌、真菌、寄生虫和病毒等；接触性抗原，如油漆、染料、化妆品、农药、化药、中药及其他化合物等。

2. 相关致敏淋巴细胞　抗原刺激后，T 细胞活化、增殖，分化为特异性致敏淋巴细胞，以 CD_4^+Th1 细胞、CD_8^+CTL 为主。巨噬细胞既是 APC，也是参与Ⅳ型超敏反应的重要效应细胞。

3. T 细胞介导的炎症反应和组织损伤（图 6-4）

（1）CTL 介导的细胞毒作用　CTL 识别并结合靶细胞表面相应抗原而被激活，释放穿孔素和颗粒酶等，或通过 FasL/Fas 途径，引起靶细胞溶解或凋亡。

（2）Th1 介导的炎症反应和组织损伤　致敏淋巴细胞（$CD4^+$T 细胞），通过识别 APC 或靶细胞表面抗原而被活化。Th1 细胞可释放大量 IFN-γ、TNF-β、IL-2、IL-3、GM-CSF、趋化因子和移动抑制因子，直接发挥致炎作用；单核 / 巨噬细胞和淋巴细胞亦可在局部聚集激

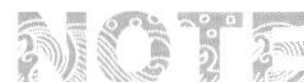

活，分泌炎症介质，局部出现以单个核细胞浸润为主的炎症反应，造成组织损伤。若抗原持续存在，单核/巨噬细胞可呈现慢性活化状态，局部组织出现纤维化或肉芽肿。

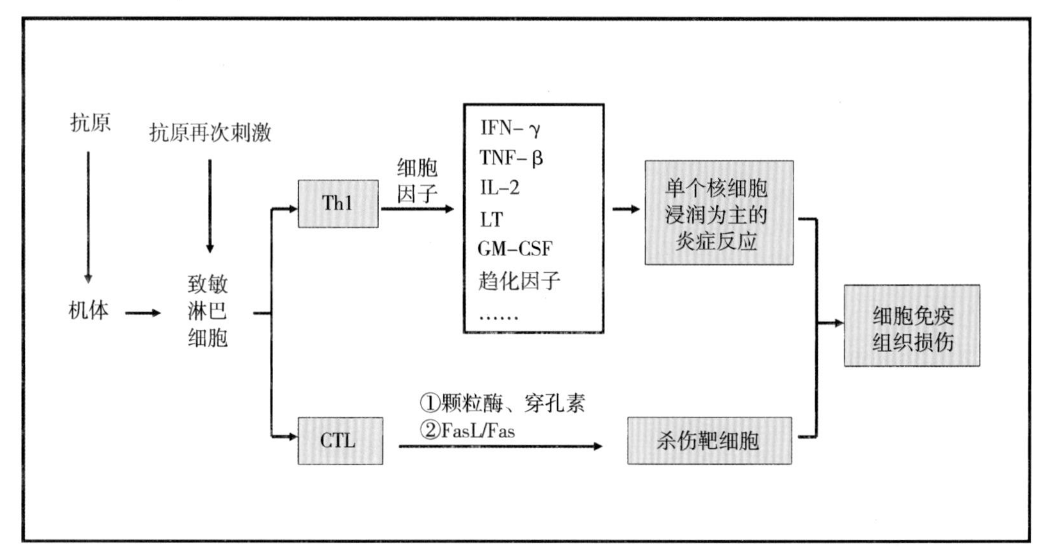

图 6-4　Ⅳ型超敏反应的发生机制

（二）临床常见疾病

1. 传染性超敏反应　机体对胞内感染的病原生物产生细胞免疫应答。在清除病原生物或阻止病原生物扩散时，可因产生 DTH 而致组织炎症损伤。如肺结核患者对结核杆菌产生 DTH，可出现肺空洞、干酪样坏死等。

2. 接触性皮炎　某些个体接触油漆、染料、化妆品、农药、药物或某些化学物质，可发生接触性皮炎，导致局部皮肤出现红肿、皮疹、水疱等，严重者可出现剥脱性皮炎。

3. DTH 参与的其他疾病　DTH 在同种移植排斥反应、变态反应性脑脊髓炎、甲状腺炎、多发性神经炎等疾病的发生、发展中也起重要作用。

第二节　自身免疫病

自身免疫（autoimmunity）属生理性免疫应答，是机体免疫系统针对自身成分发生的免疫应答，这种免疫对于清除体内衰老、凋亡或畸变的自身细胞，维持机体自稳并调节免疫应答的平衡等具有重要意义。在某些内因或外因诱发下，免疫系统对自身抗原发生异常免疫应答，造成组织器官的病理性损伤或功能异常，导致临床病症发生，称为自身免疫病（autoimmune disease，AID）。

一、自身免疫病的特征与分类

不同的 AID 虽累及的器官、组织不同，表现出多种临床症状，但大多 AID 有其共同特征：①患者体内可测到高效价的自身抗体和（或）自身反应性 T 细胞，可查到自身抗原；②病情反复发作，慢性、迁延；③病情的转归与免疫应答强度相关，免疫抑制剂治疗有效；④疾病重叠现象，即一种自身免疫病可以同时伴发其他自身免疫病；⑤有一定的遗传倾向，但多非单一基因作用结果。

AID 种类较多，根据发病原因可分为原发性 AID（primary autoimmune diseases）和继发性 AID（secondary autoimmune diseases）。临床上大多为原发性，少数为继发性。根据自身抗原分布，可分为器官特异性 AID 与非器官特异性 AID。前者病变一般局限于某一特定器官，自身抗原具器官特异性，如桥本甲状腺炎；后者为系统性自身免疫病，病变可波及全身多种组织器官，自身抗原多为细胞核成分或线粒体等，分布广泛，如系统性红斑狼疮（SLE）。

二、自身免疫病的发病机制

AID 病因和发生机制目前尚未阐明，与抗原自身因素、遗传、性别、感染等诱发因素相关，免疫耐受异常是其主要机制。

（一）AID 的诱发因素

1. 抗原因素　生物、物理、化学和药物因素可导致自身抗原发生改变或暴露。

（1）隐蔽自身抗原的暴露　感染、损伤、手术等导致隐蔽自身抗原释放。如眼外伤致晶状体蛋白等与免疫系统相对隔离的成分进入血液和淋巴液，刺激机体对其产生免疫应答，应答产物攻击健侧眼组织，引发 AID 即交感性眼炎。

（2）自身修饰抗原的出现　自身组织成分在辐射、药物等理化因素和感染等生物因素作用下，结构或性质发生改变，成为修饰的自身抗原（altered-self antigen）。如 HBV 感染的肝细胞表面出现肝特异性脂蛋白，肝细胞抗原性改变刺激机体产生自身抗体，导致肝细胞损伤。

（3）分子模拟　有些病原体与人体正常组织细胞或成分具有相同或相似的抗原表位，即异嗜性抗原。感染机体时，机体产生的抗病原体抗体能通过交叉反应攻击人体细胞或成分，这种现象称为分子模拟（molecular mimicry）。如某些型别链球菌感染后，病原生物具有与宿主正常细胞或细胞外基质相似的抗原表位，感染后产生的免疫效应物质与机体自身成分发生交叉反应。

（4）表位扩展　抗原可以具有多种表位，在免疫应答过程中，免疫系统首先针对并激发免疫应答的表位是优势表位（dominant epitope）；还有一些隐藏于内或密度较低的表位是隐蔽表位（cryptic epitope）。免疫系统首先针对优势表位发生的免疫应答如不能及时清除抗原，继而对隐蔽表位发生免疫应答的现象称为表位扩展（epitope spreading）。在淋巴细胞发育过程中，如针对自身抗原隐蔽表位的淋巴细胞未经历阴性选择而被剔除，进入外周免疫系统则可导致 AID 发生。

2. 遗传因素　遗传背景在一定程度上决定个体对 AID 的易感性，AID 患者直系亲属患病的概率高于常人，易感性与 HLA 相关，如强直性脊柱炎与 HLA-B27 密切相关，其发病风险率可高达 90% 以上，但多数 AID 为多基因疾病。另外，与清除自身凋亡细胞的相关基因缺陷或异常个体也容易发生 AID，如补体成分 C1q、C2 或 C4 基因缺陷个体清除免疫复合物能力明显减弱，易发生 SLE。

3. 性别因素　性别或性激素水平与某些 AID 发生相关。系统性红斑狼疮、类风湿性关节炎在女性的发病率高于男性 10 ～ 20 倍，患者雌激素水平普遍升高；而强直性脊柱炎则男性高发于女性 3 倍。

4. 感染因素　感染是许多 AID 发病的诱因，可能与其破坏免疫屏障、释放隐蔽的自身抗原有关。

（二）AID 发生机制

1. 清除自身反应性淋巴细胞克隆的异常 T/B 淋巴细胞在发育阶段均需进行阴性选择，对自身抗原能产生免疫反应的特异性免疫细胞被剔除，从而建立自身抗原免疫耐受，若此过程异常即可导致各种 AID。

2. 免疫忽视被打破 免疫忽视（immunological ignorance）是指免疫系统对低水平表达或低亲和力抗原不发生免疫应答的现象。在胚胎发育过程中，针对低水平表达或低亲和力自身抗原的淋巴细胞克隆因免疫忽视未被剔除而进入外周免疫系统，多种因素可使对自身抗原的免疫忽视破坏，导致 AID 发生。如感染导致 DC 激活并高水平表达协同刺激分子，DC 若提呈自身抗原，免疫忽视被打破；抗原佐剂也可导致对自身抗原的免疫忽视被破坏等。

3. 针对自身抗原的淋巴细胞克隆异常活化 某些病原体感染或超抗原出现可致淋巴细胞多克隆激活（T、B 淋巴细胞集体活化现象），如果针对自身抗原的淋巴细胞克隆的异常活化即可导致 AID 发生。

4. 活化诱导的细胞死亡障碍 免疫应答激活的淋巴细胞效应执行完后适时死亡的现象称为活化诱导的细胞死亡（AICD），是机体重要的免疫调节机制。AICD 相关基因缺陷，效应淋巴细胞凋亡不足长期存在，易患 AID。

5. 免疫调节机制紊乱 Treg 是重要的免疫调节细胞，对多种免疫过程具有抑制作用，在维持自身免疫耐受中亦发挥重要作用。Treg 免疫抑制功能异常是 AID 发生的原因之一。

6. MHC Ⅱ类分子的异常表达 MHC Ⅱ类分子通常表达于 APC 表面，正常细胞几乎不表达。某些因素导致正常组织细胞表达 MHC Ⅱ类分子，可能提呈自身抗原给 T 细胞使之活化发生异常免疫应答，发生 AID。

（三）免疫损伤类型

AID 发生的本质是自身抗体和（或）自身反应性 T 细胞针对自身抗原的超敏反应性疾病，故超敏反应的免疫损伤类型即是 AID 的免疫损伤类型，可分为体液免疫损伤和细胞免疫损伤两大类。体液免疫的免疫损伤包括抗体介导的细胞毒作用、抗细胞膜受体抗体介导的靶细胞功能紊乱、免疫复合物反应等。细胞免疫的免疫损伤包括 $CD4^+$Th1 细胞介导的迟发型超敏反应性炎症，$CD8^+$T 细胞介导的细胞毒作用等。通常一种自身免疫病可由多种不同的免疫损伤共同参与介导。

三、常见自身免疫病

自身免疫病病变几乎涉及人体所有的组织器官。目前自身免疫病尚无统一的分类标准。按发病部位的解剖系统进行分类，可分为结缔组织病、消化系统病和内分泌疾病等；按病变组织的涉及范围进行分类，可分为器官特异性和非器官特异性两大类。常见 AID 见表 6–2。

表 6–2 常见自身免疫病

疾病	自身抗原	应答产物	免疫损伤类型	损伤特征
Graves 病	促甲状腺素（TSH）受体	抗 TSH 受体抗体	抗细胞膜受体抗体介导的靶细胞功能紊乱	抗体模拟 TSH，刺激甲状腺细胞分泌甲状腺素增加

NOTE

续表

疾病	自身抗原	应答产物	免疫损伤类型	损伤特征
重症肌无力（myasthenia gravis，MG）	乙酰胆碱受体	抗乙酰胆碱受体抗体	抗细胞膜受体抗体介导的靶细胞功能紊乱	乙酰胆碱受体破坏、神经冲动传递低下、肌无力
胰岛素依赖型糖尿病（IDDM）	胰岛 β 细胞	抗胰岛细胞抗体、Th1、CTL	抗体和细胞介导的细胞毒作用	胰岛 β 细胞破坏、胰岛素分泌减少或缺乏
多发性硬化症（MS）	髓鞘碱性蛋白	抗髓鞘碱性蛋白抗体、$CD4^+Th1$	$CD4^+T$ 细胞介导的迟发型超敏反应性炎症	中枢神经炎症性脱髓鞘
类风湿关节炎（RA）	IgGFc 段	抗免疫球蛋白抗体	免疫复合物反应、细胞介导的免疫损伤	关节炎症
系统性红斑狼疮（SLE）	细胞核、组蛋白	抗核抗体、抗组蛋白抗体	免疫复合物反应、抗体介导的细胞毒作用	皮肤、肾脏、关节等多部位炎症

四、自身免疫病的防治原则

1. 祛除病因，防止自身抗体形成　预防和控制感染，消除交叉抗原；谨慎使用能引起 AID 的药物，预防和防止自身抗原形成。

2. 对症治疗　糖皮质激素、水杨酸制剂、前列腺素抑制剂及补体拮抗剂等可抑制炎症反应，减轻 AID 症状。糖皮质激素是目前治疗自身免疫病的主要药物。因药物因素导致 AID 发生时，可用其他药物进行替代治疗，必要时可进行血浆置换等减少自身抗体的作用。

3. 非特异性免疫抑制治疗　硫唑嘌呤、环磷酰胺、甲氨蝶呤等可抑制细胞有丝分裂，减轻效应细胞损伤作用；环孢菌素 A（CsA）、FK506 等免疫抑制剂可拮抗 T 细胞功能；应用细胞因子及其受体的抗体 / 阻断剂，如抗 TNF-α 单抗治疗类风湿性关节炎。某些中药如雷公藤多甙、昆明山海棠片、青藤碱等临床应用治疗自身免疫病有确切疗效。

4. 重建对自身抗原的免疫耐受　虽尚未在人体实现，但在动物模型或一些临床治疗中取得一定疗效，是值得探索的理想方法。如同种异体造血干细胞移植，由于自身免疫病的发生与患者免疫细胞异常有关，故借助同种异体造血干细胞移植以重建患者的免疫系统，有可能治愈某些自身免疫病。

第三节　免疫缺陷病

免疫缺陷病（immunodeficiency disease，IDD）是因免疫系统先天发育不全或后天损害而使免疫成分缺失或功能障碍所导致的临床综合病症。IDD 根据病因可分为原发性免疫缺陷病（primary immunodeficiency disease，PIDD）和继发性免疫缺陷病（acquired immunodeficiency disease，AIDD）。

IDD 临床表现多样，主要临床特征包括：①对各种病原体的易感性增加，可出现反复持续严重的感染、机会感染，感染性质和程度主要取决于免疫缺陷的成分及程度；②易伴发自身免疫病超敏反应和炎症性疾病；③易发肿瘤，特别是淋巴系统恶性肿瘤；④多数 IDD 具有遗传

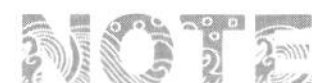

倾向。

一、原发性免疫缺陷病

原发性免疫缺陷病（PIDD），又称为先天性免疫缺陷病（congenital immunodeficiency disease，CIDD），是因免疫系统遗传基因异常或先天性免疫系统发育障碍而导致免疫功能不全引起的疾病。PIDD 与遗传相关，常发生在婴幼儿，易出现反复感染，严重威胁生命。目前发现的 PIDD 超过 200 种，已明确致病基因的 150 余种，根据缺陷成分不同，可分为原发性 B 细胞缺陷、原发性 T 细胞缺陷、T 和 B 细胞联合免疫缺陷、补体系统缺陷和吞噬细胞缺陷等。

（一）原发性 B 细胞缺陷

原发性 B 细胞缺陷是一类以抗体合成减少，血清 Ig 水平低下为特征的疾病。患者外周血 T 细胞数量正常，因 B 细胞发育缺陷而致 B 细胞数量减少或缺乏，或因 B 细胞对 T 细胞传递信号反应低下，抗体生成障碍，患者对细菌、病毒和寄生虫的易感性增高。常见类型有：① X- 性连锁无丙种球蛋白血症（X-linked agammaglobulinemia，XLA），最先发现，最为常见，由于 B 细胞成熟缺陷所致，外周血无成熟 B 细胞。② X- 性连锁高 IgM 综合征（X-linked hyper-IgM syndrome），CD40L 基因突变，致 Ig 类别转换机制缺陷，患者血清中 IgM 水平高而缺乏其他类别 Ig。③选择性 IgA 缺陷，血清 IgA 和 sIgA 水平降低或缺乏，病因不明，易发生呼吸道和消化道反复感染。

（二）原发性 T 细胞缺陷

原发性 T 细胞缺陷是一类由遗传因素所致的 T 细胞发育、分化和功能障碍的免疫缺陷病。T 细胞缺陷直接导致细胞免疫功能缺陷，也间接导致体液免疫功能缺陷和单核 / 巨噬细胞功能缺陷。常见类型有：① DiGeorge 综合征，又称为先天性胸腺发育不全，多伴发其他系统的发育畸形或不全，外周血无或少 T 细胞，B 细胞数量正常，但抗体水平较低。② T 细胞活化和功能缺陷，T 细胞数量正常，但膜分子表达异常或缺失，如 TCR-CD3 表达和功能异常、CD28 表达缺失致 T 细胞活化障碍、ZAP-70 缺失导致 T 细胞信号转导异常等。

（三）T、B 细胞联合免疫缺陷

联合免疫缺陷（combined immunodeficiency disease，CID）是由 T 和 B 细胞均出现发育障碍或缺乏细胞间相互作用所致的疾病，多见于新生儿和婴幼儿，患儿可发生反复难以控制的感染。常见类型有：①重症联合免疫缺陷（severe combined immunodeficiency disease，SCID），最严重的原发免疫缺陷病，细胞免疫和体液免疫均严重缺陷，不接受治疗多于 2 岁内夭折。② Wiscott-Aldrich 综合征（WAS），是一种 X 染色体隐性遗传性免疫缺陷病，多见于男孩，临床表现为湿疹、血小板减少及反复感染。③毛细血管扩张共济失调症（Louis-Bar syndrome，LBS），多见于幼儿，兼有 T、B 细胞免疫缺陷。

（四）补体系统缺陷

补体缺陷病是最为罕见的原发性免疫缺陷病，多为常染色体隐性遗传，补体固有成分、调节蛋白和补体受体任一成分缺陷均可导致免疫功能异常和缺陷。常见类型有：①遗传性血管神经性水肿（hereditary angioneurotic edema，HAE），补体调控成分 C1INH 基因缺陷，致使 C1 激活失控，C4 和 C2 大量裂解，裂解片段 C4a 和 C2b 发挥血管活性介质作用导致炎症反应和水肿。②阵发性夜间血红蛋白尿，糖基磷脂酰肌醇（glycosyl phosphatidyl inositol，GPI）缺陷，

NOTE

不能使补体溶细胞效应的抑制因子锚定在红细胞表面，致使正常红细胞被补体膜攻击复合体溶解，出现溶血性贫血和晨尿出现血红蛋白。

（五）吞噬细胞缺陷

吞噬细胞缺陷包括吞噬细胞数量减少或缺乏、功能障碍等。最常见的是慢性肉芽肿病（chronic granulomatous disease，CGD），多为 X 连锁遗传，中性粒细胞和单核 / 巨噬细胞缺乏 DADPH 氧化酶，吞噬病原体后，杀菌过程受阻，致使病原体在吞噬细胞内存活繁殖，并随其游走而播散，形成严重反复的化脓性感染，吞噬细胞聚集持续刺激 Th1 作用形成肉芽肿病变。

二、继发性免疫缺陷病

继发性免疫缺陷病（AIDD）是继发于其他疾病或由于其他因素导致的免疫缺陷病。

（一）诱发 AIDD 的常见因素

1. 肿瘤 白血病、淋巴瘤和骨髓瘤等免疫系统恶性肿瘤，可进行性损伤免疫系统，导致免疫功能障碍。

2. 感染 某些病毒、细菌和寄生虫感染，影响免疫系统导致 AIDD，如结核分支杆菌、麻风杆菌、人类免疫缺陷病毒（human immunodeficiency virus，HIV）、麻疹病毒、风疹病毒、巨细胞病毒和 EB 病毒等。

3. 药物 主要是免疫抑制剂类药物。包括：①抗炎症药物，主要是糖皮质固醇；②细胞毒性药物，常见的有环磷酰胺、甲氨蝶呤；③真菌或细菌衍生物，常见的有环孢素 A（cyclosporine A，CsA）、FK506（tacrolimus）和西罗莫斯（sirolimus）。

4. 其他 营养不良、衰老、疾病消耗和手术外伤等也是 AIDD 的诱发因素。

（二）获得性免疫缺陷综合征

获得性免疫缺陷综合征（acquired immunodeficiency syndrome，AIDS）是较为典型的继发性免疫缺陷病。AIDS 由 HIV 引起，于 1981 年在美国首先发现。HIV 为逆转录病毒，T 细胞表面的 CD4 分子是其吸附受体，因此 HIV 主要侵犯宿主的 $CD4^{+}$T 细胞，包括 Th 细胞、单核 / 巨噬细胞、DC 等。HIV 进行性破坏免疫系统（尤其是细胞免疫），造成免疫功能低下直至缺陷（详见病原生物学部分 HIV 相关章节）。

三、免疫缺陷病的治疗原则

免疫缺陷病治疗的基本原则是尽可能减少感染和及时控制感染；通过过继免疫细胞或移植免疫器官以替代缺失的免疫成分。

1. 抗感染 保护性隔离患者，减少接触感染源；慎用免疫抑制类药物；使用抗生素、抗真菌药物等及时控制感染。

2. 免疫重建 可采用胸腺移植、骨髓移植、造血干细胞移植及胎肝移植，以重建免疫功能，对某些原发性免疫缺陷病可缓解病情，是有效的治疗措施。

3. 基因治疗 某些原发性免疫缺陷病为单基因缺陷所致，其突变位点明确，为基因治疗奠定了基础。将正常的目的基因片段整合到患者干细胞基因组内，被基因转化的细胞经过有丝分裂，使转化的基因片段能在患者体内复制而持续存在，并发挥功能。

4. 免疫制剂 原发性免疫缺陷病患者常伴 IgG 或其他抗体缺乏，补充 Ig 是最常见的治疗

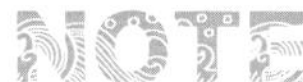

措施。对血清 Ig 含量低于 2.5g/L 的患者，可予人丙种球蛋白静脉滴注。其他替代治疗包括特异性免疫血清，输白细胞、细胞因子等以提高机体的免疫功能。

5. 中医中药　中药的补益药或复方如虫草、人参、山茱萸、黄芪、当归及六味地黄丸、补中益气汤、八珍汤等对免疫缺陷病有一定的治疗作用。

第四节　肿瘤免疫

免疫系统与肿瘤的发生关系十分密切。免疫系统可通过多种免疫效应机制杀伤或清除肿瘤细胞，肿瘤细胞也可以通过多种免疫逃逸机制抵抗或逃避免疫系统对其的杀伤和清除。故肿瘤免疫研究的关键一方面是肿瘤细胞如何通过表达肿瘤抗原诱导机体的特异性免疫，另一方面是肿瘤细胞如何实现免疫逃逸。基于对这两方面的认识，我们进行肿瘤的免疫诊断、预防及治疗。

一、肿瘤抗原

肿瘤抗原（tumor antigen）是指细胞癌变过程中出现的新抗原（neoantigen）或肿瘤细胞异常 / 过度表达的抗原物质。肿瘤抗原分类尚无统一方法，根据特异性和产生机制进行分类。尽管某些肿瘤细胞表达肿瘤抗原，但多数肿瘤细胞的免疫原性较弱，难以诱导机体产生针对这些抗原的有效免疫应答。

（一）根据肿瘤抗原特异性分类

1. 肿瘤特异性抗原（tumor specific antigen，TSA）　只存在于某种肿瘤细胞表面而不存在于正常细胞的新抗原。

2. 肿瘤相关抗原（tumor associated antigen，TAA）　一些肿瘤细胞表面糖蛋白或糖脂成分，它们在正常细胞上有微量表达，但在肿瘤细胞表达明显增高。胚胎抗原（fetal antigen）属于此类，如甲胎蛋白（alpha-fetoprotein，AFP）、癌胚抗原（carcinoembryonic antigen，CEA）等研究较多，已应用在原发性肝癌、消化道及乳腺恶性肿瘤的辅助诊断中。

（二）根据肿瘤抗原产生的机制分类

1. 理化因素诱发的肿瘤抗原　某些化学致癌剂或物理因素可诱发肿瘤，这类肿瘤抗原的特点是特异性高而抗原性较弱，有明显的个体独特性。

2. 病毒诱发的肿瘤抗原　此类抗原是由病毒基因编码，故称为病毒肿瘤相关抗原。目前已发现 600 多种病毒与动物肿瘤发生相关，如乙肝病毒（HBV）和丙肝病毒（HCV）与原发性肝癌相关，人类乳头瘤状病毒（HPV）与宫颈癌相关，EB 病毒（EBV）与鼻咽癌相关。

3. 自发性肿瘤抗原　在自发肿瘤细胞表面的抗原，人类肿瘤多数为无明确诱发因素的自发性肿瘤。

二、机体抗肿瘤的免疫效应机制

机体的免疫功能与肿瘤的发生发展密切相关，宿主免疫功能低下易发肿瘤，而肿瘤发生又能抑制免疫，二者互为因果。肿瘤发生后，机体可产生针对肿瘤抗原的固有免疫应答，也可以

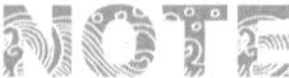

产生适应性免疫应答。

（一）固有免疫细胞介导产生的抗肿瘤免疫作用

固有免疫应答在机体抗肿瘤免疫过程中具有重要作用，参与抗肿瘤作用的固有免疫细胞主要包括 NK 细胞、活化巨噬细胞、γδT 细胞和 NKT 细胞等。

1. NK 细胞的抗肿瘤作用　NK 细胞是早期抗肿瘤的重要细胞，是抗肿瘤的首道防线。肿瘤细胞表面 MHC-Ⅰ类分子表达下降或缺失，不能与 NK 细胞表面抑制性受体结合，活化性受体占优势，NK 细胞可活化通过穿孔素 / 颗粒酶、Fas/FasL 和释放 TNF 等途径杀伤肿瘤细胞，亦可在抗体产生后通过 ADCC 机制发挥抗肿瘤作用。

2. 巨噬细胞的抗肿瘤作用　活化的巨噬细胞可非特异性吞噬清除肿瘤细胞，通过 ADCC 杀伤肿瘤细胞，还能分泌过氧化氢、氧离子、溶酶体酶、TNF 等杀伤肿瘤细胞的效应因子，作为专职 APC 可提呈肿瘤抗原诱导适应性免疫应答。但另一方面，肿瘤细胞分泌的某些物质能作用于巨噬细胞使之称为免疫抑制性巨噬细胞，促进肿瘤的发展。

（二）适应性免疫应答介导的抗肿瘤免疫作用

一般认为抗肿瘤适应性免疫应答是以细胞免疫为主，体液免疫协同，是二者相互作用的综合效应。

1. 细胞免疫应答　T 细胞介导的细胞免疫应答在机体抗肿瘤免疫过程中起重要作用，参与抗肿瘤免疫作用的 T 细胞主要包括 $CD8^+$CTL 和 $CD4^+$Th1 细胞。① $CD8^+$CTL 在机体抗肿瘤免疫效应中起关键作用，可特异性杀伤表达相应抗原的肿瘤细胞，产生抗肿瘤免疫效应。② $CD4^+$Th1 细胞，可通过分泌 IL-2、TNF-α/β 等细胞因子增强巨噬细胞、NK 细胞和 $CD8^+$CTL 对肿瘤细胞的杀伤作用；局部分泌的高溶度 TNF-α/β 可直接诱导肿瘤细胞凋亡，也可通过诱导肿瘤血管坏死发挥杀瘤效应。

2. 体液免疫应答　肿瘤抗原可以诱导机体产生特异性抗体，理论上肿瘤特异性抗体可通过以下 5 种方式发挥抗肿瘤作用：①激活补体系统，溶解肿瘤细胞；② ADCC；③调理吞噬作用；④抗体对肿瘤细胞表面某些受体的封闭作用；⑤抗体对肿瘤细胞黏附作用的干扰。但抗体在体内的抗肿瘤免疫作用十分有限。临床上应用单克隆抗体治疗某些肿瘤有一定的疗效，但某些情况下，肿瘤特异性抗体与肿瘤细胞结合后非但不能杀伤肿瘤细胞，反而会干扰特异性细胞免疫应答对肿瘤细胞的杀伤作用，这种具有促进肿瘤生长作用的抗体被称为增强抗体。

三、肿瘤的免疫逃逸机制

在机体抗肿瘤免疫的作用下，许多肿瘤仍能在机体内进行性生长，表明肿瘤细胞能够逃避宿主免疫系统的攻击，或是通过某种机制使机体不能产生有效的抗肿瘤免疫应答。

（一）肿瘤细胞具有逃避免疫监视的能力

1. 肿瘤细胞免疫原性微弱　某些肿瘤细胞表达的抗原与体内正常蛋白仅有微小差异，无法诱导机体产生有效的肿瘤免疫应答，使肿瘤细胞生长失控形成肿瘤。

2. 抗原调变　某些免疫原性较强的肿瘤细胞在机体抗肿瘤免疫作用压力下，表面某些抗原表位减少或丢失，从而逃避免疫系统的识别和攻击。

3. 肿瘤细胞表面 MHC I 类分子表达低下或缺失　多数肿瘤细胞表面 MHC -I 类分子表达低下或缺失，不能提呈肿瘤抗原激活 $CD8^+$CTL，使肿瘤细胞不被攻击。

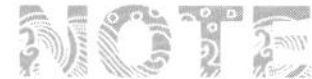

4. 肿瘤细胞表面共刺激分子表达低下或缺失 某些肿瘤细胞表面可表达肿瘤抗原肽 –MHC I 类分子复合物，为 T 细胞提供活化第一信号；但其表面 B7 等共刺激分子表达低下或缺失，不能为 T 细胞提供活化第二信号，使肿瘤抗原特异性 $CD8^+$CTL 无能，不能对相应肿瘤细胞产生免疫效应。

5. 肿瘤细胞抗凋亡和诱导免疫效应细胞凋亡 某些肿瘤细胞因其高表达 Bcl–2 等抗凋亡基因产物，不表达或弱表达 Fas 等凋亡诱导分子，对抗免疫效应细胞诱导的凋亡作用。某些肿瘤细胞也可通过表达 FasL，诱导高表达 Fas 的肿瘤抗原特异性 T 细胞发生凋亡。

6. 肿瘤细胞可表达或分泌抑制性免疫分子 某些肿瘤细胞可通过表达或分泌 TGF–β、IL–2、PGE2 等抑制性细胞因子，使体内 DC 细胞、NK 细胞、巨噬细胞和 T 细胞功能显著下降，抑制抗肿瘤免疫应答。

（二）肿瘤微环境的作用

机体内突变的细胞如果居于适其生长的微环境内，便会不断生长和增殖而形成肿瘤，此微环境即为肿瘤微环境（tumor microenvironment）。肿瘤微环境中有抑制和促进肿瘤细胞生长、增殖和转移的两类成分，肿瘤与微环境间存在着相互依存、相互促进和相互拮抗的复杂关系。某些个体形成了肿瘤的重要原因往往就是肿瘤的微环境促进了肿瘤细胞的生长并保护肿瘤细胞免受免疫效应细胞的清除。

（三）宿主免疫功能的影响

宿主免疫功能的高低是肿瘤细胞能否实现免疫逃逸的关键。肿瘤也能导致宿主免疫功能低下或免疫抑制，从而在免疫应答的诱导和效应等多个环节上抑制机体抗肿瘤作用。自身免疫病、长期服用免疫抑制剂或 HIV 感染者等可因其免疫功能降低或缺陷而易发肿瘤。

四、肿瘤的免疫诊断、预防及治疗

（一）肿瘤免疫诊断

通过免疫学技术检测肿瘤抗原、抗肿瘤抗体或其他肿瘤标志物，有助于肿瘤的诊断及患者肿瘤状态的评估。检测肿瘤抗原是目前最常用的肿瘤免疫诊断方法，如 AFP 的检测对原发性肝细胞癌有诊断价值，CEA 的检测有助于诊断直肠癌。对细胞表面肿瘤标志物的检测也在临床得到应用，如单克隆抗体免疫组化或流式细胞仪检测分析淋巴瘤和白血病细胞表面 CD 分子表达，可对上述疾病进行诊断和临床组织分型。将放射素核素标记的肿瘤特异性抗体注入体内，使其汇集到相关肿瘤所在部位后，借助 γ 照相机清晰显示肿瘤影像等均有助于肿瘤的诊断。

（二）肿瘤免疫预防

已知多种高发的肿瘤与病原体感染有关，如 HBV 或 HCV 感染与原发性肝癌、HPV 感染与宫颈癌、EBV 感染与鼻咽癌等，制备相关的病原体疫苗或探索新的干预方式可降低相关肿瘤的发生。

（三）肿瘤免疫治疗

肿瘤免疫治疗是通过激发和增强机体的免疫功能，以达到控制和杀伤肿瘤细胞的目的。目前，免疫疗法仍处于探索阶段，对实体肿瘤效果有限，故常作为一种辅助疗法与手术、化疗和放疗等常规疗法联合应用。肿瘤免疫治疗分为两类：①肿瘤主动免疫治疗，是根据某些肿瘤细胞的免疫原性，通过各种手段使宿主免疫系统产生针对肿瘤抗原的相应的免疫应答。主要手段是给荷瘤宿主注射瘤苗，包括灭活瘤苗、异构瘤苗、蛋白多肽瘤苗、基因修饰瘤苗等。②肿瘤被动免疫治疗，是直接给机体输注外源性抗体、细胞因子等免疫效应分子或免疫效应细胞，使之在体内立即发挥抗肿瘤免疫效应的治疗方法。该种疗法不受机体自身免疫功能状态的影响，即使机体免疫功能低下也能迅速发挥治疗作用。主要制剂有基因工程抗体、基因工程细胞因子（如 IL–2、IFN–α 等）。此外，体外扩增和激活的免疫效应细胞过继回输入荷瘤宿主体内也具有一定抗肿瘤效果，但其临床疗效尚待确认和提高。

第五节　移植免疫

移植（transplantation）指应用异体（或自体）正常细胞、组织、器官置换病变的或功能缺损的细胞、组织、器官，以维持和重建机体生理功能。移植术中被置换的器官、组织或细胞称为移植物（graft）；提供移植物的个体称为供体（donor）；接受移植物的个体称为受体（recipient）。人体多数实质性器官如肾、肝、心、胰腺、小肠、肺等的移植已被公认为治疗各类终末期脏器功能衰竭的有效方法，肝肾、胰肾、心肺等两个及多个器官联合移植也逐渐应用于临床。

根据移植物的来源不同，将移植分为4种类型（图 6–5）：自体移植（autologous transplantation）、同系移植（syngeneic transplantation）、同种（异体）移植（allogeneic transplantation）、异种移植（xenogeneic transplantation）。基于免疫学的基本原理，我们以目前临床常用的同种异体移植为例，介绍移植免疫的基本原理。

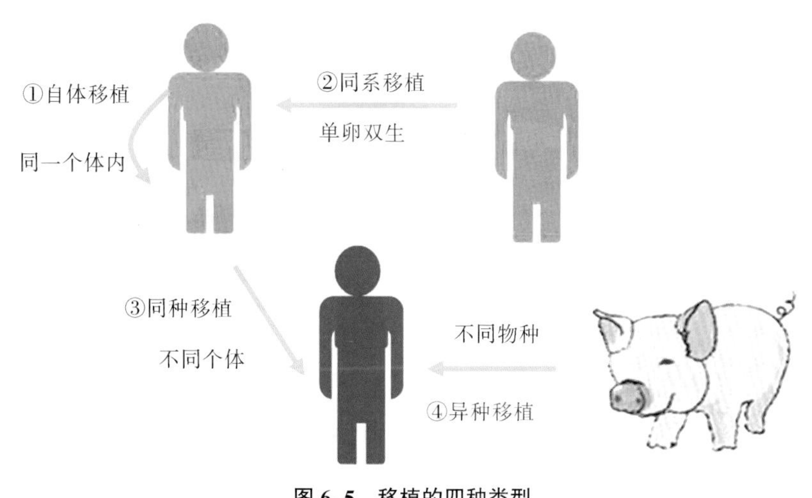

图 6–5　移植的四种类型

一、同种异体移植排斥反应的机制

（一）同种异体移植排斥反应的抗原

引起同种异体移植排斥反应的抗原为同种异型抗原又称移植抗原，包括主要组织相容性抗原、次要组织相容性抗原和 ABO 血型抗原等。

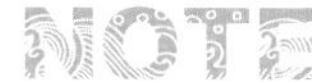

1. 主要组织相容性抗原（MHC 抗原） 引起人类移植排斥反应的抗原主要为 MHC 抗原（HLA），其免疫原性较强，所引起的免疫排斥反应发生快且强烈。供、受者间 HLA 型别差异是发生急性移植排斥反应的主要原因（详见第三章）。

2. 次要组织相容性抗原（minor histocompatibility antigen，mH 抗原） 表达于机体组织细胞表面，主要包括性别相关的 mH 抗原和常染色体编码的 mH 抗原，HLA 完全相同的供、受者间进行移植所发生的排斥反应，主要由 mH 抗原所致。其免疫原性较弱，引起的免疫排斥反应发生得慢而弱。

3. 其他参与排斥反应发生的抗原 主要有 ABO 血型抗原和组织特异性抗原。ABO 血型抗原不仅分布于红细胞表面，也表达于肝、肾等组织细胞和血管内皮细胞表面。若供体与受体 ABO 血型不合，受体体内血型抗体也可引发超急性排斥反应。组织特异性抗原是特异性表达于某一器官、组织和细胞表面的抗原。

（二）参与移植排斥的免疫细胞及其识别方式

1. 参与移植排斥反应的免疫细胞 参与同种异体移植排斥反应的免疫细胞主要包括供体、受体双方的抗原提呈细胞和 T、B 淋巴细胞，其中 T 细胞是介导移植免疫的关键细胞。另外，受体方的固有免疫细胞也发挥重要作用。

2. T 细胞对同种异型抗原的识别方式 移植物内供体残余 APC 和 T、B 淋巴细胞称为“过客白细胞”，供体和受体 APC 均可提呈同种异型抗原。受体 T 细胞既可直接识别供体 APC 表面自身 / 非自身抗原 –MHC Ⅰ / Ⅱ类分子复合物，又可识别自身 APC 提呈的供体 MHC 的抗原肽。前者称为直接识别，后者称为间接识别。直接识别在急性移植排斥反应中起重要作用，间接识别在中晚期急性排斥反应和慢性排斥中起重要作用（图 6–6）。

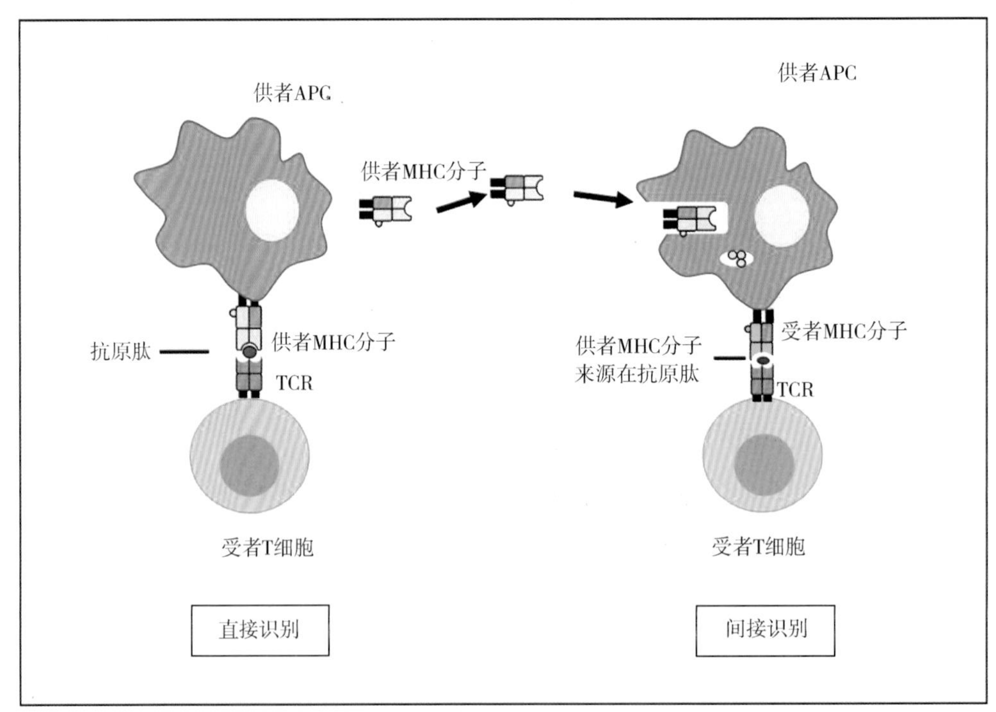

图 6–6 同种异型抗原的直接识别与间接识别示意图

（三）移植排斥反应的效应机制

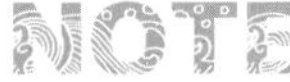

1. 移植排斥中的固有免疫效应 同种移植物首先引发固有免疫应答，导致移植物炎症反

应及相应组织损伤，随后才发生适应性免疫损伤。移植过程中，手术、缺血－缺氧和缺血－再灌注等过程不可避免会对移植物造成一定程度的非特异性损伤，通过损伤相关分子模式（DAMP），激活巨噬细胞、NK、NKT和中性粒细胞等固有免疫细胞，引起炎症反应、吞噬和细胞毒等作用，对移植物产生免疫损伤，固有免疫应答是移植排斥反应的重要效应机制。

2. 移植排斥中适应性免疫效应　T细胞介导的细胞免疫在移植排斥中发挥主要作用，体液免疫主要参与超急性排斥反应。

（1）*细胞免疫应答效应*　多个T细胞亚群参与对移植物的排斥和损伤。①Th1细胞通过分泌IL-2、IFN-γ和TNF-α等炎性细胞因子，聚集单核/巨噬细胞等炎性细胞，导致迟发型超敏反应性炎症损伤；②针对移植抗原的$CD8^+$CTL可直接杀伤移植物血管内皮细胞和实质细胞；③Th17细胞可释放IL-17，继而招募中性粒细胞，促进局部组织产生炎症因子、趋化因子（IL-6、IL-8、MCP-1等）并表达基质金属蛋白酶，介导炎性细胞浸润和组织破坏。

（2）*体液免疫应答效应*　在$CD4^+$T细胞（Th2）辅助下，移植抗原也激活B细胞分化为浆细胞产生相应抗体。针对移植物的抗体通过活化补体后的溶细胞效应、调理吞噬作用、ADCC和免疫黏附等作用参与移植排斥。体液免疫效应可导致血管内皮细胞损伤、凝血和血小板聚集、移植物细胞溶解及促炎介质释放等，在超急性排斥反应中发挥作用。

二、移植排斥反应的类型

移植手术后发生的移植排斥反应分为宿主抗移植物反应和移植物抗宿主反应两种类型。

（一）宿主抗移植物反应

受者免疫系统识别移植抗原产生的免疫应答过程称为宿主抗移植物反应（host versus graft reaction，HVGR）。包括超急性排斥、急性排斥和慢性排斥三种反应。

1. 超急排斥反应（hyperacute rejection）　在移植物与受体的血管接通后的数分钟至24小时内即可发生，见于反复输血、多次妊娠、长期血液透析或再次移植的个体。超急性排斥反应发生的主要原因是受者体内预存着抗供者组织的抗体，包括抗血管内皮细胞抗原、HLA和血细胞抗原的抗体，Ⅱ型超敏反应和Ⅲ型超敏反应是介导该反应的主要机制，可导致局部炎症反应和移植组织损伤和坏死。

2. 急性排斥反应（acute rejection）　器官移植后数天至数周内发生的以细胞免疫应答为主的移植排斥反应，是同种异体移植术后最常见的排斥反应。Ⅵ型超敏反应是介导该反应的主要机制，80%～90%急性排斥反应在术后1个月内发生，术后及时应用免疫抑制剂可有效减轻或缓解其发生和发展。

3. 慢性排斥反应（chronic rejection）　在移植数周、数月甚至数年后发生，呈缓慢进行性，移植器官结构消失，功能进行性减退甚至完全丧失。慢性排斥反应的机制迄今尚未完全阐明，且其对免疫抑制疗法不敏感，从而成为影响移植物长期存活的主要原因。

（二）移植物抗宿主反应

移植物中供者的免疫细胞识别受者组织抗原产生的免疫应答过程称为移植物抗宿主反应（graft versus host reaction，GVHR）。该反应发生后一般难以逆转，导致移植失败，甚至威胁受者生命。

GVHR发生的相关因素：①受者与供者HLA型别不同或宿主具有移植物所缺少的HLA；

②移植物中含有足量的能识别宿主 HLA 抗原的免疫活性细胞；③受者免疫功能极度低下。

GVHR 主要见于原发或继发免疫缺陷病人骨髓移植或反复大量输血治疗。GVHR 的严重程度和发生率主要取决于供、受者间 HLA 型别配合程度，也与次要组织相容性抗原显著有关。GVHR 可损伤宿主皮肤、肝、肠道等多种组织器官，使其功能迅速或逐渐消失。轻者组织器官慢性纤维化，功能逐渐丧失，最终危及生命；重者可因组织器官迅速坏死而导致死亡。

三、移植排斥反应防治原则

器官移植术的成败在很大程度上取决于移植排斥反应的防治，基本原则是严格选择供者、抑制受者免疫应答、诱导移植免疫耐受以及移植后免疫监测。

（一）供者的选择

移植成败的关键是供、受者的组织相容性，术前进行严格检测，尽可能地选择理想的供者。检测项目主要有：①红细胞血型检查，供者 ABO、Rh 血型抗原必须与受者相同，至少符合输血原则。②检测受者血清中预存的细胞毒性 HLA 抗体，防止发生超急性排斥反应。③ HLA 型别检测，供、受者 HLA 型别匹配程度是决定组织相容性的关键因素，HLA 不同基因座位编码产物在移植排斥反应中的作用有所不同，其中 HLA-DR 所起作用最为重要，HLA-B 和 HLA-A 次之。骨髓移植物中含有大量免疫细胞，故 HLA 型别检测要求较高。④交叉配型，目前的 HLA 分型技术尚难以检出某些同种抗原的差异，故有必要进行交叉配型。

（二）移植物和受者的预处理

实质脏器移植时，事先清除移植物中“过路白细胞”，有助于减轻或防止移植物抗宿主疾病的发生。某些情况下，如为逾越 ABO 屏障进行实质器官移植，可对受者进行预处理，包括术前给受者输注供者特异性血小板、受者脾脏切除术、免疫抑制疗法和借助血浆置换术去除受者体内天然抗 A 或抗 B 抗体等。

（三）免疫抑制疗法

由于 HLA 系统非常复杂，要获得完全匹配的 HLA 可能性非常小，因此需要常规适当使用免疫抑制剂。常用免疫抑制剂有：①化学类免疫抑制药，包括糖皮质激素、大环内酯类药物（如环孢素、FK506 和西罗莫司）和环磷酰胺等，目前使用较为广泛的是环孢素。②生物制剂，如抗淋巴细胞球蛋白、抗胸腺细胞球蛋白、抗 IL-2Rα 链（CD25）单抗等。③中草药类免疫抑制剂，某些中药（如雷公藤、冬虫夏草等）具有明显的免疫调节或免疫抑制作用，临床已试用于防治器官移植排斥反应。

（四）移植后的免疫学监测

移植后对免疫排斥反应进行监测十分必要，临床常用检测包括淋巴细胞亚群百分比及功能测定和血清中免疫分子水平检测（如 HLA 分子、相关抗体和细胞因子及受体等）。但免疫学指标均不能特异性地反映免疫排斥反应，只能作为参考。受者体内移植物的生理功能是判断排斥反应发生及强度的关键指标。

第七章　免疫学应用

在人类与疾病的斗争过程中，免疫学逐渐得以发展壮大，创造出了无数服务于临床医学实践和生命科学研究的应用性成果与技术方法。在医学领域免疫学应用主要涵盖免疫诊断、免疫预防及免疫治疗等多个方面。

第一节　免疫诊断

免疫诊断（immunodiagnosis）是应用免疫学的理论、技术和方法对免疫细胞、免疫分子及其相关基因等进行定性或定量检测，从而对人体疾病和免疫状态做出相应的诊断。免疫诊断将免疫学与细胞生物学、分子生物学、基因工程学、医学检验学和计算机科学等多学科相互渗透、融合，目前已广泛应用于医学、法医学和生物学等相关领域。

一、抗原或抗体的检测

抗原抗体反应（antigen–antibody reaction）是指抗原与相应的抗体在体内或体外发生的特异性结合反应，为非共价结合，结合稳定但可逆，且受电解质、pH 值及温度等多因素影响。抗原抗体检测技术经历了经典的血清学方法、免疫标记技术及现代免疫学检验三个发展阶段。

（一）抗原抗体反应的原理与特点

1. 抗原抗体反应的原理　抗原抗体反应是指抗原与相对应的抗体之间所发生的特异性结合的反应。抗原抗体在体内结合，可发生吞噬、溶菌、杀菌、中和毒素等作用；抗原抗体在体外结合，在不同的实验条件下可出现凝集反应、沉淀反应和补体参与的反应等各种类型的反应。

2. 抗原 – 抗体反应的特点

（1）抗原 – 抗体反应的特异性　一种抗原通常只能与由它刺激所产生的抗体结合，这是抗原 – 抗体结合反应的专一性，即特异性，抗原抗体结合力的大小，常用亲和力（affinity）或亲合力（avidity）来表示。

（2）抗原 – 抗体反应的可见性与带现象　在抗原 – 抗体反应中，是否出现可见反应取决于两者适当的浓度和比例。当抗原、抗体的数量比例恰当时，抗体分子的两个 Fab 分别与两个抗原表位结合，相互交叉连接成网格状复合体，则反应体系中基本无游离的抗原或抗体，在适宜的盐浓度下，可形成肉眼可见的反应物（沉淀物或凝集物）。当抗原或抗体一方过剩时，由于过剩一方的结合价不能被完全占据，多呈游离的小分子复合物形式，不能被肉眼察见，称为前带现象（prozone）即抗体过剩，或后带现象（postzone）即抗原过剩。

（3）可逆性　抗原 – 抗体反应是分子表面的非共价结合，结合虽稳定但可逆。在一定条件

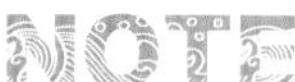

下（如低 pH 值、高浓度盐、冻融等），抗原－抗体复合物可被解离。

（二）血清学方法

早期制备的特异性抗体都源于免疫动物血清，检测样本也多采用血清，因此将这种体外的抗原抗体反应称之为血清学反应（serological reaction）。主要包括凝集反应、沉淀反应等。

1. 凝集反应（agglutination） 是颗粒性抗原与相应抗体结合，在一定条件下可形成肉眼可见的凝块现象。根据抗原性质、试验方法、检测对象不同，凝集反应分为直接凝集反应和间接凝集反应两类。在临床上可用于 ABO 血型鉴定和细菌的快速血清学诊断。

2. 沉淀反应（precipitation） 可溶性抗原在适当条件下与相应抗体特异结合后形成肉眼可见的沉淀现象。经典的沉淀反应曾被广泛地应用于鉴定血清中的特异性抗体，但因其灵敏度不高，逐渐被其他检测方法所替代。随着现代科学技术和各种自动化分析仪的发展，基于沉淀反应原理的免疫电泳技术和免疫比浊技术在临床和科研检测中得到广泛应用。

3. 免疫电泳（immunoelectrophoresis，IEP） 是将抗原抗体反应的高度特异性与电泳技术的高分辨及快速、微量等特性结合的一项免疫化学分析技术。临床最常用于 M 蛋白的鉴定和分型。

4. 免疫比浊技术（immunoturbidimetric assay，IA） 是将液相中沉淀反应与现代光学仪器和自动化分析技术相结合的一项免疫分析技术。依据检测光信号性质不同，免疫比浊技术又分为透射免疫比浊法（turbidimetry）和散射免疫比浊法（nephelometry）两种。散射比浊法又分终点散射比浊法和速率散射比浊法。与经典沉淀法相比，免疫比浊技术具有操作简便、灵敏度高、重复性好且能自动化等优点。目前主要用于免疫球蛋白、补体、急性时相反应蛋白及药物浓度等项目的测定。

（三）免疫标记技术

免疫标记技术（immunolabelling technique）是用荧光素、酶、放射性核素或化学发光物质等标记抗体或抗原，进行抗原抗体的检测，是目前应用最为广泛的免疫学检测技术。标记物与抗体或抗原连接后并不改变抗原、抗体的免疫特性，具有灵敏度高、快速，可定性、定量、定位等优点。

1. 免疫荧光技术（immunofluorescence，IF） 是将抗原抗体的特异性与荧光物质检测的敏感性和形态学的直观性统一地结合起来的一项技术。用荧光标记的抗体可以对细胞表面的抗原进行鉴定和示踪，可在荧光显微镜、激光共聚焦显微镜下观察或通过流式细胞仪进行分析。可分为直接荧光法（direct immunoflurescence）和间接荧光法（indirect immunoflurescence）。该技术已经广泛应用于病原生物的检测、自身免疫性疾病诊断及细胞的分析及分选等。

2. 放射免疫测定法（radioimmunoassay，RIA） 用放射性核素标记抗原或抗体进行免疫学检测，其灵敏度达 pg 水平，曾用于大多数激素的测定等，但由于其伴有的放射性污染，已逐渐被其他免疫标记技术所取代。

3. 酶免疫测定（enzyme immunoassay，EIA） 将抗原－抗体反应的特异性与酶催化作用的高效性相结合的一种分析技术。常用的方法为酶联免疫吸附试验（enzyme linked immunosorbent assay，ELISA）和酶免疫组化技术（enzyme immunohistochemistry，EIH）。前者用于液体标本中抗原或抗体含量测定，后者用于组织切片或细胞表面抗原的测定。

NOTE

酶联免疫吸附试验（ELISA）中酶标记抗原或抗体后形成酶标记物，既保留抗原或抗体的免疫活性，又保留酶的催化活性。借助酶作用于底物的显色反应判定结果并用酶标仪测定光密度（OD）值来反映抗原或抗体的含量，灵敏度可达到 ng/mL 甚至 pg/mL 水平。用于抗体标记的酶主要为辣根过氧化物酶（horseradish peroxidase，HRP）、碱性磷酸酶（alkaline phosphatase，ALP）。依检测原理及目的不同 ELISA 又分为：① 双抗体夹心法，② 间接法，③ 抗原竞争法，④捕获法等。ELISA 技术的优点是灵敏度高、操作简便、稳定性强，可自动化检测，应用范围广，可对多种物质进行定性、定量检测。

酶免疫组化技术是用酶标记已知的抗原 / 抗体与组织或细胞中相应的抗体 / 抗原发生特异免疫反应，经显色进行定性、定位分析的技术。该技术可观察细胞的细微结构，提高病理诊断的准确性，且染色标本可以长期保存，在临床病理诊断中应用较广泛。

4. 发光免疫分析（luminescence immunoassay，LIA） 是将光信号检测的高敏感性和免疫分析的高特异性相结合，用光反应强度表示被测微量抗原或抗体浓度的标记免疫分析技术。发光免疫分析已经成为医学检验领域的核心技术之一，现已广泛应用于各种激素、肿瘤标志物、病原体抗原或抗体、药物及其他微量活性物质的检测。

（四）其他检测技术

1. 免疫印迹法（immunoblotting） 又称 Western blot，是凝胶电泳与固相免疫技术相结合，将电泳所区分的蛋白质转移至固相载体，再应用酶免疫等技术进行检测的方法。该法可对转移到固相膜上的蛋白质进行定位、定性或定量分析。临床上常用于感染性病原体（如 HIV 确证试验）、自身抗体谱、过敏原特异性抗体的检测。

2. 生物素 – 亲和素系统（biotin–avidin system，BAS） 生物素（biotin）和亲和素（avidin）间具有高度亲和力，且均能偶联抗体、抗原和酶、荧光素、放射性核素等检测系统而不影响其生物学活性。1 个亲和素分子可结合 4 个生物素分子，从而具有多级放大效应，当 BAS 与免疫标记技术结合后极大地提高了免疫测定技术的敏感性。

3. 胶体金免疫分析（colloidal gold immunoassay） 是以胶体金为示踪标记物或显色剂应用于抗原抗体反应的一种新型免疫标记技术，以微孔膜作为固相，抗原抗体反应后形成红色的大分子胶体金复合物。现已建立了多种类型的快速检测方法，尤其是胶体金免疫渗滤试验和胶体金免疫层析试验。以其简便、快速、价格低廉、可单份测定、无须任何仪器设备等特点在急诊医学、现场诊断及家庭自我体检等方面得以广泛应用，是"床旁即时检验（point of care test，POCT）"的主要技术方法。

4. 免疫芯片（immunochip） 是将抗原 – 抗体结合反应的特异性和电子芯片高密度集成原理相结合的一种技术，高通量是其突出的特点。该技术操作简便、快速，生产成本低，自动化程度高，除了在蛋白质组计划（后基因组计划）和生物医学领域对重要的蛋白质功能鉴定和疾病诊断应用外，还广泛用于高通量药物筛选、食品卫生等。

二、免疫细胞检测

免疫细胞主要包括免疫细胞计数和功能测定。采集的标本多为外周血，实验动物还可取胸腺、脾和淋巴结等。

（一）免疫细胞的分离、计数

1. 聚蔗糖 – 泛影葡胺（Ficoll–Hypaque）密度梯度离心法 是外周血单个核细胞（peripheral

NOTE

blood mononuclear cell，PBMC）分离最常用的方法。

2. 免疫磁珠法（magnetic cell sorting） 是将细胞表面抗原与连接着磁珠的特异性抗体相结合，在外加磁场中，与免疫磁珠相结合的免疫细胞被吸附，达到分离细胞的目的。该法具有高效、简便的特点，目前广泛应用于多种细胞，如淋巴细胞、造血干细胞的分离和纯化。

3. 流式细胞术（flow cytometry，FCM） 又称为荧光启动细胞分类法（fluorescence activated cell sorting，FACS），是利用单细胞液体流穿过激光束时，通过激光照射多种荧光标记抗体结合的细胞而显示各种荧光，后被接收器检测。FCM 能同时分析细胞表面多个分子的表达及其水平。FCM 综合了光学、电子学、流体力学、细胞化学、免疫学、激光和计算机等多门学科理论和技术，可以对目的细胞进行高速、高纯度、高精度分选和单个细胞分析。常用于检测 T、B 细胞亚群及 NK 细胞等。对需要多分子标记、多参数分析才能确认的目的细胞分选分析，流式细胞仪更有优势。FCM 还可用于细胞周期、细胞凋亡、细胞活化状况等分析，已广泛应用于基础和临床免疫学研究。

（二）免疫细胞功能分析

主要采用体外实验的方法进行免疫细胞功能分析。目前应用最普遍的是流式细胞技术，此外还有如下几种常用分析方法。

1. 酶联免疫斑点技术（enzyme-linked immunospot assay，ELISPOT） 是在 ELISA 基础上建立起来的单细胞水平检测技术。ELISPOT 可以检测淋巴细胞（或某种亚群）在特异性抗原刺激下分泌某种抗体或细胞因子的能力。该方法稳定、特异、灵敏度高，不仅可以同时检测不同抗原诱导的不同抗体分泌并进行定量，还可以检测组织切片中分泌抗体的单个细胞。

2. 免疫活细胞成像技术（live cell imaging） 是将光电成像技术、荧光标记技术与荧光共聚焦显微镜相结合，采用可视化手段对生理、病理状态下的活细胞行为、分布及亚细胞器变化进行实时观察和分析。

3. 免疫细胞化学定量分析 类流式组织细胞定量分析仪（FACS-like tissue cytometer analysis system）由荧光图像采集系统和流式定量分析系统构成，利用荧光标记的高灵敏性捕捉每个细胞影像，再利用流式细胞术对其进行快速、高灵敏性的分析，从而得到详尽的细胞特征和蛋白定量的图像及数据。该技术已经在造血干细胞分化研究、细胞周期变化、孕母血液中胎儿有核细胞产前诊断等方面得到广泛应用。

4. 细胞毒试验 细胞毒性细胞 T 细胞（CTL）和 NK 细胞具有对靶细胞的裂解能力，可以通过细胞介导的细胞毒试验来测定杀伤细胞活性，一般采用 ^{51}Cr 释放法、乳酸脱氢酶（LDH）释放法或细胞染色法进行测定。主要用于肿瘤免疫、移植排斥反应和病毒感染方面的研究。

5. 细胞凋亡检测 靶细胞被 CTL 杀伤后可发生细胞凋亡。研究细胞凋亡的方法有形态学观察、琼脂糖凝胶电泳、原位末端标记法和流式细胞仪检测等。

三、免疫分子检测

免疫分子检测包括免疫球蛋白、补体系统各成分和细胞因子等的检测。

（一）免疫球蛋白的测定

用已知抗体对各类免疫球蛋白作定性、定量测定。检测血清含量高的 IgG、IgA、IgM 时，可用免疫比浊法；检测血清含量低的 IgD、IgE 时可选用 ELISA、RIA 等灵敏度高的方法。诊

NOTE

断免疫球蛋白异常性疾病（如骨髓瘤、性联无丙种球蛋白血症等），可用免疫电泳等方法。

（二）补体测定

测定血清补体含量与活性有助于了解体内补体启动状况，辅助有关疾病的诊断。对血清含量高的 C3、C4、B 因子等，可用免疫比浊法，其他含量低的成分则借助 ELISA 等方法。

（三）细胞因子检测

1. 生物活性测定法　是根据细胞因子特定的生物学活性而设计的检测方法。该方法灵敏度较高，但影响因素多，步骤复杂，不易掌握。

2. 免疫学测定法　以细胞因子作为抗原，用相应抗体进行定量或半定量检测。主要用于分泌性细胞因子和胞内细胞因子的检测。常用方法有 ELISA、ELISPOT、流式微球阵列（Cytometric Bead Array，CBA）。这些方法操作简单、迅速，重复性好，但只能进行量的检测，不能提示细胞因子活性。CBA 是一种微珠多用途检测分析技术，它是以微珠作为反应载体，流式细胞仪作为检测平台的细胞因子检测方法。CBA 可以从单个小样本中获得多个指标的数据，具有更高的灵敏度和更好的重复性，且操作简便。

3. 分子生物学检测法　是利用细胞因子的基因探针检测特定细胞因子表达水平的技术。近年来实时定量 PCR（Real time PCR）因其具有灵敏、快速等特点已获得广泛应用。

第二节　免疫预防

免疫预防（immunological prophylaxis）是指通过人工刺激或诱导机体产生免疫应答，或通过直接输入免疫活性物质，从而特异性清除致病因子，达到预防某些疾病的目的。根据使用制剂和原理的不同，分为人工主动免疫和人工被动免疫两种类型（表 7-1）。

一、人工免疫的类型

1. 人工主动免疫（artificial active immunization）　是通过给机体接种疫苗等抗原性物质诱导机体发生适应性免疫应答，产生特异性抗体或（和）效应淋巴细胞，从而达到预防疾病的目的。常用于疾病的长远预防和计划免疫。

2. 人工被动免疫（artificial passive immunization）　是通过给机体注射含有特异性抗体的免疫血清（如抗毒素）或细胞因子等制剂，使机体迅速获得适应性免疫。常用于感染性疾病的紧急预防或治疗。

表 7-1　人工主动免疫与人工被动免疫的区别

区别点	人工主动免疫	人工被动免疫
免疫物质	抗原（疫苗、类毒素）	抗体、细胞因子等
免疫力出现时间	较慢，1～4 周后出现	快，立即生效
免疫力维持时间	较长，数月～数年	短，2 周～3 周
应用	长远预防、计划免疫	治疗、紧急预防

NOTE

二、疫苗

疫苗（vaccine）是接种后能使机体对特定疾病产生免疫力的生物学制剂的总称。疫苗必须具备安全、有效和实用等基本条件。疫苗的组分主要包括抗原（免疫原）和佐剂，抗原决定了免疫反应的特异性、保护性和效果。一般免疫原的选择原则是：优势抗原（优势表位）、保护性抗原（保护性表位）、保守性强的抗原或表位、能引发长期记忆的抗原或表位。而佐剂（adjuvant）则能提高免疫原的免疫原性和免疫效果。

常规疫苗包括灭活疫苗、减毒活疫苗、类毒素和新型疫苗等，新型疫苗包括亚单位疫苗、合成肽疫苗、重组疫苗和核酸疫苗等。

1. 灭活疫苗（inactivated vaccine） 又称死疫苗（dead vaccine），是用物理或化学方法将病原微生物杀死而制成的制剂。如百日咳、霍乱、乙型脑炎、伤寒、狂犬疫苗等。死疫苗在机体内不能生长繁殖，无毒力回复突变危险，稳定易保存，但对人体免疫作用弱，为获得强而持久的免疫力，必须多次注射（2～3次），用量较大，接种反应亦大。

2. 减毒活疫苗（live-attenuated vaccine） 又称活疫苗（live vaccine），是用人工变异或直接从自然界筛选出来的毒力高度减弱或基本无毒的活病原微生物制成的疫苗。如卡介苗、麻疹活疫苗、脊髓灰质炎活疫苗等。活疫苗在机体可生长繁殖，如同轻型感染，故只需接种一次，用量较小，接种后不良反应亦小。缺点是稳定性较差，不易保存，有毒力回复突变可能，故制备、鉴定及使用必须严格控制。免疫缺陷者和孕妇一般不宜接种活疫苗。

3. 类毒素（toxoid） 用0.3%～0.4%甲醛处理外毒素，使其失去毒性，保留抗原性，即成类毒素。如白喉类毒素、破伤风类毒素等。常与死疫苗混合使用，可制成白喉类毒素、破伤风类毒素及百日咳杆菌的联合疫苗。

4. 亚单位疫苗（subunit vaccine） 是去除病原体中与激发保护性免疫反应无关甚至有害的成分，保留有效抗原组分制成的疫苗。为提高免疫原性，常加入适当佐剂。因减少了无效抗原组分，其所致不良反应及毒性显著低于全菌疫苗。且不含核酸，排除了病毒核酸致癌的可能性。我国早期使用的乙型肝炎血源性疫苗，即是分离纯化乙型肝炎病毒小球型颗粒HBsAg制成的亚单位疫苗。

5. 合成肽疫苗（synthetic peptide vaccine） 是将具有免疫保护作用的人工合成抗原肽结合到载体上，再加入佐剂制成的疫苗。其优点是：①可以大量生产，解决了某些病原生物因难以培养而造成原料缺乏的困境。②既无病毒核酸疫苗传播感染的危险性，亦无减毒活疫苗返祖的危险性。③可制备多价合成疫苗，如在同一载体上连接多种人工合成免疫保护有效组分的氨基酸序列，即具有多价疫苗的作用。

6. 重组载体疫苗（recombinant vector vaccine） 是将编码病原生物有效抗原组分的基因插入载体（减毒的病毒或细菌）基因组中，接种后随疫苗在体内的增殖可大量表达所需的抗原，称为重组载体疫苗。如将多种病原体的有关基因插入载体，则可成为表达多种保护性抗原的多价疫苗。目前使用最广的是痘苗病毒，用其表达的外源基因很多，已用于甲型和乙型肝炎、麻疹、单纯疱疹、肿瘤等疫苗的研究。

7. 核酸疫苗（nucleic acid vaccine） 也称之为DNA疫苗（DNA vaccine），是将编码病原生物有效的蛋白抗原的基因插入到质粒中构建重组质粒，再将其转染宿主组织细胞，使其表达

NOTE

病原生物蛋白抗原，从而诱导机体产生适应性免疫。核酸疫苗注入机体后可在体内持续表达，诱发体液免疫和细胞免疫应答。该疫苗只需接种一次，即可获得持久有效的免疫保护，亦没有减毒活疫苗回复突变的潜在危险性。

8. 转基因植物口服疫苗（oral vaccine in transgenic plants） 将编码病原生物有效蛋白抗原基因和质粒一同植入植物（如西红柿、黄瓜、马铃薯、烟草、香蕉等）的基因组中，产生一种经过基因改造的转基因植物。该植物根、茎、叶和果实出现大量特异性免疫原，经食用即完成一次预防接种。因其能保留天然免疫原形式，模拟自然感染方式接种，故能有效地激发体液和黏膜免疫应答。转基因植物替代昂贵的重组细胞培养，避开了复杂的纯化蛋白抗原过程，可低成本生产。此外，口服接种法易被儿童接受。

三、计划免疫

计划免疫（planned immunization）是指根据某些特定传染病的疫情监测和人群免疫水平的分析，按照规定的免疫程序有计划地利用疫苗进行人群预防接种，以提高人群免疫水平，达到控制以至最终消灭相应传染病的目的。通过计划免疫，我国有效地控制了多种严重危害人民健康的传染病，如乙型肝炎、结核病、百日咳、破伤风、麻疹等。表 7–2 为我国计划免疫程序。

表 7–2　我国计划免疫程序表

疫苗名称	第一次	第二次	第三次	加强	预防疾病
卡介苗	出生				肺结核
乙肝疫苗	出生	1 月龄	6 月龄		乙型病毒性肝炎
脊灰疫苗	2 月龄	3 月龄	4 月龄	4 周岁	脊髓灰质炎
百白破疫苗	3 月龄	4 月龄	5 月龄	18 ～ 24 月龄，6 周岁	百日咳、白喉、破伤风
麻疹疫苗	8 月龄				麻疹
麻腮风疫苗	18 ～ 24 月龄				麻疹、流行性腮腺炎、风疹
乙脑疫苗	8 月龄	2 周岁			流行性乙型脑炎
A 群流脑疫苗	6 ～ 18 月龄（1、2 次间隔 3 个月）				流行性脑脊髓膜炎
A 群 +C 群流脑疫苗	3 周岁	6 周岁			流行性脑脊髓膜炎
甲肝疫苗	18 月龄				甲型病毒肝炎
以上为儿童免疫规划疫苗，以下为重点人群接种疫苗					
出血热双价纯化疫苗					出血热
炭疽减毒活疫苗					炭疽
钩体灭活疫苗					钩体病

第三节　免疫治疗

免疫治疗（immunotherapy）是针对疾病病因、病理及发生机制，根据免疫学原理，应用某些生物制剂药物、中药或其他免疫调节剂调整机体免疫功能，以达到治疗目的。传统的分类

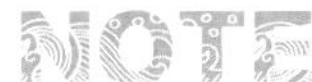

法将免疫治疗分为主动免疫治疗或被动免疫治疗、免疫启动疗法或免疫抑制疗法、特异性免疫治疗或非特异性免疫治疗，各类之间多有交叉。

一、特异性免疫治疗

（一）主动免疫治疗

主动免疫治疗（active immunotherapy）是指给机体输入抗原（疫苗或免疫佐剂）来启动或增强机体免疫应答，使机体自身产生抵抗疾病的能力，以往主要用于传染病的防治。自1998年建立治疗性疫苗（therapeutic vaccine）概念开始，已经研制并应用了一批治疗性疫苗。这些疫苗按其类型分为合成肽疫苗、重组载体疫苗和核酸疫苗等形式（详见本章第二节）。

（二）被动免疫治疗

被动免疫治疗（passive immunotherapy）指给患者输入合适的免疫效应细胞或免疫效应分子，以弥补免疫功能的损伤或缺陷，适用于严重感染、免疫调节功能障碍或免疫缺陷病等患者。主要制剂包括人免疫球蛋白、抗体、细胞因子和过继免疫细胞等。

1. 人免疫球蛋白 是从人体血清和组织中提取的Ig制剂，在临床上应用最广的是丙种球蛋白（γ-globulin）。包括：①胎盘丙种球蛋白，由健康产妇胎盘血液中提取，主要含IgG。②人血浆丙种球蛋白，来源于正常人血清，主要含IgG和IgM。临床上某些传染病（如麻疹、脊髓灰质炎、甲型肝炎等）恢复期患者的血清中含有相应特异性IgG，可以用于这些疾病潜伏期的治疗或紧急预防。

2. 抗体 近年来比较常用的免疫治疗抗体有抗毒素抗体、抗病毒抗体、单克隆抗体等。抗毒素抗体用于紧急预防和治疗细菌外毒素所致疾病；抗病毒抗体用于紧急预防和治疗相应病毒感染性疾病；针对肿瘤靶向的单克隆抗体（McAb）药物具有良好的靶向特异性，已获得临床应用。其作用机制主要是针对特定抗原分子进行特异的中和、抑制，以清除或削弱该分子的作用；它还可通过空间位阻和中和反应、补体活化及ADCC等机制发挥效应。

目前美国FDA已批准抗Her2等多种治疗性抗体，用于治疗肿瘤、感染性疾病、自身免疫疾病、心血管疾病和抗移植排斥等。

3. 细胞因子 直接输入具有生物学活性的细胞因子已在治疗病毒感染、肿瘤、血液系统疾病中取得疗效，如IFN-α对毛细胞白血病、病毒性肝炎、带状疱疹病毒等病毒感染性疾病有一定疗效；阻断和拮抗细胞因子病理作用的免疫疗法主要用于自身免疫性疾病、感染性休克及器官移植排斥反应等疾病的治疗，如重组可溶性IL-1受体可抑制器官移植排斥反应；将趋化因子导入肿瘤细胞可增强抗肿瘤免疫应答，明显抑制肿瘤生长。

4. 过继免疫细胞 将自体或异体的造血细胞、免疫细胞或肿瘤细胞经体外培养、诱导扩增后回输给患者，以启动或增强免疫应答。

抗原特异性免疫细胞过继输入可以在体内发挥杀伤有害细胞的作用，如淋巴细胞因子启动的杀伤细胞（lympholine activate killer cell，LAK）等。体外诱导效应细胞避开了宿主细胞的免疫抑制，易活化和扩增，但目前疗效尚待评价。

造血干细胞移植（hematopoietic stem cell transplantation，HSCT）是从HLA型别相同的供者的骨髓、外周血或脐血中采集分离$CD34^+$干细胞作为造血干细胞注入患者体内以重建正常造血功能和免疫功能，已经成为某些血液病、造血系统异常、多发性恶性肿瘤和自身免疫性疾

NOTE

病的重要治疗手段。

树突状细胞能直接摄取、加工和递呈抗原并刺激体内初始 T 细胞活化，因而也是具有广阔前景的免疫治疗手段。例如，DC 在体外扩增后用肿瘤抗原多肽多次冲击后回输患者体内，可诱导机体产生大量具有特异性细胞毒功能的 T 细胞，临床已用于黑色素瘤、前列腺癌及结肠癌等治疗。

二、非特异性免疫治疗

免疫调节剂为非特异性免疫治疗常用制剂，可以非特异性增强或抑制免疫功能，临床上广泛用于肿瘤、感染、免疫缺陷和自身免疫病治疗，包括免疫增强剂与免疫抑制剂。

（一）免疫增强剂

通常对免疫功能正常者无影响，但对免疫功能低下者有促进作用。

1. 免疫因子　是指具有传递免疫信号，调节免疫效应的蛋白分子，除细胞因子外，还包括转移因子（transfer factor）、免疫核糖核酸（immune RNA，iRNA）和胸腺肽（thymic peptide）。其特点是可以介导细胞免疫反应，提高免疫功能，临床常用于治疗肿瘤及病毒、真菌等感染性疾病。

2. 微生物制剂　可促进 APC 对抗原的摄取，增强巨噬细胞功能，具有很强的非特异性免疫刺激作用。较多应用者有卡介苗和短小棒杆菌等。

3. 化学合成药物　较多应用者有：①左旋咪唑，临床上常用于慢性反复感染和肿瘤放、化疗后；②西咪替丁可促进细胞因子和抗体的生成，从而增强机体免疫功能；③异丙肌苷，可抑制多种 DNA 病毒和 RNA 病毒的复制，主要用于抗病毒治疗。

4. 中药制剂　如多种植物多糖（如云芝多糖、香菇多糖等）可促进淋巴细胞增殖并产生细胞因子，可用于抗肿瘤和感染的辅助治疗。

（二）免疫抑制剂

免疫抑制剂指在可接受剂量范围内对免疫应答产生显著抑制作用的制剂。包括激素制剂、化学合成药物、真菌代谢产物和中药（如青藤碱、雷公藤多苷）等，通常用于自身免疫病和超敏反应性疾病的治疗。

1. 肾上腺糖皮质激素　是临床上应用最早、最广泛的抗炎药物，也是经典的免疫抑制药。可有效减少外周血 T、B 细胞数量；明显降低抗体水平，尤其对初次抗体应答；抑制巨噬细胞活性，从而抑制迟发型超敏反应，是治疗严重Ⅱ、Ⅲ、Ⅳ型超敏反应和自身免疫病的首选药物，也可用于防止移植排斥反应。

2. 化学合成药物　主要有烷化剂和抗代谢类药。前者主要作用是抑制 DNA 复制和蛋白质合成，常用的包括氮芥、苯丁酸氮芥、环磷酰胺等。后者主要分嘌呤和嘧啶类似物及叶酸拮抗剂两大类，较多应用者有：硫唑嘌呤、氨甲蝶呤等。该类药物对体液免疫和细胞免疫均有抑制作用，主要用于治疗抗肿瘤药物及某些自身免疫病。

3. 真菌代谢产物　如环孢素 A（cyclosprin A，CsA）、西罗莫司（sirolimus），西罗莫司又称为雷帕霉素（rapamycin，RPM），是从真菌代谢产物中提取的药物。环孢素 A 可选择性抑制 Th 细胞，用于防治急性移植排斥有显著疗效，是目前临床首选药物；西罗莫司也可抑制 T 细胞，与 CsA 有协同作用，现主要用于器官移植和自身免疫病。

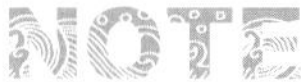

4. 传统中药 有雷公藤、汉防己、川芎等，均具免疫抑制作用，其中尤以雷公藤及其组分的效应最为确切，其作用特点是既可抑制细胞免疫，也可抑制体液免疫，可用于治疗器官移植排斥反应（包括移植物抗宿主反应）、多种自身免疫病（如类风湿关节炎、系统性红斑狼疮等）。

第四节 中药的免疫治疗作用

先秦时期的中医学相关典籍中即有丰富而朴素的免疫学思想与实践记载。如《素问遗篇·刺法论》中有"正气存内，邪不可干"，《素问·四气调神大论》中有"是故圣人不治已病治未病，不治已乱治未乱"等论述，明代《免疫类方》正式提出"免疫"一词，其意为免除疫病的危害。中医理论的"阴阳学说""藏象"理论、"气血精津"理论、"邪正学说"及相关治则治法无不体现着现代免疫的理念。这些理论一直指导中医学的理论与临床、养生与预防的实践。

与化学药物不同，中药成分复杂，其药理作用具有效应多样性、双向调节、毒副作用相对较小的特点。中药所含成分作为外源性物质进入机体，刺激免疫系统，产生免疫增强、免疫抑制或免疫调节的作用，从而起到"扶正祛邪"的治疗效果。

一、中药的免疫增强作用

中药成分较为复杂，药理作用具有多样性。

1. 中药对免疫器官的影响 益气健脾中药党参、黄芪等均能促进免疫器官发育，提高免疫活性。补肾中药肉苁蓉、何首乌等可增加小鼠脾脏和胸腺重量。

2. 中药对免疫细胞的影响 板蓝根多糖、板蓝根的醇提取液对T、B淋巴细胞增殖有明显的增强作用。香菇、黄精、灵芝、银耳、黄芪、何首乌、白术、金银花、女贞子、柴胡、枸杞子、丹参等通过激活T、B淋巴细胞功能和增殖其细胞数量，从而增强机体体液免疫和细胞免疫功能。

3. 中药可调节免疫分子水平及活性 黄芪、党参、白术、茯苓均可升高血清中IgM、IgG水平；枸杞子等提高IgA、IgG、IgM含量及增加抗体生成细胞数和抗体效价；淫羊藿与疫苗合用使血清抗体上升且持续时间长。黄芪、人参、党参、白术、猪苓、茯苓、黄芩等可激活T淋巴细胞，促进单核细胞吞噬功能，诱生IFN-γ。

二、中药的免疫抑制作用

与化学类免疫抑制剂相比，中药作为免疫抑制剂有以下特点：①成分多样化、药理作用广泛且复杂，还有抗炎、抗过敏及免疫双向调节等作用；②毒性小、副作用少，即使存在一定的毒、副作用，但减量或停药后可消失；③单独或与其他免疫抑制剂合用，能提高疗效或降低后者的毒副作用。穿心莲、大青叶、蒲公英、龙胆草、黄柏、大黄、蝉蜕、苍耳、柴胡、麻黄、桂枝、细辛、雷公藤、蝮蛇、蟾酥、丹参、赤芍、川芎、桃仁、红花、甘草、乌梅等，复方如二妙散、小青龙汤、石蓝草煎剂等都具有免疫抑制作用。

NOTE

中药因其成分复杂，药理作用往往不是单向的，其对于免疫系统的影响常常表现为双向调节作用，但这种双向调节作用需在一定条件下实现。

三、中药配伍增效减毒作用及其免疫机制

中医临床通常使用复方，通过合理的配伍，调整偏性，增强或改变原有的功能，消除或缓解对机体的不良作用因素，发挥相辅相成或相反相成的综合作用，通过配伍，可增强疗效、减轻毒副作用。如研究发现，五子衍宗丸、补阳方、益气活血方对雷公藤多苷所致的胸腺、睾丸萎缩均有明显对抗作用。紫云金对雷公藤内酯醇引起的炎症反应有防治作用。黄芪、何首乌、冬虫夏草等均具有免疫增强作用，可对抗雷公藤的免疫抑制作用。

人们已经逐渐认识到中药在机体免疫调节的应用具有广阔前景。其一，中药可增强机体细胞免疫与体液免疫，促进淋巴细胞、单核 / 巨噬细胞及造血干细胞的功能；其二，中药具有免疫抑制作用，可减少炎性因子的释放，抑制或消除抗体的产生，抑制 T 细胞的增殖等；其三，某些中药或复方具有免疫调节功能，使过高或过低的免疫反应恢复正常。这种免疫双向调节作用，体现了中医所强调的“整体观”与“阴阳平衡”等理论。

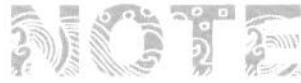

下篇　病原生物学

第八章　病原生物学绪论

在人类疾病谱中，由感染病原生物引起的疾病占很大比重。深入认识这些病原生物，有效防控由病原生物导致的疾病，是人类医学史上最重要的任务之一。

第一节　病原生物与病原生物学

一、病原生物

病原生物（pathogen）泛指能引起其他生物疾病的生物体。就人类而言，病原生物主要指致病的微生物与寄生虫，是人类疾病致病因素的重要组成部分。在人类疾病史中，由病原生物所造成的疾病曾经给人类造成严重的灾难。至今，人类的健康与生命依然受到多种已知或未知病原生物的威胁。

1969 年 Whittaker 根据生物体的主要生物学特征将地球上所有细胞生物分为原核生物界、原生生物界、（真）菌物界、植物界和动物界，提出了“五界系统”。1990 年 Woese 则根据分子进化的路线将所有细胞生物分为细菌域（bacteria）、古菌域（archaea）、真核生物域（eukarya）三个生物域，提出“三域学说（three domains proposal）”。目前被国际生物学界主流所接受的各种生物学分类系统都依据上述“五界系统”与“三域学说”。只有病毒因起源特殊，不具备独立完整的生命特征，被单列一类，称为非细胞型生物。

病原生物跨越细菌域、真核生物域，覆盖原核生物界、原生生物界、（真）菌物界、植物界和动物界，同时包含单列一类的非细胞型生物，其分类学地位更具复杂性。在医学病原生物学中，习惯上将人体寄生虫单列一类（包括医学原虫、医学蠕虫和医学节肢动物）；同时，根据生物学特性及致病性，将病原生物中微生物分为非细胞型微生物（医学病毒）、原核细胞型微生物（医学细菌）、真核细胞型微生物（医学真菌）。

（一）非细胞型微生物

非细胞型微生物目前主要指病毒（virus），在本质上病毒可以视作一段被蛋白质包裹的可复制、转移的遗传信息。根据病毒核酸的类型划分为 2 类，即 DNA 病毒和 RNA 病毒，并进一步分成双链 DNA 病毒（dsDNA）、单链 DNA 病毒（ssDNA）、双链 RNA 病毒（dsRNA）、单正链 RNA 病毒［（+）ssRNA］和单负链 RNA 病毒［（-）ssRNA］等。除此之外，一些具有

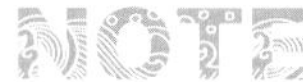

侵染能力，与通常病毒的典型结构差异较大的感染因子，如脒脒病毒（Mimivirus）、类病毒（viroid）、卫星病毒（satellite virus）、卫星核酸（satellite nucleic acid）、朊粒（prion）等，也被暂时列入此类病原生物。

非细胞型微生物的主要特点是：①无细胞构造，形体微小，主要成分仅为核酸和蛋白质，故有“分子生物”之称；②核酸类型单一，DNA 或 RNA；③无自主代谢，增殖完全依赖宿主细胞；④具有感染性。以其特点而论，几乎所有病毒都属于病原生物，其中致人类疾病的病毒称为医学病毒。

（二）原核细胞型微生物

原核细胞型微生物具有原始核，其特点是：①均为单细胞生物，形体微小，需借助光学显微镜观察。②细胞结构简单，无核膜，细胞核为裸核；细胞器缺乏，无线粒体、内质网、高尔基体；缺少细胞骨架。③增殖方式单一，绝大多数以无性二分裂方式繁殖。引起人类致病的原核细胞型微生物主要包括细菌、放线菌、支原体、衣原体、螺旋体和立克次体。

（三）真核细胞型微生物

真核生物是结构类型最为繁复的生物类群，在微生物中主要包括真菌。其特点是：①生物体形式多样，由单细胞或多细胞构成。②细胞结构复杂，细胞核有核膜，核酸多以染色体形式存在；细胞器发达，有线粒体、内质网、高尔基体。③增殖方式多样，具有无性繁殖与有性繁殖多种繁殖方式。

真菌中与人类疾病关系较密切的包括：子囊菌门的表皮癣菌、毛癣菌、小孢子癣菌、毛结节菌、假丝酵母菌、肺孢子菌、曲霉菌、镰刀菌、青霉菌、组织胞浆菌等；担子菌门的隐球菌、糠秕马拉色癣菌等；接合菌门的毛霉菌等。

二、病原生物学

广义的病原生物学是研究病原生物种类、分布、形态、结构、代谢、生长繁殖、遗传进化及其与人类、动物、植物、自然界等相互关系的一门学科。在实践中可包括病原微生物学、寄生虫学等，其中病原微生物学可分为专门研究致病细菌、致病真菌和致病病毒的学科，寄生虫学可分为专门研究原虫、蠕虫和致病节肢动物的学科。狭义的病原生物学特指研究引起人类致病的病原生物的学科，也可称为医学病原生物学。本教材中的病原生物学主要是指医学病原生物学。

在自然界种类繁多的生物中，引起其他生物感染的生物体主要局限于以营寄生生活为主的微生物和部分低等无脊椎动物。对于这一部分生物群体的生物学行为及致病机制的研究构成了病原生物学的主要研究范畴。危害人类健康的医学病原生物（包括病毒、细菌、真菌、原虫、蠕虫、节肢动物等）则是医学病原生物学的主要研究对象。其研究内容包括医学病原生物的生物学特性、与人类宿主的关系、致病机制及相应的检测方法、防治原则等。

第二节　医学微生态

NOTE

在地球上生活的所有生物拥有共同的家园，这个家园的共同居住者之间可以发生与形成许多不同类型的相互关系。这些相互关系的总和构成地球的生态系统。处于地球生态系统中的人类，与自然界中的其他生物存在多种相互关系。

一、生物间的生存关系

共生、捕食、拮抗是生物与生物之间生存关系的主要表现形式。共生（symbiosis）是指两种生物在一起生活的现象。根据共生生物之间的利害关系，又可进一步分为共栖、互利共生和寄生。共栖（commensalism）指两种生物在一起生活，其中一方受益，另一方不受影响；互利共生（mutualism）指两种生物在一起生活，双方均受益，从而互相依赖，长期共存；寄生（parasitism）指一方从另一方获益，并使对方受损。需要指出的是，在共生过程中三种方式不是永恒的，在一定条件下可以相互转化。捕食（predation）是指一方以另一方为食物的现象，使对方作为一个个体被消灭（寄生通常并不马上造成另一方的生命结束）。拮抗（antagonism）是指双方互相抵制、互相排斥的现象，通常表现为对生存所需资源的争夺。人类与病原生物之间的生存关系主要表现为寄生形式。

二、寄生关系

在寄生关系中，受益的一方称为寄生物（parasite），受损害的一方称为宿主（host）。就医学病原生物与人类的共生关系而言，受损的人类处于宿主地位，而得益的医学病原生物就是寄生物。

（一）寄生物分类

按寄生生物对宿主依赖程度可以将寄生生物分为专性寄生生物、兼性寄生生物和偶然寄生生物。专性寄生生物指必须营寄生生活方能生存的生物，如病毒、某些原核生物、疟原虫、丝虫、绦虫等；兼性寄生生物指既可营寄生生活，又可营自生生活的生物，如粪类圆线虫；偶然寄生生物指因偶然机会进入非正常宿主体内寄生的生物，如某些蝇蛆。

按寄生生物与宿主接触时间可以将寄生生物分为长期性寄生生物和暂时性寄生生物。前者指发育某一阶段不能离开寄生宿主的寄生生物，如病毒、绦虫等；后者指一些只需短时接触宿主的寄生生物，如蚊、白蛉、蚤、虱、蜱等。

按寄生生物与宿主接触空间关系可以将寄生生物分为体内寄生生物和体外寄生生物。前者指寄生于肠道、组织内或细胞内的寄生生物，如病毒、细菌、线虫等；后者指寄生于宿主体表的寄生生物，如蚤、虱、某些真菌等。

（二）宿主分类

一种寄生生物可以拥有多种不同的宿主（或在不同的发育阶段拥有不同的宿主），按宿主相对于寄生物的作用，宿主也可进行分类。

按宿主在寄生物不同发育阶段的作用，分为终宿主（definitive host）和中间宿主（intermediate host）。前者是寄生物成体（如寄生虫成虫）或有性生殖阶段所寄生的宿主；后者是寄生物幼虫或无性生殖阶段所寄生的宿主。

按宿主在寄生物传播过程中的作用，分为储存宿主（reservoir host）和转续宿主（paratenic host）。前者是指与被致病宿主并存的其他生物宿主，例如日本血吸虫成虫可寄生于人和牛，牛即为血吸虫的储存宿主。后者是指不能完全满足寄生物完整发育过程的非正常宿主，例如卫

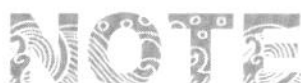

氏并殖吸虫的童虫进入野猪体内不能发育为成虫，若犬吞噬含有此虫的野猪肉，则其可在犬体内发育为成虫，野猪就是该虫的转续宿主。

三、人体微生态系

从群体生物学和生态学的角度观察人体，可以将人体视作人的真核细胞群与微生物的原核细胞群、真核细胞群及非细胞型生物组成的生物共同体。据测算，人体表与体内的原核生物数量是人体自身细胞数量的 10 倍，它们参与了人体的代谢过程，参与了人体内环境的稳态调节，参与了人体免疫系统的构建，是正常人体不可或缺的部分，故称之为人体微生态系（microbial ecosystem）。组成微生态系的微生物称为正常微生物群（normal flora）。

（一）正常微生物群

人体微生态系中的微生物成员包括原籍微生物群（autochthonous microorganism flora）与外籍微生物群（allochthonous microorganism flora）。原籍微生物群定植在宿主的上皮细胞表面上，从婴儿的初级群落开始，逐步演替到成年后的终极群落，与机体形成动态协调的统一体，是正常人体生理机制的重要组成部分。正常微生物群在数量及种类比例上维持稳定状态，与宿主和环境之间相互依赖、相互制约，形成一种微生态平衡状态，对限制病原生物，维持人体健康有重要作用。当此平衡被打破时即表现为疾病状态。

正常微生物群的生理作用主要表现在以下方面：①生物拮抗，指分布在皮肤黏膜的正常微生物群拮抗外源病原生物的生物屏障作用。包括代谢干扰（专性厌氧菌在代谢过程中产生有机酸，包括挥发性脂肪酸和乳酸，降低局部环境中的 pH 与氧化还原电势，使不耐酸和需氧的外源致病菌生长繁殖受到抑制）；占位性保护（正常微生物群与黏膜上皮细胞紧密接触，形成一层膜菌群，干扰致病菌的定植）；营养竞争（处于主导地位的庞大正常微生物群在营养的争夺中占据优势，不利于外源致病菌的生长与繁殖）等。②营养作用，指位于人体消化道的正常微生物群有的能合成维生素 B_2、维生素 B_{12}、维生素 K、烟酸及叶酸等供人体利用，有的能帮助食物营养的消化和吸收，或参与某些物质的代谢、转化（如胆汁代谢、胆固醇代谢及激素转化）等过程。③免疫作用，指正常微生物群作为免疫诱导物质，可刺激机体免疫系统产生对病原菌有抑制作用的免疫产物。如某些肠道杆菌与肠道致病菌有共同抗原，能刺激肠黏膜下淋巴细胞增殖，诱导 sIgA 产生，当 sIgA 与肠道致病菌发生反应时，即可阻断其对肠道黏膜上皮细胞的黏附和穿透作用。④保健作用，正常微生物群与人体有复杂的生态关系，现已明确肠道细菌总编码基因要超过人体编码基因数目的 50 ～ 100 倍，在维持、促进机体健康稳态方面有着重要意义。

（二）微生态失调

人体微生态系因某种原因（如菌群更替、菌群易位、宿主免疫力下降等）失衡时，可使人体陷入疾病状态。此时，人体微生态系由生理组合转变为病理组合，其中部分外籍菌群因失去制衡而大量繁殖，改变了与人类的共生关系，转变为致病菌。如因抗生素滥用引发的菌群失调症（dysbacteriosis）；人体免疫缺陷状态可引起白假丝酵母菌、弓形虫、隐孢子虫感染等。这类感染称为机会性感染（opportunistic infection），其病原体称为机会致病菌（opportunistic pathogen）。

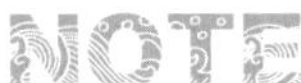

四、感染

病原生物与宿主免疫系统间相互作用所引起的病理生理变化称为感染（infection）。感染的形式、发生、发展及预后受诸多因素的影响，了解与掌握感染的影响因素、类型及意义，对防治感染性疾病有重要意义。

（一）感染的影响因素

感染的影响因素包括病原体、宿主免疫力及环境。

1. 病原体　病原体对感染的影响主要反映在致病性与数量两个方面：①致病性，病原体的致病性通常是指其直接与间接造成宿主病理损害的生物结构与机制。在机制上包括对宿主的侵袭能力、毒性作用；在结构上可以分为结构性致病物质（非分泌性）与分泌性致病物质。病原体的侵袭能力系其对宿主机体入侵过程中所表现的生物学作用，如吸附、定植，以及对宿主免疫系统的逃逸等。病原体的毒性作用则是以宿主受到的损害严重性及后果来反映，通常表现为组织细胞的损伤、代谢过程的紊乱及最终出现的临床特定病型（如天花、麻疹、破伤风、肠热症、疟疾等）。结构性致病物质是由病原体的结构成分作为致病物质，例如病毒的吸附蛋白（流感病毒的血凝素、人类免疫缺陷病毒的gp120等），细菌的脂多糖、分泌系统，蠕虫的吸盘，节肢动物的口器等。分泌性致病物质多为病原体的代谢产物，例如细菌的外毒素、侵袭性酶，原虫溶组织酶，蠕虫的抗凝素等。②数量，在大多数感染过程中，病原体的侵入数量决定感染的状态与形式，少量的病原体入侵，可能迅速为机体免疫系统阻挡，不出现临床疾病表现，形成隐性感染。大量的病原体入侵，则可导致严重的病理损伤，出现明显的临床症状，称为显性感染。引起显性感染的病原体数量即使在同一种病原体亦非定值，因为还将取决于病原体所具有的致病力与机体针对这一病原体所产生的合适免疫力。

在实验研究中，病原体感染能力的强弱一般以毒力（virulence）来衡量。毒力是指病原体进入宿主机体并在体内定植、扩散、繁殖和对宿主细胞形成选择性毒性损害的能力。毒力的量化指标以半数致死量（median lethal dose，LD_{50}）或半数感染量（median infective dose，ID_{50}）表示。

2. 宿主免疫力　是感染发生、发展的重要影响因素。宿主免疫力由固有免疫与适应性免疫两部分组成。前者对病原体构成防御屏障，并在感染早期发挥主要的清除、杀灭病原体作用及限制病原体播散作用。后者可特异性地针对特定病原体形成高效的清除机制，并可形成与维持长期的选择性免疫作用。但宿主免疫力也可能在感染过程中成为导致宿主机体组织损伤的重要原因。

3. 环境　环境对于感染的影响主要表现在：①提供病原生物的生存条件，多数病原体的传播具有地域性，这是因为病原体的生存或传播病原体的媒介生物的生存需要一定的地理、气候条件，如华支睾吸虫只限于亚洲东部分布，而日本血吸虫的分布在我国限于长江流域等。②形成病原生物的适宜传播途径，如消化道传播的病原体与环境中生活污水、食品污染密切关联，而日本脑炎病毒、疟原虫的感染则与由温度、湿度形成的媒介蚊子密度互相平行。③增加人群的易感因素，人口流动、生活条件与习惯的改变，以及医源性因素均可增加与病原体的接触机会，使人群易感性增强。

（二）感染的类型

由于感染过程受许多因素的影响，并导致感染表现的多样化与复杂化，感染可以在不同层

NOTE

面上分成不同的类型。

1. 基于病原体属性的感染分类　根据引起感染的病原体类型可分为细菌性感染、病毒性感染、真菌性感染、寄生虫感染。

2. 基于流行病学意义的感染分类　从流行病学意义上感染分为显性感染（apparent infection）、隐性感染（inapparent infection）、潜伏感染（latent infection）与携带状态（carrier state）。显性感染与隐性感染以出现或不出现临床疾病表现作为区分。潜伏感染是特指病原体以隐伏状态寄生于宿主细胞内的一种感染，这一感染状态一般发生于显性感染或隐性感染之后，潜伏感染的病原体在一定条件下可被激活，重新引起临床感染。携带状态则是特指临床感染表现消失后，病原体在机体的潴留状态。显性感染、隐性感染与携带状态都是流行病学意义上的传染源。尤其是隐性感染与携带状态因其缺乏明显的临床感染表现，常常可因被忽视而成为最主要的病原体传播来源，因此在流行病学上具有十分重要的意义。潜伏感染一般不形成病原体的播散。

3. 基于病原体来源的感染分类　根据引起感染的病原体来源可将感染分为外源性感染（exogenous infection）和内源性感染（endogenous infection）。外源性感染指体外环境入侵的病原生物所造成的感染；内源性感染指体内潜在的病原生物所引起的感染。导致内源性感染的病原体多为机会致病病原体与处于潜伏感染状态的病原体。内源性感染一般具有条件依赖性。

4. 基于临床病程的感染分类　显性感染中临床病程短于 6 个月的感染称为急性感染（acute infection）；临床病程长于 6 个月的感染称为慢性感染（chronic infection）。值得一提的是，以 6 个月病程作为急慢性感染的分界也不是绝对的。

5. 基于发生部位的感染分类　感染发生局限于局部组织、器官的称为局部感染（limited infection）；感染因血行播散而弥散于全身的称为全身感染（systemic infection）。

6. 基于特定发生环境的感染分类　易于或集中在某个特定环境发生的感染以该环境定名，如医院内感染（nosocomial infection）、社区感染（community infection）等。

（三）感染的意义

就生物进化而言，感染对病原生物所造成的选择压力，可促使其产生的遗传突变被选择性地保留，从而影响病原生物的致病性、宿主转换等生物学性状，并对人类的疾病及疾病发生过程产生巨大影响。

感染对于人类具有双重意义。一方面，感染使人类的免疫系统经受选择的压力而不断进化；促使免疫系统建立适应性免疫，以至大多数感染都以隐性感染方式发生。另一方面，严重感染（尤其是烈性传染病）在很多方面给人类带来灾难，如历史上瘟疫曾多次造成人口剧减，给社会发展带来极大影响；感染还可导致机体的免疫系统功能异常，引发免疫缺陷性疾病和免疫损伤性疾病。

第三节　病原生物学发展历程

人类研究病原生物的历程可追溯至公元前。由于病原生物多数体积小，不易观察，因此古代人类未能具体观察记录其形态，但在生产实践中已经对病原生物的传播、预防和治疗做了相

NOTE

关记载。这一阶段由于技术所限，属于病原生物学研究的经验时期，是现代病原生物学研究的萌芽阶段。

真正意义上的近代病原生物学研究是从显微镜的发明开始的。1675 年 Leeuwenhoek 发明了可以观察到细菌的显微镜，并记录下了细菌的形态。由此，显微镜的普及使用使微生物从不为人知的陌生概念逐渐演变为一个为人熟悉的生物种群，这为病原生物学的研究提供了重要的工具和良好的认识基础。

19 世纪中叶，Pasteur 在欧洲有关“自然发生论”的科学大论战中，采用的系列科学实验方法及所得出的结论使人们对发酵、腐败、疾病等现象成因的认识发生了根本性的改变。因“细菌致病学说”的兴起，奠定了医学病原生物学诞生的基础。借助显微镜、细菌染色方法、细菌培养方法，大量病原生物及其感染机制被发现，这些成为 20 世纪初主要的诺贝尔奖获奖项目。如 Pasteur 对葡萄球菌的发现，Koch 对炭疽杆菌、结核杆菌、霍乱弧菌的发现，1851 年 Bilharz 对埃及血吸虫的发现，1880 年 Laveran 对疟原虫的发现，1897 年 Ross 对疟疾传播过程的发现等。这些工作不仅发现了各种感染性疾病的病原体和传播过程，更为重要的是，经过这一系列的研究工作，第一代病原生物学家建立起了现代病原生物学研究的基本理论、基本方法与基本范式，从而开创了以病原生物学研究为先导的生命科学研究的新纪元。其中医学病原生物学研究所取得的成就，将人类的平均预期寿命延长了整整四十年。

值得一提的是，Koch 在完成大量病原生物分离鉴定工作的基础上，提出了确定病原体的著名法则——Koch 公设（Koch’s postulates）。基本内容包括：①同一种疾病中应能查见相同的病原菌；②在宿主体内可分离、培养得到纯的病原菌；③以分离、培养所得的病原菌接种易感动物，可引起相同的疾病；④从人工感染动物体内可重新分离、培养获得纯的病原菌。该法则为多种传染病病原生物的发现提供了理论指导。然而，在运用该法则的同时也应注意一些特殊现象，如带菌者并未表现出明显的临床症状、有些病原生物无法用人工方法培养（如麻风杆菌）、有的病原生物尚未发现有易感动物等。因此，传统意义上的 Koch 法则虽依然是人们认识新现病原体的指导，但仍需适当补充完善以适应病原生物学的发展。有鉴于此，Fredricks 于 1996 年提出了包含核苷酸序列检测的 Koch 公设修正案。其内容为：①病原体的序列应存在于患某种疾病的大多数人群体内；②病原体的序列应存在于患病器官内；③无病者或无病器官应没有或很少有病原体序列的存在；④用原位杂交或电镜可在疾病器官的病变部位中发现病原体的序列；⑤病原体的序列可在首次发现此序列的实验室及其他实验室内被重复检出；⑥病原体引起的疾病被治愈后，患者体内该病原体的序列数量减少或消失；⑦患者发病前应能够检出致病病原体的序列，且该病原体序列的拷贝数与疾病的严重性平行。

进入 20 世纪，生物化学、遗传学、免疫学、分子生物学技术的发展和应用，推动了病原生物学的迅猛发展（表 8–1）。新现病原生物（emerging pathogen）不断被发现并得到深入研究。例如：引起获得性免疫缺陷综合征的人类免疫缺陷病毒，引起高致死性出血热的埃博拉病毒，导致输血后肝炎的丙型肝炎病毒，可造成腹泻性疾病的星状病毒，引起严重急性呼吸综合征的 SARS 冠状病毒，导致猫抓热的汉塞巴尔通体，引起军团病的嗜肺军团菌，引起莱姆病的伯氏疏螺旋体，造成腹泻病的小隐孢子虫和引起巴布亚新几内亚新生儿死亡的福勒伯尼类圆线虫等。应用分子生物学技术，对病原生物致病机制的研究已深入到分子水平和基因水平。近 80 种人类病毒和 50 多种人类致病菌的基因组测序完成。基因分型方法被广泛应用于病原生物

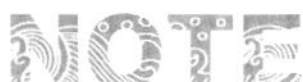

的分类、新种鉴定、流行病学调查及待检菌遗传学特征分析等，在临床病原生物学检验中，开发了多种类型的快速病原生物学检验技术，提高了感染性疾病的快速诊断率。采用分子生物学技术分离或制备了多种新型疫苗，并创制了新型疫苗——核酸疫苗，用于传染性疾病的预防。新型抗生素和新型抗病毒制剂不断被研发上市。但相对人类面临的感染性疾病的威胁，新现和再现感染性疾病的病原学研究、重要病原生物的致病性研究、新型疫苗的制备研究、临床病原生物学诊断技术开发等依然任重而道远。

表 8-1 历届在病原生物学领域获诺贝尔医学或生理学奖的科学家及其成就

年份	获奖科学家	成就
1901 年	Emil Adolf von Behring	开创免疫血清疗法，在治疗白喉上做出贡献
1902 年	Ronald Ross	证实疟疾是由按蚊传播，为成功防治疟疾奠定基础
1905 年	Robert Koch	对结核病的相关研究和发现
1907 年	Charles LouisAlphonse Laveran	确定疟原虫是引起疟疾的病原体
1928 年	Charles Jules Henri Nicolle	对斑疹伤寒的相关研究和发现
1939 年	Gerhard Domagk	发现 prontosil（百浪多息，磺胺类药物）的抗菌效果
1945 年	Alexander Fleming Ernst Boris Chain Howard Walter Florey	发现青霉素及其对各种传染病的疗效
1951 年	Max Theiler	黄热病及其治疗方法上的发现
1952 年	Selman A. Waksman	发现链霉素，第一个有效对抗结核病的抗生素
1954 年	John Franklin Enders Thomas Huckle Weller Frederick Chapman Robbins	发现脊髓灰质炎病毒在各种组织培养基中生长能力
1958 年	Joshua Lederberg	发现细菌遗传物质及基因重组现象（分享 1/2 奖项）
1965 年	François Jacob André Lwoff Jacques Monod	发现酶和病毒生物合成的基因控制
1966 年	Peyton Rous	发现病毒诱导肿瘤发生的作用（分享 1/2 奖项）
1969 年	Max Delbrück Alfred D. Hershey Salvador E. Luria	发现病毒的复制机制和遗传结构
1975 年	David Baltimore Renato Dulbecco Howard Martin Temin	发现肿瘤病毒和细胞的遗传物质之间的相互作用
1976 年	Baruch S. Blumberg D. Carleton Gajdusek	发现传染病产生和传播的新机制
1989 年	J. Michael Bishop Harold E. Varmus	发现逆转录病毒致癌基因的细胞来源
1997 年	Stanley B. Prusiner	发现朊病毒——传染的一种新的生物学原理
2005 年	Barry J. Marshall J. Robin Warren	发现幽门螺杆菌及其在胃炎和胃溃疡中所起的作用
2008 年	Harald zur Hausen	发现导致子宫颈癌的人类乳头瘤病毒（分享 1/2 奖项）
	Françoise Barré-Sinoussi Luc Montagnier	发现人类免疫缺陷病毒（分享 1/2 奖项）

NOTE

续表

年份	获奖科学家	成就
2015 年	William C. Campbell Satoshi Ōmura	发现 Avermectin（阿维菌素），其衍生物能有效治疗盘尾丝虫症和淋巴丝虫病
	屠呦呦	发现的 Artemisinin（青蒿素）能有效治疗疟疾

注：本表内容自诺贝尔奖官网 http：//www.nobelprize.org 转载和翻译。

第四节 病原生物控制与生物安全

病原生物广泛存在于自然界，与人类的关系极为密切。某些病原生物还可引起严重的疾病，危害人类的生命健康。因此，人们常利用物理或化学因素来抑制或杀死环境中及机体体表的病原生物，从而防止病原生物的污染或传播，这种对病原生物的控制方法通常称为消毒与灭菌。

人们在从事病原生物学研究时，为了保证人类和环境的安全，应严格执行实验室生物安全规则，必要时需采取适当的措施进行个人防护，以防止潜在危险性因子的暴露及播散，达到生物安全的目的。

一、病原生物的控制

在医药学实践中，通常需要有效方法以控制病原生物的生长、繁殖与代谢。同时，许多因素也会影响病原生物控制的效果。下面将介绍与病原生物控制相关的基本概念、主要方法及影响因素。

（一）病原生物控制的基本概念

1. 消毒（disinfection） 是指杀灭物体上病原生物，但不一定能杀灭细菌芽胞和非病原生物的方法。用于消毒的化学药品称为消毒剂（disinfectant）。消毒剂在常用浓度下通常仅能杀灭细菌的繁殖体或病毒，要杀灭细菌的芽胞则需提高浓度或延长作用时间。

2. 灭菌（sterilization） 是指杀灭物体上包括细菌芽胞在内的所有病原生物和非病原生物的方法。灭菌的结果是无菌，因此比消毒更彻底。在医疗用品中，凡是进入人体血液、组织和体腔的医用器材，如手术器械、注射用具、内窥镜、引流管等，都必须达到灭菌标准。在实验室中，严格要求无菌的实验器材、试剂及用于培养微生物的培养基等也需要灭菌。

3. 无菌（asepsis） 是指物体中无任何活的病原生物存在。经过灭菌的物品是无菌的。无菌操作或称无菌技术（aseptic technique） 是指防止病原生物进入人体或其他物品的操作技术。其所用器具材料须先经灭菌处理，如外科手术时防止细菌进入创口。

4. 防腐（antisepsis） 是指抑制病原生物生长繁殖、防止物品腐败变质的方法。用于防腐的化学制剂称为防腐剂（antiseptic）。一般使用同一种化学制剂在高浓度时为消毒剂，在低浓度时为防腐剂。由于在低浓度防腐剂作用下细菌一般并未死亡，因此在选择防腐剂时要注意安全和有效。

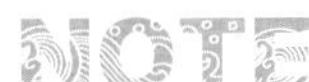

（二）病原生物控制的主要方法

用于病原生物控制的方法主要有物理控制方法、化学控制方法和药物控制方法，各种方法对病原生物所达到的控制效果不同。

1. 物理控制方法 多种物理因素如热力、辐射、超声波、过滤、干燥、低温及改变渗透压等，均能对病原生物的生长繁殖产生一定的影响，并由此达到控制病原生物生长繁殖的目的。

（1）热力灭菌法 高温对病原生物具有杀灭作用，其机制是由于热力可引起蛋白质变性、核酸降解、细胞膜损伤等，造成病原生物生长受到抑制或死亡，因而常用于对病原生物的控制。各种病原生物对高温的抵抗力不同，病毒对高温最为敏感；大部分无芽胞细菌、真菌的菌丝体和酵母菌加热至56℃数分钟即可死亡；而细菌芽胞和真菌的一些孢子及休眠体，对高温的抵抗力较强，如细菌芽胞在沸水中数分钟甚至数小时仍能存活。目前，高温对病原生物的致死作用，已广泛应用于医药实践中的消毒与灭菌。热力灭菌法可分为干热灭菌法与湿热灭菌法两大类。

①干热灭菌法 在无水的状态下，利用高温使病原生物脱水、大分子变性而被杀灭。干热灭菌法主要适用于耐高温的玻璃制品、金属制品及不允许湿热灭菌物品的灭菌。

焚烧（incineration）是一种彻底的灭菌方法。适用于污染物品及实验材料等废弃物或动物尸体的处理。

烧灼（flame）是直接用火焰杀灭病原生物的方法。灭菌迅速、简便，但使用范围有限。适用于病原生物学实验中接种环、试管口、瓶口等的灭菌。

干烤（hot air sterilization）是利用干燥箱的热空气灭菌，其优点是可保持物品干燥。一般加热至160℃经2小时即可杀灭包括细菌芽胞在内的所有病原生物。升高温度可缩短灭菌时间，若加热至170℃则作用1小时即可。如果被处理物品传热性差、体积较大或堆积过挤时，需适当延长时间。此法适用于高温下不变质、不损坏、不蒸发、不易燃的物品的灭菌，例如玻璃器皿、瓷器、玻璃注射器等耐高温物品。

红外线（ultra-red ray）是指波长为0.77～1000μm的电磁波，其中在1～10μm波长范围的热效应最强。由于红外线照射处，能量被直接转换为热能，通过提高环境中的温度和引起水分蒸发而起到干燥作用，影响病原生物的生长。但热效应只能在照射物品的表面产生，因此不能均匀加热物体。此法多用于不适于高温的医疗器械的灭菌，也常用于餐具消毒。

微波（microwave）是一种波长为1～300mm的高频电磁波。主要通过使介质内极性分子呈现有节律的运动，分子间互相碰撞和摩擦，产生热能而灭菌，但灭菌效果不稳定。微波的频率较高，穿透力较强，可穿透玻璃、塑料薄膜和陶瓷等物品，但不能穿透金属。此法多用于食品、药品、非金属器械及餐具等的消毒。

②湿热灭菌法 主要通过加热煮沸或产生水蒸气的热量进行消毒灭菌。在同一温度下，湿热灭菌法比干热灭菌法的效果好。这是因为：菌体蛋白在湿热中易于凝固，蛋白质凝固所需的温度与其含水量有关，含水量愈大，发生凝固所需的温度愈低，湿热中菌体蛋白质吸收了水分，因此较同一温度的干热更易凝固；湿热的穿透力比干热大，可使物品深部也达到灭菌温度；湿热的蒸汽有潜热存在，水由气态变为液态所释放的热能，可迅速提高被灭菌物品的温度。

NOTE

巴氏消毒法（pasteurization）利用较低温度杀死液体中的病原菌或特定微生物，而不破坏物品中不耐热的重要成分的消毒方法，由巴斯德（Louis Pasteur）首创而得名。一般是61.1℃～62.8℃加热30分钟或72℃加热15秒，可杀死液体中的链球菌、沙门菌、布鲁菌、结核分枝杆菌等。此法多用于酒类、牛乳类制品的消毒。

煮沸法（boiling water）将物品置于水中加热至沸点（1个大气压，100℃），持续5分钟可杀灭细菌的繁殖体，细菌芽胞常需煮沸1小时至数小时才能被杀灭。在水中加入2%碳酸钠，可提高沸点至105℃，既可增强杀菌作用，又能防止金属器械生锈。本法简单方便，经济实用，多用于餐具、玻璃器皿、一般外科器械等的消毒。

流通蒸汽消毒法（free-flowing steam）利用1个大气压下100℃的水蒸气进行消毒。常用的器具是流通蒸汽灭菌器或者蒸笼等，100℃持续15～30分钟可杀灭细菌的繁殖体，但不能杀灭全部细菌芽胞。此种方法设备简单，不要求耐压，成本较低，使用时被消毒物品的包装不宜过大，放置不宜过密，以免阻碍蒸汽穿透。主要用于一般外科器械、注射器、餐具及不耐高热物品的消毒。

间歇蒸汽灭菌法（fractional sterilization）利用反复多次流通蒸汽间歇加热，以达到使不耐高温物品灭菌的目的。方法是将需要灭菌的物品置于流通蒸汽灭菌器或蒸笼中，100℃加热15～30分钟杀灭其中的繁殖体，取出后放入37℃培养箱中过夜，使残存的芽胞发育为繁殖体，次日再用流通蒸汽将复苏的芽胞杀灭。如此连续三次即可将灭菌物品上的病原生物全部杀灭，同时又不会破坏其不耐高温的重要成分。此法适用于不耐高热物品的灭菌，如含糖或牛奶的培养基等。

高压蒸汽灭菌法（sterilization by pressured steam）是在密闭的耐压容器内，利用水蒸气形成超过大气压的压力与超过100℃的高温进行灭菌的方法。高压蒸汽灭菌法是一种最常用、最有效的灭菌方法。通常使用高压蒸汽灭菌器，在103.4kPa（1.05kg/cm^2）的蒸汽压下，温度可达到121.3℃，持续15～20分钟，即可杀灭包括细菌芽胞在内的所有病原生物。此法应用范围较广，适用于普通培养基、生理盐水、玻璃器皿、手术器械、敷料等耐高温、耐湿物品的灭菌，也可用于污物和排泄物的灭菌。

（2）辐射杀菌法　辐射杀菌法可分为两种，即非电离辐射（如日光、紫外线等）和电离辐射（如X射线、β射线和γ射线等）。

①紫外线（ultraviolet ray，UV）　紫外线波长为10～400nm，其中波长在240～280nm的紫外线（包括日光中的紫外线）具有杀菌作用，尤以265～266nm的杀菌作用最强，因为这与DNA的吸收光谱范围一致。紫外线的杀菌机制是作用于DNA，使一条链上相邻的两个胸腺嘧啶共价结合形成二聚体，从而干扰DNA的复制与转录，导致病原生物的变异或死亡。部分病原生物受紫外线照射损伤后置于可见光下，可重新正常生长繁殖，称为光复活作用（photoreactivation）。其原因是在病原生物细胞内存有光复活酶，它能分解紫外线照射而形成的嘧啶二聚体，使DNA的二聚体解聚。紫外线照射20～30分钟即可杀死空气中的病原生物，对细菌、真菌、病毒（主要是DNA病毒）、立克次体、螺旋体、原虫等多种病原生物有杀灭作用，但不同种类的病原生物对紫外线照射的敏感性不同。紫外线穿透力弱，普通玻璃、纸、有机玻璃、一般塑料薄膜、尘埃和水蒸气等都对其有阻挡作用，因此仅适用于空气、物体表面的消毒灭菌，例如无菌室、手术室、传染病室、医院病室及实验室等的空气消毒，或用于不耐热塑料器皿等物体的表面消毒。杀菌波长的紫外线对人体皮肤、眼睛均有损伤作用，应注意个

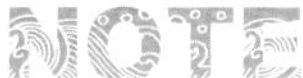

人防护。

②电离辐射（ionizing radiation） 电离辐射具有较高的能量和较强的穿透力，主要包括 X 射线、β 射线、γ 射线和高速电子等。其具有较强的杀菌效果，在足够剂量时，对各种病原生物均有致死作用。电离辐射的杀菌机制在于可瞬间产生大量的氧自由基，能损伤细胞膜、破坏 DNA 复制、引起酶系统紊乱而导致病原生物死亡。电离辐射用于消毒灭菌具有许多独特的优点：能量大，穿透力强，可彻底杀灭物品内部的病原生物，灭菌作用不受物品包装、形态的限制；不需加热，有“冷灭菌”之称，可用于忌热物品的灭菌；方法简便，不污染环境，无残留毒性。常用的辐射源为放射性核素 ^{60}Co，可用于大量一次性医用塑料制品、生物制品、药品和不耐热物品的灭菌；也可用于食品的消毒，而不破坏其营养成分；亦能用于处理污水污泥等。电离辐射可造成人体损伤，使用时应注意防护。

③滤过除菌法（filtration） 利用物理阻留的方法除去液体或空气中的病原生物，以达到无菌目的。所用的器具是滤菌器，滤菌器含有微细小孔（直径为 0.22μ 左右），只允许液体或气体通过，而大于滤菌器孔径的病原生物则不能通过。一般可除去细菌，但不能除去体积微小的病毒、支原体和某些 L 型细菌。滤过法主要用于一些不耐高温、亦不能用化学方法处理的物品如血清、细胞培养液、毒素、抗生素等的除菌，也可用于空气的除菌。

（3）*超声波杀菌法* 超声波（ultrasonic wave）在 20 ～ 200 kHz 的频率范围内，对病原生物具有一定的杀灭作用。在液体中的病原生物细胞可因高频率的超声波作用而裂解死亡，其作用机制主要是通过超声空化效应造成压力的改变，在应力薄弱区可形成许多小空腔，并逐渐增大，最后崩解而产生巨大压力，导致病原生物的结构被破坏而达到杀死病原生物的目的。超声波的杀菌效果及对细胞的影响与多种因素有关，如声波频率、作用时间、病原生物种类、细胞大小、形状及数量等。一般来说，高频率超声波比低频率杀灭病原生物的效果好，体积大的病原生物比体积小的病原生物更易受超声波破坏；杆菌比球菌、丝状菌比非丝状菌更易被杀灭，而病毒较难被破坏。超声波杀灭病原生物并不彻底，但能明显减少病原生物的数量，可用于食具的消毒。目前主要应用超声波裂解细胞，以分离提取细胞组分或制备抗原。

（4）*干燥与低温抑菌法* 干燥和低温具有很好的抑菌作用，也具有一定的杀菌作用。

①干燥（desiccation） 水是病原生物细胞构成与代谢的必要成分，干燥可使病原生物脱水、浓缩、新陈代谢减慢，甚至生命活动停止。不同病原生物对干燥环境的耐受性不同，如脑膜炎奈瑟菌、淋病奈瑟菌、苍白密螺旋体等的繁殖体在空气中干燥时很快死亡；而结核分枝杆菌、溶血性链球菌、炭疽芽胞杆菌及真菌、乙型肝炎病毒等抗干燥力较强；细菌的芽胞对干燥的抵抗力更强，如炭疽芽胞杆菌的芽胞可耐干燥达数十年。虽然干燥不能杀灭这些耐干燥的病原生物，但却能抑制它们的生长繁殖。干燥法主要用于保存食品、药品。此外，也可通过浓盐或糖渍食品的方法，降低其中病原生物的含水量直至干燥，以有效抑制病原生物的繁殖，防止食品、药品变质。

②低温（low temperature） 可使病原生物的新陈代谢减慢，生长繁殖受到抑制。低温不但不能杀灭病原生物，还有利于病原生物的长期存活，当温度回升至适宜范围时它们又能恢复生长繁殖，故常利用低温保存菌种。利用低温保存食品、药品不易变质。利用低温反复多次的冻融可明显减少病原生物的数量，具有一定的杀灭病原生物的作用。由于冷冻时病原生物内部的水分可形成结晶，损伤细胞结构，并产生膨胀导致细胞崩解，因此实验室常用此原理制备细

NOTE

菌的可溶性抗原。在保存菌种时，为避免解冻时对细菌造成损伤，可在低温状态下真空抽去水分，此法称为冷冻真空干燥法（lyophilization），是目前保存菌种的最好方法，一般可保存微生物数年至数十年。

2. 化学控制方法　许多化学药物或制剂具有抑制病原生物生长繁殖和杀灭病原生物的作用，常被用于病原生物的控制。主要有消毒剂和防腐剂，它们对病原生物和人体组织细胞的作用无选择性，都有毒害作用，故只能外用或用于环境的消毒。

消毒防腐剂的作用机制包括：

（1）促使病原生物蛋白质变性或凝固　大多数重金属盐类（高浓度）、酚类、醇类、醛类、酸碱类和氧化剂等消毒防腐剂均具有此作用。如乙醇可引起菌体蛋白构型改变而扰乱多肽链的折叠方式，造成蛋白变性；二氧化氯能与细菌胞质中酶的巯基结合，致使这些酶失活。

（2）干扰病原生物的酶系统或核酸合成　某些重金属盐类（低浓度）、氧化剂等可干扰病原生物的酶系统。这类消毒剂能与病原生物某些酶分子上的 –SH 基结合，而使相关酶失去活性。某些醛类、染料和烷化剂通过影响核酸的生物合成和功能从而发挥杀菌抑菌作用，如甲醛可与病原生物核酸碱基环上的氨基结合，环氧乙烷能使病原生物核酸碱基环发生烷基化，吖啶染料上的吖啶环可连接于病原生物核酸多核苷酸链的两个相邻碱基之间。

（3）损伤病原生物的细胞膜或细胞壁　某些阳离子表面活性剂、酚类（低浓度）、脂溶剂等，能降低病原生物细胞膜的表面张力，增加膜通透性，使胞外液体内渗，导致病原生物裂解。如酚类可导致病原生物细胞膜结构紊乱并干扰其正常功能，使其小分子代谢物质溢出胞外；戊二醛可与细菌胞壁脂蛋白发生交联反应，与胞壁酸中的 D– 丙氨酸残基相连形成侧链，导致病原生物胞内外物质交换发生障碍。

常用消毒防腐剂的种类、性质及用途见表 8–2。

表 8–2　常用消毒防腐剂的种类、性质及用途

类别	名称	常用浓度	作用特点	用途
醇类	乙醇	70% ～ 75%	对分枝杆菌有强大迅速的杀灭作用，对芽胞无效，微毒，对黏膜和伤口有烧灼感	皮肤、物体表面消毒
酚类	苯酚	3% ～ 5%	杀菌力强，对皮肤有刺激性，异味，有毒	皮肤、地面及器皿表面消毒
	甲酚（来苏儿）	2% ～ 5%	能杀灭细菌繁殖体，对芽胞及肝炎病毒无效，异味，有毒	皮肤、地面及器皿表面消毒
	氯己定（洗必泰）	0.02% ～ 0.05%	刺激性小，对人无毒副作用，抑菌作用强，可杀灭细菌繁殖体，有毒	术前洗手
		0.01% ～ 0.02%		腹腔、阴道、膀胱等内脏冲洗
表面活性剂	苯扎溴铵（新洁尔灭）	0.05% ～ 0.1%	对球菌、肠道杆菌有较强杀灭作用，对芽胞及乙型肝炎病毒无效，刺激性小，稳定，有毒	外科洗手及皮肤黏膜消毒，浸泡器械
	度米芬	0.05% ～ 0.1%	对细菌杀灭作用强于苯扎溴铵，对物体损害轻微，有毒	皮肤创伤冲洗；器械、纺织品、塑料制品消毒
氧化剂	高锰酸钾	0.1%	强氧化剂，能杀灭细菌、病毒、真菌，微毒	皮肤、尿道消毒，蔬菜水果消毒

续表

类别	名称	常用浓度	作用特点	用途
氧化剂	过氧化氢	3%	新生氧杀菌，不稳定，能杀灭芽胞在内的所有微生物，微毒	口腔黏膜消毒，伤口冲洗
	过氧乙酸	0.2% ~ 0.5%	高效广谱杀菌剂，原液对皮肤、金属有强烈腐蚀性，微毒	塑料、玻璃制品及玩具消毒
卤素类	氯	0.2 ~ 0.5ppm	刺激性强，有毒	饮水及游泳池消毒
	漂白粉	10% ~ 20%	有效氯易挥发，刺激性强，有毒	饮水、地面、厕所、排泄物消毒
	氯胺	0.2% ~ 0.5%	刺激性弱，有毒	空气、物体表面、衣服（0.1%）消毒
	二氯异氰尿酸钠	4ppm	稳定，可杀灭芽胞、肝炎病毒等各种微生物，有毒	饮水、空气及排泄物（3%）消毒
	碘酒	2.5%	广谱、中效杀菌剂，对皮肤有较强刺激性，有毒	皮肤消毒
	碘伏	1%（用时现配）	有毒	皮肤、黏膜消毒
重金属盐类	升汞	0.05% ~ 0.1%	杀菌作用强，对金属有腐蚀作用，有毒	非金属器皿消毒
	红汞	2%	杀菌力弱，无刺激性，有毒	皮肤黏膜及小创伤消毒
	硫柳汞	0.1%	抑菌作用强，蛋白质变性，酶活性消失，有毒	生物制品防腐，手术部位消毒
	硝酸银	1%	有腐蚀性，有毒	新生儿滴眼，预防淋病奈瑟菌感染
	蛋白银	1% ~ 5%	刺激性小，有毒	新生儿滴眼，预防淋病奈瑟菌感染
烷化剂	甲醛	10%	可有效杀灭芽胞、病毒，破坏细菌毒素，刺激性强，有毒，致癌	物体表面消毒，空气消毒
	戊二醛	2%	对芽胞、病毒、真菌有快速强大的杀灭作用；有毒	精密仪器、内窥镜等消毒
	环氧乙烷	50mg/L	高效广谱杀菌作用，不损害物品，常温下呈气态，易燃易爆，有毒，致癌	器械、纺织品、塑料制品、皮毛制品的消毒
染料	龙胆紫	2% ~ 4%	有抑菌作用，对葡萄球菌作用强，有毒	浅表创伤消毒
酸碱类	醋酸	5 ~ 10mL/m^3 加等量水熏蒸	有刺激性	空气消毒
	生石灰	按 1∶4 或 1∶8 加水配成糊状	杀菌力强，腐蚀性大	地面、排泄物消毒

3. 药物控制方法 某些化学或天然药物对控制病原生物的生长繁殖具有较好的作用。根据药物来源的不同，可分为化学治疗剂与抗病原生物中药；根据药物作用对象的不同，可分成抗病毒药物、抗细菌药物和抗真菌药物。

（1）化学治疗剂 种类较多，与病原生物关系最为密切的是抗生素（antibiotics）和抗代谢药物（antimetabolites），它们在病原生物的控制中发挥着重要的作用。

①抗病毒药物 主要包括核苷类药物、非核苷类反转录酶抑制剂、蛋白酶抑制剂、金刚烷

胺类药物等。目前应用于临床的有十余种，如碘苷（IDU、又称疱疹净）、阿糖腺苷等主要用于治疗疱疹病毒感染；对流感病毒感染治疗有效的如金刚烷胺、甲基金刚烷胺甲胺等；用于治疗艾滋病病毒感染，如叠氮胸苷、拉米夫定、沙奎那韦等。干扰素具有广谱抗病毒作用，主要用于慢性病毒性肝炎（乙型和丙型）、生殖器疱疹、尖锐湿疣等感染的治疗。云芝多糖、甘草酸、多聚肌苷酸和多聚胞啶酸等干扰素诱生剂可在体内诱生干扰素。

②抗细菌药物　主要包括抗细菌抗生素和化学合成抗细菌药物，这些药物抗细菌作用的机制不同，主要是由于它们对细菌特定靶位的药理作用不同。某些抗细菌药物可阻碍细胞壁的形成，如青霉素类、头孢菌素类、碳青霉烯类、单环 β－内酰胺类；某些抗细菌药物可针对细菌的代谢产生抑制作用，如氨基糖苷类、四环素类、大环内酯类、氯霉素；某些抗细菌药物则影响细菌细胞膜的功能，如多黏菌素。

③抗真菌药物　主要包括抗真菌抗生素和化学合成抗真菌药物，按其作用机制可分为三类：作用于细胞膜的药物，如各种咪唑类药物、两性霉素及烯丙胺类的特比奈芬；作用于细胞壁的药物，如尼可霉素、刺白霉素、贝那诺霉素；作用于核酸的药物，如 5- 氟胞嘧啶。其中两性霉素 B、5- 氟胞嘧啶、克霉唑、益康唑等使用后副作用较大，而酮康唑、伊曲康唑等药物的抗真菌谱较广，安全性高，尤其对曲霉疗效好。治疗浅部真菌的感染主要是局部涂抹癣药水（膏）或克霉唑、达克宁霜剂等，而对于深部真菌感染的控制，可应用免疫抑制剂、皮质激素及广谱抗生素等药物。

（2）抗病原生物中药　许多中草药都具有抗病原生物的作用，而且抗病原生物中药的毒性低、过敏反应少，相互之间又具有协同作用。因此，人们在医疗实践中，常应用中草药及其提取物控制多种病原生物的感染。

①抗病毒中药　目前从中草药中筛选出具有抗病毒作用的天然药物多达数百种，其中多种中药如黄芪、刺五加、石斛、丹参、龙胆草、瓜蒌皮等能诱导机体产生干扰素。也有研究证明板蓝根、大青叶、金银花、连翘、柴胡、蟛蜞菊、紫草、藿香、贯众、大黄等对某些病毒有一定的抑制作用。

②抗细菌中药　具有抗细菌作用的中药如黄连、黄芩、赤芍、丹皮、甘草、黄藤素等。

③抗真菌中药　具有抗真菌作用的中药有肉桂醛、桂皮醛、丁香酸、陈皮、全蝎、黄芩、黄精、茵陈蒿、龙胆草、白降丹等。

（三）病原生物控制的影响因素

病原生物的生长繁殖易受环境中各种因素的影响。当环境适宜时，病原生物新陈代谢旺盛，其生长繁殖迅速；若环境条件不适宜或剧烈改变超过一定限度，则可导致病原生物出现代谢障碍，生长受到抑制，甚至死亡。病原生物控制的影响因素有很多种，在应用时需加以考虑。

1. 病原生物的种类、生活状态与数量　不同种类病原生物对各种病原生物控制方法的敏感性不同，例如细菌繁殖体、真菌在湿热 80℃，5 至 10 分钟即可被杀死，而乙型肝炎病毒 85℃作用 60 分钟才能被杀灭。芽胞对理化因素的耐受力远大于繁殖体，炭疽芽胞梭菌繁殖体在 80℃只能耐受 2 至 3 分钟，但其芽胞在湿热环境中 120℃ 10 分钟才能被杀灭。生长成熟的病原生物抵抗力强于未成熟的病原生物。当物品上病原生物的数量多时，要将其完全杀灭需要作用更长时间或更高的消毒剂浓度。

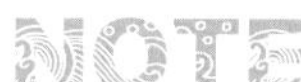

2. 病原生物控制方法、强度及作用时间 不同的控制方法对病原生物的作用也有差异，例如干燥痰液中的结核分枝杆菌经70%乙醇处理30秒即可死亡，而在0.1%新洁尔灭中可长时间存活。即使是同一种病原生物控制方法，不同的强度也可产生不同的效果。例如甲型肝炎病毒在56℃湿热30分钟仍可存活，但在煮沸后1分钟即失去传染性。大多数消毒剂在高浓度时起杀菌作用，低浓度时则只有抑菌作用，但醇类例外，70%～75%的乙醇消毒效果最好。对于同一种病原生物控制方法，在一定条件下，作用时间越长，则效果越强。

3. 消毒物品的性状 在病原生物控制的过程中，被处理物品的性状可影响灭菌效果。如煮沸消毒金属制品，15分钟即可达到消毒效果，而处理衣物则需30分钟；微波消毒水及含水量高的物品效果良好，但照射金属则不易达到消毒目的。此外，物品的体积过大、包装过严，都会妨碍其内部的消毒。物品的表面状况对消毒灭菌效果也有影响，例如环氧乙烷880mg/L，30℃时作用3小时可完全杀灭布片上的细菌芽胞，但对玻璃上的细菌芽胞，同样条件处理4小时也不能达到灭菌目的。

4. 消毒环境 病原生物控制的效果与消毒环境也密切相关，如温度、湿度、酸碱度及是否存在有机物等因素都对其有一定的影响。

（1）温度 热力灭菌时，随温度上升，病原生物灭活速度加快；紫外光源在40℃时辐射的紫外线杀菌力最强；温度的升高也可提高消毒剂的消毒效果，如2%戊二醛杀灭每毫升含10^4炭疽芽胞杆菌的芽胞，20℃时需15分钟，40℃时需2分钟，56℃时仅需1分钟。

（2）湿度 用紫外线消毒空气时，空气的相对湿度低于60%效果较好，相对湿度过高，空气中的小水滴增多，可阻挡紫外线。用气体消毒剂处理小件物品时，30%～50%的相对湿度较为适宜；处理大件物品时，则以60%～80%的相对湿度为宜。

（3）酸碱度 酸碱度对消毒剂的消毒效果影响明显。醛类、季铵盐类表面活性剂在碱性环境中杀灭病原生物效果较好，酚类和次氯酸盐类则在酸性条件下杀灭病原生物的作用较强。例如1%碱性戊二醛溶液（pH8.5），作用2分钟即可杀灭99.9%以上的结核分枝杆菌；而pH3.7的戊二醛溶液要达到同样效果需作用4分钟。

（4）有机物 混在有机物如蛋白质中的病原生物对理化消毒灭菌方法的抵抗力增强，例如杀灭牛血清中的细菌繁殖体所需过氧乙酸浓度比杀灭无牛血清保护的细菌繁殖体高5～15倍。因此在消毒皮肤及物品器械前应先清洗干净；消毒排泄物时应选用受有机物影响小的消毒剂如生石灰、漂白粉等，或提高作用强度，延长作用时间。

二、生物安全

生物安全是指避免危险生物因子造成实验室人员伤害，或避免危险生物因子污染环境、危害公众的综合措施。包括病原生物实验室的生物安全及对突发性危害事件的正确处理。下面主要介绍病原生物实验室的生物安全。

（一）病原生物危害程度分类

国务院2004年11月颁布的《病原微生物实验室生物安全管理条例》中，根据病原微生物的传染性、对个体或群体的危害程度，将病原微生物分为四类：①第一类病原微生物，指能够引起人类或动物非常严重疾病的微生物，以及我国尚未发现或已经宣布消灭的微生物。目前此类病原微生物尚无疫苗可预防。②第二类病原微生物，指能够引起人类或动物严重疾病，比较容易直接或间接在人与人、动物与人、动物与动物间传播的微生物。部分已有疫苗可预防。③第三类病原微生物，指能够引起人类或动物疾病，但一般情况下对人、动物或环境不构成严重危害，传播风险有限，实验室感染后很少引起严重疾病，且具备有效治疗和预防措施的微生物。④第四类病原微生物，指在通常情况下不会引起人类或动物疾病的微生物。其中，第一类和第二类病原微生物统称为高致病性病原微生物。

2006 年 1 月 11 日卫生部制定了《人间传染的病原微生物名录》，其中病毒 160 种（一类 29 种，二类 51 种，三类 74 种，四类 6 种）；朊病毒 6 种（二类 5 种，三类 1 种）；细菌及其他病原 155 种（二类 10 种，三类 145 类）；真菌 59 种（二类 4 种，三类 55 种）。

（二）病原生物实验室的分级

根据病原生物的危害程度及实验室的生物安全防护水平（biosafety level，BSL），可将病原生物实验室分为四级，以 BSL-1、BSL-2、BSL-3、BSL-4 表示。其中 BSL-1 防护水平最低，BSL-4 防护水平最高。

1. BSL-1 实验室 实验室为普通建筑结构，一般要求室内有洗手池，地面可清洗、消毒。不需特殊的遏制设备和设施。实验人员按照标准的病原生物操作规程，在开放的实验台上开展工作。处理对象是对人体、动植物或环境危害较低，不具有对健康成人、动植物致病的致病因子，如大肠埃希菌。

2. BSL-2 实验室 在 BSL-1 实验室的基础上，应配备高压灭菌设备及生物安全柜等设施。实验人员应接受过病原生物处理的特殊培训。处理对象是对人体、动植物或环境具有中等危害或具有潜在危险，对健康成人、动植物和环境不会造成严重危害的致病因子，如肝炎病毒、疱疹病毒、金黄色葡萄球菌等。

3. BSL-3 实验室 实验室应在建设物内自成隔离区，室内有明确分区（如清洁区、半污染区、污染区），且各区之间应有缓冲间。要求有独立的负压保护通风系统，以保证实验室内负压，且排出空气经滤过后不得循环使用。此外，还需配备双电路应急系统，以确保连续供电。实验人员应接受过致病性或可能致死的病原生物处理的专业训练。所有与病原有关的操作均需在生物安全柜或其他物理遏制装置中进行，或穿戴防护服进行操作。处理对象是对人体、动植物或环境具有高度危险性，主要通过气溶胶使人类染上严重的甚至致命的疾病，或对动植物和环境具有高度危害的致病因子，如高致病性禽流感病毒、人类免疫缺陷病毒、SARS 冠状病毒、结核分枝杆菌、霍乱弧菌等。

4. BSL-4 实验室 实验室选址应远离人口密集区域，设施应在独立的建筑物内，周围有封闭的安全隔离带。BSL-4 实验室设施与 BSL-3 基本相同，但要求有独立的供气和排气系统，排风装置须双重过滤。实验人员应在处理危险病原方面受过特殊和全面的训练。所有与危险病原有关的工作应限制在三级生物安全柜中，或实验人员使用装备生命支持系统的一体正压防护服，在二级生物安全柜中操作。处理对象是对人体、动植物或环境具有高度危险性，通过气溶胶途径传播或传播途径不明或未知的危险的致病因子，如克里米亚 - 刚果出血热病毒、埃博拉病毒、马尔堡病毒等。

BSL-1、BSL-2 实验室不得从事高致病性病原微生物的实验活动，BSL-3、BSL-4 实验室从事高致病性病原微生物实验活动。但对我国尚未发现或已经宣布消灭的病原微生物，应经有关部门批准后才能从事相关实验活动。

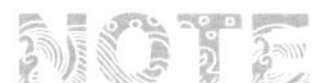

（三）病原生物实验室感染的控制

1. 建立实验室安全管理体系 成立生物安全管理委员会，明确实验室生物安全负责人，严格实行责任制和责任追究制。定期检查实验室的生物安全防护，设施设备的运行、维护与更新，病原微生物菌（毒）种的保存与使用，实验室排放的废水、废气及其他废物处理等实验情况。如果发现问题，必须及时、彻底解决。

2. 遵守实验室安全管理制度 严格执行国家和有关部门的实验室生物安全规范与标准，严格遵守实验室安全操作规程。在从事高致病性病原微生物的实验时，必须有两名以上的实验人员共同进行。不同种类的高致病性病原微生物实验，不能在实验室的同一安全区域内进行。严格进行操作，防止气溶胶的产生、扩散及吸入，妥善处理废弃物。严格进行菌、毒种的管理，严防高致病性病原微生物被盗、丢失、泄露，保障实验室的安全，避免造成高致病性病原微生物的播散、流行或其他严重后果。

3. 确保实验人员个人安全 生物安全实验室必须配备符合标准的个人防护装备，实验人员根据需要穿戴适合的工作服或防护服、口罩、手套、防护眼镜、面部防护罩、鞋套、专用鞋、呼吸器等，以确保安全。可产生含生物因子气溶胶的操作均应在生物安全柜中进行，不同等级生物安全实验室应配备相应的生物安全柜。实验人员必要时可进行相关疫苗的预防接种。

如果实验室发生高致病性病原微生物泄漏，应该立即采取以下措施：①封闭被病原微生物污染的实验室或者可能造成病原微生物扩散的区域；②向上级主管部门如实上报；③对密切接触者进行医学观察，必要时隔离治疗；④对相关人员进行医学检查；⑤进行现场消毒；⑥对染疫或者疑似染疫的动物采取隔离、捕杀等措施。

第五节 中医药与病原生物学

早在微生物被发现和病原生物的概念提出之前，在古代中医药的理论和实践中就已经涉及病原生物相关的论述和经验。中医学病因中有“六淫”“疫疠之气”之说，根据其临床特征，与病原生物尤其是病毒、细菌等感染所致疾病相似。在此基础上，创立了一系列能够防治微生物所致疾病的方法和方药，效果明显。例如，将水烧开后饮用预防肠道传染病，用黄连、黄芩、苦参、白头翁等清热解毒药物治疗痢疾等肠道传染病和其他感染性疾病，等等。药理药效学研究显示，许多中药、方剂及其某些组分具有确切的抗病原生物作用，相当一部分已用于临床治疗感染性疾病，如板蓝根冲剂、双黄连注射液等。在2003年抗击SARS感染的过程中，采用中西医结合方法取得满意效果。目前，缺乏理想的抗病毒药物，细菌等微生物的耐药问题日益突出，基于中医药理论从中药中寻找抗病原生物药物具有很好的前景，并取得许多可喜进展。2015年，中国中医科学院药学科学家屠呦呦基于晋·葛洪《肘后备急方》启发，成功研制抗疟疾药青蒿素获得诺贝尔生理学或医学奖。

微生物与中药材生产关系密切。许多中药材的生长或生产与微生物密切相关，如灵芝、茯苓、猪苓、冬虫夏草、银耳等真菌类药物防治疾病历史悠久，应用广泛，相当一部分已可以利用微生物培育手段展开人工繁殖。同时，利用微生物发酵中药原药材而制备中药也不在少数，且临床疗效好，如神曲、红曲、淡豆豉等。另一方面，病原生物与中药材及其制剂的质量控制

NOTE

密切相关。中药材上存在大量来自土壤和空气中的病原生物，这些病原生物在适宜条件下可生长繁殖而导致中药材腐败变质，降低中药材质量甚至引起毒副作用。因此，控制中药材及其制剂中病原生物污染，对保障中药材质量具有重要意义。以中药材为原料制成的注射剂、丸剂、散剂、片剂等制剂须进行病原生物种类和数量的检测和控制，以保证制剂的卫生学质量。

近年来，有关口服中药与肠道菌群的相互作用及其生物学意义的研究方兴未艾，并取得可喜进展。许多口服中药对肠道菌群的结构和生物学功能具有显著干预作用，进而通过改变人体营养代谢而影响人体健康，是其防治疾病和调整机体健康的重要机制；反过来，肠道菌群对许多口服中药的化学成分和药效具有复杂的干预作用，对这些中药起到减毒、增效或改变生物学活性的作用。这些研究对进一步阐释肠道微生态与中药的相互关系、促进中医药现代化必将产生深远影响。

第九章　细菌学总论

细菌（bacterium）属于原核细胞型微生物，广泛存在于自然界中，其中部分细菌可引起多种疾病。本章介绍细菌的形态结构及其生物学意义；细菌的生理特性、变异现象与机制，以及细菌感染与免疫。

第一节　细菌的形态结构

认识细菌的形态及结构，有助于研究细菌的生理特性、致病性和免疫性，对细菌的鉴定、感染性疾病的诊断和防治等具有重要的意义。

一、细菌的大小与形态

细菌体积微小，肉眼不能观察到，必须借助显微镜放大数百至数千倍才能看见，其大小一般以微米（1μm ＝ 1/1000mm）为计量单位。不同种类的细菌大小和形态不一，同一种细菌也因菌龄和环境因素的影响而有差异。根据单个细菌外形不同可将细菌分为球菌、杆菌、螺形菌三种基本形态（图 9–1）。

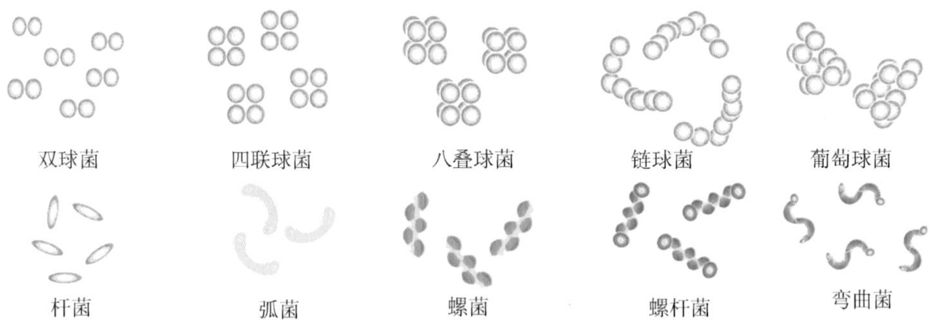

图 9–1　细菌的基本形态

（一）球菌

球菌（coccus）为单个细菌呈球形或近似球形，直径约在 0.8 ～ 1.2μm 之间，细菌可在不同平面分裂，形成不同的排列形式，根据其排列形式不同可分为：

1. 双球菌（diplococcus）　细菌在一个平面分裂，分裂后两个菌体成对排列。如肺炎链球菌、脑膜炎奈瑟菌。

2. 链球菌（streptococcus）　细菌在一个平面分裂，分裂后多个菌体粘连呈链状。如溶血性链球菌。

3. 葡萄球菌（staphylococcus） 细菌在多个不同平面上分裂，形成不规则葡萄状。如金黄色葡萄球菌。

4. 四联球菌（tetrads） 细菌在两个互相垂直的平面上分裂，分裂后四个菌体粘连在一起呈正方形。如四联球菌。

5. 八叠球菌（sarcina） 细菌在三个互相垂直的平面上分裂，分裂后八个菌体粘连在一起呈立方体。如藤黄八叠球菌。

（二）杆菌

杆菌（bacillus）为单个细菌呈杆状。其大小、长短、粗细差异较大，大的杆菌如炭疽芽胞杆菌长 3 ～ 10μm，中等的如大肠埃希菌长 2 ～ 3μm，小的如布鲁氏杆菌长仅 0.6 ～ 1.5μm。

杆菌形态多数呈直杆状，也有的菌体稍弯曲。多数呈分散存在，也有的呈链状排列称为链杆菌。菌体两端多呈钝圆，少数两端平齐（如炭疽芽胞杆菌）或尖细（如梭杆菌）。有的菌体短小称为球杆菌，有的两端膨大呈棒状称为棒状杆菌，有的呈分枝生长趋势称为分枝杆菌，有的末端常呈分叉状称为双歧杆菌。

（三）螺形菌

螺形菌（spirillar bacterium）菌体呈弯曲状，根据菌体弯曲特点分为两类：

1. 弧菌（vibrio） 菌体长约 2 ～ 3μm，只有一个弯曲，体短呈弧形或逗点状，如霍乱弧菌。

2. 螺菌（spirillum） 菌体长约 3 ～ 6μm，有两个以上弯曲，呈螺旋状，如鼠咬热螺菌。有的菌体细长弯曲呈弧形或螺旋形，称为螺杆菌，如幽门螺杆菌。

细菌形态受多种因素影响，当培养条件适宜时，培养出的细菌形态才较典型。如培养时间过短或过长，往往呈多形性；另外，细菌形态还受培养基种类、酸碱度、温度等多种因素的影响，故在鉴别细菌和诊断疾病时应予以注意。

二、细菌的结构

细菌虽然个体微小，但具有一定的结构。所有细菌都具备的结构称为基本结构，包括细胞壁、细胞膜、细胞质及核质。有些细菌除了基本结构外，因遗传和环境因素还具有特殊结构，如荚膜、鞭毛、菌毛、芽胞（图 9–2）。

（一）细菌的基本结构

1. 细胞壁（cell wall） 是细菌最外层结构，坚韧有弹性，成分复杂。其厚度随细菌种类不同各异，平均厚度为 15 ～ 30nm。

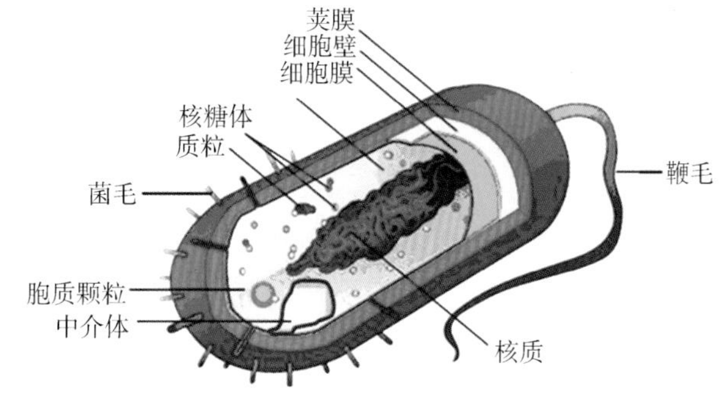

图 9–2　细菌细胞结构模式图

NOTE

细胞壁的主要功能包括：①维持细菌固有外形；②保护细菌抵抗低渗外环境，承受细菌内部强大的渗透压（约 5 ～ 20 个大气压）；③与细胞膜共同完成胞内外的物质交换；④细胞壁上有多种抗原决定簇，决定细菌的免疫原性。用革兰染色法（Gram stain）可将细菌分为革兰阳性（G^+）菌和革兰阴性（G^-）菌两大类，二者细胞壁结构与化学组成有很大差异（表 9-1）。

表 9-1　革兰阳性菌与革兰阴性菌细胞壁结构比较

细胞壁	革兰阳性菌	革兰阴性菌
强度	较坚韧	较疏松
厚度	20 ～ 80nm	10 ～ 15nm
肽聚糖层数	可多达 50 层	1 ～ 2 层
肽聚糖含量	占细胞壁干重 50% ～ 80%	占细胞壁干重 5% ～ 20%
糖类含量	约 45%	15% ～ 20%
脂类含量	1% ～ 4%	11% ～ 22%
磷壁酸	+	–
外膜	–	+

（1）*革兰阳性菌细胞壁*　较厚，约 20 ～ 80nm，主要由肽聚糖和磷壁酸组成。

①肽聚糖　是革兰阳性菌细胞壁主要成分，约占细胞壁干重的 50% ～ 80%，质地致密。革兰阳性菌的肽聚糖由聚糖骨架、四肽侧链和五肽交联桥三部分组成（图 9-3）。聚糖骨架是由 N- 乙酰葡糖胺和 N- 乙酰胞壁酸两种氨基糖间隔排列，经 β-1，4 糖苷键连接而成。在 N- 乙酰胞壁酸分子上连接四肽侧链（氨基酸依次为 L- 丙氨酸，D- 谷氨酸，L- 赖氨酸，D- 丙氨酸），其第 3 位的 L- 赖氨酸的氨基通过五肽（五个甘氨酸）交联桥连接到相邻肽聚糖四肽侧链第 4 位的 D- 丙氨酸羟基上，构成高强度的三维空间结构，即肽聚糖层。革兰阳性菌细胞壁肽聚糖层可多达 50 层，是抵抗胞内高渗透压维持菌体外形的主要成分。凡能破坏肽聚糖结构或抑制其合成的物质，都具有抑菌或杀菌的作用，如青霉素可抑制肽链交联，使之不能合成完整的细胞壁。溶菌酶能切断 N- 乙酰葡糖胺和 N- 乙酰胞壁酸之间的 β-1，4 糖苷键，破坏肽聚糖骨架，引起细菌裂解。

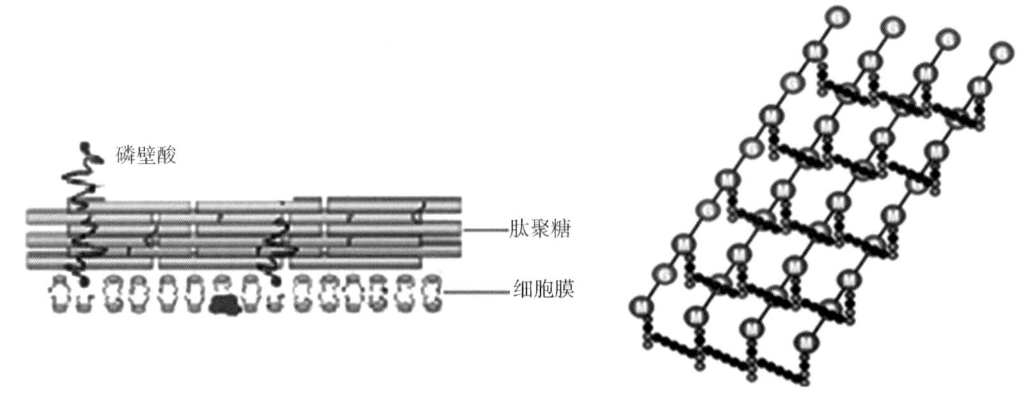

图 9-3　革兰阳性菌细胞壁结构模式图

②磷壁酸　是革兰阳性菌细胞壁的特有成分，它是由核糖醇或甘油残基经磷酸二酯键互相连接而成的多聚物，分壁磷壁酸和膜磷壁酸两种。壁磷壁酸一端结合于聚糖骨架上的 N- 乙酰

胞壁酸分子，另一端游离于细胞壁外。膜磷壁酸一端结合于细胞膜，另一端穿过肽聚糖层，延伸至细胞外。磷壁酸具有很强的抗原性，是革兰阳性菌重要的表面抗原，与血清分型有关。

某些革兰阳性菌细胞壁表面还有一些特殊蛋白质，如金黄色葡萄球菌的 A 蛋白、A 群链球菌的 M 蛋白等，多与致病性有关。

（2）*革兰阴性菌细胞壁*　较薄，约 10 ～ 15nm。其化学组成较复杂，主要由肽聚糖和外膜组成。

①肽聚糖　含量少，仅 1 ～ 2 层，约占细胞壁干重的 5% ～ 20%，其肽聚糖骨架与革兰阳性菌相同，但其他成分和结构有较大差异。如大肠埃希菌的肽聚糖中，四肽侧链的第 3 位 L- 赖氨酸被二氨基庚二酸（diaminopimelic acid，DAP）所代替，并由此直接与相邻聚糖骨架的四肽侧链上第 4 位 D- 丙氨酸直接交联，没有五肽交联桥，故为结构疏松的二维平面结构（图 9-3）。

②外膜　为革兰阴性菌胞壁特有的主要结构，在肽聚糖的外层，约占胞壁干重的 80% 左右，由脂蛋白、脂质双层和脂多糖三部分组成（图 9-4）。脂蛋白由脂质和蛋白质构成，是连接外膜与肽聚糖层的结构。其外端由脂质以非共价键结合于外膜脂质双层，其内端由蛋白质连接在肽聚糖四肽侧链中的 DAP 上，使外膜和肽聚糖层构成一个整体。脂质双层结构类似于细胞膜，在双层中镶嵌着多种蛋白质称外膜蛋白，可调控小分子亲水性物质的出入，而对抗生素等大分子物质则有一定的屏障作用。脂多糖（lipopolysaccharide，LPS）位于细胞壁最外层，通过疏水键附着于脂质双层上，由脂质 A（lipid A）、核心多糖和特异多糖三部分组成。脂质 A 为一种糖磷脂，是内毒素的毒性和生物学活性的主要组分，无种属特异性。由于不同种属细菌的脂质 A 基本相同，故不同细菌内毒素的毒性作用基本一致。核心多糖与脂质 A 共价连接，有种属特异性。特异性多糖位于脂多糖最外层，为革兰阴性菌的菌体抗原（O 抗原），有种属特异性。LPS 对人和动物具有很强的毒性作用，是革兰阴性菌的主要致病物质，当细菌崩解后可释放出来，引起机体的发热反应，故称为内毒素或致热原。

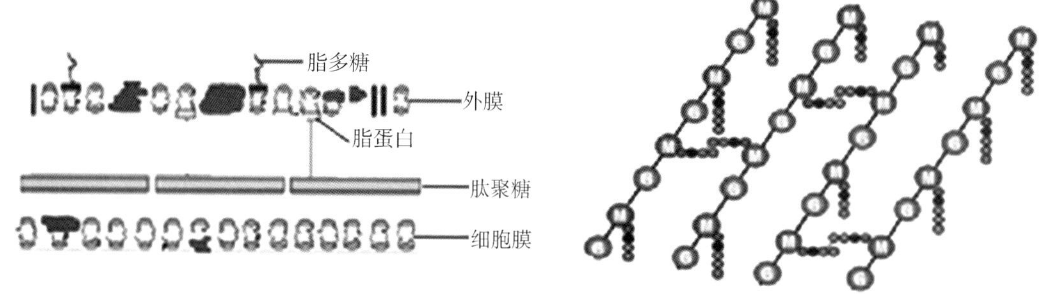

图 9-4　革兰阴性菌细胞壁结构模式图

外膜具有细胞内外物质交换的作用，还能阻止大分子物质如抗体、溶菌酶、某些抗生素等进入细胞内。

在某些情况下，细菌的细胞壁合成受到抑制或遭到破坏时，细菌并不一定死亡，只是不能维持固有的形状，呈现多形性，此称为细胞壁缺陷型或 L 型，这往往是细菌产生耐药性的重要原因。某些细菌 L 型仍有一定的致病力，通常引起慢性感染，患者虽有明显的临床症状，但是采集患者标本作常规细菌培养时往往是阴性，此时应考虑有细菌 L 型感染的可能性，并选择有效的抗菌药物。

2. 细胞膜（cell membrane） 又称胞质膜。细胞膜位于细胞壁内侧，紧包着细胞质。厚5～10nm，占细胞干重的10%～30%。细菌细胞膜为半渗透性的生物膜，其结构与真核细胞膜相似，由磷脂和蛋白质组成，但不含固醇类物质。

细胞膜的主要功能：①物质转运作用。细胞膜具有选择性通透作用，有利于营养物质及代谢产物进出细胞。②呼吸和分泌作用。细胞膜上的某些呼吸酶类可参与呼吸和能量的代谢；蛋白分泌系统与细菌的代谢和致病性密切相关。③生物合成作用。细胞膜上含有多种参与物质合成的酶类，细胞壁的许多成分及胞膜磷脂都在细胞膜上合成。此外，细胞膜还参与细菌的分裂。

中介体是细胞膜内陷、折叠、卷曲形成的囊状或管状结构，多见于革兰阳性菌。一个菌体内可有一个或多个中介体，因其扩大了细胞膜的表面积，增加了酶的数量和代谢场所，可为细菌提供大量能量，故又称“拟线粒体”。

3. 细胞质（cytoplasm） 又称细胞浆，是细胞膜内无色透明的溶胶状物质，主要成分是水、蛋白质、脂类、核酸及少量糖类和无机盐，它是细菌合成蛋白质、核酸的场所，也是许多酶系反应场所。

（1）核糖体（ribosome） 又称核蛋白体，是细菌合成蛋白质的场所。每个细菌体内的核糖体可达数万个，为游离于细胞质中的微小颗粒，由RNA和蛋白质组成。细菌核糖体沉降系数为70S，由50S大亚基和30S小亚基组成。链霉素、庆大霉素可作用于30S小亚基，氯霉素和红霉素则作用于50S大亚基，均能干扰细菌蛋白质的合成，从而杀死细菌。真核细胞核糖体沉降系数为80S，由60S和40S两个亚基组成，故这些抗生素能杀死细菌却不会影响人体细胞。

（2）质粒（plasmid） 是染色体以外的遗传物质，为双股环状闭合的DNA。质粒可在胞浆内独立复制，可传给下一代，也可通过接合、转导等方式传递给其他细菌，因而与细菌的遗传变异密切相关。质粒可自行丢失或经人工处理而消失。医学上重要的质粒有R质粒（耐药性质粒）、F质粒（致育性质粒）、Vi质粒（毒力质粒）等，编码决定细菌的耐药性、性菌毛及毒素的产生等性状。

（3）胞质颗粒（cytoplasmic granule） 是细菌贮藏能量和营养的场所，包括多糖、脂类、多磷酸盐等。颗粒的大小、数量常随菌种、菌龄及环境而异，营养充足时数量较多，养料缺乏时数量减少或消失。胞质颗粒用亚甲蓝染色时着色较深，称为异染颗粒（metachromatic granule），如白喉棒状杆菌的异染颗粒常排列在菌体两端，可作为鉴别细菌的依据。

4. 核质（nuclear material） 又称拟核，为裸露的双股DNA，无核膜、核仁，但在细胞质中有固定的区域，是细菌的遗传物质。一个菌体内一般含有1～2个核质。核质的化学组成除DNA外，还有少量的RNA和蛋白质。因其功能与真核细胞的染色体相似，故也称之为细菌的染色体。

（二）细菌的特殊结构

1. 荚膜（capsule） 是某些细菌细胞壁外形成的光镜下可见（厚度≥0.2μm）的黏液性物质，厚度小于0.2μm者称为微荚膜。若黏液性物质疏松地附着于菌细胞表面，边界不明显且易被洗脱者称为黏液层。大多数细菌的荚膜为多糖，少数为多肽。荚膜多糖分子组成和构型的多

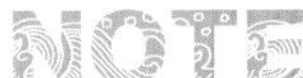

样化使其结构极为复杂，具有免疫原性，可作为细菌分型和鉴定的依据。荚膜对一般碱性染料亲和力低，普通染色法不易着色，在光学显微镜下只能观察到菌体周围呈透明圈。如用荚膜染色法或墨汁负染法观察时，荚膜较清晰。荚膜的形成与菌体所处的环境密切相关，一般在人和动物体内或营养丰富的培养基中容易形成荚膜，而在普通培养基上或连续传代则易消失。在固体培养基上，有荚膜的细菌形成光滑（smooth，S）型或黏液（mucoid，M）型菌落，失去荚膜后菌落则变为粗糙（rough，R）型。

荚膜与微荚膜的功能相同。①抗吞噬抗消化作用。荚膜具有抵抗宿主吞噬细胞的吞噬和消化作用，是病原菌重要的毒力因子。②黏附作用。荚膜多糖可使细菌黏附于组织细胞或无生命物体表面，是引起感染的重要因素。③抗免疫分子及药物的损伤作用。荚膜能保护菌体避免及减少补体、溶菌酶和抗菌药物等有害物质的损伤作用，增强细菌的侵袭力。此外，荚膜还有抗干燥作用。失去荚膜的细菌，致病力也会减弱或消失。

2. 鞭毛（flagellum） 是由细菌细胞质伸出的细长弯曲的丝状物。鞭毛长 5 ～ 20μm，可为菌体的数倍，但直径仅 12 ～ 30nm，需用电子显微镜观察。普通染色法不易着色，必须经特殊染色处理才能在光学显微镜下看见。根据鞭毛的数目和部位，可将鞭毛菌分为四类：①单毛菌，菌体一端有一根鞭毛，如霍乱弧菌；②双毛菌，菌体两端各有一根鞭毛，如胎儿弯曲菌；③丛毛菌，菌体一端或两端有一束鞭毛，如铜绿假单胞菌；④周毛菌，菌体四周有多根数量不等的鞭毛，如伤寒沙门菌。

鞭毛的化学组成是蛋白质，具有较强的抗原性，称为鞭毛（H）抗原，不同细菌的鞭毛抗原有别，可用于鉴别细菌和协助诊断疾病。

鞭毛是细菌的运动器官，有鞭毛的细菌运动非常活泼，可使细菌移向有利环境而逃避不利环境。一些细菌的鞭毛与致病性有关，如霍乱弧菌的鞭毛与细菌的黏附性有关，可穿透小肠黏膜表面黏液层，黏附于黏膜上皮细胞表面，产生毒性物质而导致疾病。

3. 菌毛（pilus） 是大多数革兰阴性菌和少数革兰阳性菌菌体表面短、细而直的丝状物，必须在电子显微镜下才能看得见。菌毛的化学组成是蛋白质（菌毛蛋白），具有抗原性。根据菌毛的形态、结构和功能，可将菌毛分为普通菌毛和性菌毛两类。

（1）普通菌毛　遍布于菌体表面，数目较多，每菌可达数百根。菌毛与细菌的动力无关，但具有黏附作用，可使细菌牢固地黏附在呼吸道、消化道和泌尿生殖道黏膜细胞表面，进而在局部定植造成感染，与细菌的致病性有关。有菌毛菌株一旦丧失菌毛，其致病力亦随之消失。

（2）性菌毛　少数革兰阴性菌有性菌毛。性菌毛比普通菌毛粗而长，为中空管状，每菌仅 1 ～ 4 根，由 F 质粒编码。有性菌毛的细菌具有致育能力，称为雄性菌或 F^+ 菌，无性菌毛的细菌称为雌性菌或 F^- 菌。F^+ 菌可通过性菌毛将遗传物质（如 R 质粒）传递给 F^- 菌，从而引起 F^- 菌某些性状的改变。

4. 芽胞（spore） 是某些细菌在不适合其生长的条件下，细胞质脱水浓缩形成的一个圆形或卵圆形小体。产生芽胞的细菌多是革兰阳性菌。成熟的芽胞具有多层膜结构。核心是芽胞的原生质体，含有细菌原有的核质和核糖体、酶类等主要生命基质。核心的外层依次为内膜、芽胞壁、皮质、外膜、芽胞壳和芽胞外壁，将其层层包裹，成为坚实的球体（图 9-5）。芽胞壁厚，通透性低，普通染色法不易着色，必须用特殊的染色方法才能着色。芽胞的大小、位置、形态因菌种而异，可用于鉴别细菌。

芽胞成熟后菌体即成空壳崩解，芽胞释出。当遇到适宜环境时，芽胞又能发芽成一个菌体，称之为繁殖体。一个繁殖体只能形成一个芽胞，而芽胞发芽也只能形成一个繁殖体。芽胞保存着细菌全部生命物质，但失去繁殖能力，是细菌的休眠状态，对营养、能量的需求均很低，能保护细菌度过不良环境。

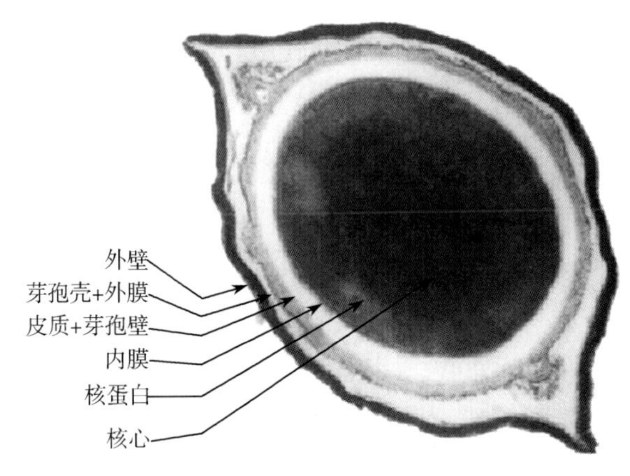

图 9-5　芽胞结构图

芽胞的抵抗力很强，在自然界可存活几年至几十年，对热、干燥、辐射及化学消毒剂均有较强的抵抗力。一般细菌繁殖体在 80℃水中迅速死亡，而有的细菌芽胞可耐 100℃沸水数小时。因此，医学上手术器械、敷料及注射器等的灭菌，应以杀死芽胞作为消毒灭菌是否彻底的指标。杀灭芽胞最可靠的方法是高压蒸汽灭菌法。

三、细菌的形态学检查

细菌虽微小，但有一定的形态结构，其特征性形态结构对鉴别细菌有重要意义。观察细菌最常用仪器是光学显微镜，常用放大倍数为 1000 倍或 1600 倍。

（一）非染色标本检查

细菌标本不经染色，采用悬滴法或压滴法在光学显微镜下观察其形态、大小、运动及繁殖方式，主要用于观察细菌的动力。用暗视野显微镜或相差显微镜观察更清晰。

（二）染色标本检查

细菌呈半透明状态，不经染色的细菌在普通光学显微镜下难以清晰地观察其形态和结构，多数情况下需染色才能观察清楚。标本染色前应使标本涂片后干燥，使细菌黏附在玻片上，并固定保持其形状。细菌染色多用碱性染料（如结晶紫、美蓝等），这是由于细菌的等电点较低（pI 2 ～ 5），故在中性环境中带负电荷，易与带正电荷的碱性染料结合而着色。

细菌的染色法可分为：①单染色法。只用一种染料染色，可观察细菌的形态、大小与排列，但各种细菌均被染成同一种颜色，不能鉴别细菌。②复染色法。用两种或两种以上染料染色，可将细菌染成不同颜色，可以鉴别细菌。其中革兰染色法较为常用，可将 G^+ 菌染成紫色，G^- 菌染成红色，从而将细菌分成两大类（图 9-6）。③特殊染色法。采用特殊的染色方法可分辨不同的菌体结构，如荚膜染色法、鞭毛染色法。

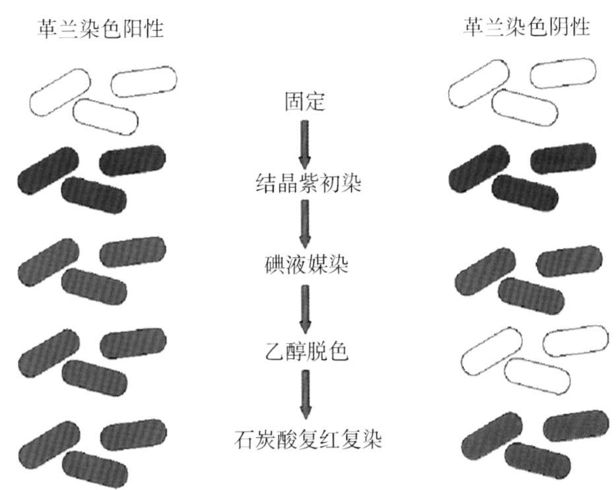

图 9-6　革兰染色法示意图

第二节　细菌的生理

细菌是一类具有独立生命活动的单细胞微生物，必须不断地从周围环境中摄取营养物质，进行新陈代谢，合成菌体成分并获取能量，才能完成生长繁殖的过程。在此过程中细菌可合成一些物质和排泄一些代谢产物，这些物质有些对人有致病作用，有些可根据其特点对细菌进行鉴定、分析，有利于疾病的诊断和防治。研究细菌的生理活动与医学、环境卫生、工农业生产等密切相关。

一、细菌的生长繁殖

（一）细菌生长繁殖的条件

1. 营养物质　细菌在生长繁殖过程中需要足够的营养以合成菌体成分及获得能量。人工培养细菌时，必须提供其生长所需的各种成分，一般包括水、碳源、氮源、无机盐和生长因子等。

（1）水　水是细菌生命活动中不可缺少的成分，约占细菌重量的 80%。细菌的呼吸、渗透、分泌及排泄等均需有水才能进行。

（2）碳源　含碳化合物是细菌合成核酸、蛋白质、糖、脂类等必需的物质。细菌所需的碳源主要来源于糖类、有机酸和碳酸盐等。

（3）氮源　含氮化合物是细菌合成菌体蛋白质、核酸的成分。不同的细菌对氮源利用的能力差异较大，一般病原菌需要提供有机氮化合物才能生长，如蛋白胨、氨基酸等。

（4）无机盐类　细菌需要磷、硫、镁、铁、钾、钠、钙、锰、锌、钴、铜、氯等无机盐类。这些成分除构成菌体成分外，还能调节渗透压，促进酶的活性，维持酸碱平衡，参与能量的储存与转运。此外，某些元素（如铁离子）还与细菌在人体内的生长繁殖和致病作用有关，因此具有结合铁能力的细菌其毒力较强。

（5）生长因子　是细菌生长过程中不可缺少的微量有机化合物，主要包括维生素、某些氨

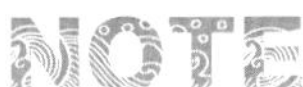

基酸、嘌呤、嘧啶等，细菌不能自身合成这些物质，但可从血液或血清等营养中获得。少数细菌还需特殊的生长因子，如流感嗜血杆菌需要X、V两种因子，X因子是高铁血红素，V因子是辅酶Ⅰ或辅酶Ⅱ。

根据需要的营养物质不同，细菌可分为两种营养类型：①自养菌。这类细菌以简单的无机物为原料，通过无机物的氧化或光合作用获得能量，合成菌体成分。②异养菌。细菌需要利用多种蛋白、糖类等有机物质作为营养和能量来合成菌体成分。异养菌中必须从宿主（人或动物）体内的有机物质中获得营养和能量的细菌称为寄生菌，大部分病原菌均属于寄生菌。以动植物尸体、腐败食物作为营养物质的细菌称为腐生菌。

2. 温度 细菌生长繁殖所需温度随细菌的种类而异，根据对最适温度的不同要求，可将细菌分为嗜热菌（50℃～60℃）、嗜温菌（10℃～45℃）、嗜冷菌（10℃～20℃）。大多数病原菌在37℃生长最好，人体温度最适合细菌的生长繁殖。但也有例外的情况，如耶尔森菌的最适生长温度为28℃，弯曲菌属则为42℃。

3. 酸碱度 每种细菌都有一个可生长的pH范围和最适生长pH。大多数嗜中性细菌生长的pH范围为6.0～8.0，嗜酸性细菌最适pH低于5.5，嗜碱性细菌最适pH高于8.5。绝大多数病原菌最适生长pH为7.2～7.6。个别细菌需在偏酸或偏碱的条件下生长，如结核分枝杆菌最适pH为6.5～6.8，而霍乱弧菌则在8.4～9.2环境中生长良好。

4. 气体 与细菌生长有关的气体是O_2和CO_2。大部分细菌需要O_2氧化营养物质以产生能量。但厌氧菌必须在无氧环境中才能生长。根据细菌在生长过程中对氧的需要不同可将细菌分为三类。

（1）专性需氧菌 这类细菌具有完善的呼吸酶系统，需要分子氧作为受氢体以完成需氧呼吸，必须在有氧气的条件下才能生长繁殖，如结核分枝杆菌。有些细菌在低氧压（5%～6%）生长最好，氧压大于10%对其有抑制作用，如空肠弯曲菌、幽门螺杆菌等，称为微需氧菌。

（2）兼性厌氧菌 这类细菌兼有需氧呼吸和发酵两种酶系统，在有氧或无氧的条件下均能生长，但以有氧时生长较好，大多数病原菌属此类。

（3）专性厌氧菌 这类细菌缺乏完善的呼吸酶系统，利用氧以外的其他物质（如硝酸盐、硫酸盐等）作为受氢体，只能在低氧分压或无氧环境中进行发酵才能生长。若有游离氧存在，细菌反而受其毒害甚至死亡，如破伤风梭菌。

CO_2对细菌的生长也很重要。大部分细菌在新陈代谢过程中产生的CO_2已能满足需要。但有些细菌如脑膜炎奈瑟菌，在从标本初次分离培养时，需人工供给5%～10%的CO_2才能生长良好。

5. 渗透压 细菌体内含有高浓度的营养物质和无机盐，一般G^+菌渗透压为20～25个大气压，G^-菌为5～6个大气压。细菌一般处于低渗环境，但由于有细胞壁的保护不会崩解。少数细菌如嗜盐菌需要在高浓度（3%）的NaCl环境中生长良好。

（二）细菌生长繁殖的方式与速度

1. 方式 细菌个体一般以简单的二分裂方式进行无性繁殖。

2. 速度 在适宜的条件下，大多数细菌繁殖速度非常快，繁殖一代需20～30分钟。个别细菌繁殖较慢，如结核分枝杆菌繁殖一代约需18～20小时。细菌繁殖速度很快，若按20分

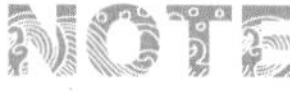

钟分裂一次的速度计算，一个细胞经 10 小时繁殖后可达 10 亿以上。但实际上并非如此，细菌群体的生长繁殖受很多因素影响，由于细菌繁殖过程中营养物质的逐渐耗竭，有害代谢产物的逐渐积累，酸碱度发生改变等原因，细菌不能始终高速度地无限繁殖。经过一段时间后，繁殖速度减慢。

（三）细菌的生长曲线

将一定数量的细菌接种于合适的培养基中，在适宜的温度培养时，细菌的生长过程具有规律性。以培养时间为横坐标，培养物中活菌数的对数为纵坐标，可将细菌的增殖规律绘出一条曲线，称为生长曲线（growth curve）（图 9-7）。

根据生长曲线，细菌群体生长繁殖可分为四期：

1. 迟缓期（lag phase） 是细菌进入新环境后的短暂适应阶段。此期的细菌体积增大，代谢活跃，胞质内积累了充足的酶、辅酶和中间代谢产物，但分裂缓慢，极少繁殖。迟缓期的长短随接种的菌种、菌龄及菌量而异，一般为最初培养的 1 ～ 4 小时。

2. 对数生长期（logarithmic phase） 又称指数期，是细菌分裂繁殖最快的时期，活菌数以几何级数增长，生长曲线呈直线上升。此期细菌的形态、染色性及生理特性等都比较典型，对外界环境因素的影响也较为敏感。此期是研究细菌、传代的最佳时期，一般在细菌培养后的 8 ～ 18 小时。

3. 稳定期（stationary phase） 由于培养基中营养物质的消耗，有害代谢产物的积聚，此时细菌的繁殖速度减慢，死亡数逐渐增多，活菌数保持相对稳定，活菌总数最多，常作为细菌代谢产物收获期。此期细菌的形态、染色性和生理性状常有改变。

4. 衰亡期（decline phase） 由于营养物质逐渐耗竭，有害代谢产物的大量堆积，细菌的繁殖越来越慢，活菌数急剧减少，死菌数超过活菌数。此期细菌形态显著改变，出现衰退型变化或菌体自溶，细菌的代谢也趋于停滞。因此，衰退期的细菌难以进行鉴定。

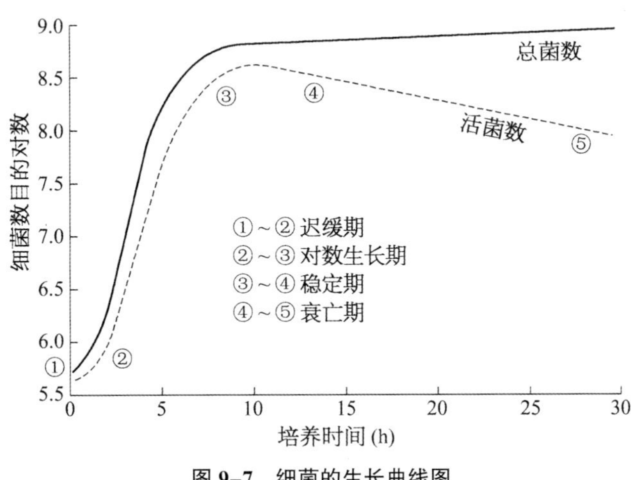

图 9-7　细菌的生长曲线图

细菌的生长曲线在科研和生产实践中都具有重要指导意义。但上述典型的生长曲线只有在体外人工培养的条件下才能观察到，是由于细菌在自然界或宿主体内繁殖时，会受多种外界环境及机体免疫因素的影响。

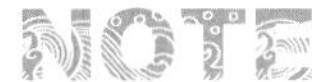

二、细菌的新陈代谢

细菌的新陈代谢是分解代谢与合成代谢的总和，包括物质代谢与相伴随的能量代谢，其特点是代谢旺盛和代谢类型多样。在细菌的代谢过程中，底物分解和转化为能量的过程称为分解代谢；所产生的能量用于细胞组分的合成称为合成代谢；将二者紧密结合在一起称为中间代谢。此过程中，细菌也可产生多种在医学上有重要意义的代谢产物。

（一）细菌的能量代谢

细菌能量代谢活动中主要涉及 ATP 形式的化学能。细菌的有机物分解或无机物氧化过程中释放的能量通过底物磷酸化或氧化磷酸化合成 ATP。

细菌能量代谢的基本生化反应是生物氧化。不同种类细菌的生物氧化过程、代谢产物和产生能量的多少会有所不同。以有机物为受氢体的称为发酵；以无机物为受氢体的称为呼吸，其中以分子氧为受氢体的是需氧呼吸，以其他无机物为受氢体的是厌氧呼吸。病原菌合成细胞组分和获得能量的基质主要是糖类，通过糖的氧化或酵解释放能量，并以高能磷酸键的形式（ADP、ATP）储存能量。

（二）细菌的代谢产物

细菌有了足够的营养和适宜的生活环境，便可生长繁殖，进行合成代谢和分解代谢。二者均可产生多种中间代谢产物，这些代谢产物在医学上具有重要的意义。

1. 分解代谢产物与细菌生化反应 不同种类的细菌具有的酶不完全相同，因而对营养物质的分解能力及其代谢产物也不相同。利用生物化学方法来鉴别不同的细菌称为细菌的生化反应试验。常见的生化反应试验有糖发酵试验、吲哚试验、甲基红试验、V-P 试验、枸橼酸盐利用试验、硫化氢试验、尿素分解试验等。

糖发酵试验是通过观察细菌对葡萄糖、乳糖、麦芽糖等的发酵情况，以鉴别肠道细菌的重要方法。例如大肠埃希菌可发酵葡萄糖和乳糖；而伤寒沙门菌虽能发酵葡萄糖，却不能发酵乳糖。即使两种细菌均可发酵同一糖类，其结果也不完全相同，如大肠埃希菌、伤寒沙门菌都能发酵葡萄糖，但大肠埃希菌有甲酸脱氢酶，可将中间产物甲酸分解为 CO_2 和 H_2，故产酸并产气；而伤寒沙门菌缺乏该酶，仅产酸不产气。某些细菌（如变形杆菌）有尿素酶，能分解尿素产生氨，使培养基变为碱性，酚红指示剂呈红色，即为尿素酶试验阳性；某些细菌（如沙门菌）能分解培养基中的含硫氨基酸生成硫化氢，硫化氢遇铅或铁离子生成黑色的硫化物，即为硫化氢试验阳性。

某些细菌（如大肠埃希菌）能分解培养基中的色氨酸生成吲哚（靛基质），经与试剂中的对二甲基氨基苯甲醛作用，生成玫瑰吲哚而呈红色，此为吲哚（indol）试验阳性；大肠埃希菌分解葡萄糖产生丙酮酸，培养液 $pH \leqslant 4.5$，甲基红指示剂呈红色，即为甲基红（methyl red）试验阳性；产气肠杆菌发酵葡萄糖脱羧后生成的中性乙酰甲基甲醇，能在碱性溶液中被氧化生成二乙酰，二乙酰与培养基中的胍基化合物反应生成红色化合物，即为 VP（voges-proskauer）试验阳性；产气肠杆菌利用枸橼酸盐作为唯一碳源，并利用铵盐作为唯一氮源时，可在枸橼酸盐培养基上生长，分解枸橼酸盐生成碳酸盐，并分解铵盐生成氨，而使培养基变为碱性，指示剂颜色改变，即为枸橼酸盐利用（citrate utilization）试验阳性。以上吲哚（I）、甲基红（M）、VP（V）、枸橼酸盐利用（C）四种试验，称为 IMViC 试验，如大肠埃希菌四种试验结

NOTE

果为"＋＋－－"；产气肠杆菌为"－－＋＋"。此试验常用于鉴别肠道细菌。

现代临床细菌学采用微量、快速的生化鉴定方法，形成以细菌生化反应为基础的各种数值编码鉴定系统，能够快速确定细菌的种类。

2. 合成代谢产物及其医学意义　细菌在代谢过程中除了合成自身成分和所需的酶类外，还能合成一些特殊产物，有些与细菌的致病性有关，有些可用于细菌的鉴别或疾病的治疗。在医学上具有重要意义的产物有：

（1）*热原质*　多为革兰阴性菌的菌体成分脂多糖，注入人体或动物体内可引起发热反应，故称为热原质，也称致热原，是引起输液反应的主要因素。热原质耐高温，高压蒸汽灭菌（121℃、20 分钟）亦不被破坏，需加热 180℃、4 小时，250℃、45 分钟或 650℃、1 分钟才能使其失去作用。用特殊吸附剂处理或超滤膜过滤可除去液体中大部分热原质，蒸馏法效果最好。因此，在制备生物制品或使用注射药品时应严格遵守无菌操作，防止细菌污染。

（2）*毒素和侵袭性酶*　细菌可产生对机体有毒性的物质，称为毒素。根据毒素的特点不同可将其分为两类：①内毒素，是大多数革兰阴性菌细胞壁的脂多糖，当细菌死亡崩解后释放出来；②外毒素，是多数革兰阳性菌和少数革兰阴性菌在代谢过程中合成并分泌到菌体外的蛋白质，毒性极强。某些细菌可产生具有侵袭性的酶类，促进细菌在体内的扩散和损伤组织，是重要的致病物质。如链球菌产生的透明质酸酶、金黄色葡萄球菌产生的血浆凝固酶、产气荚膜梭菌产生的卵磷脂酶等，都与细菌的致病性有关。

（3）*色素*　某些细菌能产生不同颜色的色素，对细菌鉴定具有一定的意义。细菌的色素可分两类：一类为水溶性色素，能弥散至培养基及周围组织中，如铜绿假单胞菌的色素溶于水，能使培养基或感染的脓汁呈绿色；另一类为脂溶性色素，不溶于水，仅能使菌落着色，培养基颜色不变，如金黄色葡萄球菌的色素。

（4）*抗生素*　指某些微生物在代谢过程中产生的能抑制或杀死其他微生物或肿瘤细胞的物质。抗生素大多由放线菌和真菌产生，细菌仅产生少数几种应用于临床，如多黏菌素、杆菌肽等。

（5）*细菌素*　某些细菌产生的一类具有抗菌作用的蛋白质称为细菌素。其抗菌范围较窄，仅对近缘关系的细菌有杀伤作用，如大肠菌素。目前细菌素在治疗上无应用价值，但因其具有种和型的特异性，因此常用于细菌分型和流行病学调查。

（6）*维生素*　某些细菌可合成维生素，除供自身需要外，还能分泌至周围环境中。如大肠埃希菌在人体肠道内能合成 B 族维生素和维生素 K，可被人体吸收利用。在医药工业上也可利用细菌生产维生素。

三、细菌的人工培养

根据细菌生长繁殖的需要，为细菌提供必要的条件培养细菌，称为细菌的人工培养。可用于观察、研究细菌的各种特性，有利于疾病的诊断和防治，也可用于细菌代谢产物的生产。

（一）培养基

是用人工方法将适合细菌生长繁殖的各种营养物质合理配制而成的基质。培养基制成后，必须经灭菌处理。培养基一般 pH 为 7.2 ～ 7.6，少数细菌需要根据生长条件调整 pH 偏酸或偏碱。从不同角度可将培养基分成不同种类。

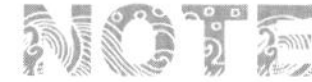

1. 按营养组成和用途不同分类 按照培养基的营养组成和用途不同可分为基础培养基、营养培养基、选择培养基、鉴别培养基、厌氧培养基等。

①基础培养基 含有多数细菌生长繁殖所需的最基本营养物质，是最常用的培养基，如营养琼脂、蛋白胨水等。

②营养培养基 是在基础培养基中加入某些特殊的营养物质（葡萄糖、生长因子、微量元素等），以满足营养要求较高的细菌生长，如血琼脂培养基。

③选择培养基 是在培养基中加入某种化学物质，使之抑制某些细菌生长，而有利于另一些细菌生长，从而将后者从混杂的标本中分离出来，如 SS 琼脂培养基。

④鉴别培养基 是在培养基中加入某些底物和指示剂，观察细菌在其中生长后对底物的作用结果，用以鉴别细菌的培养基，如糖发酵管。

⑤厌氧培养基 是专供厌氧菌的分离、培养和鉴别用的培养基，在液体培养基表面加入凡士林或液体石蜡以隔绝空气，如庖肉培养基。培养细菌时可根据需要和目的进行选择。

2. 按物理状态分类 按培养基的物理状态可分为液体、固体和半固体三大类。在液体培养基中加入 1.5% ～ 2.5% 的琼脂（凝固剂），即成固体培养基；琼脂含量在 0.3% ～ 0.5% 时，则为半固体培养基。培养细菌时可根据需要和目的进行选择，液体培养基主要用于增菌，固体培养基常用于分离和纯化细菌，半固体培养基则用于观察细菌的动力及保存菌种。

（二）细菌在培养基中的生长现象

1. 液体培养基中生长现象 大多数细菌在液体培养基中生长后呈均匀混浊状态；链球菌等少数细菌呈沉淀生长；结核分枝杆菌等专性需氧菌多在液体表面生长，常形成菌膜。

2. 固体培养基中生长现象 将培养物划线接种于培养基表面，经过一定时间可形成肉眼可见的孤立的细菌集团，称为菌落。每个菌落多由一个细菌分裂繁殖堆积而成。许多菌落融合在一起时，称为菌苔。不同细菌的菌落形状、大小、颜色、透明度、光滑度、黏稠度、湿润性、边缘整齐与否、在血平板上溶血情况及产生的气味等不同，有助于识别和鉴定细菌。通过计数培养基上的菌落数目，可推算标本中的活菌数。

细菌的菌落一般分为三种。①光滑型（S 型）：菌落表面光滑、湿润，边缘整齐。新分离的细菌多呈 S 型菌落，毒力较强。②粗糙型（R 型）：菌落表面粗糙、干燥，有皱纹或颗粒，边缘多不整齐。R 型细菌多由 S 型细菌变异失去菌体表面多糖或蛋白质形成，毒力减弱。③黏液型（M 型）：菌落黏稠、有光泽，似水珠样。多见于有厚荚膜或丰富黏液层的细菌。

3. 半固体培养基中生长现象 将培养物穿刺于半固体培养基中，培养后有鞭毛的细菌可沿穿刺线向周围生长，穿刺线模糊不清呈羽毛状或云雾状。无鞭毛的细菌只能沿穿刺线生长，不向周围扩散，穿刺线清晰可见呈线状。

（三）人工培养细菌的意义

1. 鉴定与研究细菌 通过细菌的人工培养可对细菌进行种属的鉴定，还可进行生物学性状、生理、遗传变异、致病性和耐药性等诸多方面的研究。

2. 诊断与治疗感染性疾病 临床上感染性疾病最可靠的诊断依据是通过细菌的人工培养，从病检材料中分离出病原菌。经药物敏感试验选择有效抗菌药物对病人进行合理的治疗。

3. 制备生物制品 通过细菌的人工培养，分离所得的纯菌可制备诊断菌液、菌苗、类毒素、免疫血清及抗毒素等生物制品。

4. 在基因工程中的应用　由于细菌结构简单、易培养、繁殖快等特点，故常将其作为工程菌生产基因工程产品，可以大大降低成本。将带有外源性基因的重组 DNA 转化给受体菌，使其接受目的基因后大量表达制备胰岛素、干扰素、乙型肝炎疫苗等。

第三节　细菌的遗传与变异

遗传与变异是所有生物的共同生命特征，细菌亦不例外。遗传（heredity）能使细菌的物种保持相对稳定。变异（variation）可使细菌产生新变种，变种的新特性靠遗传得以巩固，并使物种得以发展与进化。

一、常见的细菌变异现象

（一）形态和结构变异

细菌的形态、大小及结构受外界环境的影响可发生变异。例如，细菌在 β－内酰胺酶类抗生素、抗体、补体和溶菌酶等的影响下，细胞壁合成受阻，失去细胞壁成为 L 型细菌。有些细菌变异可失去特殊结构，如肺炎链球菌变异后可失去荚膜，有鞭毛的伤寒沙门菌变异后可失去鞭毛。

（二）菌落变异

细菌的菌落主要有光滑（smooth，S）型和粗糙（rough，R）型两种。由 S 型变为 R 型称为 S–R 变异。肠道杆菌的菌落变异较为常见，是由于失去 LPS 的特异性寡糖重复单位引起的。菌落变异也往往伴有毒力、抗原性、生化反应等方面的改变。

（三）毒力变异

细菌毒力的变异包括毒力的增强和减弱。一些强毒力的病原株长期在人工培养基上传代培养，可使毒力减弱或消失。如预防结核的卡介苗（BCG）就是卡－介（Calmette–Guerin）二氏将有毒力的牛型结核分枝杆菌在含有甘油、胆汁、马铃薯的培养基上经过 13 年 230 次传代获得的减毒活疫苗。另一方面，无毒力的细菌也能变异为有毒力的菌株，如白喉棒状杆菌感染 β－棒状杆菌噬菌体后，可获得产生白喉毒素的能力，成为有毒株。许多病原微生物存在不同的毒力变异株。

（四）耐药性变异

病原微生物对某种药物由敏感变成耐药的变异，称为耐药性或抗药性变异。有的细菌可同时对多种抗菌药物耐药，称为多重耐药菌株。自抗生素广泛应用之后，细菌对多种抗生素耐药性的不断增长给临床治疗带来较大难度。

二、细菌遗传与变异的物质基础

细菌遗传与变异的物质基础是 DNA。DNA 是基因的载体，携带着各种遗传信息。决定细菌所有特性的遗传信息位于细菌的基因组内，包括细菌的染色体和染色体外的遗传物质，如质粒、转位因子等。

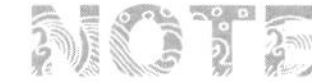

（一）细菌染色体

细菌染色体（bacterial chromosome）即细菌的核质，是一个裸露的环状双螺旋DNA长链，在细菌内以超螺旋形式缠绕成团，与高等生物不同的是细菌染色体缺乏组蛋白，外无核膜包绕。

基因为DNA片段，是决定细菌遗传性状的功能单位，每个基因含若干个碱基对。细菌的染色体DNA包含了细菌生存不可缺少的全部遗传基因。大肠埃希菌的染色体是研究得最清楚的染色体，它的DNA含3.2×10^6个碱基对（bp），若以600bp构成一个基因，则一个大肠埃希菌约含有5000个基因。

（二）质粒

质粒（plasmid）是细菌染色体以外的遗传物质，是存在于细胞质中的环状闭合的双链DNA。质粒的基本特征：①质粒具有自我复制的能力，一个质粒是一个复制子。②质粒DNA所编码的产物能赋予细菌某些特定的性状，如致育性、耐药性、致病性等。③质粒不是细菌生长繁殖必需的物质，可自行丢失或经人工处理（如高温、紫外线、溴化乙啶等）而消除。随着质粒的丢失和消除，质粒所赋予细菌的性状也随之消失。④质粒可从一个细菌转移至另一个细菌，其携带的性状也随之转移。根据质粒能否通过细菌的接合作用进行传递，可将质粒分为接合性和非接合性两大类。⑤质粒有相容性和不相容性。几种不同的质粒同时共存于一个细菌内称相容性（compatibility），反之称不相容性（incompatibility）。

质粒基因可编码细菌很多重要的生物学性状，按此可将质粒分为以下类型：①致育性质粒或称F质粒（fertility plasmid）。编码性菌毛，介导细菌之间的接合传递。②耐药性质粒或R质粒（resistance plasmid）。编码产物决定细菌的耐药性。③毒力质粒或Vi质粒（virulence plasmid）。编码与细菌致病性有关的毒力因子。如致病性大肠埃希菌产生的耐热性肠毒素是由Vi质粒编码的。④细菌素质粒。编码各类细菌素。如Col质粒编码大肠埃希菌产生大肠菌素。⑤代谢质粒。编码与代谢相关的酶类。

（三）转位因子

转位因子（transposable element）是细菌基因组中能改变自身位置的一段DNA序列，这种作用可以发生在同一染色体上，也可以在染色体之间或质粒之间，甚至发生在染色体和质粒之间。由于转位因子的转位行为，DNA分子发生遗传学上的分子重排，这在促使生物变异及进化上具有重大的意义。

根据其结构和生物学特性的不同可将转位因子分为三类：①插入序列（insertion sequence，IS）。是在细菌中首先发现的一类最简单的转位因子，它除了与转位功能有关的基因外不带有任何其他基因。②转座子（transposon Tn）。Tn的结构比较复杂，除了携带与转位功能有关的基因，还携带编码其他功能的基因（如耐药性基因等）。③ Mu噬菌体。是具有转位功能的大肠埃希菌温和噬菌体，可随机插入宿主DNA中。

噬菌体（bacteriophage，phage）是感染细菌、真菌、放线菌和螺旋体等微生物的病毒。噬菌体与细菌的变异密切相关。噬菌体体积微小，没有完整的细胞结构，只能在活的微生物内增殖，是一类专性细胞内寄生的微生物。噬菌体有三种形态：即蝌蚪形、球形和细杆形。大多数噬菌体呈蝌蚪形，由头部和尾部两部分组成（图9-8）。当噬菌体感染细菌时，通过尾管将其基因组DNA注入细菌体内。进入细菌的DNA以两种不同的方式复制：①溶菌方式（lytic

NOTE

pathway)。此类噬菌体亦称毒性噬菌体（virulent phage），其在细菌内复制后很快形成很多子代噬菌体，通过裂解菌体而释放。②溶原方式（lysogenic pathway）。此类噬菌体亦称温和噬菌体（temperate phage）或溶原性噬菌体（lysogenic phage），其DNA进入细菌后整合入细菌的染色体中，随细菌染色体DNA复制传给子代细菌，并赋予子代细菌某些遗传特性。此类整合在细菌染色体的噬菌体基因组称为前噬菌体（prophage），含有前噬菌体的细菌则称为溶原菌（lysogen）。前噬菌体可导致溶原菌的性状改变，称之为溶原性转换。

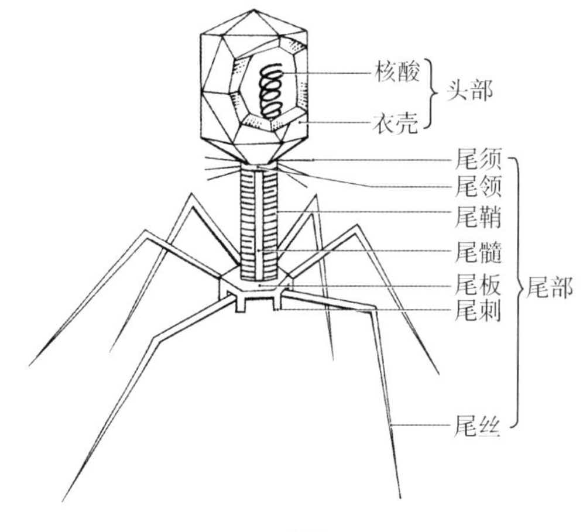

图 9-8　噬菌体结构模式图

三、细菌变异的机制

细菌变异分为表型（非遗传性）变异和基因型（遗传性）变异两种类型。表型变异主要是由环境条件发生变化引起的，基因没有改变，是可逆的，多种细菌都能发生这种变异。而基因型变异是细菌的自身遗传物质发生改变，是不可逆的，所获得的新性状比较稳定，能遗传给子代，主要包括基因突变和基因的转移与重组等机制。

（一）基因突变

1. 基因突变的概念　是细菌遗传物质的结构发生突然而稳定的改变，导致细菌性状的遗传性变异。突变可以自发产生，也可由理化因素诱导突变。若细菌DNA上核苷酸序列的改变仅为一个或几个碱基的置换、插入或缺失，出现的突变只影响到一个或几个基因，引起较少的性状变异，称为小突变或点突变（point mutation）；若涉及大段的DNA核苷酸序列发生改变，则称为大突变或染色体畸变（chromosome aberration）。

2. 基因突变规律　①突变率：在细菌生长繁殖过程中，突变经常自然发生，即自发突变。但自发突变率极低，一般细菌每分裂 10^6 ～ 10^9 次可发生一次突变。人工诱导产生的突变称为诱发突变，如用高温、紫外线、X射线、烷化剂、亚硝酸盐等理化因素诱导细菌突变，可使突变的发生率提高10～1000倍。②突变菌选择：突变是随机和不定向的。发生突变的细菌只是大量菌群中的个别细菌，要从大量细菌中找出该突变菌，必须将菌群放在一种有利于突变菌生长而不利于其他细菌生长的环境中，才能将其选择出来。

3. 回复突变　细菌DNA突变产生性状的变异，也可经再次突变而恢复原来的性状，称为回复突变。

（二）基因的转移与重组

与内在基因发生突变不同，外源性的遗传物质由供体菌转入某受体菌内的过程称为基因转移（gene transfer）。转移的基因与受体菌DNA整合在一起称为重组（recombination），使受体菌获得供体菌的某些特性。细菌的基因转移和重组可通过转化、接合、转导、溶原性转换和原生质体融合等方式进行。

1. 转化（transformation）　是受体菌直接摄取供体菌裂解释放的DNA片段，获得新的遗传性状的过程。

1928 年，Griffith 在研究肺炎链球菌时发现，有荚膜有毒力的肺炎链球菌为Ⅲ S 型（光滑型），无荚膜无毒力的肺炎链球菌为Ⅱ R 型（粗糙型），荚膜是其致病物质。分别用Ⅱ R 型菌和Ⅲ S 型菌注射小鼠，前者存活，后者死亡。若将从死鼠体内分离到的Ⅲ S 型菌加热杀死后再给小鼠注射，则小鼠存活。若将杀死的Ⅲ S 型菌与活的Ⅱ R 型菌混合后给小鼠注射，则小鼠死亡，且能从死鼠体内分离出活的有荚膜的Ⅲ S 型菌。本实验表明：活的Ⅱ R 型菌从死的Ⅲ S 型菌中获得了编码荚膜的遗传物质，从而转化为Ⅲ S 型菌。

2. 接合 供体菌和受体菌通过性菌毛相互连接，将遗传物质自供体菌转入受体菌，使后者获得供体菌的部分遗传性状，这种基因转移方式称为接合（conjugation）。能通过接合方式转移的质粒称为接合性质粒，细菌的接合作用与供体菌所含的接合性质粒有关，主要包括 F 质粒、R 质粒、Col 质粒和毒力质粒等。

（1）*F 质粒的接合* F 质粒又称致育质粒，能编码性菌毛，因此带有 F 质粒的细菌相当于雄性菌（F^+）；无 F 质粒的细菌无性菌毛，相当于雌性菌（F^-）。当 F^+ 菌与 F^- 菌杂交时，F^+ 菌性菌毛与 F^- 菌表面的受体接合，性菌毛逐渐缩短，使两菌之间靠近并形成通道，F^+ 菌质粒 DNA 中的一条链断开并通过性菌毛通道进入 F^- 菌内，两细菌内的单股 DNA 链以滚环式进行复制，各自形成完整的 F 质粒。受体菌获得 F 质粒后即长出性菌毛，成为 F^+ 菌。

（2）*R 质粒的接合* 细菌的耐药性与耐药性基因的突变和 R 质粒的接合转移有关。R 质粒由耐药传递因子和耐药决定因子组成，前者能编码性菌毛，使 R 质粒以接合方式传递；后者携带耐药基因，能赋予宿主菌对链霉素、氯霉素、四环素等药物的耐药性。R 质粒不但能将耐药性传给下一代，还因其有致育性，可使耐药性在相同或不同种属间转移，从而导致耐药菌株大量增加。

3. 转导（transduction） 是以噬菌体为载体，将供体菌的一段 DNA 转移到受体菌内，使受体菌获得供体菌的部分遗传性状。

转导分为两类：①普遍性转导（general transduction）。毒性噬菌体和温和噬菌体均可介导。在噬菌体成熟装配过程中，由于装配错误，误将供体菌的 DNA 片段装入噬菌体的头部，成为一个转导噬菌体。转导噬菌体能以正常方式再感染另一宿主菌，并将其所携带的供体菌的 DNA 转入受体菌。因供体菌的任何 DNA 片段都有可能被误装入噬菌体内，故称为普遍性转导。②局限性转导（restricted transduction）。由温和噬菌体介导。溶原期噬菌体 DNA 整合在细菌染色体上形成了前噬菌体。前噬菌体 DNA 从细菌染色体上分离时发生偏差，噬菌体将自身 DNA 上的一段留在了细菌染色体上，却带走细菌 DNA 上的基因，当感染另一细菌时，可将供体菌基因带入受体菌，使受体菌获得供体菌的某些遗传性状。因其所转导的只是前噬菌体两旁附近的基因，故称为局限性转导。

4. 溶原性转换（lysogenic conversion） 是指温和噬菌体感染宿主菌时，以前噬菌体的形式整合入宿主菌，使宿主菌获得噬菌体基因所编码的某些遗传性状。如 β－棒状杆菌噬菌体感染白喉棒状杆菌后，由于该噬菌体携带编码毒素的基因，使无毒的白喉棒状杆菌获得了产生白喉外毒素的能力。

5. 原生质体融合（protoplast fusion） 是分别将两种细菌经处理失去细胞壁成为原生质体后进行彼此融合的过程，加入聚乙二醇可促使两种原生质体的融合。融合后的双倍体细胞可在

NOTE

短期内生存，在此期间染色体之间可以发生基因交换和重组，从而获得多种不同表型的重组融合体。

四、细菌遗传与变异在医学上的应用

（一）在疾病的诊断、预防和治疗中的应用

细菌在某些环境因素的影响下，可发生形态结构、抗原性和毒力等方面的改变，因此进行细菌学检查时不仅要熟悉细菌的典型性状，还需注意细菌的变异，才能做出全面而正确的诊断。例如，用青霉素等抗生素治疗时，有时会使细菌失去细胞壁成为 L 型，细菌 L 型在普通培养基上不易生长，即常规分离培养的结果为阴性，必须用含血清的高渗培养基进行分离培养；从伤寒患者体内分离到的伤寒沙门菌中约有 10%的菌株由于变异而失去鞭毛，细菌学检查时无动力。另外，细菌在某些理化因素的诱导下，可使其发生毒力变异，根据此原理，用人工方法使细菌诱变成保留抗原性的减毒株或无毒株，制备成预防传染病的疫苗。多数细菌变异后，其表型改变很大以致难以识别，但基因型的改变不会很大，因此可通过分子杂交等方法测定细菌特异性 DNA 片段协助诊断。在治疗细菌感染时，应充分注意耐药菌株，可通过体外病原体对药物敏感试验协助选择敏感药物。

（二）在筛选致癌物质中的应用

细菌的基因突变可由诱变剂引起。因此，凡能诱导细菌基因突变的物质都可能是致癌物。Ames 试验就是根据细菌的致突变试验检测可疑致癌物的原理设计的。用鼠伤寒沙门菌的组氨酸营养缺陷型（his^-）作为试验菌，把被检测的物质作诱变剂。his^- 菌在缺乏组氨酸的培养基上不能生长，但若在诱变剂的作用下发生了回复突变成为 his^+ 菌，则能够生长。培养后，比较含有被检物的试验平板与无被检物的对照平板上的菌落数，凡能提高突变率、使试验平板上菌落生长较多者，即证明被检物有致癌的可能。

（三）在流行病学中的应用

近年已将分子生物学技术应用于流行病学调查，从分子水平追踪传染源与传播的规律。如基于核酸的分析方法，进行质粒谱分析、核型分析、核酸序列分析等，已用于确定传染病暴发的流行菌株或相关基因的来源，或调查医院内耐药性质粒在不同细菌间的传播情况，从而制定合理的措施进行防控。

（四）在基因工程中的应用

基因工程是一种 DNA 的体外重组技术，它最大的特点和优点就是打破了生物种属间的界限，使微生物、动植物乃至人类的遗传物质相互转移和重组。目前，许多不易从天然生物体内大量获取的生物活性物质可通过基因工程大量生产，如利用基因工程可以使工程菌大量生产胰岛素、生长激素、干扰素、白细胞介素和乙肝疫苗等。基因工程的主要步骤是：①从复杂的生物体基因组中切取一段需要表达的带有目的基因的 DNA 片段；②将目的基因结合在合适的载体（质粒或噬菌体）上，形成重组 DNA 分子；③将重组 DNA 分子转移到受体菌（或其他宿主细胞）内，并进行筛选，随其大量生长繁殖，即可表达出大量所需的基因产物。

第四节 细菌感染与免疫

细菌在宿主体内生长繁殖，释放毒性物质并与宿主相互作用，引起宿主出现病理变化的过程，称为细菌的感染（bacterial infection）；机体的免疫系统抵抗病原微生物及其毒性产物对宿主的有害作用，以维持生理稳定，称为抗感染免疫（anti-infectious immunity）。

一、细菌的感染

细菌引起感染的性能称为致病性（pathogenicity）或病原性。感染是否发生，与病原体的致病性、宿主的免疫防御功能及环境等因素密切相关。

（一）感染的来源

引起感染的致病菌来源包括两个方面：来自宿主体外的称为外源性感染（exogenous infection），来自宿主体内或体表的称为内源性感染（endogenous infection）。

1. 外源性感染 致病菌主要来自：①患者，在疾病潜伏期一直到病后一段恢复期内，都可作为传染源；②带菌者，包括无临床症状但携带致病菌的健康携带者及传染病患者在恢复期间携带致病菌的恢复期带菌者；③病畜和带菌动物，有些致病菌可引起人畜共患性疾病，携带这些致病菌的病畜或动物也可将其传播给人类。

2. 内源性感染 来自寄居于体内的正常菌群和体内存在的病原体。正常菌群可因宿主免疫防御功能下降、寄居部位改变或菌群失调等因素引起感染；结核分枝杆菌等体内存在的病原体引起的感染多由免疫功能降低所致。

3. 医院感染 医院感染亦称医院获得性感染（hospital acquired infection），是指医院内各类人群在医院内所获得的感染。其特点是：①对象为一切在医院内活动的人群，如患者、探视者、陪护及医院工作人员等；②感染发生地点在医院内，感染发生的时限指患者在医院期间和出院后不久发生的感染。医院感染的来源以内源性感染为主，一般为机会性感染，外源性感染较少见。传播方式与途径以接触为主。

（1）医院感染的来源 ①交叉感染，由医院内患者或医务人员直接或间接传播引起的感染；②内源性感染，亦称自身感染，由患者体内正常菌群转变为条件致病菌引起的感染；③医源性感染，在治疗、诊断或预防过程中，因所用器械等消毒不严格而造成的感染，如使用支气管镜、膀胱镜、胃镜等检查时，或使用侵入性治疗器械如气管插管、导尿管、伤口引流管等，可将机体某部位的正常菌群带入相应检查部位；也可由于所用器械灭菌不彻底，或操作者未能严守无菌操作规程，均可将病原体带入相应部位而造成感染。

（2）医院感染的易感人群 ①免疫力较低的婴幼儿和老年人；②患有某些慢性疾病的患者，如免疫缺陷病、白血病、糖尿病患者；③接受器官移植术的患者，为防止排斥反应而应用免疫抑制剂，而导致免疫功能低下；④接受腔镜、侵入性器械等特殊诊疗的患者。

（3）医院感染的预防和控制 医院感染已成为当今世界面临的突出公共卫生问题，预防和控制医院感染具有重大的实际意义，目前控制医院感染的方法有：①消毒灭菌；②隔离预防；③合理使用抗菌药物。

（二）传播方式与途径

1. 水平传播 指致病菌直接或间接由一个个体传播给另一个体。其主要途径有：①经呼吸道感染。通过吸入污染致病菌的飞沫或气溶胶等感染，引起肺结核、百日咳等。②经消化道感染。大多由摄入被病原菌污染的饮水、食物所致，引起细菌性食物中毒、细菌性痢疾、霍乱等胃肠道传染病。水、食物、人手指和苍蝇等昆虫是消化道传染病传播的重要媒介。③经皮肤、黏膜感染。皮肤、黏膜的破损可被化脓菌等多种致病菌直接或间接感染，引起伤口化脓、破伤风等。④经泌尿生殖道感染。如淋病奈瑟菌等可通过性接触等直接或间接接触方式传播，大肠埃希菌等可经尿道感染等。⑤节肢动物叮咬感染。有些感染是由吸血的昆虫传播的，如人类鼠疫由鼠蚤传播。此外，输注污染病原体的血液或血制品也可引起感染；结核分枝杆菌、炭疽芽胞杆菌等可经呼吸道、消化道、皮肤创伤等多种途径传播。

2. 垂直传播 指存在于母体的病原体经胎盘或产道由亲代传播给子代的传播方式，如梅毒螺旋体可经胎盘传播给胎儿，淋病奈瑟菌可经产道传播给新生儿。

（三）细菌的致病机制

致病菌致病性的强弱程度称为毒力（virulence），包括侵袭力和毒素两个方面，二者与其致病机制有关。

1. 侵袭力（invasiveness） 指致病菌突破宿主皮肤、黏膜等生理屏障，侵入机体定居、繁殖和扩散的能力。构成细菌侵袭力的因素包括黏附素、荚膜和侵袭性物质等。

（1）黏附素 是指细菌表面具有黏附作用的某些菌体结构，能与宿主细胞表面的黏附素受体结合而黏附于细胞表面，进而在体内繁殖与扩散。黏附素包括菌毛黏附素和非菌毛黏附素，革兰阴性菌的菌毛黏附素多为普通菌毛，非菌毛黏附素主要是革兰阳性菌表面的某些蛋白、多糖及革兰阴性菌的外膜蛋白等。黏附素受体多为靶细胞表面的糖类或糖蛋白。

（2）荚膜与微荚膜 荚膜具有抗吞噬细胞的吞噬和阻碍体液中杀菌物质的作用，使致病菌能在宿主体内大量繁殖和扩散。A 群链球菌的 M 蛋白、伤寒沙门菌的 Vi 抗原、大肠埃希菌的 K 抗原等位于细菌胞壁的外层，统称为微荚膜，对细菌具有与荚膜相似的保护作用。

（3）侵袭性物质 包括侵袭素和侵袭酶类。侵袭素是某些细菌的侵袭基因编码产生的蛋白质，有助于细菌侵入临近的细胞而引起细菌感染的扩散。侵袭酶类是细菌释放的胞外酶，具有抗吞噬、溶解细胞、破坏组织等作用，可协助致病菌向四周扩散，如 A 群链球菌产生的透明质酸酶、链激酶和链道酶等。

2. 毒素 按毒素（toxin）的来源、性质和作用特点不同，分为外毒素（exotoxin）和内毒素（endotoxin）两类。

（1）外毒素 主要由革兰阳性菌及少数革兰阴性菌合成的毒性蛋白质。大多数外毒素是在菌细胞内合成后分泌至细胞外；少数存在于菌体内，待细菌裂解后释放出来。

外毒素的主要特性是：①属蛋白质，不耐热，一般加热至 58℃～ 60℃经 1 ～ 2 小时可被破坏。②毒性强，如肉毒梭菌产生的肉毒毒素的毒性比氰化钾强 1 万倍。③对组织器官具有选择性毒性作用，引起特殊的临床症状。如破伤风梭菌产生的痉挛毒素作用于神经细胞引起肌肉痉挛；肉毒梭菌产生的肉毒毒素能阻断胆碱能神经末梢释放乙酰胆碱，使眼和咽肌等麻痹。④抗原性强，且可经 0.3%～ 0.4%甲醛液脱毒成无毒性但具免疫原性的类毒素（toxoid）。

多数外毒素由 A 和 B 两种蛋白亚单位通过二硫键连接组成。A 亚单位是外毒素活性部分，决定其毒性效应；B 亚单位无毒，但能与宿主靶细胞表面的特异受体结合，介导 A 亚单位进入细胞内。A 或 B 亚单位单独对宿主均无致病作用，因而外毒素分子的完整性是其致病的必要条件。

根据外毒素对宿主细胞的亲和性及作用靶点等，可将其分成神经毒素、细胞毒素和肠毒素三大类。神经毒素主要作用于神经组织，引起神经传导功能紊乱；细胞毒素能直接损伤宿主细胞；肠毒素主要作用于肠上皮细胞，引起肠道功能紊乱。

（2）内毒素　是革兰阴性菌细胞壁中的脂多糖（lipopolysaccharide，LPS）组分，当细菌死亡裂解或用人工方法破坏菌体后才释放出来。衣原体、支原体、立克次体、螺旋体亦有类似的有内毒素活性的脂多糖。内毒素的分子结构由 O 特异性多糖、非特异核心多糖和脂质 A 三部分组成，脂质 A 是内毒素的主要毒性组分。

内毒素和外毒素的主要特性不同（见表 9–2）。不同革兰阴性菌脂质 A 的结构差异不大，故其对机体的毒性作用基本相同，主要有：①发热反应。其机制是内毒素作用于巨噬细胞、血管内皮细胞等，使之分泌 IL–1、IL–6 和 TNF–α，这些细胞因子作用于下丘脑体温调节中枢，引起机体发热。②白细胞反应。内毒素进入血液初期，血循环中的中性粒细胞数减少，与其移动并黏附至毛细血管壁有关。1 ～ 2 小时后，内毒素诱生的中性粒细胞释放因子刺激骨髓释放中性粒细胞进入血流，使其数量显著增加。但伤寒沙门菌内毒素例外，始终使血循环中的白细胞总数减少。③内毒素血症和内毒素休克。大量内毒素除过量诱生 TNF–α、IL–1、IL–6 等细胞因子外，还能激活补体系统，产生 C3a、C5a 等，继而促使肥大细胞、血小板等释放组胺、5–羟色胺等生物活性物质；TNF–α、C3a、C5a 等可趋化中性粒细胞至感染部位，损伤血管内皮细胞，导致毛细血管扩张和通透性增强，使重要组织器官的毛细血管灌注不足，引起局部水肿、充血和微循环障碍等，称之为内毒素血症。严重时出现以高热、低血压和微循环衰竭为主要特征的内毒素休克。④弥散性血管内凝血（DIC）。大量的内毒素可通过激活凝血因子Ⅻ、损伤血管内皮细胞等途径直接或间接活化凝血系统，使血小板凝集、大量血栓形成而导致 DIC。

细菌外毒素与内毒素的主要区别见表 9–2。

表 9–2　外毒素与内毒素的主要区别

区别要点	外毒素	内毒素
来源	革兰阳性菌及部分革兰阴性菌	革兰阴性菌
存在部位	多数由活菌分泌，少数由菌体裂解后释放	菌体细胞壁组分，细菌裂解后释放
化学成分	蛋白质	脂多糖
热稳定性	大多不耐热，60℃～ 80℃ 30 分钟被破坏	耐热，160℃ 2 ～ 4 小时才被破坏
抗 原 性	强，能刺激机体产生抗毒素；可经甲醛液脱毒制成类毒素	较弱，不能经甲醛液脱毒制成类毒素
毒性作用	强，对组织器官有选择性毒害作用，引起特殊临床表现	作用大致相同，引起发热、白细胞数量变化，休克、DIC 等

3. 细菌侵入的数量及途径

（1）细菌侵入的数量　感染的发生，除致病菌须具有一定的毒力外，还需有足够的数量，与宿主的免疫力也密切相关。一般细菌毒力强或宿主的免疫力弱，引起感染所需的菌量就小；

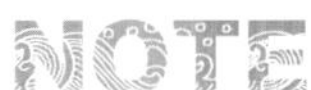

反之，则需大量菌才能引起感染。

（2）细菌侵入的途径　由于不同病原菌生长繁殖所需的微环境不同，所以致病菌需通过特定的侵入途径或部位才能到达相应器官和细胞而致病。如伤寒沙门菌须经口进入；破伤风梭菌的芽胞须进入伤口，在厌氧环境中才能致病等。也有一些致病菌如结核分枝杆菌，可经多种途径侵入机体引起感染。

（四）感染的类型

感染的发生、发展与结局，与宿主的免疫力及病原体的致病能力密切相关，可分为以下类型。

1. 隐性感染　宿主的抗感染免疫力较强，或侵入的病原体数量不多、毒力较弱，感染后对机体损害较轻，不出现或出现不明显的临床症状，称隐性感染。隐性感染后，机体常可获得特异性免疫力。

2. 显性感染　指宿主的抗感染免疫力较弱，或侵入的病原体数量较多、毒力较强，导致机体的组织细胞受到不同程度的损害，出现明显的临床症状和体征。从不同角度又可将显性感染分为不同类型。

（1）急性感染与慢性感染　是按病情缓急不同的分类。急性感染起病急，病程较短，病愈后致病菌多从体内消失。慢性感染起病多较缓慢，病程常持续数月至数年。

（2）局部感染与全身感染　是按感染的部位不同分类。局部感染指感染仅局限于某一部位。全身感染指感染发生后，致病菌或其毒性代谢产物向全身播散引起全身性症状的一种感染类型，临床上有以下几种情况：①毒血症（toxemia）。病菌侵入宿主后，只在机体局部生长繁殖，不进入血循环，但其产生的外毒素入血并经血循环到达易感的组织和细胞，引起特殊的毒性症状，如破伤风等。②内毒素血症（endotoxemia）。革兰阴性菌侵入血流并在其中大量繁殖，崩解后释放出大量内毒素；也可由感染病灶内大量革兰阴性菌死亡释放的内毒素入血所致。③菌血症（bacteremia）。致病菌由局部侵入血流，但未在血中繁殖，只是短暂的一过性通过血循环到达体内适宜部位后再进行繁殖而致病，如伤寒早期有菌血症期。④败血症（septicemia）。致病菌侵入血流后，在血中大量繁殖并产生毒性产物，引起全身性中毒症状，如高热、皮肤和黏膜瘀斑、肝脾肿大等。⑤脓毒血症（pyemia）。指化脓性菌侵入血流后，在血中大量繁殖，并通过血流扩散至其他组织或器官，引起新的化脓性病灶，如金黄色葡萄球菌引起的脓毒血症，常导致多发性肝脓肿、皮下脓肿和肾脓肿等。

3. 带菌状态　有时致病菌在显性或隐性感染后并未立即从体内消失，在体内继续存留一定时间，称为带菌状态。该宿主称为带菌者（carrier）。带菌者无临床症状但能排出病菌，是重要的传染源。

二、抗细菌免疫

根据致病菌与宿主细胞的寄生关系，将其分为胞外菌（extracellular bacteria）和胞内菌（intracellular bacteria）两类。胞外菌寄居于宿主细胞外的组织间隙和血液、淋巴液、组织液等体液中。胞内菌又分专性和兼性两类：专性胞内菌只能在活细胞内生长繁殖；兼性胞内菌主要在细胞内繁殖，在体外无活细胞的适宜环境中也可生存和繁殖。

如本教材免疫部分所述，机体的固有免疫（生理屏障、吞噬细胞及溶菌酶等体液抗菌物

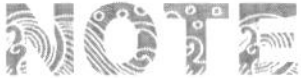

质）及适应性体液免疫与细胞免疫均参与抗菌免疫。病原菌侵入机体后，首先由固有免疫执行防御功能，一般经一周左右才建立起适应性免疫，二者相辅相成，共同发挥抗菌免疫作用，但对胞外菌和胞内菌的免疫特点有所不同。

（一）抗胞外菌免疫的特点

人类细菌感染大多数由胞外菌所致。胞外菌主要通过产生外毒素、内毒素和侵袭性胞外酶等引起病变。

1. 吞噬细胞 胞外菌主要被中性粒细胞吞噬，在有氧情况下通过 H_2O_2 和髓过氧化物酶等杀死细菌，在无氧条件下通过溶菌酶、乳酸、乳铁蛋白等杀菌。

2. 抗体与补体 特异性抗体在抗胞外菌免疫中起重要作用，在补体的协同下，其作用可得到加强。其作用主要表现为：①阻止细菌黏附。如特异性 SIgA 与细菌菌毛等黏附素结合后，可阻止细菌黏附于黏膜上皮细胞表面而防止局部感染。②调理吞噬作用。吞噬细胞表面具有 IgG 的 Fc 受体和补体 C3b 等受体，可通过抗体与补体的调理作用提高吞噬细胞的吞噬杀菌能力。③抗体依赖的细胞介导的细胞毒作用。抗体与胞外菌结合后，其 Fc 段再与免疫细胞表面的 Fc 受体结合而杀死病菌。④激活补体溶菌。IgG、IgM 与细菌抗原结合后，能通过经典途径激活补体，形成的攻膜复合物可溶解细菌；C3a、C5a 等补体成分可介导急性炎症反应。⑤中和外毒素。抗毒素抗体与细菌分泌的外毒素结合后，可封闭外毒素的活性部位或阻止其与靶细胞结合，从而中和外毒素的致病作用。

3. 细胞免疫 在某些胞外菌感染中，$CD4^+$Th2 细胞也有一定作用，它们除辅助 B 细胞产生抗体外，还能分泌多种细胞因子，引起局部炎症，趋化和活化中性粒细胞，促进吞噬细胞的吞噬杀菌作用等。

（二）抗胞内菌免疫的特点

由于胞内菌有在胞内寄生，低细胞毒性等特点，故其感染大多数呈慢性过程，病变主要由病理性免疫损伤所致。因抗体不能进入胞内发挥作用，所以抗胞内菌免疫主要依赖细胞免疫。

1. 吞噬细胞与 NK 细胞 胞内菌主要被单核 – 巨噬细胞吞噬。活化的单核 – 巨噬细胞产生的一氧化氮等物质能有效杀伤多种胞内菌。中性粒细胞在感染早期有一定作用。NK 细胞能直接杀伤被感染的靶细胞，并可释放 IFN-γ 参与激活细胞免疫应答。

2. 细胞免疫 Th1 细胞和细胞毒性 T 细胞（CTL）在抗胞内菌免疫中起主导作用。① Th1 细胞。通过分泌 IFN-γ、IL-2、TNF-α 等细胞因子激活并增强巨噬细胞对靶细胞的杀伤能力，引起迟发型超敏反应等都有利于清除胞内菌。② CTL。通过释放穿孔素、颗粒酶等破坏被感染的靶细胞，亦可高表达 FasL 诱导靶细胞凋亡，病菌释出后再经抗体的调理作用等被巨噬细胞吞噬消灭。此外，γδT 细胞对胞内菌也有一定作用，且其作用早于 αβT 细胞。

3. 黏膜表面 SIgA 抗体 能干扰细菌对黏膜上皮细胞的黏附而使之不能进入菌细胞内。

在抗菌免疫过程中，由于不同菌的致病性不同及机体抗菌免疫的复杂性，因此感染的转归与结局也不相同。在多数情况下，能阻止、抑制和杀灭病菌，但也有时可造成机体免疫病理性损伤。

三、免疫逃逸

NOTE

通常情况下，病原菌感染机体诱导的免疫应答多能导致感染自行消除。但在某些情况下，当病原菌逃避了机体免疫系统的有效识别或攻击，即可持续在体内存在，引起感染并可表现出临床症状。病原菌逃避机体免疫攻击的方式有多种，常见的免疫逃逸机制包括逃避或干扰识别、逃逸杀伤、干扰破坏免疫功能等。

（一）逃避或干扰识别机制

一些病原菌由于自身结构特点或寄生在免疫细胞难以到达的部位，从而避免或干扰了机体免疫系统对其进行识别。常见的逃避或干扰识别机制包括：①逃避识别，如某些病原菌的菌体结构中含有细胞难以降解的蛋白，影响了 MHC 分子的提呈，因而不能被机体的免疫系统识别；某些病原菌寄生在免疫细胞难以接触的部位（如皮肤），因此识别也会受到限制；还有一些腔道寄生的病原菌则可通过解剖学隔离避免接触免疫系统，如寄生于泌尿道、肠道的某些病原菌。②干扰识别，某些病原菌的抗原表位与机体自身成分有共同抗原，如某些溶血性链球菌的荚膜透明质酸与机体结缔组织透明质酸相同，因此可干扰识别。

（二）逃逸杀伤机制

一些病原菌进入机体后，诱导了相应的免疫应答，但可通过某种方式逃避清除杀灭效应。常见的逃逸杀伤机制包括：①逃避吞噬杀伤，某些病原菌具有特别的方式逃避吞噬细胞内的杀菌作用，如结核分枝杆菌能阻止溶酶体与吞噬体的融合；李斯特菌产生的蛋白水解酶可溶解吞噬体膜，使其从吞噬体内转移至细胞浆中寄生；②“免疫赦免”区内寄生，某些持续性感染胞内病原菌可隐匿于胞内呈休眠状态，逃避机体的细胞免疫和体液免疫的攻击，长期存活，形成持续性感染；③伪装成机体组分，某些病原菌将宿主的抗原成分结合在自身表面进行伪装，逃避机体的免疫系统攻击；④抗原调变，某些病原菌通过高频率改变自身可被识别的表面抗原，使机体免疫系统因无法及时识别攻击，逃逸机体已建立的抗感染免疫，如淋病奈瑟菌的菌毛抗原通过基因转换不断改变，阻断抗体的中和作用，而导致感染的持续存在。

（三）干扰和破坏免疫功能

一些病原菌也可通过其菌体结构或释放的某些代谢产物，破坏机体的免疫系统，干扰免疫功能，拮抗、阻断和抑制机体的免疫应答。

第五节 细菌感染的检查方法与防治原则

对感染性疾病应尽早采集适当的标本并选用敏感的方法进行检查，为临床防治提供依据。细菌感染的防治主要应用特异性免疫防治和抗菌治疗。

一、细菌感染的检查方法

（一）标本的采集与送检

标本的采集与送检是否得当直接影响检查结果的准确性，应遵守以下几个原则：①尽可能在疾病早期及使用抗菌药物之前采集。②根据致病菌在患者不同病期的体内分布和排出部位，采集相应的标本，如伤寒患者在病程 1 ～ 2 周内取血液，2 ～ 3 周取粪便。③严格无菌操作，避免被杂菌污染。④采集的标本须尽快送检。大多数细菌可冷藏运送，但不耐寒冷的淋病奈瑟菌等要保暖。⑤血清学检查须采集感染早期和恢复期双份血液，分离血清。⑥标本作好标记，

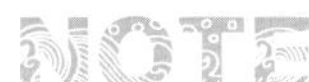

详细准确填写化验单。

（二）病原菌的检测

检测病原菌及其组分的方法很多，常用方法如下。

1. 直接涂片镜检 对标本中菌量多且有特征的致病菌直接涂片、染色后镜检有助于初步诊断。例如，用抗酸染色法在疑似肺结核患者的痰中查见红色细长弯曲呈分枝状的抗酸菌，可初步诊断为结核分枝杆菌感染。

2. 细菌的分离培养与鉴定

（1）分离培养 按适合所培养细菌繁殖的条件，将采集的标本分别接种在不同的培养基并置适当的环境中培养，根据细菌所需的营养、生长条件、菌落特征等作初步判断。

（2）形态学检查 将分离培养所得的细菌不经染色或染色后用显微镜观察。不染色标本主要用于检查在生活状态下细菌的动力及其运动情况（常用压滴法、悬滴法等）；染色标本则根据细菌的着色特点、形态、大小及排列，有无特殊构造等进行初步鉴定。细菌染色法有多种，如革兰染色法、抗酸染色法及检查荚膜、芽胞、鞭毛等的特殊染色法等（详见实验教材）。必要时，也可用特异性荧光抗体染色后用荧光显微镜检查。

（3）生化试验 由于不同细菌对糖和蛋白质等物质的代谢能力不同，产生的代谢产物也有差别，因此利用生化试验检测其代谢产物，可对肠道致病菌等进行鉴定。现已有多种微量、快速、半自动或全自动生化反应试剂盒或检测仪器用于临床。

（4）血清学鉴定 用含有已知抗体的免疫血清，用玻片凝集试验等方法检查未知的纯培养细菌，可鉴定志贺菌属、沙门菌属等细菌的种、型。

（5）动物试验 将含菌标本或菌培养物接种于敏感的动物体内，主要用于分离、鉴定致病菌，测定某些细菌的毒力或致病性。

（6）药物敏感试验 将分离培养出的病原菌进行药物敏感性试验，对指导临床选择用药、及时控制感染有重要意义。常用的方法有纸碟法、试管法等。

3. 病原菌抗原的检测 用已知的抗体检测标本中细菌的特异性抗原，多用于感染的早期诊断。常用方法有协同凝集试验、对流免疫电泳、酶免疫技术、免疫荧光技术、免疫印迹技术等。这些方法对已使用过抗菌药物的患者仍能检测出特异性抗原。

4. 病原菌核酸的检测 不同的细菌具有不同的基因或碱基序列，故应用核酸杂交技术、PCR 技术、基因芯片技术等检测标本中是否存在细菌的特异性基因序列，可用于诊断细菌感染。

（三）血清学诊断

病原菌侵入机体后，其抗原能刺激免疫系统产生特异性抗体，存在于血清或其他体液中，故用已知细菌或其抗原检测患者血清或其他体液中有无相应抗体及其量（效价）的变化，可辅助诊断某些病原菌感染。因多采取患者的血清进行检查，故称之为血清学诊断。血清学诊断主要用于：①抗原性强的病原菌感染和病程较长的传染病，以及难以分离培养的病原菌感染的诊断；②检测疫苗接种后的免疫效果；③调查人群对某病原菌的免疫应答水平。

在传染病流行区，健康人群由于隐性感染或接种疫苗，其血清中的抗体水平也可增高，所以在血清学诊断中，通常检测感染早期和恢复期双份血清动态分析抗体含量的变化，如果恢复期或一周后血清抗体效价比感染早期增高 4 倍或 4 倍以上，则可确定诊断。但年老、体弱和免疫功能低下等因素可影响血清抗体效价的增高，临床应予以注意。

常用的血清学诊断方法有：直接凝集试验（如诊断伤寒、副伤寒的肥达试验及诊断立克次体的外斐试验等）；中和试验（如诊断链球菌性风湿病的抗 O 试验等）；乳胶凝集试验（如检测流感嗜血杆菌的抗体等）；补体结合试验和酶联免疫吸附试验（ELISA）等。ELISA 技术已广泛应用于多种病原体特异性抗体的检测，具有简便、特异、灵敏、快速，可自动检测大量标本等优点。

二、细菌感染的防治原则

（一）特异性免疫防治

特异性预防主要是通过给机体接种病原微生物抗原或特异性抗体，以达到预防和治疗感染性疾病的目的。免疫产生的方式可分为人工主动免疫和人工被动免疫。人工主动免疫通过接种疫苗或类毒素等生物制品，用于预防感染性疾病。人工被动免疫通过应用抗毒素、丙种球蛋白、免疫细胞和细胞因子等生物制品，用于某些疾病的紧急预防或治疗。详见第七章。

（二）抗菌治疗

抗菌治疗是临床治疗细菌感染的主要方法，采用抗菌化学药物进行治疗。抗菌药物的种类非常多，如根据化学结构和性质可分为：①内酰胺类，如青霉素、头孢菌素等；②大环内酯类，如红霉素、阿奇霉素等；③氨基糖苷类，如链霉素、庆大霉素等；④四环素，如四环素、多西环素等；⑤人工合成的抗菌药，如喹诺酮类及磺胺类药物；⑥其他抗生素，如杆菌肽、林可霉素、抗结核药物等。

选择药物时可根据临床诊断、细菌学诊断和药敏试验作为依据，不要滥用，防止引起二重感染。对某些慢性细菌性感染也可选择不同的抗菌药物交替使用，以避免产生耐药性。此外，应用抗菌药物时还应注意使用剂量、疗程、适应证、不良反应等。

NOTE

第十章 常见致病细菌

细菌是人类最早关注的致病微生物，人们对常见致病细菌的认识越完善，就越能有效地防范此类感染性疾病。本章将讲述常见致病细菌的生物学性状、致病性与免疫性、微生物学检查，以及防治原则。

第一节 球 菌

球菌（coccus）是一大类常见的细菌，广泛分布在自然界，亦经常存在于人和动物的体表及与外界相通的腔道内。其中，能够对人致病的称为病原性球菌，病原性球菌能引起化脓性炎症，故又称为化脓性球菌。根据革兰染色性不同，球菌分成革兰阳性球菌和革兰阴性球菌两类，前者主要有葡萄球菌、链球菌等；后者主要包括脑膜炎奈瑟菌、淋病奈瑟菌等。

一、葡萄球菌属

葡萄球菌属（*Staphylococcus*）的细菌因排列成葡萄串状而得名，广泛存在于自然界、人和动物的体表及与外界相通的腔道内。多数葡萄球菌不致病，有些人的皮肤和鼻咽部可带有致病菌株，其中，医务人员的鼻咽部带菌率可高达70%，且多为耐药菌株，是医院内交叉感染的重要传染源。葡萄球菌能引起局部组织、内脏器官及全身的化脓性炎症，为最常见的化脓性球菌。

（一）生物学性状

1. 形态与染色 为革兰阳性菌，球形或椭圆形，直径0.5～1μm，呈葡萄串状或单个、成双、短链排列。葡萄球菌无鞭毛，无芽胞，体内可形成荚膜。

2. 培养特性 营养要求不高，在普通培养基上生长良好。需氧或兼性厌氧。在18℃～40℃均可生长。在普通琼脂培养基上形成表面光滑湿润、不透明的圆形菌落。菌落因菌种不同而呈现金黄色、白色或柠檬色。在血琼脂平板上，某些葡萄球菌菌落周围可形成完全溶血环。葡萄球菌耐盐性强，在含有10%NaCl培养基中能生长，故可用高盐培养基分离菌种。

3. 生化反应 多数葡萄球菌能分解葡萄糖、麦芽糖和蔗糖，产酸不产气。致病菌株能分解甘露醇。

4. 抗原 抗原构造复杂，已发现的抗原有30余种，重要的有以下几种。

（1）葡萄球菌A蛋白（Staphylococcal protein A，SPA）是一种单链多肽，与细胞壁肽聚糖共价连接。SPA为细胞壁的表面抗原，有属特异性。可与人IgG1、IgG2和IgG4的Fc段发生非特异性结合（形成细菌免疫逃逸的重要结构基础），通过与吞噬细胞Fc受体竞争结合抗体

Fc 段，从而降低抗体介导的调理吞噬作用。此外，SPA 与 IgG 结合形成的复合物具有促细胞分裂、引起超敏反应、损伤血小板等多种生物学活性。以含 SPA 的葡萄球菌为载体，结合特异性抗体后，可开展协同凝集试验（coagglutination），广泛应用于微生物抗原的检出。

（2）荚膜　为葡萄球菌外多糖层，荚膜能抑制中性粒细胞的趋化与吞噬作用，抑制丝裂原对单核细胞的增殖反应，能促进细菌生物膜的形成。

（3）磷壁酸　金黄色葡萄球菌为 N- 乙酰葡糖胺核糖醇磷壁酸（多糖 A）；表皮葡萄球菌为 N- 乙酰葡萄糖甘油型磷壁酸（多糖 B）。磷壁酸能与宿主细胞表面的纤连蛋白结合，介导葡萄球菌的黏附。

（4）肽聚糖　具有趋化作用，能够吸引中性粒细胞，引起脓肿。亦有活化补体、诱导细胞产生 IL–1 和抑制吞噬等生物学作用。

5. 分类　根据产生的色素及生化反应不同，可将常见的葡萄球菌分为金黄色葡萄球菌（*S. aureus*）、表皮葡萄球菌（*S. epidermidis*）和腐生葡萄球菌（*S. saprophyticus*）三种。三种葡萄球菌的主要生物学性状差异如下（表 10–1）。

表 10–1　三种葡萄球菌的主要生物学性状

性状	金黄色葡萄球菌	表皮葡萄球菌	腐生葡萄球菌
菌落色素	金黄色	白色	柠檬色
产生溶血素	+	–	–
发酵甘露醇	+	–	–
分解葡萄糖	+	+	–
A 蛋白	+	–	–

根据有无血浆凝固酶，也可将葡萄球菌分为凝固酶阳性葡萄球菌和凝固酶阴性葡萄球菌（coagulase–negative staphylococci，CNS）。只有金黄色葡萄球菌能产生血浆凝固酶，称为凝固酶阳性葡萄球菌，其他葡萄球菌统归为凝固酶阴性葡萄球菌。过去一直把是否产生凝固酶作为鉴别葡萄球菌有无致病性的重要指标。如今，CNS 已成为医院感染的重要病原菌，也是创伤、尿道、中枢系统感染和败血症的常见病原菌。

6. 抵抗力　葡萄球菌对外界因素的抵抗力强于其他无芽胞细菌。加热 60℃ 1 小时或 80℃ 30 分钟才被杀死；干燥脓汁、痰液中可存活 2 ～ 3 个月；2% 石炭酸中 15 分钟或 1% 氯化汞水中 10 分钟死亡；对碱性染料敏感，如 1 :（105 ～ 205）的龙胆紫溶液可抑制其生长。近年来由于广泛应用抗生素，耐药菌株迅速增多，尤其以耐甲氧西林金黄色葡萄球菌（methicillin- resistant Staphylococcus aureus，MRSA）为甚，MRSA 作为“超级细菌”的一种，其感染发生率已成为衡量各国（地区）细菌耐药性严重程度的指标。

（二）致病性与免疫性

1. 金黄色葡萄球菌

（1）金黄色葡萄球菌致病物质包括凝固酶、葡萄球菌溶素、杀白细胞素、肠毒素、表皮剥脱毒素、毒性休克综合征毒素 –1 等。

①凝固酶（coagulase）　分游离型和结合型两种。游离凝固酶分泌至细菌外，被血浆中凝固酶反应因子激活后，形成葡萄球菌凝血酶，使纤维蛋白原变为纤维蛋白，从而引起血浆凝

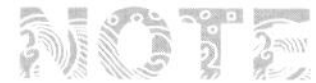

固。结合凝固酶结合于细菌表面，与纤维蛋白原结合后，使纤维蛋白原变为纤维蛋白引起细菌凝聚。凝固酶使纤维蛋白包绕在菌体表面，一方面阻碍吞噬细胞的吞噬与胞内消化作用，另一方面还可保护细菌抵抗血清杀菌物质的损伤作用。同时病灶周围有纤维蛋白的沉积，限制了细菌扩散，使病灶局限化。

②葡萄球菌溶素（staphylolysin）系一组蛋白质，分 α、β、γ、δ 四种，由质粒或染色体编码。其溶血机制可能是毒素分子插入细胞膜疏水区，损伤细胞膜而造成细胞溶解。除红细胞外，对白细胞、血小板、肝细胞、成纤维细胞、血管平滑肌细胞均有毒性作用。

③杀白细胞素（leukocidin）又称 Panton–Valentine（PV）杀白细胞素，由 F 和 S 两种蛋白质组成，可分别作用于细胞膜上卵磷脂受体和神经节苷脂 GM1 受体，改变细胞膜的结构，增加细胞通透性，从而造成中性粒细胞和巨噬细胞的损伤。

④肠毒素（enterotoxin）为一组对热稳定的可溶性蛋白质，约 30% ～ 50% 金黄色葡萄球菌能够产生，目前已鉴定的有 A、B、C1、C2、C3、D、E、G 和 H 9 个血清型。毒素经 100℃、30 分钟不被破坏，并能抵抗胃肠液中蛋白酶的水解作用。食用被葡萄球菌产毒株污染的食物后，在合适温度下，经 8 ～ 10 小时即可产生大量的肠毒素。肠毒素作用于肠道神经细胞受体，刺激呕吐中枢，引起呕吐为主要症状的食物中毒。近来发现，肠毒素作为超抗原能激活 T 细胞，释放大量的 TNF、IL–1、IFN–γ 等细胞因子而致病。

⑤表皮剥脱毒素（exfoliative toxin，exfoliatin）也称表皮溶解毒素（epidermolytic toxin），属蛋白质，分 A、B 两个血清型，由前噬菌体和质粒编码。毒素作用于皮肤上 GM4 样糖脂受体后，发挥丝氨酸蛋白酶功能，裂解细胞间桥小体，破坏细胞间连接，引起烫伤样皮肤综合征（staphylococcal scalded skin syndrome，SSSS）。

⑥毒性休克综合征毒素 –1（toxic shock syndrome toxin 1，TSST–1）是某些金黄色葡萄球菌生长繁殖过程中分泌的一种外毒素，该毒素由染色体编码，含有 194 个氨基酸，作为超抗原引起毒性休克综合征。

（2）金黄色葡萄球菌可引起化脓性和毒素性两种疾病。

①化脓性疾病　金黄色葡萄球菌可通过多种途径侵入人体，引起局部组织、内脏器官和全身化脓性感染。局部感染主要由金黄色葡萄球菌引起，如毛囊炎、疖、痈、麦粒肿、伤口化脓等。内脏器官感染如气管炎、肺炎、脓胸、中耳炎、脑膜炎等；全身感染如败血症、脓毒血症等。

②毒素性疾病　由外毒素引起。食物中毒，食入被肠毒素污染的食物后 1 ～ 6 小时，可出现头晕、恶心、呕吐、腹泻等急性胃肠炎症状。发病 1 ～ 2 天可自行恢复，预后良好。烫伤样皮肤综合征由表皮剥脱毒素引起，多见于新生儿及免疫力低下的人，皮肤呈弥漫性红斑，起皱，继而形成水疱，造成皮肤脱落。毒性休克综合征由 TSST–1 引起，主要表现为高热、低血压、猩红热样皮疹、腹泻、呕吐，严重时出现休克。

2. 凝固酶阴性葡萄球菌　目前已发现的 CNS 有表皮葡萄球菌和腐生葡萄球菌等十余种，为人体皮肤黏膜和腔道内正常菌群，作为“条件致病菌”可引起多种感染。CNS 的致病可能与其产生的黏质（slime）有关。黏质由中性糖类、糖醛酸和氨基酸组成。黏质具有较强的黏附性，并促进细菌生物膜的形成，从而保护细菌免受宿主免疫系统的攻击及避免抗生素的渗透作用。

NOTE

常见的CNS引起的感染有：①泌尿系统感染，CNS引起的尿路感染仅次于大肠杆菌。常见的有表皮葡萄球菌、人葡萄球菌、腐生葡萄球菌和溶血葡萄球菌。可引起年轻女性的急性膀胱炎等尿路感染及老年男性患者使用器械检查尿道后易发的泌尿系感染。②败血症，多为新生儿败血症。CNS仅次于大肠杆菌、金黄色葡萄球菌，居引起败血症常见病原菌第三位。常见的有溶血葡萄球菌、人葡萄球菌和表皮葡萄球菌。③术后感染，CNS是引起外科感染的常见病原菌。多见于骨和关节修补术、器官移植、心瓣膜修复术后。④医用器械植入后感染，CNS在黏质的作用下易黏附在导管等植入性医用器械，并持续引起全身感染。常发生在心脏起搏器植入、动脉插管、人工关节置换等情况。

3. 免疫性　人对葡萄球菌有一定的天然免疫力。只有当皮肤黏膜损伤或机体免疫力降低时才易引起感染。病后能获得一定程度的免疫力，但难以防止再次感染。

（三）微生物学检查

采集脓汁、分泌液、脑脊液、穿刺液、胸腹水、血液等标本，

1. 涂片染色镜检　标本经直接涂片染色后镜检，可根据细菌形态、排列方式和染色性作初步诊断。

2. 分离培养和鉴定　将标本接种于血平板，或经肉汤培养基增菌后再接种血平板，根据菌落特点（色素、溶血），以及凝固酶试验、甘露醇发酵试验等区别金黄色葡萄球菌和CNS。其中，CNS鉴定须进一步作常规生化试验、质粒图谱、耐药谱等联合分析。分离培养后做药物敏感试验有助于临床治疗方案的确定。

3. 肠毒素检测　取食物中毒患者的标本（食用的可疑食物、呕吐物等），用ELISA检测，方法简便敏感。

4. 分子生物学技术　如PCR、核糖体分型法等检测和分析质粒和基因组DNA，用于疾病的诊断和流行病学检查。

（四）防治原则

注意个人卫生，皮肤黏膜受损应及时消毒处理。加强对饮食服务业的监管，防止引起食物中毒。医院内要做好消毒隔离，防止医源性感染。必须避免滥用抗生素，治疗应根据药敏试验结果，选用敏感抗菌药物。

二、链球菌属

链球菌属（*Streptococcus*）的细菌为一群链状或成双排列的革兰阳性球菌。广泛分布于自然界、人及动物粪便和健康人鼻咽部，大部分不致病。链球菌能引起各种化脓性炎症、猩红热，以及风湿热、肾小球肾炎等超敏反应性疾病，为化脓性球菌中的另一类常见细菌。

（一）生物学性状

1. 形态与染色　球形或椭圆形，直径约0.6～1μm，呈长短不一的链状或成双排列。链球菌无鞭毛，无芽胞，多数菌株在培养早期（2～4小时）形成透明质酸的荚膜，随着培养时间延长，荚膜可消失。肺炎链球菌为矛头状，成双排列，宽端相对，尖端向外，其荚膜成分为多糖。

2. 培养特性　营养要求较高，通常需含血液或血清的培养基培养。大多数兼性厌氧，少数专性厌氧。最适生长温度为37℃，最适pH为7.4～7.6。在血清肉汤中易形成长链，管底呈

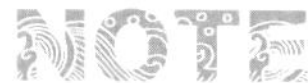

絮状沉淀，在血琼脂平板上，可形成灰白色“针尖”状细小菌落，表面光滑，边缘整齐。不同菌株溶血不一。

肺炎链球菌能产生自溶酶，若孵育时间超过48小时，菌体渐溶解，菌落中央下陷呈脐状。在血清肉汤中孵育，初期呈混浊生长，稍久因菌自溶而使培养液渐变澄清。自溶酶可被胆汁或胆盐等活性物质激活，从而促进培养物中的菌体溶解。

3. 生化反应 分解葡萄糖，产酸不产气。对乳糖、甘露醇、山梨醇的分解，随不同菌株而异。

4. 抗原 链球菌属细胞壁含有C多糖抗原，M、T等蛋白抗原等。

（1）C多糖抗原 系群特异性抗原，为细胞壁的多糖组分，不同菌群寡糖组成有较大区别，A群链球菌寡糖为鼠李糖-N-乙酰葡糖胺，B群链球菌寡糖为鼠李糖-葡糖胺多糖，C群链球菌寡糖为鼠李糖-N-乙酰半乳糖胺，D群链球菌寡糖为甘油型胞壁酸。

（2）M蛋白 根据M蛋白恒定区的位置，将M蛋白分为两类：Ⅰ类M蛋白恒定区在表面，易与抗体结合，与人体某些组织是异嗜性抗原，可引起超敏反应性疾病。Ⅱ类M蛋白恒定区在内部，不与抗体结合。M蛋白具有抗补体介导的调理作用及抵抗中性粒细胞吞噬的作用，便于细菌在宿主体内定居、繁殖。

（3）T蛋白 与毒力无关，多为共同抗原，可用于某些链球菌的分型。

5. 分类 根据C多糖抗原不同，将链球菌分成A～V共20群，对人致病的多为A群，B、C、D、G群偶见。还可根据溶血现象将链球菌分为以下三类。

（1）甲型溶血性链球菌（*α-hemolytic streptococcus*） 菌落周围形成较窄的草绿色溶血环，称α溶血或不完全溶血现象。这类细菌多为机会致病菌。

（2）乙型溶血性链球菌（*β-hemolytic streptococcus*） 菌落周围形成较宽的完全透明的溶血环，称β溶血或完全溶血现象。这类细菌亦称溶血性链球菌（*Streptoccus hemolyticus*），致病力强，可引起多种疾病。

（3）丙型链球菌（*γ-Streptococcus*） 菌落周围不形成溶血环，称γ溶血或非溶血现象。这类细菌亦称非溶血性链球菌（*Streptococcus non-hemolytics*），一般不致病。

6. 抵抗力 一般链球菌55℃即可被杀死，某些菌株能耐60℃ 30分钟。对常用消毒剂敏感。在干燥尘埃中存活数月。乙型链球菌对青霉素、红霉素、四环素都很敏感。青霉素是首选药物，极少有耐药株发现。

（二）致病性与免疫性

1. 化脓性链球菌 属于A群链球菌（group A streptococcus），又称化脓性链球菌（*pyogenic streptococcus*），是链球菌中致病力最强的细菌，占链球菌感染的90%。

（1）化脓性链球菌的致病物质包括黏附素、链球菌溶血素、致热外毒素和侵袭性酶等。

①黏附素 菌体表面的脂磷壁酸和M蛋白结合在宿主细胞表面的纤连蛋白受体上，介导链球菌的黏附。M蛋白具有抗吞噬功能。此外，M蛋白与心肌、肾小球基底膜有异嗜性抗原，可刺激机体产生特异性抗体，损害心肾等组织。

②链球菌溶血素（streptolysin） 根据对氧的稳定性，分链球菌溶血素O（streptolysin O，SLO）和链球菌溶血素S（streptolysin S，SLS）两种。SLO为含-SH基的蛋白质，对氧敏感，遇氧时-SH基被氧化为-SS-基，失去溶血活性。该毒素能破坏白细胞和血小板，对心肌有

急性毒性作用。SLO抗原性强，85%～90%链球菌感染患者于感染后2～3周至病愈后数月到1年内可检出抗“O”抗体（antistreptolysin O，ASO），风湿热患者血清中ASO明显增高，活动期升高更显著。因此检测ASO含量可作为链球菌感染和风湿热及其活动期的辅助诊断。SLS是一种小分子的糖肽，无抗原性，对氧稳定，血平板菌落周围的溶血环即“SLS”所致，SLS对白细胞和多种组织细胞有破坏作用。

③致热外毒素（pyrogenic extoxin）　又称红疹毒素或猩红热毒素，该毒素由温和噬菌体基因编码，分A、B、C三个血清型，具有超抗原生物学活性，是引起人类猩红热的主要毒性物质。

④侵袭性酶　包括透明质酸酶（hyaluronidase）、链激酶（streptokinase，SK）、链道酶（streptodonase，SD）。透明质酸酶能分解细胞间质的透明质酸，便于细菌扩散。链激酶能使血液中纤维蛋白酶原变为纤维蛋白酶，可溶解血块或阻止血浆凝固，有利于细菌蔓延。链道酶为链球菌DNA酶，能分解脓液中具有高度黏稠性的DNA，使脓汁稀薄易于扩散。

（2）所致疾病　引起的疾病包括化脓性感染、毒素性疾病和超敏反应性疾病。

①化脓性感染　如呼吸道侵入可引起咽峡炎、扁桃体炎、咽炎、中耳炎、气管炎、肺炎等；经皮肤创口侵入可引起淋巴管炎、丹毒、蜂窝织炎、坏死性筋膜炎、脓疱疮等皮肤及皮下组织感染。

②毒素性疾病　主要是猩红热，为一种急性呼吸道传染病，常见于儿童。传染源为患者和带菌者，临床表现主要为发热、咽峡炎、全身弥漫性皮疹和疹退后明显的皮肤脱屑。

③超敏反应性疾病　由链球菌多种型别引起，如风湿热和急性肾小球肾炎等，目前认为其发病机制为Ⅱ、Ⅲ型超敏反应。上呼吸道感染后可发生风湿热，皮肤感染的链球菌不引起风湿热，该病多见于儿童，其主要表现为多发性关节炎、心肌炎、心包炎、心内膜炎等。引起上呼吸道感染和皮肤感染的链球菌均可引起急性肾小球肾炎，临床表现为浮肿、尿少、血尿、蛋白尿等，病程短，多能自愈，预后良好。

（3）免疫性　链球菌感染后，机体可获得一定的免疫力。但因其型别多，各型间无交叉免疫性，故常可反复感染。

2. 肺炎链球菌　常寄居在人体的鼻咽腔中，多数菌株不致病或致病力弱，仅少数有致病力。其主要致病物质有：①荚膜，是肺炎链球菌的主要侵袭力，有荚膜的肺炎链球菌可以逃逸宿主的吞噬作用。②肺炎链球菌溶血素（pneumolysin），能溶解羊、兔、马和人的红细胞，也能破坏吞噬细胞和纤毛化上皮细胞。③分泌型IgA蛋白酶，能破坏分泌型IgA介导的黏膜免疫。除上述物质外，细菌表面蛋白黏附素、磷酸胆盐、过氧化氢等物质也参与了该菌的致病。当机体抵抗力下降时，肺炎链球菌进入下呼吸道，引起人类大叶性肺炎（以婴幼儿和老人常见），肺炎后可继发中耳炎、乳突炎、脑膜炎、骨髓炎、脓毒性关节炎、心内膜炎、腹膜炎、脑膜炎和败血症等。

3. 草绿色链球菌　因在血平板上形成草绿色溶血环而得名，为人口腔、上呼吸道正常菌群，较常见的有变异链球菌（*S.mutans*）、咽峡炎链球菌（*S.anginosus*）、唾液链球菌（S.salivarius）等。变异链球菌与龋齿密切相关，该菌能产生葡糖基转移酶，分解口腔中的蔗糖产生黏性大的不溶性葡聚糖，使口腔中细菌黏附在牙齿表面形成菌斑，其中乳杆菌能发酵多种糖类产生大量酸，导致牙釉质脱钙，形成龋齿。咽峡炎链球菌入侵血流后在一般情况下会短时间被清除，但如果心瓣膜有病损或用人工瓣膜者，细菌则易停留并引起亚急性细菌性心内膜炎。

4. 无乳链球菌 为上呼吸道正常菌群，作为机会致病菌可引起新生儿肺炎、败血症和脑膜炎。

（三）微生物学检查

1. 涂片染色镜检 脓液、血液等标本可直接涂片，染色镜检，如发现典型形态的细菌即可做初步诊断。

2. 分离培养与鉴定 脓汁或棉拭子直接接种在血琼脂平板，血液标本应先增菌后再接种血平板。37℃孵育 24 小时后，如有 β 溶血菌落应与葡萄球菌区别；如有 α 溶血菌落应鉴别肺炎链球菌和甲型溶血性链球菌，胆汁溶菌试验是鉴别这两种细菌的可靠方法，将菌液中加入 10% 去氧胆酸钠或 2% 牛磺胆酸盐，或牛、猪、兔等新鲜胆汁，置室温，5 ～ 10 分钟内出现细菌溶解，培养基变清者为肺炎链球菌，甲型溶血性链球菌的胆汁溶菌试验为阴性。如疑有草绿色链球菌所致的细菌性心内膜炎的血培养应观察 3 周。

3. 链球菌溶血素 O 抗体（ASO）试验 是用链球菌溶血素“O”作为抗原，检测血清中 ASO，如血清中 ASO 超过 400 单位有诊断意义。可作为风湿热或急性肾小球肾炎的辅助诊断。

（四）防治原则

对于不同传播途径引起感染的各式链球菌感染可通过控制治疗传染源、切断传播途径等措施予以预防。对猩红热患者，在治疗同时应进行隔离。对急性上呼吸道感染和扁桃体炎患者，应及时治疗，以防超敏反应性疾病的发生。预防肺炎链球菌感染可应用多价荚膜多糖菌苗。链球菌感染则可选用广谱抗生素，如青霉素、头孢菌素等治疗。

三、奈瑟菌属

奈瑟菌属（*Neisseria*）是一群革兰阴性双球菌。多数无鞭毛和芽胞，有荚膜和菌毛。需氧，具有氧化酶和触酶。该属有脑膜炎奈瑟菌（*N.meningitidis*）、淋病奈瑟菌（*N. gonorrhoeae*）、干燥奈瑟菌（*N. sicca*）、浅黄奈瑟菌（*N. subflava*）、解乳奈瑟菌（*N. flavescens*）、黏膜奈瑟菌（*N. mucosa*）等。其中只有脑膜炎奈瑟菌和淋病奈瑟菌对人致病。其他奈瑟菌均为鼻咽腔的正常菌群，在机体抵抗力下降时偶尔致病。

（一）脑膜炎奈瑟菌

脑膜炎奈瑟菌又称脑膜炎球菌（Meningococcus），是流行性脑脊髓膜炎的病原菌。

1. 生物学性状

（1）形态与染色 肾形或豆形双球菌，直径 0.6 ～ 0.8μm。两菌接触面凹面相对。人工培养后可呈卵圆形或球状，排列较不规则，单个、成双或 4 个相连等。在患者脑脊液中，多位于中性粒细胞内。新分离菌株大多有荚膜和菌毛。

（2）培养特性 营养要求较高，常用的是经 80℃以上加热的血琼脂平板，因色似巧克力，故名巧克力（色）培养基。专性需氧，5% CO_2 湿润环境中生长更佳。最适生长温度为 37℃。最适 pH 为 7.4 ～ 7.6。37℃孵育 24 小时后，形成直径 1.0 ～ 1.5mm 的圆形、光滑、透明，似露滴状的菌落。能产生自溶酶，如培养物不及时转种，超过 48 小时常死亡。

（3）抗原 抗原主要有三种：①荚膜多糖抗原，根据该抗原的不同，可将脑膜炎奈瑟菌分为 A、B、C、D、H、I、K、L、X、Y、Z、29E 和 W135 共 13 个血清群。与人类疾病关系密切的主要是A、B、C、Y及W-135群。我国A群致病最常见，占95%以上。②外膜蛋白，具有型特异性，目前已有20个血清型被确定。③脂寡糖（lipooligosaccharide，LOS），LOS由脂质A和核心寡糖组成，类似LPS，具有类毒素的活性。LOS为脑膜炎奈瑟菌的主要致病物质。

（4）抵抗力　对理化因素的抵抗力极弱。对干燥、热、消毒剂等均敏感。在室温中3小时即死亡；55℃ 5分钟内被破坏。

2. 致病性与免疫性

（1）致病物质　其致病物质有荚膜、菌毛、LOS和IgA1蛋白酶。荚膜具有抗吞噬作用，菌毛可黏附于鼻咽部上皮细胞，利于进一步侵入。IgA1蛋白酶可破坏黏膜免疫，利于细菌黏附于黏膜。LOS是脑膜炎奈瑟菌最主要的致病物质。病菌侵入机体繁殖后，因自溶或死亡而释放出LOS，作用于小血管和毛细血管，引起坏死出血，故皮肤出现瘀斑。严重败血症时，因大量LOS释放可造成弥散性血管内凝血和中毒性休克。

（2）所致疾病　脑膜炎奈瑟菌是流行性脑脊髓膜炎（流脑）的病原菌。传染源是病人或带菌者，病菌主要经飞沫侵入人体的鼻咽部，当机体免疫力较弱时，细菌侵入血流引起败血症，但只有极少数患者，细菌突破血脑屏障，入侵脑脊膜，引起化脓性炎症。主要临床表现为发病突然，有严重的头痛、呕吐、颈项强直等脑膜刺激征，皮肤出现瘀斑。

（3）免疫性　机体对脑膜炎奈瑟菌的免疫力主要为体液免疫。感染或疫苗接种2周后，血清中群特异性IgG、IgM和IgA抗体水平明显升高。儿童因免疫力弱，发病率高。

3. 微生物学检查　采取病人的脑脊液、血液或刺破出血瘀斑取其渗出液。脑膜炎奈瑟菌对低温和干燥极敏感，故标本采取后应注意保暖保湿并立即送检。接种于预温的培养基，最好是床边接种。

（1）涂片染色镜检　在中性粒细胞内、外有革兰阴性双球菌，可作出初步诊断。

（2）分离培养与鉴定　血液或脑脊液需先增菌，再行分离培养，挑取可疑菌落涂片染色检查，并作生化反应和玻片凝集试验鉴定。

（3）快速检测　脑膜炎奈瑟菌易自溶，病人脑脊液和血清中可有可溶性抗原存在，采用对流免疫电泳、SPA协同凝集试验、ELISA等方法可快速检测标本中的抗原。

4. 防治原则　预防脑膜炎奈瑟菌感染的关键是要尽快隔离治疗流脑患者，控制传染源，治疗首选青霉素和磺胺药。要切断传播途径及提高人群免疫力。注意对儿童应注射A和C群二价或A、C、Y和W135群四价混合流脑荚膜多糖疫苗进行特异性预防。

（二）淋病奈瑟球菌

淋病奈瑟球菌简称淋球菌（gonococcus），是人类淋菌性尿道炎（淋病）的病原菌。人类是淋病奈瑟菌的唯一宿主。淋病是我国目前流行的发病率最高的性病。

1. 生物学性状

（1）形态与染色　豆形双球菌，直径0.6～0.8μm。两菌接触面平坦，成双排列。在脓汁标本中，多位于中性粒细胞内。该菌有荚膜，致病株有菌毛。

（2）培养特性　营养要求高。专性需氧，需巧克力（色）培养基培养，初次培养需供给5% CO_2。孵育48小时后，形成直径0.5～1.0mm的凸起、圆形、灰白色的光滑型菌落。

（3）抗原　表层抗原至少有三类。①菌毛蛋白。由菌毛蛋白组成菌毛，介导对上皮细胞

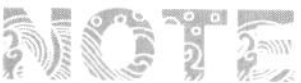

的黏附，并具有抵抗中性粒细胞的杀菌作用。②外膜蛋白抗原。有 Por 蛋白（porin proteins，PⅠ）、Opa 蛋白（opacity proteins，PⅡ）和 Rmp 蛋白（reduction-modifiable proteins，PⅢ）。③脂寡糖。具有内毒素的活性。

（4）抵抗力 对热、冷、干燥和消毒剂极度敏感，与脑膜炎奈瑟菌相似。

2. 致病性与免疫性

（1）致病物质 其致病物质有菌毛、荚膜、LOS、外膜蛋白和 IgA1 蛋白酶。菌毛有利于细菌黏附在上皮细胞表面；Por 蛋白可介导细菌与敏感细胞黏附，并能阻止吞噬溶酶体形成，有利于细菌在细胞内生存；Opa 蛋白能促进细菌牢固黏附于上皮细胞并介导细菌间黏附；Rmp 蛋白则保护其他表面抗原抵抗杀菌抗体作用；LOS 能够引起局部炎症和全身反应；IgA1 蛋白酶能破坏黏膜表面存在的特异性 IgA1 抗体，有利细菌对黏膜表面的黏附。

（2）所致疾病 淋病主要通过性接触传播。另外，污染的毛巾、衣裤、寝具等也可传播，但较少见。淋病奈瑟菌通过菌毛黏附上皮细胞，侵入泌尿生殖系统而感染。感染初期，一般引起男性前尿道炎、女性尿道炎与子宫颈炎。主要表现为尿痛、尿频、尿道流脓、宫颈可见脓性分泌物等。如不及时治疗，引起慢性感染、不育症或宫外孕。母体患有淋菌性阴道炎或子宫颈炎时，婴儿出生时可患淋菌性结膜炎，眼部有大量脓性分泌物生成，又称脓漏眼。

（3）免疫性 人类对淋病奈瑟菌的感染无天然抵抗力。病后保护性免疫力不强，不能防止再次感染。

3. 微生物学检查 取泌尿生殖道脓性分泌物或子宫颈口表面分泌物。淋病奈瑟菌抵抗力弱，标本采集后应注意保暖保湿，立即送检接种。为抑制杂菌生长，可在培养基中加入多黏菌素 B 和万古霉素等。

（1）涂片染色镜检 如在中性粒细胞内发现有革兰阴性双球菌时，有诊断价值。

（2）分离培养与鉴定 挑取菌落涂片染色镜检呈现革兰阴性双球菌即可诊断。还可进一步作生化反应等鉴定。

（3）快速检测 应用免疫酶试验、直接免疫荧光法、PCR 技术可直接检测标本中淋病奈瑟菌的抗原或核酸。

4. 防治原则 开展性病防治的知识教育是预防淋病的重要环节。对患者要早发现、早用药，彻底治疗。目前普遍使用的大观霉素，虽疗效好，但仍有耐药菌株的发现。故还应作药物敏感试验以指导合理选择药物。另外，对淋病者的性伙伴的检查和治疗亦是控制淋病传播的重要途径。婴儿出生时，不论母亲有无淋病，均以 1% 硝酸银等药物滴眼，以预防新生儿淋菌性结膜炎的发生。目前无有效疫苗供使用。

第二节 肠道杆菌

肠杆菌科（*Enterobacteriaceae*）是一大群寄居在人和动物肠道内，生物学性状相似的革兰阴性杆菌，在外界土壤、水和腐物中亦广泛存在。其中大多数为肠道的正常菌群，当机体抵抗力下降或细菌侵入到肠道外部位时，可引起疾病。少数为肠道病原菌，一旦侵入机体将引起肠道传染病，如致病性大肠杆菌、伤寒沙门菌、志贺菌等。

肠杆菌科种类繁多，根据生化反应、抗原构造、核酸杂交和序列分析，目前至少有44个菌属，170个菌种，其中与医学有关的肠杆菌科细菌见表10–2。

表10–2　与医学有关的肠杆菌科细菌

菌属	代表菌	菌属	代表菌
埃希菌属	大肠埃希菌	肠杆菌属	产气杆菌
志贺菌属	痢疾志贺菌	枸橼酸杆菌属	弗劳地枸橼酸杆菌
沙门菌属	伤寒沙门菌	耶尔森菌属	鼠疫耶尔森菌
克雷伯菌属	肺炎杆菌	沙雷菌属	灵杆菌
变形杆菌属	普通变形杆菌	摩根菌属	摩氏摩根菌

肠杆菌科的细菌具有下列共同生物学特性：

1. 形态与结构　为中等大小的革兰阴性杆菌，（0.3 ～ 1.0）μm×（1.0 ～ 6.0）μm，多数有鞭毛和菌毛，少数有荚膜或包膜，无芽胞。

2. 培养特性　兼性厌氧菌，营养要求不高。在液体培养基中呈均匀浑浊生长，在普通琼脂培养基上形成中等大小、光滑、湿润的灰白色菌落。

3. 生化反应　生化反应活泼，能分解多种糖类和蛋白质，形成不同的代谢产物，常用生化反应鉴别菌属和菌种。乳糖发酵实验能初步鉴定肠道致病菌和非致病菌，前者一般不分解乳糖，而后者能分解乳糖。

4. 抗原　较为复杂，主要有菌体（O）抗原、鞭毛（H）抗原及荚膜（K）或包膜抗原。另外还有菌毛抗原。

（1）菌体（O）抗原　存在于细胞壁的脂多糖（LPS）层，具有属、种特异性，其特异性取决于特异多糖的种类和其糖残基的排列顺序。O抗原耐热，100℃、20分钟不被灭活。有“O”抗原的菌落呈光滑（S）型，在人工培养基上多次传代后，易失去“O”抗原，菌落呈粗糙（R）型，发生了S–R的变异。

（2）鞭毛（H）抗原　为鞭毛抗原，其特异性取决于肽链上的氨基酸排列顺序和空间构型。H抗原不耐热，60℃、30分钟即被破坏。失去鞭毛H抗原消失，O抗原暴露，为H–O的变异。

（3）荚膜或包膜抗原　位于O抗原外，可阻止O抗原凝集。不耐热，60℃、30分钟可被破坏。重要的有沙门菌的Vi抗原、大肠杆菌的K抗原等。

5. 抵抗力　对理化因素的抵抗力不强，60℃、30分钟即可被杀死。在自然界生存能力强，冰或水中可生存数月。对化学消毒剂敏感，常用氯进行饮水消毒。胆盐、煌绿等染料对肠道非致病菌有抑制作用，借此可制备不同选择培养基分离肠道致病菌。

6. 变异性　肠杆菌科的细菌极易发生变异，如耐药性变异、毒力变异、S–R的变异、H–O的变异、生化反应特性改变等，这些变异在细菌的致病性、疾病的诊断和防治中都有重要意义。

一、埃希菌属

埃希菌属（*Escherichia*）现已知有7种，其中大肠埃希菌（E.coli）简称大肠杆菌，为埃

希菌属的典型菌种。该菌一般不致病，是人类和动物肠道内的正常菌群。当宿主抵抗力下降或细菌移居肠道外，可引起肠道外感染。有些型别的大肠杆菌具有毒力因子，致病性强，可引起肠道内感染。

在卫生学上，大肠埃希菌常被作为食品、药品等被粪便污染的检测指标。

在分子生物学和基因工程研究中，大肠埃希菌因培养条件简单，遗传背景清楚，安全性良好，也是生物工程中高效表达的首选体系。

（一）生物学性状

1. 形态与染色 革兰染色阴性杆菌，中等大小，长 1 ～ 3μm，宽 0.4 ～ 0.7μm。无芽胞，多数有鞭毛和菌毛，少数有荚膜。

2. 培养和生化反应 兼性厌氧菌，营养要求不高，在普通营养肉汤中呈浑浊生长。在普通琼脂平板上形成圆形、凸起、灰白色菌落。在血琼脂平板上，有些菌株形成 β 溶血。大肠杆菌生化反应活泼，能分解多种糖类和蛋白质。典型大肠埃希菌的 IMViC 试验，即吲哚试验（I）、甲基红试验（M）、VP 试验（Vi）、枸橼酸盐利用试验（C）四项，结果为 + + – –。

3. 抗原 抗原结构复杂，有 O 抗原、H 抗原和 K 抗原三种，O 抗原有 170 余种，H 抗原有 60 余种，K 抗原有 100 种以上，根据耐热性不同，K 抗原有 L、B、A 三型。一个菌株的抗原类型由特殊的 O、K 和 H 抗原的代码表示，其血清型别的方式按 O∶K∶H 排列，例如 O111∶K58（B4）∶H2。

4. 抵抗力 对热的抵抗力较强，55℃经 60 分钟或 60℃加热 15 分钟仍有部分细菌可存活。在自然界的水中可存活数周至数月，在温度较低的粪便中可存活更久。

（二）致病性与免疫性

1. 致病物质 大肠埃希菌的黏附素为重要的致病菌毛，能帮助细菌黏附在肠道和泌尿道的细胞上，K 抗原有抗吞噬的作用。此外多种类型的外毒素（肠毒素、溶血素等）在致病中起重要作用。

2. 所致疾病

（1）肠外感染 由条件致病性大肠埃希菌引起。细菌寄居部位改变等原因可引起化脓性炎症，如尿道炎、膀胱炎、肾盂肾炎，也可引起腹膜炎、阑尾炎、术后伤口感染等。免疫力低下者可引起败血症，甚至引起新生儿大肠杆菌性脑膜炎。

（2）肠道内感染 某些血清型大肠埃希菌可引起人类腹泻，根据其机制不同，主要有 5 种类型。

①肠产毒性大肠埃希菌（enterotoxigenic *E.coli*，ETEC） 是婴幼儿和旅行者腹泻的主要病原菌。ETEC 产生的肠毒素属外毒素，由质粒基因编码，分为不耐热肠毒素和耐热肠毒素两种。不耐热肠毒素（heat labile enterotoxin，LT），65℃、30 分钟可被破坏。LT 的氨基酸组成与霍乱肠毒素有 75% 的同源性，其致病机理也与霍乱肠毒素相似。 LT 由 1 个 A 亚单位和 5 个 B 亚单位构成。B 亚单位与肠道细胞表面受体 GM1 神经节苷脂结合，使 A 亚单位穿过细胞膜后激活腺苷酸环化酶，使 ATP 变为 cAMP，胞内 cAMP 升高，水、钠、氯和碳酸氢钾过度分泌至肠腔导致腹泻。耐热肠毒素（heat stable enterotoxin，ST），100℃、20 分钟不被灭活。其作用于鸟苷酸环化酶，使细胞内 cGMP 升高，肠液分泌增加，引起腹泻。

NOTE

②肠侵袭性大肠埃希菌（enteroinvasive *E. coli*，EIEC） 是引起较大儿童和成人腹泻的病

原菌。EIEC 不产生肠毒素，但携带与编码志贺菌侵袭力高度同源的质粒，能编码外膜蛋白插入上皮细胞膜。EIEC 侵袭结肠黏膜上皮细胞，并在其中生长繁殖、扩散并释出内毒素。主要临床症状似菌痢，生化反应及抗原结构也似志贺菌，易误诊为志贺菌。

③肠致病性大肠埃希菌（enteropathogenic *E. coli*，EPEC） 主要引起婴儿腹泻。EPEC 不产生肠毒素，在十二指肠、空肠和回肠上段黏膜表面大量繁殖，黏附于微绒毛，破坏刷状缘，使上皮细胞结构、功能受损，引起严重腹泻。

④肠出血性大肠埃希菌（enterohemorrhagic *E. coli*，EHEC） 又称产志贺样毒素大肠埃希菌（SLTEC 或 UTEC），其中 O157：H7 可引起出血性大肠炎和溶血性尿毒综合征（HUS）。临床表现为严重的腹痛、痉挛，反复出现出血性腹泻，伴有发热、呕吐等。严重者可发展为溶血性贫血、血小板减少和急性肾衰竭。

⑤肠集聚性大肠埃希菌（enteroaggregative *E.coli*，EAEC 或 EggEC） 最早于 1987 年在智利的一位患持续性腹泻的儿童粪便中分离得到，可引起婴儿持续性腹泻。EAEC 产生毒素和黏附素，细菌黏附于肠黏膜上皮细胞的表面，阻止液体吸收，引起腹泻。

（三）微生物学检查

1. 临床标本的检查 肠外感染根据不同疾病取如中段尿、血液、脑脊液、脓汁等不同的标本。尿路感染除检测大肠杆菌外，还应计数细菌总数，每毫升尿含菌量≥ 100，000 时，才有诊断价值。肠道感染可采集粪便，粪便标本可直接接种到选择培养基分离培养，血液标本需先经肉汤培养基增菌，再接种于血琼脂培养基和选择培养基。37℃孵育 18 ～ 24 小时后，挑取可疑菌落，涂片染色镜检，并通过生化反应和血清学试验，对致病性大肠埃希菌鉴定血清型。也可用 DNA 探针或 PCR 的方法检测。

2. 卫生学检查 大肠埃希菌随粪便排出体外，易污染环境、水源和食品。样品中检测出此菌越多，就表明被粪便污染越严重，也间接表明可能有肠道致病菌的污染。故饮水、食品和药品等的卫生学检查常以细菌总数和大肠菌群指数作为主要指标。

（1）细菌总数　检测每毫升或每克样品中所含细菌的总数。我国卫生标准规定，每毫升饮水、饮料中细菌总数不得超过 100 个。

（2）大肠菌群指数　指每升样品中的大肠菌群数。大肠菌群是指 37℃、24 小时内发酵乳糖产酸产气的肠道杆菌，包括埃希菌属、枸橼酸杆菌属、克雷伯菌属等。每 1000mL 饮水中大肠菌群数不得超过 3 个，瓶装汽水、果汁等每 100mL 大肠菌群数不得超过 5 个，口服药不得检出大肠埃希菌。

（四）防治原则

加强饮食卫生检查，实施严格的消毒措施，避免与患者密切接触，改善公共卫生条件，控制传染等都非常重要。治疗用磺胺、链霉素、卡那霉素、诺氟沙星等，但易产生耐药性。因此应根据药敏试验结果选药。

二、沙门菌属

沙门菌属（*Salmonella*）是一大群形态结构、生化反应和抗原构造相似的革兰阴性杆菌。目前已知的血清型在 2500 种以上，其中，伤寒沙门菌、甲型副伤寒沙门菌、肖氏沙门菌和希氏沙门菌仅对人致病，引起肠热症。猪霍乱沙门菌、鼠伤寒沙门菌和肠炎沙门菌等感染动物并

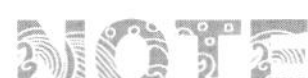

可传播给人，是人畜共患性疾病的病原菌。

（一）生物学性状

1. 形态与染色 革兰阴性杆菌，中等大小，长 2 ～ 3μm，宽 0.7 ～ 1.5μm。无芽胞，无荚膜，大多数有周身鞭毛和菌毛。

2. 培养和生化反应 兼性厌氧菌，营养要求不高，在普通琼脂培养基上形成中等大小、圆形、无色半透明的 S 型菌落。不分解蔗糖，除亚利桑那菌外均不能发酵乳糖，但能发酵葡萄糖、麦芽糖和甘露糖，除伤寒沙门菌只产酸，其他沙门菌均产酸产气。IMViC 试验多为 –+–+。生化反应对沙门菌属鉴定具有重要意义，见表 10–3。

3. 抗原 沙门菌属的抗原主要由 O 抗原和 H 抗原组成，部分菌株有类似大肠埃希菌 K 抗原的表面抗原，与细菌的毒力有关，称 Vi 抗原。

O 抗原即菌体抗原，为脂多糖中多糖部分，性质稳定，耐热，产生 IgM 类抗体。依据抗原性不同，以阿拉伯数字依次标记。具有共同 O 抗原的沙门菌归为一组，共有 42 个组，即 a ～ z、O51 ～ O63、O65 ～ O67 组。与人类疾病有关的沙门菌大多属于 a ～ e 组。H 抗原即鞭毛抗原，为蛋白质，不耐热，60℃、15 分钟后灭活，刺激机体产生 IgG 类抗体。沙门菌 H 抗原有两相，第一相为特异性抗原，用 a、b、c……表示；第二相为共同抗原，用 1、2、3……表示。第Ⅰ相和第Ⅱ相 H 抗原都具有的细菌称为双相菌，仅有一相者称单相菌。每一组沙门菌根据 H 抗原不同，可进一步分为不同菌型。Vi 抗原则又称毒力抗原，不稳定，经 60℃加热、石炭酸处理或人工传代培养易破坏或丢失。新从患者标本中分离出的伤寒沙门菌、希氏沙门菌等有此抗原。该抗原有抗吞噬作用，可抑制 O 抗原凝集。体内有菌才产生 Vi 抗体，菌清除后，抗体亦消失，故 Vi 抗体检测可用于诊断伤寒带菌者。主要沙门菌的抗原组成见表 10–3。

表 10–3 主要沙门菌的生化反应和抗原构造

血清组	菌名	生化反应					O 抗原	H 抗原	
		吲哚	甲基红	VP	枸橼酸盐	H_2S		第Ⅰ相	第Ⅱ相
A 组	甲型副伤寒沙门菌	–	+	–	+	–/+	1，2，12	a	–
B 组	肖氏沙门菌	–	+	–	+/–	+++	1，4，5，12	b	1，2
	鼠伤寒沙门菌	–	+	–	+	+++	1，4，5，12	i	1，2
C 组	猪霍乱沙门菌	–	+	–	+	+/–	6，7	c	1，5
	希氏沙门菌	–	+	–	+	+	6，7，Vi	c	1，5
D 组	肠炎沙门菌	–	+	–	–	+++	1，9，12	g，m	–
	伤寒沙门菌	–	+	–	–	–/+	9，12，Vi	d	–

4. 抵抗力 对理化因素抵抗力不强，60℃、15 分钟可被杀死。对常用消毒剂敏感，在 5% 的石炭酸中 5 分钟死亡。但对胆盐、煌绿等的耐受性较其他肠道菌强，故用作沙门菌选择培养基的成分。在水中能存活 2 ～ 3 周，粪便中存活 2 ～ 3 个月，在冰冻土壤中可过冬。

（二）致病性与免疫性

1. 致病物质 沙门菌致病物质包括侵袭力、内毒素和肠毒素。

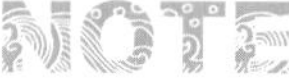

（1）*侵袭力* 沙门菌能黏附并侵入肠上皮细胞，是由染色体上基因 inv 编码的侵袭素介导

的，O 抗原和 Vi 抗原有抗吞噬和抗胞内消化作用，也可阻挡补体的溶菌作用。

（2）内毒素　可引起发热，白细胞减少，并引起肠黏膜炎症反应，大剂量可导致中毒症状和休克。

（3）肠毒素　少数沙门菌如鼠伤寒沙门菌可产生类似产毒性大肠杆菌的肠毒素。

2. 所致疾病　人类感染沙门菌多因食用患病或带菌动物的肉、乳、蛋或被沙门菌污染的食物等所致。

（1）伤寒和副伤寒（统称肠热症）　伤寒沙门菌引起伤寒，甲型副伤寒沙门菌、肖氏沙门菌、希氏沙门菌引起副伤寒，两者临床表现相似，副伤寒症状较轻，病情较短。

细菌经消化道进入小肠，到达肠壁黏膜固有层淋巴组织，被吞噬细胞吞噬，细菌在巨噬细胞内寄生，此阶段病人无症状。细菌经淋巴液到达肠系膜淋巴结大量繁殖后，经胸导管入血，引起第一次菌血症。病人出现发热、乏力、全身酸痛等前驱症状（相当于病程第一周）。细菌随血流进入肝、脾、肾、骨髓、胆囊等器官，并在其中繁殖后，再次入血造成第二次菌血症，释放大量内毒素，引起病人持续高热（39℃以上），缓脉，肝脾肿大，血液中白细胞明显减少，部分患者胸腹部有玫瑰疹。胆囊中细菌可随胆汁进入肠道，一部分随粪便排出，此时细菌的粪便检出率高。另一部分再次侵入肠壁淋巴组织，引起局部超敏反应，导致溃疡和坏死，严重者发生肠出血、肠穿孔等并发症。肾脏中的细菌随尿排出，此时细菌的尿检出率高，血、骨髓检出率仍高（相当于病程的第二、第三周）。若无并发症，随着特异性免疫功能的建立，自第三至第四周后病情开始好转，逐渐恢复。病愈后部分病人细菌存留在胆囊或尿道，并不断排出污染环境，是重要的传染源。约 5%～ 10% 未经治疗的病人可出现复发。但与初始疾病相比，病程一般较短，病情较轻。

（2）胃肠炎（食物中毒）　是最常见的沙门菌感染，多为集体食物中毒。因为摄入被大量鼠伤寒沙门菌、肠炎沙门菌、猪霍乱沙门菌、希氏沙门菌等污染的食物（畜、禽肉类食品、蛋类、奶和奶制品等）引起。潜伏期通常 6 ～ 24 小时，随后病人出现发热、恶心、呕吐、腹痛、水样便，偶有黏液或脓性腹泻，严重者可伴有脱水，引起休克或急性肾功能衰竭。一般 2 ～ 3 天可自愈，不易形成带菌者。

（3）败血症　主要由猪霍乱沙门菌、希氏沙门菌、鼠伤寒沙门菌、肠炎沙门菌等常见。多见于儿童或免疫力低下的成人。症状严重，有高热、寒战、厌食和贫血等，可导致脑膜炎、骨髓炎、胆囊炎、心内膜炎等。肠道症状不明显，粪便培养多为阴性，血培养阳性。

3. 免疫性　沙门菌主要在细胞内生长繁殖，因此以细胞免疫为主。对于致病过程中存在于血流和细胞外的沙门菌，特异性抗体起辅助杀菌作用。胃肠炎的免疫与肠道局部产生 sIgA 有关。伤寒和副伤寒感染后可获得一定程度的免疫力。

（三）微生物学检查

根据病种、病程和病情，采集不同部位的标本。肠热症根据病程不同采集不同标本，第 1 周采血液，第一至第三周取骨髓，第二周后采集尿液和粪便。副伤寒病程较短，因此采样时间可相对提前。急性胃肠炎取可疑食物、粪便、呕吐物。败血症采血液。

1. 分离培养与鉴定　粪便和尿沉淀直接接种于 SS 和麦康凯平板。血液和骨髓需接种于含 0.5% 胆盐肉汤或葡萄糖肉汤试管中进行增菌，然后再接种于血琼脂培养基和肠道鉴别培养基，结合生化及血清学试验鉴定。

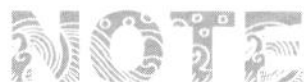

2. 肥达试验（Widal test） 用已知的伤寒沙门菌 O 抗原和 H 抗原及甲型副伤寒沙门菌、肖氏沙门菌和希氏沙门菌 H 抗原与病人血清做试管定量凝集实验，以测定病人血清中的相应抗体及其效价，协助伤寒与副伤寒的诊断。①诊断标准：正常人血清中可能因隐性感染或预防注射含有少量抗体，故一般伤寒沙门菌 O 抗体效价≥ 1∶80，H 抗体效价≥ 1∶160，副伤寒沙门菌 H 抗体效价≥ 1∶80 时才有诊断价值。②动态观察：病程第一周末即有抗体出现，第二周后逐渐增加，故需重复试验。如抗体效价逐次递增或恢复期效价比初次效价≥ 4 倍者时才有诊断意义。③ O 抗体和 H 抗体的诊断意义：O 抗体（IgM）出现早，消失快，不易受非特异性刺激而产生；H 抗体（IgG）出现晚，消失慢，容易受非特异性刺激产生。若 O 和 H 效价均超过正常值，则伤寒可能性大；若两者均低，患伤寒与副伤寒的可能性小；若 O 高 H 低，可能是感染早期或其他沙门菌（如肠炎沙门菌）的交叉感染；若 O 低 H 高，可能是曾经感染或预防接种或非特异性回忆反应。判断试验结果须结合病史、临床表现、病程等综合分析。

3. 带菌者检出 取标本分离出病原菌是最可靠的方法，但检出率不高。一般先检测可疑者血清 Vi 抗体效价进行筛选，若≥ 1∶10 时，再反复取粪便等标本进行病原菌分离培养。

（四）防治原则

加强饮水、食品等的卫生监督管理以切断传播途径，积极治疗感染者和带菌者以消除传染源，使用伤寒沙门菌 Ty21a 活疫苗和伤寒 Vi 荚膜多糖疫苗进行伤寒与副伤寒的特异性预防，以保护易感人群。治疗可选择的抗生素有氯霉素、氨苄西林和环丙沙星等。

三、志贺菌属

志贺菌属（*Shigella*），俗称痢疾杆菌（*Dysentery bacterium*），是人类细菌性痢疾的病原体

（一）生物学性状

1. 形态与染色 革兰染色阴性的短小杆菌，长 2 ～ 3μm，宽 0.5 ～ 0.7μm，无芽胞，无荚膜，无鞭毛，有菌毛。

2. 培养和生化反应 兼性厌氧菌，营养要求不高，在液体培养基中呈浑浊生长，在普通琼脂培养基和 SS 培养基上生长良好，形成中等大小、半透明的光滑型菌落，宋内志贺菌可形成扁平的粗糙型菌落。可分解葡萄糖，产酸不产气。除宋内志贺菌个别菌株迟缓发酵乳糖（3 ～ 4 天），一般不发酵乳糖，不产生 H_2S。甘露醇发酵可用于菌群鉴别。

3. 抗原 志贺菌有 O 抗原和 K 抗原，无 H 抗原。O 抗原是分类的依据，有群、型特异性，据此将志贺菌分为 4 群（种）40 多个血清型（包括亚型）。A 群为痢疾志贺菌，有 12 个血清型，是唯一不能发酵甘露醇的一群志贺菌。B 群为福氏志贺菌，有 13 个血清型，各型间有交叉反应。C 群为鲍氏志贺菌，有 18 个血清型，各型间无交叉反应。D 群为宋内志贺菌，仅一个血清型。是唯一具有鸟氨酸脱羧酶的志贺菌。K 抗原仅在少数型和新分离菌株表面存在，不耐热，在血清学分型上无意义，但可阻止 O 抗原与相应抗体的结合。在我国常见的菌痢病原菌为福氏志贺菌和宋内志贺菌。

4. 抵抗力 对热、酸和一般消毒剂敏感，加热 60℃、10 分钟或阳光照射 30 分钟或 1% 石炭酸 15 ～ 30 分钟可被杀死。在适宜的温度下，可在水和食品中繁殖（37℃水中可存活 20 天，在污染食品及瓜果、蔬菜上可存活 10 ～ 20 天），引起暴发流行。在粪便中，由于其他肠道菌产酸或噬菌体的作用，志贺菌可在数小时内死亡，因此粪便标本应迅速送检。在外界环境中，

宋内志贺菌抵抗力最强，鲍氏、福氏菌次之，痢疾志贺菌最弱。

（二）致病性与免疫性

1. 致病物质 主要是侵袭力和内毒素，有些菌株还可产生外毒素。

（1）*侵袭力* 志贺菌借助菌毛黏附于回肠末端和结肠黏膜的上皮细胞表面，继而通过Ⅲ型分泌系统向细胞分泌 IpaA、IpaB、IpaC、IpaD 等侵袭蛋白，诱导细胞膜凹陷，从而被细胞内吞而进入细胞。志贺菌能溶解吞噬小泡，进而在细胞质内生长繁殖。

（2）*内毒素* 各型志贺菌都具有强烈的内毒素。内毒素作用于肠黏膜，使其通透性增高，进一步促进内毒素的吸收，引起发热等症状，重者可出现中毒性休克等。内毒素破坏肠黏膜上皮细胞，形成炎症、溃疡、出血，呈现典型的黏液脓血便。内毒素作用肠壁植物神经，导致肠功能紊乱，肠蠕动失调和痉挛，出现腹痛、腹泻、里急后重等症状。

（3）*外毒素* A 群志贺菌 I 型及部分Ⅱ型菌株还能产生一种外毒素称为志贺毒素（shiga toxin，ST），因引起 Vero 细胞病变，亦称 Vero 毒素（Vero toxin，VT）。由一个 A 亚单位和 5 个 B 亚单位组成，B 亚单位可与宿主细胞糖脂受体结合，导入细胞内的 A 亚单位可裂解 60S 核糖体亚单位的 28SrRNA，阻断细胞蛋白质合成。ST 具有神经毒性、细胞毒性和肠毒性，可破坏中枢神经系统，引起肝细胞、肠黏膜细胞损伤，导致水样腹泻等。

2. 所致疾病 志贺菌引起细菌性痢疾（菌痢），病人或带菌者为传染源，粪 – 口途径传播。痢疾志贺菌所致病情较严重，宋内菌引起的症状较轻，福氏菌介于二者之间，但排菌时间长，易转为慢性。菌痢有急性、慢性和中毒性三种类型。

（1）*急性菌痢* 发病前常有 1 ～ 3 天潜伏期，起病急，有发热、腹痛、里急后重、脓血黏液便等典型症状。

（2）*慢性痢疾* 急性菌痢治疗不彻底，或机体抵抗力低、营养不良，或伴有其他慢性疾病时易转为慢性菌痢，病程多在 2 个月以上，迁延不愈或时愈时发。

（3）*中毒性菌痢* 多见于儿童，消化道症状不明显，表现为高热、休克、意识障碍等全身中毒症状，可因呼吸和循环衰竭导致病人死亡。

志贺菌感染后，部分患者可成为带菌者，是重要的传染源。

3. 免疫性 志贺菌感染一般仅限于肠黏膜层，故消化道黏膜局部免疫 sIgA 是其主要免疫防御机制。细菌不入血且型别多是病后不能获得牢固免疫力的主要原因。

（三）微生物学检查

在使用抗生素前，取脓血便或黏液便为标本立即送检。若不能及时送检，则保存于 30% 的甘油缓冲盐水或专门运送培养基中。中毒性菌痢可取肛拭。

1. 分离培养与鉴定 标本采取后接种于肠道鉴别培养基，并用生化反应和血清凝集试验确定菌群和菌型。

2. 快速诊断 常用方法有协同凝集试验和免疫荧光菌球法等。免疫荧光菌球法是将标本接种于含有荧光素标记的志贺菌免疫血清液体培养基中，37℃孵育 4 ～ 8 小时。若标本中含有相应型别的志贺菌，则生长繁殖后与荧光抗体凝聚成小球，在荧光显微镜下易被观测。

3. 毒力试验 测定志贺菌的侵袭力可用 Sereny 试验，志贺菌 ST 的测定，可用 HeLa 细胞或 Vero 细胞，也可用 PCR 技术直接检测其编码基因。

（四）防治原则

及时隔离治疗病人和带菌者，注意饮食和饮水卫生。特异性预防主要采取口服减毒活疫苗。治疗一般首选氟喹诺酮类抗生素，磺胺类或黄连素等也可应用，但应作药物敏感试验，以防耐药菌株产生。

第三节　厌氧性细菌

厌氧性细菌（anaerobic bacterium），简称厌氧菌，是指一大群必须在厌氧环境下生长繁殖的细菌总称。根据能否形成芽胞，将厌氧性细菌分为两大类：有芽胞的厌氧芽胞梭菌属和无芽胞厌氧菌。临床常见的厌氧芽胞梭菌属主要引起外源性感染。无芽胞厌氧菌包括多个属的球菌和杆菌，大多数为人体正常菌群，主要引起内源性感染。

一、厌氧芽胞梭菌属

厌氧芽胞梭菌属（*Clostridium*）为革兰阳性大杆菌，因其芽胞直径比菌体宽，使菌体膨大呈梭形而得名。多数为专性厌氧菌，须在严格厌氧条件下才能生长，少数可在微氧环境中繁殖。临床常见的厌氧芽胞梭菌属有破伤风梭菌、产气荚膜梭菌、肉毒梭菌及艰难梭菌，广泛分布于自然界土壤、水中，也可存在于动物及人体肠道中。其中艰难梭菌（*C. difficile*）属于人类肠道中的正常菌群，可因长期使用抗生素导致肠道菌群失调，发生假膜性肠炎；产气荚膜梭菌（*C. perfringens*）广泛存在于土壤、人和动物肠道，经外伤感染可造成气性坏疽，或因食入被大量此菌污染的食物，造成食物中毒。以下主要介绍破伤风梭菌和肉毒梭菌。

（一）破伤风梭菌

破伤风梭菌（*C. tetani*）是破伤风的病原菌，其芽胞广泛分布于自然界，在干燥土壤中可存活数十年。当伤口被菌体或芽胞污染，可发生破伤风。新生儿因脐带感染而患脐带风，病死率高。

1. 生物学性状

（1）形态与染色　菌体细长呈杆状，长 2 ～ 18μm，宽 0.5 ～ 1.7μm，具周身鞭毛。芽胞呈球形，位于菌体顶端，直径比菌体宽，使菌体呈鼓槌状，是本菌的典型形态特征。繁殖体为革兰染色阳性，培养 48h 后或带上芽胞的菌体易转为革兰阴性。

（2）培养与代谢　专性厌氧。适温 37℃，最适 pH 为 7.0 ～ 7.5，营养要求不高。在普通固体培养基上形成中心致密、周边疏松似羽毛状的齿状菌落；在血琼脂平板上伴 β 溶血环；在庖肉培养基中，呈均匀混浊生长，肉渣部分被消化，微黑色，有腐败臭味。一般不发酵糖类。

（3）抵抗力　本菌繁殖体抵抗力与其他细菌相似，但芽胞的抵抗力强，在土壤中可存活数十年，经煮沸 1 小时或干热 150℃ 1 小时可被破坏。繁殖体对青霉素敏感，磺胺类药有抑菌作用。

2. 致病性与免疫性

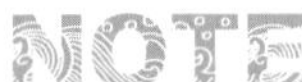

（1）致病物质　细菌或芽胞由伤口侵入人体，在局部繁殖，产生外毒素致病。由于破伤风

梭菌属专性厌氧菌，故在一般浅表性伤口细菌不能生长，伤口的厌氧微环境是该菌感染的重要条件。

破伤风梭菌能产生两种外毒素，即破伤风痉挛毒素（tetanospasmin）和破伤风溶血素（tetanolysin）。破伤风溶血素可溶解红细胞、粒细胞、巨噬细胞、血小板等，对破伤风的致病机制尚不清楚。破伤风痉挛毒素是目前已知的主要致病物质，为一种神经毒素，对中枢神经系统尤其是脊髓前角神经细胞和脑干神经细胞有高度亲和力。该毒素由质粒编码，分子量约150kDa，由轻链（A 链）和重链（B 链）二硫键相连而成，毒性极强，仅次于肉毒毒素。小鼠腹腔注入的半数致死量（LD50）为 0.015ng，对人的致死量小于 1μg。痉挛毒素易被肠道蛋白酶破坏，故口服无致病作用；经甲醛处理脱毒可制成类毒素。

（2）所致疾病　主要引起：①外伤性破伤风，潜伏期可从几天至几周，与原发感染距中枢神经系统的距离长短有关。在正常生理情况下，当机体一侧肢体的屈肌运动神经元受刺激兴奋的同时，神经冲动也传递给抑制性中间神经元，使其释放抑制性神经递质，抑制同侧伸肌运动神经元。因此，屈肌收缩时，伸肌松弛，以协调肢体的屈伸运动。此外，屈肌运动神经元也受到润绍细胞（Renshaw）的反馈调节，使屈肌运动神经元的兴奋性强弱受到控制，反应强度不致过高。当破伤风梭菌感染，破伤风痉挛毒素通过结合神经肌肉接头处运动神经元细胞膜上的受体，进入胞内形成小泡，沿神经纤维间的间隙逆行扩散至脊髓前角，上行到脑干。毒素也可经淋巴吸收，通过血液到达中枢神经系统。毒素通过重链与神经细胞表面的神经节苷脂结合，轻链阻止抑制性中间神经元和润绍细胞释放抑制性介质甘氨酸和 γ－氨基丁酸，阻断了上下神经元之间的抑制性冲动的传递，致使伸、屈肌同时强直收缩，造成破伤风特有的苦笑面容、牙关紧闭、角弓反张等体征，可因自主神经功能紊乱导致心律不齐、血压波动或大汗，甚至因呼吸肌痉挛而窒息死亡。②新生儿破伤风，又称脐带风，因分娩时断脐带的手术器械灭菌不严格，感染破伤风梭菌所致。由于潜伏期 7 天，也称七日风。

（3）免疫性　主要通过抗毒素发挥中和作用。痉挛毒素毒性很强，极微量即可致人死亡，也不足以诱发机体产生足量抗体，故病后不会产生牢固免疫力。

3. 微生物学检查　主要根据典型的临床症状和病史作出诊断。必要时取创口渗出物或坏死组织镜检，或厌氧培养，将培养液注射于小鼠做毒力试验。

4. 防治原则

（1）伤口处理　创口的清创和扩创，用 3% 过氧化氢或 1∶400 高锰酸钾冲洗伤口，防止厌氧微环境形成。

（2）特异性预防　3～6 个月婴儿注射破伤风类毒素、白喉类毒素、百日咳菌苗三联疫苗。对已有基础免疫的成人用破伤风类毒素紧急预防。对伤口污染严重而又没有基础免疫者，可立即注射 1500～3000 单位的破伤风抗毒素（tetanus antitoxin，TAT），获得被动免疫作紧急预防。对 TAT 过敏者可采用脱敏注射法，或使用人破伤风免疫球蛋白（tetanus immunoglobulin，TIG）代替。同时接种破伤风类毒素进行主动免疫，以维持血清中抗毒素水平。

（3）特异性治疗　对已发病者应采用早期、足量使用 TAT。一般剂量为 10 万～20 万单位。同样使用前，先做皮肤试验。若阳性者，必须采用脱敏注射法或用人抗破伤风免疫球蛋白。

（4）抗菌治疗　在特异性治疗的同时要进行抗菌治疗，青霉素、四环素、红霉素等抗生素

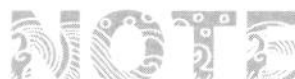

可抑制破伤风梭菌的繁殖，以防毒素的产生。

（二）肉毒梭菌

肉毒梭菌（*C. botulinum*）主要存在于土壤中，是引起人和动物肉毒病的病原菌。

1. 生物学性状 革兰阳性短粗杆菌，有周身鞭毛，无荚膜。芽胞位于菌体次极端，宽于菌体，使细菌呈汤匙状或网球拍状。专性厌氧，血平板生长出现溶血环。

2. 致病性与免疫性

（1）致病物质 该菌产生的肉毒毒素是已知毒性最强的神经性外毒素，毒性比氰化钾强1万倍，纯结晶的肉毒毒素1 mg能杀死2亿只小鼠，对人的致死量约为0.1 μg。毒素作用在神经－肌接头处，阻止乙酰胆碱的释放，引起运动神经功能失调，导致肌肉松弛性麻痹。肉毒毒素不耐热，煮沸1分钟即可被破坏。

（2）所致疾病 主要引起：①食物中毒，又称肉毒中毒。人因摄入被细菌污染并已产生毒素的食物，且食用前未加热烹调，引起食物中毒。常见于肉制品或发酵豆制品。肉毒中毒与其他食物中毒不同，没有明显的胃肠道症状，主要表现为神经末梢麻痹。从乏力、头痛发展为眼部肌肉麻痹、面部肌肉麻痹（面无表情）、咽部肌肉麻痹（吞咽困难），最终呼吸肌麻痹，导致死亡。②婴儿肉毒病。6个月以内的婴儿，肠道内缺乏能拮抗肉毒杆菌的正常菌群，当食入被肉毒梭菌芽胞污染的食物如蜂蜜后，芽胞在肠道内发芽、生长繁殖，产生的神经毒素被吸收而引起神经末梢麻痹。症状与肉毒毒素食物中毒类似。

（3）免疫性 自然患病后无免疫力，与破伤风同理。

3. 微生物学检查 标本先加热杀灭其中所有菌的繁殖体，再进行厌氧培养。涂片染色镜检，或做动物毒力试验。

4. 防治原则 加强食品卫生监管。肉毒毒素不耐热，经80℃、20分钟即被破坏。对发病患者应注射抗毒素，以中和毒素。同时加强护理和对症治疗。

二、无芽胞厌氧菌

无芽胞厌氧菌是寄生于人和动物体内的正常菌群，种类繁多，共有30多个属，200余种，其中与人类疾病相关的主要有10个属，包括革兰阳性和革兰阴性的球菌和杆菌，在人体正常菌群中占绝对优势，是其他非厌氧性细菌的10～1000倍。

（一）生物学性状

1. 革兰阳性厌氧球菌 其中对人有致病作用的是消化链球菌属，主要寄居于肠道和阴道。该菌属细菌生长缓慢，培养约需1周。

2. 革兰阳性厌氧杆菌 临床厌氧菌分离株中，占22%。主要有皮肤上丙酸杆菌，其次是肠道菌群中真杆菌和双歧杆菌。丙酸杆菌无鞭毛，普通培养基能生长。双歧杆菌菌体呈多形性，有分枝，无鞭毛。真杆菌菌体细长，生长缓慢。

3. 革兰阴性厌氧杆菌 最常见，有8个属，其中类杆菌属中的脆弱类杆菌最为重要，常见于肠道。其形态呈多形性，两端浓染，有的呈丝状，长短不一。无鞭毛，无芽胞，有荚膜和菌毛。

4. 革兰阴性厌氧球菌 常见韦荣菌属，小球菌，成双或短链排列，是人和动物口腔、上呼吸道、肠道与阴道的正常菌群，可产生内毒素，致病力不强，多见于混合感染。

NOTE

（二）致病性

无芽胞厌氧菌多为人体正常菌群，但如果寄居部位发生改变、宿主免疫力下降、体内正常菌群失调，或局部有坏死或损伤的组织、血供障碍形成厌氧环境等，可成为条件致病菌，引起机体内源性感染。

不同种类细菌的致病物质不完全相同，主要有荚膜、菌毛、内毒素及多种酶类。

无芽胞厌氧菌感染多为慢性过程，大多为化脓性感染，如腹膜炎、肝脓肿、脑膜炎、扁桃体炎、吸入性肺炎、牙周炎等，也可侵入血流引起败血症。皮肤痤疮丙酸杆菌会导致痤疮。

（三）微生物学检查

标本应立刻放入特制厌氧标本瓶中，迅速送检。标本涂片染色观察，或厌氧培养后进行形态、染色特征及生化反应等方面鉴定。

（四）防治原则

由于是人体的正常菌群，因此手术时严格无菌操作，避免正常菌群侵入及防止局部出现厌氧微环境。多数对氯霉素、亚胺培南、甲硝唑等敏感。

第四节 分枝杆菌

分枝杆菌属（*Mycobacterium*）是一类菌体细长略弯曲的杆菌，因有分枝生长倾向而得名。细胞壁内含有大量脂质，主要为分枝菌酸，不易着色，需经加温或延长染色时间而着色，能抵抗强脱色剂盐酸乙醇的脱色，故又称抗酸菌（acid–fast bacilli）。分支杆菌属种类有100余种，包括结核分枝杆菌、牛分枝杆菌、麻风分枝杆菌和非结核分枝杆菌。对人类致病菌主要为结核分枝杆菌、麻风分枝杆菌。

牛分枝杆菌可引起牛结核。人因食入未经消毒或已污染了此菌的牛乳也可被感染，一般不引起肺部感染，主要引起髋关节、膝关节及脊椎部骨髓病变及淋巴结感染。但如果由呼吸道吸入，亦可发生与结核分枝杆菌相同的感染。

除结核分枝杆菌、麻风分枝杆菌、牛分枝杆菌以外的分枝杆菌统称为非结核分枝杆菌，亦称非典型分枝杆菌。此类菌群多存在于自然界、水及土壤等环境中，毒力较弱，有些菌种可引起人类结核样病变、小儿淋巴结炎和皮肤病等，是机会致病菌。

一、结核分枝杆菌

结核分枝杆菌（*M.tuberculosis*），俗称结核杆菌（tubercle bacillus），是结核病的病原体，人类是其唯一的宿主，可侵犯人体全身各个器官，以肺部感染多见。1882年3月24日德国著名的微生物学家Koch发现结核分枝杆菌。1982年，世界卫生组织（WHO）和国际防痨联盟（IUAT）委员会宣布每年3月24日为“世界结核病日”。 在卡介苗和抗结核药物的问世之后，结核病一度受到有效控制。但自20世纪80年代末，由于耐药菌株的出现，以及艾滋病、吸毒和人口流动性增加等因素，全球疫情呈现回升的趋势。目前全世界每年约发生1000万例结核病新病例，约300万人死于该病。我国每年死于结核病的人数约25万，居各类传染病之首。

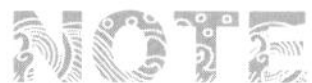

（一）生物学性状

1. 形态与染色 菌体细长稍弯杆状，大小为（1～4）μm×0.4μm，无芽胞和鞭毛。在痰或组织中呈分支状排列或聚集成团。在体内经抗结核药物作用可成为L型菌，呈丝状或颗粒状。用齐–尼（Ziehl–Neelsen）抗酸染色法染色后，结核杆菌被染成红色，非抗酸性细菌呈蓝色。其抗酸性与细胞壁脂质，特别是其中的分枝菌酸和细胞壁结构的完整性有关。

2. 培养与代谢 专性需氧。营养要求高，常用罗氏（Lowenstein–Jensen）培养基（含鸡蛋、甘油、马铃薯、无机盐和孔雀绿等物质）培养。由于细胞壁中脂质含量高，不利于营养的吸收，所以生长缓慢，18～20h分裂一次，一般2～4周可形成凸起、粗糙、不透明的米黄或乳白色菜花样菌落。由于专性需氧，故在液体培养基中生长时因菌体互相粘连，呈索状生长，并易形成菌膜浮于液面。在杜氏吐温培养基中呈分散均匀生长，繁殖速度加快，有利于做药敏试验和动物接种。

结核分枝杆菌不发酵糖类，可合成烟酸和还原硝酸盐，而牛型分枝杆菌不能。结核分枝杆菌热触酶试验阴性，非结核分枝杆菌为阳性。

3. 抵抗力和变异性 结核分枝杆菌细胞壁内含有大量的脂质，可防止菌体内水分丢失，对理化因素具有较强的抵抗力。结核杆菌抗干燥能力特别强，在干痰中可存活6～8个月，黏附在尘埃上可保持传染性8～10天；对酸（3% HCl或6% H_2SO_4）或碱（4% NaOH）有抵抗力，可耐受15分钟以上，故常用酸碱处理有杂菌污染的标本和消化标本中的黏稠物质，提高结核杆菌的检出率；结核分枝杆菌对结晶紫或孔雀绿有抵抗力，加在培养基中可抑制杂菌生长。结核杆菌对乙醇、湿热、紫外线敏感，在70%乙醇中几分钟即可死亡；在液体中加热62℃～63℃、15分钟或煮沸即被杀死；日光直射数小时可被杀死，可用于结核患者衣服等物品的消毒。

结核杆菌可发生形态、菌落、毒力和耐药性等变异。结核杆菌对链霉素、异烟肼、利福平等敏感，但长期用药易出现耐药性，耐药菌株毒力减弱。1908年Calmette和Guerin将有毒的牛型结核杆菌培养在含甘油、胆汁、马铃薯的培养基中，经13年230次传代，获得减毒菌株，用于制备预防结核病的卡介苗（BCG）。

（二）致病性

结核杆菌无侵袭性酶，不产生内毒素与外毒素。其致病作用可能与菌体成分特别是胞壁中大量脂质有关，以及机体产生迟发型超敏反应损伤有关。

1. 致病物质

（1）脂质 具有使细菌在机体内生存，抵抗免疫系统的杀伤和清除的作用。①索状因子（cord factor）能破坏细胞线粒体膜，影响细胞呼吸，抑制白细胞游走和引起慢性肉芽肿；②磷脂（phosphatide）能促使单核细胞增生，引起结核结节的形成；③蜡质D（wax D）是一种肽糖脂和分枝菌酸的复合物，可激发机体产生迟发型超敏反应；④硫酸脑苷脂（sulfatides）可抑制吞噬细胞中吞噬体与溶酶体的结合，使结核分枝杆菌能在吞噬细胞中长期存活。

（2）荚膜 结核杆菌的荚膜主要成分为多糖，以及部分脂质和蛋白质。荚膜多糖能够与巨噬细胞表面的补体受体结合，介导细菌的黏附与入侵；当被吞入细胞后，荚膜可抑制吞噬体与溶酶体的融合；荚膜中有多种酶可降解宿主组织中的大分子物质，提供入侵的结核分枝杆菌繁殖所需的营养。

（3）蛋白质　如结核菌素，能够和蜡质D结合使机体发生超敏反应，引起组织坏死和全身中毒症状，参与结核结节的形成。

（4）多糖　常与脂质结合存在于胞壁中，主要有半乳糖、甘露糖、阿拉伯糖等。细胞壁的脂阿拉伯甘露聚糖被认为是细菌黏附与入胞的主要侵袭因子。多糖可使中性粒细胞增多，引起局部病灶细胞浸润。

2. 所致疾病　结核分枝杆菌可以通过呼吸道、消化道或皮肤损伤侵入易感机体，引起多种组织器官的结核病，其中以肺结核最为多见。

（1）肺部感染　通过飞沫或尘埃，结核分枝杆菌经呼吸道进入肺泡，引发肺结核。肺结核分为原发感染和继发感染。①原发感染，指机体初次感染结核杆菌，多发生于儿童。结核分枝杆菌随空气或尘埃经呼吸道进入肺泡后，即被肺泡的巨噬细胞吞噬。由于该菌含有大量的脂质，使得巨噬细胞的吞噬杀伤功能被抑制，细菌在细胞内大量生长繁殖，导致巨噬细胞遭受破坏、崩解，释放出的细菌再被募集来的大量巨噬细胞吞噬再释放，如此反复引起渗出性的炎性病灶，称为原发灶。初次感染的机体因缺乏特异性免疫，结核分枝杆菌常经淋巴管到达肺门淋巴结，引起肺门淋巴结肿大，称原发综合征。感染3～6周，机体产生特异性细胞免疫，随着特异性免疫的建立，90%以上的原发感染会纤维化或钙化，不治而愈。但病灶内会仍有一定量的结核分枝杆菌长期潜伏，不但能刺激机体产生免疫，也可成为日后内源性感染的来源。少数人因免疫力低下，细菌入血并扩散到整个肺部或全身，导致粟粒性结核。常可侵犯骨、关节、肾、脑膜、淋巴结及其他部位引起相应的结核病。②继发感染，又称原发后感染，主要发生于成人。病菌可以是原来潜伏于病灶内的（内源性感染）或是外来入侵的（外源性感染）。由于机体对结核杆菌已建立特异性细胞免疫，故对再次感染或外来入侵的细菌有较强的局限能力，因此继发感染的特点是病灶多局限，一般不累及邻近的淋巴结，主要病理学表现为慢性肉芽肿性炎症，形成结核结节，发生纤维化或干酪样坏死。被纤维素包围的干酪样坏死灶可钙化而痊愈。若干酪样坏死灶发生液化，经邻近支气管和气管排出，则可形成空洞并释放大量结核分枝杆菌至痰中，引起传染。

（2）肺外感染　部分患者体内的结核分枝杆菌经血液及淋巴液播散、消化道感染等方式，还可引起肺外组织器官的感染，如结核性脑膜炎、肾结核、肠结核、结核性腹膜炎等。

（三）免疫性与超敏反应

1. 免疫性　人类对结核杆菌的感染率很高，但发病率不高，这表明人类对结核杆菌有一定的免疫力。感染后机体虽能产生多种抗体，但无保护作用。抗结核免疫主要是细胞免疫。结核杆菌作用于T细胞使其致敏，致敏T细胞可释放出多种淋巴因子如IFN和IL等，能激活巨噬细胞，促进细胞内溶酶体含量增加、酶活性增高，使活化的巨噬细胞吞噬能力增强，对杀灭原发灶中的结核杆菌起着显著作用。

抗结核的免疫属于有菌免疫，即只有当结核杆菌在体内存在时才有免疫力，若不存在则抗结核免疫也随之消失。

2. 超敏反应　在机体形成抗结核杆菌特异性细胞免疫的同时，也形成了对结核杆菌的迟发型超敏反应，两者均为T细胞介导的结果。从郭霍现象（Koch phenomenon）可以看到，将结核杆菌初次注入健康豚鼠皮下，10～14天后局部发生溃烂，深而不愈，附近淋巴结肿大，结核杆菌扩散至全身，表现为原发感染的特点。若用同量结核杆菌经皮下注入感染过结核杆菌的

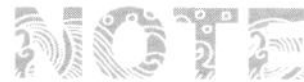

豚鼠，1 ～ 2 天内局部迅速出现溃烂，浅而易愈，但附近淋巴结不肿大，结核杆菌亦很少扩散，表现为继发感染的特点。由此可见，原发感染时机体尚未形成适应性免疫，也无超敏反应参与；而原发后感染时的表现说明机体已有一定免疫力，但其溃烂发生快，说明在产生免疫的同时伴有超敏反应的参与。

3. 结核菌素试验 是应用结核菌素来测定机体对结核分枝杆菌是否存在迟发型超敏反应的一种皮肤试验。目前用结核菌素纯蛋白衍化物（purified protein derivative，PPD），该制剂是用三氯醋酸沉淀后的结核菌素蛋白，有结核分枝杆菌制成的 PPD-C 和卡介苗制成的 BCG-PPD 两种。阳性反应表明已感染过结核分枝杆菌，或接种卡介苗成功，对结核分枝杆菌有迟发型超敏反应，并说明有特异性免疫力，并不一定患结核病。强阳性者可能有活动性感染，尤其是婴儿。阴性反应表明未感染过结核分枝杆菌或未接种卡介苗，但应考虑以下情况：①感染初期，因结核分枝杆菌感染后需 4 周以上才能出现超敏反应；②严重结核患者，机体无反应能力；③细胞免疫功能低下者（如患麻疹、艾滋病、肿瘤等疾病或使用免疫抑制剂者）；④敏感性差的老年人。

（四）微生物学检查

结核分枝杆菌的确诊有赖于细菌学检查。①直接涂片法。根据结核杆菌感染部位不同，可取痰、支气管灌洗液、尿、粪、脑脊液或胸、腹水等标本。涂片后经抗酸染色后镜检，如发现抗酸阳性菌，即可做初步诊断。②分离培养。将沉淀物接种于固体培养基，取固体培养基中的菌落或液体培养基中的沉淀物作涂片，能快速获得结果，亦可进一步做生化、药敏试验、菌种鉴定等。③其他方法。如动物实验、核酸分子杂交、PCR 等方法。近年来，应用针对脂阿拉伯甘露聚糖抗原抗体检测为主的免疫学诊断方法，对痰菌阴性患者的诊断有较好的诊断效果。

（五）防治原则

控制结核病的主要措施包括及时发现、治疗痰菌阳性者和接种卡介苗。卡介苗的接种是预防结核最有效的措施，我国已将卡介苗列入儿童计划免疫项目。近年来，由于卡介苗的不断变异，导致免疫效果不稳定；同时卡介苗制备过程中丢失了部分与免疫记忆及保护性相关的基因，使其保护期变短，保护性免疫应答相对较弱，不利于隐性感染者的发现；当前结核病呈回升趋势，仍然威胁着人类的健康，因此迫切需要研制更有效的疫苗。

针对结核病，WHO 倡导直接督导下短程化学疗法（Directly Observed Treatment Short-course，DOTS）战略，我国以此战略为指导，采取早期、联合、规则、适量、全程的抗结核治疗原则。常用的药物有异烟肼、链霉素、对氨基水杨酸、利福平、乙胺丁醇、喹诺酮类等。合理联合使用抗结核药物可增加药物协同作用，降低耐药性和毒性的产生。抗结核治疗的疗程一般是 6 ～ 18 个月，肺结核病治疗则不少于 6 个月。

二、麻风分枝杆菌

麻风分枝杆菌（*M. leprae*）俗称麻风杆菌，是麻风病的病原体。麻风是一种慢性传染病，主要侵犯皮肤、黏膜、外周神经组织，晚期还可侵入深部组织和脏器，形成肉芽肿病变。资料显示 1985 年在 122 个国家有流行，至 2003 年减少到 10 个国家，主要集中在非洲、亚洲和拉丁美洲。我国近年来稳定在 2000 例左右，少有新发病人。

（一）生物学性状

麻风分枝杆菌形态与结核杆菌相似，略短粗，呈束状排列，抗酸染色阳性。该菌是胞内寄生菌，某些病人的渗出液中可见麻风杆菌感染的细胞胞质呈泡沫状，称为麻风细胞（leprosy cell）。结核分枝杆菌感染的细胞无此现象。麻风杆菌人工培养尚未成功，将麻风杆菌感染小鼠足垫或犰狳可引起动物的进行性麻风感染，是研究麻风病的主要动物模型。

（二）致病性与免疫学

自然状态下麻风杆菌只侵犯人，细菌由患者鼻分泌物及其他分泌物、精液或阴道分泌物排出，主要通过呼吸道、破损的皮肤黏膜和密切接触等方式传播。流行地区的人群多为隐性感染，幼年最为敏感。潜伏期长，平均 2 ～ 5 年，长者可达数十年。发病缓慢，病程长，迁延不愈。根据临床表现、免疫病理变化、细菌检查结果等可将大部分患者分为瘤型（lepromatous type）和结核样型（tuberculoid type）两型；少数患者介于两者之间，可再分为两类，即界定类与未定类，两类可向两型转化。我国结核样型和未定类较多，瘤型较少。

1. 瘤型麻风　病原菌侵犯皮肤、黏膜，随病程的发展可侵犯内脏和神经系统，病变处可查出大量麻风杆菌，传染性强。机体细胞免疫缺陷，巨噬细胞功能低下，体液免疫功能正常，体内产生大量自身抗体，与受损组织释放的自身抗原结合成免疫复合物沉积于皮肤或黏膜下，形成麻风结节，常发生在面部或肢体。面部结节融合则呈“狮面”状，是典型的病症。如不进行及时有效的治疗，患者最终往往发展至死亡。麻风菌素试验阴性。

2. 结核样型麻风　病原菌侵犯面部皮肤和外周神经，不侵犯内脏。细菌侵犯真皮浅层，病变主要在皮肤，早期病变为小血管周围淋巴细胞浸润，以后出现上皮样细胞和多核巨细胞浸润，也可累及神经，使受累处皮肤丧失知觉。病变处麻风杆菌数量少，故传染性小。机体细胞免疫功能正常，疾病呈自限稳定型，极少演变为瘤型，损害可自行消退。麻风菌素试验阳性。

3. 界限类　兼有瘤型与结核样型的特点，能向两型转化。病变部位可找到含菌的麻风细胞。

4. 未定类　病变如一般非特异性炎症，属麻风病的早期病变，病灶中很少找到麻风分枝杆菌。麻风菌素试验多呈阳性，大多数病例最后转为结核样型。

机体对麻风杆菌的免疫以细胞免疫为主，其特点与结核免疫相似。

（三）微生物学检查

麻风病的临床表现和类型，易与其他类似疾病相混淆，所有实验室诊断有实际意义。

1. 涂片染色检查　患者鼻黏膜或皮肤病变处取材涂片，抗酸染色法检查有无排列成束的抗酸杆菌存在。对瘤型和界限类有诊断意义，结核样型很难找到抗酸阳性杆菌。病理活检也是较好的诊断方法。

2. 麻风菌素试验　此试验的原理和结核菌素试验相同。因麻风分枝杆菌至今不能人工培养，因此麻风菌素常由麻风结节病变组织制备。此试验在诊断上意义不大，因为大多数正常人对其呈阳性反应，但可用于评价麻风患者的细胞免疫状态，瘤型患者呈阴性。

（四）防治原则

目前尚无特异性预防方法，主要依靠早发现、早隔离、早治疗。因麻风杆菌和结核杆菌存在共同抗原，在某些高发区用卡介苗来预防麻风病，收到一定效果。

治疗药物主要是砜类，如安苯砜、苯丙砜、醋氨苯砜，以及利福平等，多种药物联合应用

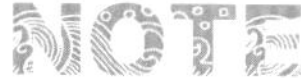

可降低耐药性的产生。

第五节 其他原核细胞型微生物

本节将讲述的病原体，是指除上述细菌以外，与人类疾病有关的原核细胞型微生物，主要包括放线菌、支原体、衣原体、立克次体和螺旋体。

一、放线菌属和诺卡菌属

放线菌属（*Actinobacillus*）和诺卡菌属（*Nocardia*）属于放线菌。放线菌（Actinomycetes）是一类丝状或链状、呈分枝生长、能形成孢子的原核细胞型微生物。1877 年，Harz 在牛颚肿病灶中分离到病原体呈放射状排列，故得名。其结构和化学成分更接近于细菌。

放线菌分布广，多数不致病，是抗生素的主要生产菌，对人致病的有放线菌属（*Actinobacillus*）和诺卡菌属（*Nocardia*）。放线菌属为人体的正常菌群，可引起内源性感染，诺卡菌属为腐生寄生菌，广泛存在于土壤中，引起外源性感染。

（一）放线菌属

1. 生物学性状 革兰阳性、非抗酸性丝状菌，菌丝细长无隔有分支，末端膨大，易断裂成链球状或链杆状。人工培养较为困难，营养要求高，生长缓慢，厌氧或微需氧。在患者病灶组织或瘘管流出的浓汁中，可找到肉眼可见的黄色小颗粒，称硫黄样颗粒，是放线菌在组织中形成的菌落。将硫黄样颗粒制成压片或组织切片，显微镜下可见放射状排列的菌丝，菌丝末端膨大呈棒状，形似菊花状。

2. 致病性和免疫性 放线菌属中的衣氏放线菌（A.israelii）致病性较强，多存在于人的口腔、上呼吸道等腔道内，是人体的正常菌群。当机体抵抗力下降、口腔黏膜损伤、口腔卫生差或拔牙时，可引起内源性感染，表现为化脓性炎症。若无继发感染，则表现为慢性肉芽肿，常伴有多发性瘘管生成，可排出硫黄样颗粒。抗感染免疫以细胞免疫为主，血清无保护作用，也无诊断价值。

3. 微生物学检查 在脓或痰中查找“硫黄样颗粒”；或将颗粒制成压片，镜下观察菊花状菌丝。

4. 防治原则 注意口腔卫生，牙病早期治疗。对患者的脓肿与瘘管及时进行外科清创处理，同时使用抗生素，如青霉素、红霉素等。

（二）诺卡菌属

1. 生物学性状 革兰阳性，弱抗酸性丝状菌，形态与放线菌相似，但菌丝末端不膨大。专性需氧，营养要求不高，在普通培养基或沙氏培养基上即可生长，但繁殖速度慢。

2. 致病性和免疫性 诺卡菌属中星形诺卡菌致病力最强，存在于土壤中，可通过呼吸道或创口侵入机体，引起机体化脓性炎症，导致肺炎、肺脓肿，可转移到皮下组织或经皮肤创伤感染，形成脓肿、溃疡和多发性瘘管。在感染病灶内及脓汁中可见黄色、红色或黑色等色素颗粒，是其菌落。血清对机体无保护作用，以细胞免疫为主。

3. 微生物学检查 取脓液、痰等标本压片或涂片，显微镜下检查类似硫黄样颗粒的黄、红或黑色菌丝颗粒。

4. 防治原则　无特异性预防方法。治疗主要为外科手术清创，切除坏死组织，同时配合抗生素或磺胺类药物治疗。

二、支原体

支原体（Mycoplasma）是一类没有细胞壁的原核细胞型微生物，有高度多形态性，繁殖方式多样，可通过细菌滤器，是目前所知在活细胞外能生长繁殖的最小微生物。引起人类疾病的有支原体属（*Mycoplasma*）和脲原体属（*Ureaplasma*）。

（一）生物学性状

支原体直径多为 0.2 ～ 0.3μm，无细胞壁，胞膜厚富含胆固醇，高度多形性。常用 Giemsa 染色，呈浅紫色。营养要求高。大多兼性厌氧，适温 35℃，最适 pH 为 7.8 ～ 8.0，但脲原体最适 pH 为 6.0 ～ 6.5。繁殖方式多样，以二分裂方式为主，生长慢，在固体培养基上可形成中央厚而隆起、边缘薄而扁平的“荷包蛋样”菌落。抵抗力较弱，易被多种理化因素灭活，但对结晶紫、醋酸铊、亚碲酸钾有抵抗力。

（二）致病性与免疫性

1. 肺炎支原体（*M. pneumoniae*）　引起原发性非典型性肺炎。主要经飞沫传播，多发于夏末秋初，青少年发病率高。其 P1 蛋白（胞膜蛋白）具吸附作用，代谢产物能损伤细胞。

2. 解脲脲原体（*U. urealyticum*）　条件致病，引起非淋菌性尿道炎、尿路结石等。经性接触传播，也可经胎盘传播，引起流产、早产、死胎等。致病物质主要包括黏附素、代谢产物毒性作用，以及侵袭性酶。

黏膜 sIgA 可起局部保护作用。特异性的 $CD4^{+}$Th1 细胞在清除支原体的同时，释放大量炎症细胞因子，也能引起自身组织损伤。

（三）微生物学检测

由于培养耗时长，烦琐，不用于常规检测。临床上常用冷凝集素试验。此外还可采用快速诊断法，如 ELISA 法检查病人标本中的 P1 蛋白，以及 PCR 检测标本中支原体 DNA。

（四）防治原则

预防尚无特异性疫苗，主要通过加强宣传教育，注意性卫生。治疗可用红霉素、链霉素等抗生素。

三、衣原体

衣原体（Chlamydiae）是一类寄生在真核细胞内、有独特发育周期、有细胞壁、革兰染色阴性、呈圆形或椭圆形、可通过滤菌器的原核细胞型微生物。广泛寄生于人类、哺乳动物及禽类，仅少数致病。

与人类疾病相关的衣原体归为衣原体属（*Chlamydia*）和嗜衣原体属（*Chlamydophila*），包括沙眼衣原体（*Chlamydia trachomatis*）、鹦鹉热嗜衣原体（*Chlamydophila psittaci*）、肺炎嗜衣原体（*Chlamydophila pneumoniae*）。

（一）生物学性状

严格细胞内寄生，二分裂方式繁殖，有独特的发育周期，分原体（elementary body）和网

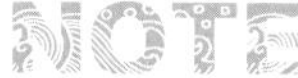

状体（reticulate body）两种形态。

原体呈球形或梨形，直径 0.2 ～ 0.4μm，Giemsa 染色呈紫红色，Macchivello 染色呈红色。原体有细胞壁，有中央致密的拟核。其传染性强，无繁殖能力，是发育成熟期。在感染细胞的空泡内原体发育增大为网状体。

网状体，又称始体（initial body），呈圆形或椭圆形，直径 0.5 ～ 1μm，Giemsa 染色呈暗紫色，Macchivello 染色呈蓝色。无细胞壁，无致密的拟核结构。无感染性，为繁殖期，二分裂法增殖，在空泡内增殖成许多子代原体，成熟后从宿主细胞中释放出来，感染新的细胞。易感细胞内含网状体和子代原体的空泡称包涵体。

对热敏感，室温下迅速丧失传染性，60℃仅能存活 5 ～ 10 分钟，零下 70℃可存活数年。0.5% 石炭酸 30 分钟、75% 乙醇 0.5 分钟可杀死。

（二）致病性与免疫性

衣原体主要外膜蛋白（major outer membrane protein，MOMP）具有抗吞噬作用，内毒素样毒性物质可破坏细胞，热休克蛋白可引起超敏反应。

1. 沙眼衣原体　根据侵袭力和引起疾病部位不同，将沙眼衣原体分为三个生物型，即沙眼生物型（biovar trachoma）、生殖生物型（biovar genital）和性病淋巴肉芽肿生物型（biovar lymphogranuloma venereum，LGV）。再根据各生物型的 MOMP 差异，分为 19 个血清型，其中沙眼生物型包括 A、B、Ba、C；生殖生物型包括 D、Da、E、F、G、H、I、Ia、J、Ja 和 K；LGV 生物型包括 L1、L2、L2a 和 L3。

（1）沙眼　由沙眼生物型 A、B、Ba、C 血清型引起，是目前世界上致盲的主要病因，通过眼－眼或眼－手－眼等途径接触传播，感染结膜上皮细胞。

（2）包涵体结膜炎　由沙眼生物型 B、Ba 和生殖生物型 D ～ K 血清型引起，婴儿经产道感染，成年人经性接触、手－眼、间接接触感染。

（3）泌尿生殖道感染　由生殖生物型 D ～ K 血清型引起，经性接触传播。

（4）性病淋巴肉芽肿　由 LGV 血清型 L1 ～ L3 引起，主要通过性接触传播。

（5）婴幼儿肺炎　由生殖生物型 D ～ K 血清型引起。

2. 肺炎嗜衣原体　在人与人之间经飞沫或呼吸道分泌物传播，主要引起青少年急性呼吸道感染。

3. 鹦鹉热嗜衣原体　人类主要通过呼吸道吸入病鸟粪便、分泌物等而感染。

抗感染免疫以细胞免疫为主。

（三）微生物学检查

多数衣原体病根据临床特征即可做出诊断。标本涂片染色观察，或采用血清学诊断技术，PCR 可用于快速诊断。

（四）防治原则

尚无特异性疫苗。沙眼的预防措施为注意个人卫生，不使用公共毛巾、浴巾、脸盆，避免接触传播。加强性病防治宣传，防止经性接触传播。治疗可选用多西环素、罗红霉素、阿奇霉素等。

NOTE

四、立克次体

立克次体（Rickettsia）是一类以节肢动物为传播媒介、严格胞内寄生、革兰阴性、原核细胞型微生物，可引起人畜共患病。

立克次体目中对人类致病的立克次体有 5 个属。在我国引起感染的主要有立克次体属（*Rickettsia*）中普氏立克次体（*R. prowazekii*）和斑疹伤寒立克次体（*R.typhi*）、东方体属（*Orientia*）的恙虫病东方体（*O. tsutsugamushi*）。

（一）生物学性状

立克次体呈多形性，以球杆状或杆状为主，大小约（0.2 ～ 0.6）μm×（0.8 ～ 2.0）μm。一般不通过细菌滤器。有细胞壁，外有黏液层。常用 Giemsa 染色呈蓝色，两极浓染。专性寄生，二分裂繁殖。

56℃ 30 分钟可被杀死。对低温、干燥抵抗力较强。石炭酸、酚（来苏儿）等常用消毒剂容易将其杀灭。对氯霉素、四环素等敏感，但磺胺类药物对其有促进生长繁殖作用。

（二）致病性与免疫性

致病物质主要有内毒素和磷脂酶 A。立克次体属和东方体属主要感染血管内皮细胞，导致血管损伤，临床表现以发热、头痛、皮疹、肝脾肿大等为特征。

1. 普氏立克次体 是流行性斑疹伤寒（Epidemic typhus）或称虱传斑疹伤寒（lous–borne typhus）的病原体，世界各地均有。病人是储存宿主和传染源，人虱（体虱）是传播媒介，不是储存宿主。以人 – 虱 – 人方式传播。病人出现高热、头痛、肌痛、皮疹，以及神经、心血管系统和其他器官损害的症状。

2. 斑疹伤寒立克次体 或称莫氏立克次体（R.mooseri），是地方性斑疹伤寒（endemic typhus）或称鼠型斑疹伤寒（murine thphus）的病原体，呈地方性流行。鼠是贮存宿主和传染源，鼠蚤和鼠虱是主要传播媒介。鼠虱也是储存宿主。通过鼠蚤叮咬传染给人，再经人虱在人群中传播。其发病机制及临床表现与流行性斑疹伤寒相似，但发病慢，病情轻。

3. 恙虫病东方体 原称恙虫病立克次体（R.tsutsugamushi），或东方立克次体（R.orientalis），为恙虫病的病原体。恙螨是储存宿主和传播媒介。通过恙螨的叮咬在鼠间及人间传播。临床表现为高热、皮疹、淋巴结肿大，在叮咬处先出现红色丘疹，成水疱后破裂，溃疡处覆以黑色焦痂是恙虫病的特征之一。

感染后可产生细胞免疫和体液免疫，细胞免疫更为重要。

（三）微生物学检查

早期在抗生素应用之前采集标本分离培养鉴定。血清学检查法是目前诊断主要方法，微量免疫荧光（microimmunofluorescence，MIF）法检测患者的特异性抗体。

（四）防治原则

杀灭虱、蚤、螨、鼠等立克次体的传播媒介和储存宿主，做好个人防护及个人卫生；接种灭活疫苗也有一定预防作用。治疗可选用氯霉素、四环素等，但禁用磺胺类药物。

五、螺旋体

螺旋体（Spirochete）是一类细长、柔软、弯曲呈螺旋状、运动活泼的原核细胞型微生物。

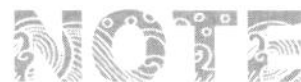

有细胞壁、原始核质，以二分裂方式繁殖，对抗生素敏感。广泛分布在自然界和动物体内。

不同属的螺旋体生物学特性及致病性差异较大，在此主要介绍问号钩端螺旋体（*L.interrogans*）和苍白密螺旋体苍白亚种。

（一）问号钩端螺旋体

1. 生物学性状 菌体纤细，长 6 ～ 20μm，直径 0.1 ～ 0.2μm，一端或两端弯曲呈问号状，S 或 C 形，螺旋细密而规则，运动活泼。革兰染色阴性，但不易着色，常用 Fontana 镀银染色，呈棕褐色。需氧或微需氧。

营养要求高，生长缓慢，可形成扁平透明的圆形菌落。

对热、直射阳光、干燥等抵抗力弱。60℃、1 分钟死亡。对 0.2% 酚（来苏儿）、1% 石炭酸敏感。在酸碱度中性的湿土或水中可存活数月，这对钩体病的传播意义重大。

2. 致病性与免疫性 主要致病物质有黏附素、脂多糖样物质、溶血素、细胞毒性因子等。

人和动物感染引起钩端螺旋体病。这是种人畜共患病，也是自然疫源性疾病；多种野生动物和家畜为其储存宿主和传染源，其中鼠类和猪最重要。随感染动物尿液排出，污染水源和土壤，经皮肤黏膜接触侵入人体，可在血液、淋巴结、肝、脾、肺、肾、心和中枢神经系统等组织器官繁殖，引起全身中毒症状和相应组织器官的损害，临床有流感伤寒型、黄疸出血型、脑膜脑炎型、肺出血型及肾功能衰竭型等类型。

机体主要依赖特异性抗体清除血循环中的病原体。患者和隐性感染者可获得持久免疫力。

3. 微生物学检查 根据病情采集标本，离心集菌涂片以暗视野显微镜观察或用 Fontana 镀银染色后观察。目前应用最广泛的血清学诊断方法是显微镜凝集试验。

4. 防治原则 加强家畜管理，主要措施是消灭鼠类，控制传染源，保护水源，加强个体防护及免疫接种。治疗首选青霉素、庆大霉素等。

（二）苍白密螺旋体苍白亚种（*subsp.pallidum*）

俗称梅毒螺旋体（*Treponema pallidum*，*TP*），是梅毒的病原体。

1. 生物学性状 菌体纤细，长约 5 ～ 15μm，宽约 0.10 ～ 0.15μm，有 8 ～ 14 个致密而规则的小螺旋，两端尖直，运动活泼。革兰染色阴性，但不易着色，Fontana 镀银染色法呈棕褐色。不能在无活细胞的人工培养基上生长。采用棉尾兔单层上皮细胞微需氧培养，可保持毒力。抵抗力极弱，对热、冷、干燥、消毒剂和肥皂水敏感。离体后干燥 1 ～ 2 小时、4℃ 3 天、1% ～ 2% 石炭酸数分钟均可将其杀灭。血库 4℃中储存 3 天以上的血液通常无传染梅毒的风险。

2. 致病性与免疫性 人是唯一宿主，主要通过性接触感染，引起性传播梅毒；孕妇可通过胎盘传给胎儿，引起流产、死胎或先天性梅毒，表现为皮肤梅毒瘤、鞍鼻、间质性角膜炎和神经性耳聋等。

梅毒螺旋体有很强的侵袭力，但尚未证明有内毒素和外毒素。其外膜蛋白、透明质酸酶、荚膜样物质与其致病性有关，其在宿主细胞内繁殖可直接损伤宿主细胞并可引起Ⅲ、Ⅳ型超敏反应。

根据临床表现和病理特点，梅毒分三期。Ⅰ期（初期）梅毒，主要表现为外生殖器无痛性硬下疳（hard chancre），下疳分泌物中有大量螺旋体，传染性极强。Ⅱ期梅毒，全身皮肤黏膜出现梅毒疹（syphilid），周身淋巴结肿大，传染性极强。Ⅲ期（晚期）梅毒，皮肤黏膜溃疡性坏死，内脏器官或组织出现慢性肉芽肿样病变（梅毒瘤）。该期病灶中不易查到螺旋体，传染性小。严重者在感染 10 ～ 15 年后引起心血管及中枢神经系统病变。

机体以细胞免疫为主，为有菌免疫。在感染的所有阶段，患者可产生梅毒螺旋体特异性抗体和心磷脂抗体。心磷脂抗体又称反应素，能与生物组织中的某些脂类物质发生反应，无保护作用，仅用于梅毒血清学诊断。

3. 微生物学检查　一期梅毒取下疳渗出液，二期梅毒取梅毒疹渗出物或淋巴结抽出液，用暗视野直接检查或 Fontana 镀银染色法检查。目前临床上主要检测患者血清中特异性抗体来确诊。

4. 防治原则　目前尚无有效的疫苗预防。性卫生教育、查禁商业性交易、婚前检查等是预防梅毒的主要措施。梅毒确诊后，应及早予以彻底治疗，多采用青霉素治疗，以血清反应素抗体转阴为治愈指标。

表 10–4　其他常见致病细菌

细菌名称	生物学性状	致病性	病原学检查	防治原则
霍乱弧菌 *V. cholerae*	G^-，菌体弧状或逗点状；一端单鞭毛；穿梭样运动； 兼性厌氧，营养要求不高。在 pH8.8 ～ 9.0 的碱性培养基中生长良好	致病物质有鞭毛、菌毛、霍乱肠毒素； 通过污染的水或食物经消化道感染； 引起霍乱。患者剧烈腹泻、呕吐，白色米泔水样排泄物	悬滴法观察穿梭样运动； 革兰染色观察形态和“鱼群状”排列	加强水源和粪便管理；养成良好的个人卫生习惯； 接种灭活菌苗， 对症治疗，选用四环素、多西环素等抗生素
白喉棒状杆菌 *C.diphtheriae*	G^+，菌体一端或两端膨大呈棒状，无荚膜、鞭毛和芽胞；用 Albert 等法染色可见异染颗粒； 需氧或兼性厌氧，营养要求高，含亚碲酸盐培基形成黑色或灰色菌落	致病物质有白喉毒素和索状因子； 带菌飞沫经呼吸道或接触污染物传播； 引起白喉：喉部形成假膜；亦可发生全身中毒症状	标本涂片镜检； 分离培养； 细菌毒力检测	接种白百破三联疫苗预防； 用抗毒素并选用青霉素、红霉素治疗
空肠弯曲菌 *C.jejuni*	G^-，菌体细长，弧形、螺旋形、S 形，一端或两端有单鞭毛，运动活泼； 无芽胞，无荚膜； 微需氧，营养要求高	致病物质包括黏附素、细菌毒性酶类、肠毒素及内毒素； 消化道传播； 主要引起人类胃肠炎和败血症	粪便标本涂片镜检； 悬滴法观察鱼群样或螺旋式运动	尚无疫苗； 选用红霉素、氯霉素等抗生素
幽门螺杆菌 *H.pylori*	G^-，菌体细长弯曲呈螺形或 S 形，一端或两端有鞭毛，运动活泼； 微需氧，营养要求高，相对湿度 98% 的环境中生长	致病物质包括鞭毛、黏附素、蛋白酶、尿素酶、空泡毒素、细胞毒素相关蛋白等； 主要经粪 – 口途径传播； 引起胃炎、消化性溃疡病，并与胃癌发生相关	直接涂片染色镜检； 检测尿素酶活性	尚无有效的预防措施； 多采用以胶体次枸橼酸铋或抑酸剂为基础，再加两种抗生素的三联疗法
铜绿假单胞菌 *P. aeruginosa*	G^-，直或微弯曲杆菌，有鞭毛、荚膜，无芽胞； 需氧，营养要求不高，可产生绿色水溶性色素	致病物质包括内毒素、菌毛、荚膜、胞外酶和外毒素等； 主要是通过医源性感染，引起伤口化脓、中耳炎、角膜炎、尿道炎、呼吸道感染、败血症等	标本接种于血琼脂平板，根据菌落特征、色素及生化反应等鉴定	加强医用器械消毒，防止医源性感染； 脂多糖多价疫苗，具有免疫保护作用； 可选用氨基糖苷类和 β – 内酰胺类抗生素联合治疗

续表

细菌名称	生物学性状	致病性	病原学检查	防治原则
流感嗜血杆菌 *H.influenzae*	G^-，小杆菌，无鞭毛或芽胞，有荚膜，多数菌株有菌毛； 需氧或兼性厌氧；在巧克力血培养基上生长	致病物质为荚膜、菌毛与内毒素等； 原发感染可经呼吸道途径；继发感染为内源性感染； 可引起小儿急性脑膜炎、鼻咽炎、中耳炎、心包炎等化脓性疾病；也可在患流感时作为继发性感染的病原菌	标本接种于巧克力色血平板分离培养鉴定；检测标本中的b型多糖抗原	荚膜多糖疫苗对儿童有较好的免疫保护作用；可选用氨苄西林等广谱抗生素或磺胺类药物
嗜肺军团菌 *L.pneumophila*	G^-，杆菌，有鞭毛、微荚膜，无芽胞；专性需氧，营养要求高。	致病物质包括微荚膜、菌毛、毒素和多种酶类； 飞沫传播； 呼吸道途径感染引起军团菌病（流感样型、肺炎型、肺外感染型）	标本分离培养鉴定； 荧光标记抗体检测细菌抗原	目前尚无有效疫苗； 加强水源管理及人工输水管道的消毒； 可选红霉素、利福平等
百日咳鲍特菌 *B. pertussis*	G^-，短杆状或椭圆形，有荚膜和菌毛，无鞭毛和芽胞。甲苯胺蓝染色两端浓染； 需氧，营养要求高	致病物质有百日咳毒素、腺苷酸环化酶毒素、血凝素和内毒素； 呼吸道途径传播； 引起百日咳，儿童易感	标本接种于鲍金培养基分离培养、鉴定	接种百白破三联疫苗预防； 选用红霉素、氨苄西林等治疗
布鲁菌属 *BrucelLa*	G^-，球杆状的短杆菌，有荚膜，无鞭毛和芽胞； 需氧，营养要求较高，生长缓慢	致病物质有内毒素、透明质酸酶与荚膜； 人畜共患病，家畜感染引起母畜流产，人接触病畜或污染的畜产品，经皮肤、黏膜、眼结膜、消化道、呼吸道等引起布鲁菌病，主要表现为“波浪热”	标本分离培养，血清学试验，皮肤试验	加强家畜管理，疫区人、畜接种减毒活疫苗； 选用利福平与多西环素等抗生素治疗
炭疽芽胞杆菌 *B.anthracis*	G^+，粗大杆菌，两端平直，多呈竹节状排列，有荚膜、芽胞； 需氧或兼性厌氧，营养要求不高，菌落边缘呈卷发状	致病物质有炭疽毒素和荚膜； 经皮肤、呼吸道、消化道等途径传播； 引起皮肤炭疽、肺炭疽和肠炭疽	标本直接镜检或分离培养，青霉素串珠试验等方法鉴别	控制家畜感染和牧场污染，焚烧患病死畜； 炭疽减毒活疫苗； 用青霉素等治疗
鼠疫耶尔森菌 *Y.pestis*	G^-，两端钝圆，两极浓染的卵圆形短小杆菌；有荚膜，无鞭毛和芽胞； 兼性厌氧，肉汤培养液表面的菌膜轻摇出现“钟乳石”状下沉	致病物质包括F1抗原、V/W抗原、外膜蛋白、鼠毒素、内毒素等； 经鼠蚤、人蚤叮咬和呼吸道等途径传播； 引起鼠疫，常见腺鼠疫、肺鼠疫、败血症型鼠疫	标本涂片镜检，分离培养，血清学试验等方法检测	灭鼠灭蚤，减毒活疫苗预防，警惕生物武器； 选用链霉素、磺胺类及四环素等药物

NOTE

第十一章　病毒学总论

病毒（virus）是以复制方式增殖，对抗生素不敏感，必须用电子显微镜放大数万倍乃至几十万倍方可观察到的非细胞型微生物。病毒在自然界分布非常广泛，可在人、动物、植物、昆虫、真菌和细菌中寄居并引起感染。在人类传染性疾病中，约有 75% 是由病毒引起。病毒性疾病不仅传染性强，流行广泛，而且缺乏特效药物。有的病毒还与肿瘤、自身免疫性疾病、先天畸形的发生密切相关。

第一节　病毒的形态结构

病毒体积微小，结构简单，仅有一种类型核酸，严格寄生在活细胞内。

一、病毒的大小与形态

完整成熟的病毒颗粒称为病毒体（virion），是病毒在细胞外的结构形式，具有典型的形态结构，并具有感染性。

测量病毒体大小的单位为纳米（nanometer，nm）。多数病毒介于 30 ～ 300nm 之间。各种病毒体大小差别悬殊，最大的痘病毒约 300nm，最小的鼻病毒约 30nm。研究病毒的大小和结构可用电子显微镜技术、超速离心、分级超过滤术和 X 线晶体衍射分析等。

多数病毒呈球形或近似球形，少数为杆形、丝形、子弹形或砖块形，细菌病毒（噬菌体）呈蝌蚪形（图 11–1）。

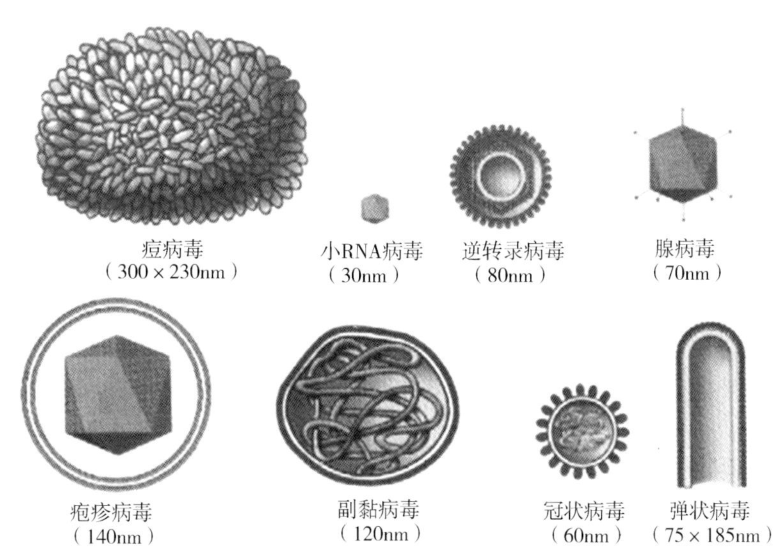

图 11–1　各类病毒形态、大小、结构示意图

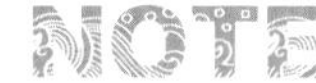

二、病毒的结构

病毒的基本结构是由核心（core）和衣壳（capsid）构成的核衣壳（nucleocapsid）。无包膜病毒的核衣壳就是病毒体，也称为裸露病毒。如果核衣壳的外面有包膜和刺突，这类病毒称为包膜病毒（图 11–2）。

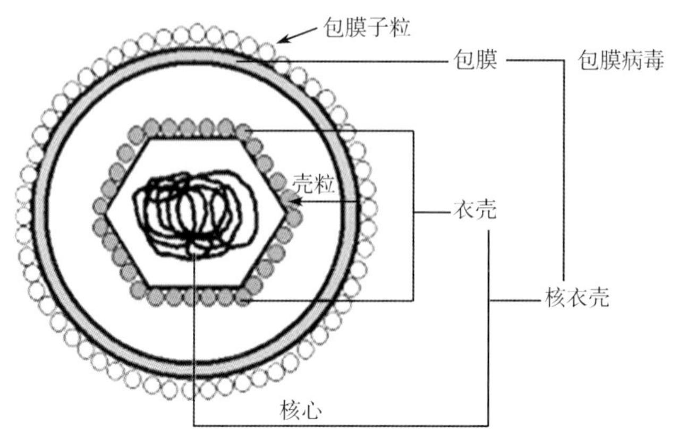

图 11–2　病毒体结构示意图

（一）核心

核心（core）位于病毒体中心，主要为核酸，内含病毒基因组，决定病毒的感染、增殖及遗传变异等生物学特性。病毒体核心除由 DNA 或 RNA 中一种核酸组成外，还有少量非结构性蛋白质，如病毒编码的酶类。

（二）衣壳

衣壳（capsid）是包绕在核酸外面的蛋白质外壳。衣壳可保护病毒核酸免受环境中核酸酶或其他因素的破坏，并能介导病毒进入宿主细胞。衣壳具有抗原性，是病毒体的主要抗原成分。

不同的病毒体衣壳所含的壳粒数目和排列方式不同，可作为病毒鉴别和分类的依据之一。根据壳粒排列方式的不同，病毒结构有三种对称型：①螺旋对称型（helical symmetry）。壳粒沿着螺旋形病毒核酸呈对称排列，如正黏病毒、副黏病毒及弹状病毒等。② 20 面体立体对称型（icosahedral symmetry）。病毒核酸浓集形成球状或近似球状结构，壳粒排列成 20 面体对称形式，构成 12 个顶、20 个面、30 条棱边的立体结构。③复合对称型（complex symmetry）。指壳粒排列既有立体对称又有螺旋对称的病毒体，如痘病毒和噬菌体。

病毒衣壳的功能主要有：①保护病毒核酸，避免病毒核酸受核酸酶和其他理化因素的破坏；②参与感染过程，无包膜病毒的衣壳决定病毒对宿主细胞的嗜性，通过病毒蛋白与易感细胞表面受体结合，介导病毒进入敏感的宿主细胞；③具有抗原性，衣壳蛋白通过其免疫原性，能刺激机体产生特异性体液免疫和细胞免疫。

（三）包膜（envelope）

病毒包膜是包裹在核衣壳外的结构，是病毒在成熟过程中以出芽方式向细胞外释放时穿过宿主胞膜或核膜获得。包膜表面常有突起，称为包膜子粒（peplomer）或刺突（spike）。有包膜的病毒称为包膜病毒（enveloped virus），无包膜的病毒称裸露病毒（naked virus）。人和动物病毒多数具有包膜。包膜构成病毒体的表面抗原，与致病性和免疫性有关。脂溶剂可除去包

NOTE

膜，使病毒失去感染性。

病毒包膜的主要功能有：①保护病毒，对病毒核衣壳有保护作用，维护病毒体结构的完整性；②参与感染，病毒体通过包膜能够吸附或融合易感细胞，有助于病毒的感染；③具有抗原性，病毒包膜上的糖蛋白和脂蛋白具有病毒种和型特异性，可用于病毒鉴定与分型。

第二节　病毒的增殖、遗传与变异

一、病毒的增殖

病毒属于非细胞型微生物，缺乏完整的酶系统和细胞器，不能独立地进行代谢，必须在易感的活细胞内以复制方式增殖。病毒利用宿主细胞的细胞器和酶系统，以病毒核酸为模板进行基因组复制和病毒蛋白质合成，装配成子代病毒体释放。病毒的这种增殖方式称为自我复制（self replication）。

（一）病毒的复制周期

从病毒体进入宿主细胞到子代病毒生成并释放这一过程称为一个复制周期（replicative cycle）。典型的复制周期可分为吸附、穿入、脱壳、生物合成、装配、成熟和释放七个相互联系的阶段。

1. 吸附（adsorption） 病毒对易感细胞的吸附是病毒繁殖的第一步。吸附的早期在有 Na^{+}、Mg^{2+}、Ca^{2+} 离子存在的条件下，病毒与细胞之间发生静电结合，这种结合是一种可逆的非特异性过程，称为非特异性吸附。随之发生的吸附是病毒表面结构成分与宿主细胞表面受体的结合，主要由病毒包膜或无包膜病毒衣壳表面的病毒吸附蛋白（viral attachment protein，VAP）与细胞表面的特异性受体相结合，这种结合是不可逆的特异性结合，也是病毒与细胞的真正结合，由此开始病毒的感染。由于病毒与受体的结合具有高度的特异性，这些特性决定病毒的宿主范围和组织嗜性，称为病毒组织亲嗜性。这种特性主要取决于细胞膜上是否存在与病毒选择性结合的受体，如 HIV 表面 gp120 的受体是人类 T 淋巴细胞表面的 CD4 分子。

2. 穿入（penetration） 病毒与细胞表面受体结合吸附于易感细胞后，穿过胞膜进入细胞的穿入方式随病毒种类而异。有包膜的病毒通过包膜与宿主细胞膜融合后进入，然后将核衣壳释放入细胞质内；无包膜病毒则一般通过细胞膜内陷以胞饮方式将核衣壳吞入细胞质内，还有些病毒可直接穿透细胞膜而进入宿主细胞内。

3. 脱壳（uncoating） 病毒穿入细胞后，必须脱去蛋白衣壳，将核酸游离释放才能发挥作用。多数病毒在穿入时已在细胞溶酶体酶的作用下脱壳并释放出病毒基因组。少数病毒的脱壳过程较复杂，如痘类病毒进入宿主细胞后，先经溶酶体酶的作用脱去外层衣壳，再通过脱壳酶脱去内层衣壳。

4. 生物合成（biosynthesis） 病毒基因组一旦从衣壳中释放后，就进入病毒复制的生物合成阶段，包括子代病毒核酸的复制与蛋白质的合成。在这个阶段用血清学方法和电镜检查都无法在细胞内找到任何病毒颗粒，称为隐蔽期（eclipse）。隐蔽期在病毒基因控制下，宿主细胞首先合成早期蛋白，然后复制子代病毒核酸和晚期蛋白即结构蛋白。早期蛋白是与病毒复制有

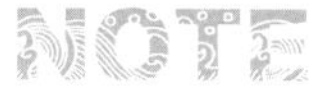

关的酶类，通过病毒基因组中的早期基因转录、翻译，产生非结构蛋白，这些蛋白为病毒所需的复制酶和抑制宿主细胞自身核酸与蛋白质合成的酶，如转录酶、聚合酶、内切酶、连接酶等。晚期蛋白又称结构蛋白，主要是形成病毒衣壳和包膜子粒的蛋白质，根据病毒基因组指令，病毒开始核酸的复制，进行病毒基因的转录、翻译，以及合成病毒结构蛋白与其他一些非结构蛋白。病毒基因组有不同的类型，在生物合成阶段，主要根据基因组转录 mRNA 及指令合成蛋白质的基本过程不同，分为以下 7 种类型。

（1）双链 DNA 病毒（dsDNA）　dsDNA 病毒的生物合成分为早期及晚期两个阶段。①早期转录和翻译。早期阶段病毒利用细胞核内依赖 DNA 的 RNA 多聚酶，转录出早期 mRNA，然后由胞质内核糖体翻译成早期蛋白。早期蛋白为非结构蛋白，主要用于病毒分子的合成，如 DNA 多聚酶、脱氧胸腺嘧啶激酶及多种调控病毒基因组转录和抑制宿主细胞代谢的酶。②晚期转录和翻译。亲代 DNA 在早期蛋白的作用下，dsDNA 病毒的 DNA 按半保留方式复制，即 dsDNA 首先由解链酶解开为（+）DNA 和（–）DNA 两个单股，然后在 DNA 多聚酶作用下分别在被解开的单股上复制出互补的（–）DNA 和（+）DNA，从而形成了两个新的双股 DNA（±DNA）分子即子代 DNA 分子，然后以子代 DNA 为模板，转录晚期 mRNA，继而进入胞质翻译出主要是衣壳蛋白和其他结构蛋白的大量晚期蛋白。

（2）单链 DNA 病毒（ssDNA）　ssDNA 病毒的基因组可以是正链或负链。ssDNA 以亲代为模板，合成一条互补链，形成中间体 dsDNA，解链后再由新合成的互补链为模板复制出子代 ssDNA，由另一条链为模板转录 mRNA 后，进一步翻译出病毒蛋白质。

（3）单正链 RNA 病毒（+ssRNA）（+）ssRNA 病毒的 RNA 基因组不但是复制子代病毒的模板，而且本身就具有 mRNA 的功能，可直接附着于胞质的核糖体，翻译出病毒 RNA 多聚酶等早期非结构蛋白

（4）单负链 RNA 病毒（–ssRNA）（–）ssRNA 病毒的 RNA 不具有 mRNA 功能，不能直接附着胞质内的核糖体翻译病毒所需的蛋白质，但其本身含有依赖 RNA 的 RNA 多聚酶，通过自身先转录出与亲代基因组互补的正链 RNA，形成复制中间体，然后再以正链 RNA 为模板，既合成子代负链 RNA，又翻译出相应的结构和非结构蛋白质。

（5）双链 RNA 病毒（dsRNA）　dsRNA 病毒先由其负链 RNA 复制出子代正链 RNA，再由子代正链 RNA 复制出子代负链 RNA。其复制为非对称型，也不遵循 DNA 半保留复制的原则，子代 RNA 全部为新合成的 RNA。其正链 RNA 可作为 mRNA 翻译病毒的结构蛋白和非结构蛋白。

（6）逆转录病毒（+ssRNA）　逆转录病毒以亲代 RNA 为模板，在依赖 RNA 的 DNA 聚合酶（逆转录酶）作用下合成互补的 DNA 链，形成 RNA : DNA 杂交中间体。然后正链 RNA 被 RNA 酶 H 水解去除，由负链 DNA 经 DNA 多聚酶作用，合成互补的另一条正链 DNA。这一双链 DNA 分子整合于宿主细胞的染色体 DNA 上，成为前病毒（provirus），并可随宿主细胞的分裂而存在于子代细胞内。前病毒还可在细胞核内经细胞的依赖 DNA 的 RNA 多聚酶转录出病毒的 mRNA 与子代病毒 RNA，后者可在胞质核糖体上转译出子代病毒蛋白质。

（7）嗜肝 DNA 病毒（dsDNA）　这一类病毒比较特殊，如人类乙型肝炎病毒（HBV）的基因组复制与上述六类均不相同，其复制依赖反转录过程。病毒 DNA 进入宿主细胞核内，在病毒 DNA 多聚酶的作用下，补全 DNA 双链缺口，形成完整的共价闭合环状 DNA（covalently

NOTE

closed circlar DNA，cccDNA）。再以负链 cccDNA 为模板，借助宿主细胞的 RNA 多聚酶Ⅱ，转录形成四种不同长度的 mRNA。此四种 mRNA 可转移至胞质，依托宿主细胞核糖体，翻译结构和非结构蛋白质。其中 3.5kbmRNA 可作为前病毒基因组参与病毒颗粒的装配。在装配好的病毒衣壳中，以前病毒 DNA 转录的 RNA 为模板进行反转录，同时形成 RNA：DNA 中间体，然后形成子代双链环状 DNA。

5. 装配（assembly） 病毒将生物合成的蛋白质和核酸，在宿主细胞内组装成子代核衣壳。根据病毒的种类不同，可分别在胞核内、胞质内、核膜及胞质膜上等不同部位进行装配。除痘病毒外，DNA 病毒的核衣壳都在细胞核内装配，绝大多数 RNA 病毒在细胞质内装配。

6. 成熟（maturation） 装配完成的病毒并不一定具有感染性，需经进一步发育成为具有感染性的病毒体。无包膜病毒的成熟主要是针对潜在的病毒吸附蛋白进行修饰与改造，如糖基化和蛋白水解等。有包膜病毒的成熟是在释放时获得包膜，并在包膜表面表达刺突。

7. 释放（release） 成熟病毒从宿主细胞释放的方式，依病毒种类不同而异。无包膜病毒装配成的核衣壳即为成熟病毒体，从宿主细胞释放可导致细胞破裂。有包膜的病毒，装配成核衣壳后以出芽方式释放，不引起宿主细胞死亡，释放的同时可包有核膜或胞质膜。包膜上的脂质来自宿主细胞，而包膜的蛋白则由病毒基因编码合成，故具有病毒的抗原性与特异性。此外，有些病毒可通过细胞间桥或细胞融合在细胞间传播，如巨细胞病毒；有些肿瘤病毒的基因组与宿主细胞基因组整合，随宿主细胞分裂而传入子代细胞。

（二）病毒的异常增殖与干扰现象

1. 病毒的异常增殖 病毒在宿主细胞内复制时，并非所有病毒成分都能组装成完整成熟的子代病毒，可因病毒自身和宿主细胞两方面的原因导致病毒的异常增殖，常见有以下两类。

（1）*缺陷病毒* 病毒因基因组不完整或基因位点发生改变，病毒不能复制出完整的具有感染性的子代病毒，称为缺陷病毒（defective virus）。缺陷病毒虽不能单独复制，但却能干扰同种成熟病毒体进入细胞，故又称为缺陷干扰颗粒（defective interfering particle，DIP）。当缺陷病毒与其他病毒共同感染细胞时，若其他病毒能弥补缺陷病毒的不足，使之增殖出完整的病毒颗粒，这种具有辅助作用的病毒称为辅助病毒（helper virus）。如丁型肝炎病毒（HDV）是缺陷病毒，必须在乙型肝炎病毒（HBV）或其他嗜肝 DNA 病毒的辅助下才能复制，故 HDV 必须与 HBV 同时感染（共同感染）或在 HBV 感染的基础上再感染（重叠感染）时才能致病。

（2）*顿挫感染* 病毒进入宿主细胞后，若宿主细胞缺乏病毒复制所需的酶或能量等必要条件，不能复制出完整的病毒颗粒，称为顿挫感染（abortive infection）。这种细胞称为非容纳细胞（non-permissive cell）。能支持病毒完成正常增殖的细胞则称为容纳细胞（permissive cell）。

2. 病毒的干扰现象 两种病毒同时或先后感染同一细胞时，一种病毒的增殖可以抑制另一种病毒增殖的现象称干扰现象（interference）。该现象在异种病毒、同种异株病毒、同种异型病毒之间均可发生。干扰现象不仅在活病毒之间发生，灭活病毒可干扰活病毒，缺陷病毒也可干扰正常病毒的增殖。

干扰现象的机制还不完全清楚，可能原因：①病毒诱导细胞产生了抑制病毒复制的糖蛋白，称为干扰素（interferon，IFN）；②一种病毒破坏了宿主细胞表面的受体部位，阻止另一种病毒的吸附或穿入；③一种病毒的感染改变了宿主细胞代谢，阻止第二种病毒 mRNA 的翻译

NOTE

等。因此，在进行预防接种时应注意接种时间和疫苗之间的搭配，避免干扰现象发生，提高疫苗的免疫效果。

二、病毒的遗传与变异

遗传与变异是所有生物的共同生命特征。病毒与原核及真核细胞生物不同，由于受到宿主细胞高度的选择压力，病毒具有高度变异发生率的特点。病毒新变种产生的基础在于高频变异，同时根据病毒变异的特点制备减毒活疫苗，可用于病毒性疾病的预防。

（一）病毒的变异现象

病毒突变株（mutant）是指因基因改变而发生某些生物特性改变的毒株，需具有容易检测与识别的生物学特性。当该突变株能较稳定地存在，并可在相应的宿主或细胞中传代与存活，则称为变异株。病毒的变异包括多方面，如毒力变异、耐药性变异、抗原性变异、温度敏感性变异等，并且彼此往往相互有关联，如毒力不同的病毒株在细胞培养中形成的蚀斑形状常有变化，抗原性也往往有差异。重要的突变株如：温度敏感突变株（temperature sensitive mutant）、宿主范围突变株（host-range mutant）、耐药突变株（drug-resistant mutant）等。

（二）病毒的变异机制

1. 基因突变 是指病毒的基因组中碱基序列发生改变。这种改变可以是自然发生，也可以通过人工诱导产生。病毒在增殖过程中，其自发突变率为 10^{-6} ～ 10^{-8}，人工诱导可增加病毒的突变率，如温度、紫外线和 5- 氟尿嘧啶等理化因素的影响，可诱导产生突变株。

2. 基因重组与重配 两种不同而有亲缘关系的病毒在感染同一细胞时，病毒之间发生基因的交换称为基因重组，重组病毒体含有来自两个亲代病毒的核苷酸序列，其子代病毒具有两个亲代病毒的特性。基因分节段的 RNA 病毒，通过交换 RNA 节段而进行的重组被称为重配，如流感病毒等。

3. 基因整合 指病毒基因组与宿主细胞基因组的整合。病毒除在病毒间发生基因重组外，某些病毒还能与宿主细胞的基因组之间发生基因重组，许多 DNA 病毒如疱疹病毒、腺病毒和多瘤病毒的 DNA，都能与宿主细胞基因组整合。整合既可引起病毒基因的变异，也可引起宿主细胞染色体基因的改变，可导致细胞转化发生肿瘤等。

4. 非重组变异 是指病毒基因产物的相互作用，属于病毒的非遗传物质变异。当同一细胞受到两种病毒感染时，除可发生基因重组外，也可发生病毒基因产物的相互作用，包括互补作用、表型混合与核壳转移等，导致子代病毒发生表型变异。

（三）病毒变异的医学意义

对病毒遗传变异特性的研究，已被广泛地应用于病毒性疾病的诊断、治疗和预防领域。在艾滋病的发病中，由于编码 HIVgp120 基因突变而逃逸免疫系统的作用，成为无症状 HIV 感染病人出现临床表现的重要原因之一。通过核酸杂交、PCR 等技术检测病毒的核酸，可用于病毒性疾病的诊断。基因治疗、RNA 干扰等方法用于病毒性疾病的治疗。应用人工变异方法获得的减毒活疫苗及基因工程疫苗、核酸疫苗、多肽疫苗等，可用于病毒性疾病的预防，成为控制病毒性疾病流行的有效手段之一。

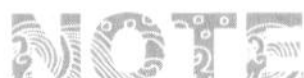

第三节　病毒感染与免疫

一、病毒感染的传播方式与类型

（一）病毒的传播方式

病毒侵入机体的途径和方式直接影响病毒感染的发生和发展。病毒感染的传播途径同细菌感染类似，有呼吸道、消化道、泌尿生殖道、创伤感染、接触感染、血液传播、性传播和节肢动物媒介等多种传播途径。病毒感染的传播方式包括垂直传播和水平传播（表 11–1）。

1. 垂直传播　是指病毒由亲代传播给子代的方式。已知有十余种病毒可致垂直感染，其中以乙型肝炎病毒、巨细胞病毒、人类免疫缺陷病毒和麻疹病毒为多见，可引起死胎、流产、早产或先天畸形等，被感染的子代也可以没有任何症状而成为病毒携带者，如乙型肝炎病毒。

表 11–1　常见病毒感染的主要传播途径及方式

传播途径	传播方式	病毒种类
呼吸道	空气、飞沫或气溶胶、痰、唾液	流感病毒、鼻病毒、腺病毒、麻疹病毒、风疹病毒、水痘病毒、冠状病毒等
消化道	污染水或食物	脊髓灰质炎病毒、其他肠道病毒、轮状病毒、甲型肝炎病毒、戊型肝炎病毒、部分腺病毒等
眼及泌尿生殖道	直接或间接接触、性交	腺病毒、肠道病毒 70 型、单纯疱疹病毒、巨细胞病毒、人乳头瘤病毒、人类免疫缺陷病毒等
血液	注射、输血或血液制品、器官移植等	乙型肝炎病毒、丙型肝炎病毒、人类免疫缺陷病毒等
媒介	昆虫叮咬、狂犬和鼠类咬伤	脑炎病毒、狂犬病病毒、出血热病毒等
胎盘、产道及乳汁	孕期、分娩、哺乳	巨细胞病毒、风疹病毒、乙型肝炎病毒、人类免疫缺陷病毒等

2. 水平传播　是指病毒在人群中不同个体之间的传播，也包括从动物到动物再到人的传播。病毒主要通过皮肤和黏膜如呼吸道、消化道或泌尿生殖道等途径传播，但在特定条件下可直接进入血循环，如输血、注射、机械损伤和媒介叮咬等方式感染机体。

（二）病毒感染的类型

病毒侵入机体后，有些病毒只在入侵部位感染细胞，称为局部感染或表面感染。有些病毒则从入侵部位通过血流或神经系统向全身或远处播散，造成全身感染或播散性感染，病毒进入血流称为病毒血症（viremia）。根据病毒的种类、毒力及机体免疫力等不同，机体感染病毒后可表现出不同的临床类型。

1. 隐性感染（inapparent infection）　病毒在宿主细胞内增殖但不出现临床症状者称为隐性感染或亚临床感染（subclinical infection）。隐性感染者虽无临床症状，但仍可获得对该病毒的特异性免疫而终止感染。如脊髓灰质炎病毒和流行性乙型脑炎病毒的感染者大多数为隐性感染，发病率仅占感染者的 0.1%。但有些隐性病毒感染者，不引起机体的特异性免疫力，病毒不能被清除，成为病毒携带者。隐性感染由于临床症状不明显，容易误诊或漏诊；另外病毒在

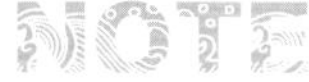

体内增殖并可向外界播散，是重要的传染源。

2. 显性感染（apparent infection） 病毒侵入宿主细胞后，大量增殖造成细胞严重损伤，致使机体出现临床症状的感染类型称为显性感染。病毒显性感染按症状出现早晚和持续时间长短又分为急性感染和持续性感染。

（1）急性病毒感染（acute viral infection） 当机体感染病毒后，潜伏期短，发病急，数日或数周即恢复，机体内往往不再有病毒，如普通感冒、流行性感冒和甲型肝炎等。

（2）持续性病毒感染（persistent viral infection） 在这类感染中，病毒可在机体内持续较长时间，达数月至数年甚至终身携带病毒，并可成为重要的传染源，也是病毒感染中的一种重要类型。形成持续性病毒感染的原因有：机体免疫功能低下，不能有效清除病毒；病毒的抗原性变异或无免疫原性，不能有效刺激感染机体的免疫应答；一些病毒在复制过程中产生缺损干扰颗粒（DIP），使病毒不能正常增殖，改变感染过程；有些病毒的基因组与宿主细胞的基因组整合，与宿主细胞长期共存。持续性病毒感染又可因临床症状或发病机制的不同做如下分类。

①慢性病毒感染（chronic viral infection） 显性或隐性感染后，病毒未能完全清除，临床症状轻微或无症状，迁延不愈而长期带毒，如乙型肝炎病毒、丙型肝炎病毒、巨细胞病毒和EB病毒等常形成慢性感染。

②潜伏性病毒感染（latent viral infection） 在原发感染后，病毒基因存在于一定的宿主组织或细胞中，但病毒不复制，也不出现临床症状。在某些条件下病毒被激活增殖，导致疾病复发出现症状。急性发作期可以检测出病毒。如儿童初次感染水痘–带状疱疹病毒时引起水痘，但临床症状消失后，病毒仍然可以长期潜伏在脊髓后根神经节或颅神经的感觉神经节，当各种诱因导致局部或全身的免疫力降低时，潜伏的病毒被激活，经神经扩散至皮肤，增殖后引起带状疱疹。

③慢发病毒感染（slow virus infection） 较为少见但后果严重。病毒感染后有很长的潜伏期，既不能分离出病毒也无症状。经数年或数十年后，可发生某些进行性疾病，并导致死亡，此类感染又称迟发病毒感染。如人类免疫缺陷病毒引起的AIDS；又如儿童期感染麻疹病毒恢复后，极少数人经过十余年后可发生亚急性硬化性全脑炎（SSPE）。还有朊粒等也可引起慢发病毒感染。

二、病毒感染的致病机制

病毒感染机体后，多数病毒首先在易感细胞中增殖，导致宿主细胞结构损害和功能障碍，同时激发机体对病毒的免疫应答造成免疫病理损伤。

（一）病毒对宿主细胞的直接作用

1. 杀细胞效应（cytocidal effect） 病毒在宿主细胞内增殖后，一次大量释放出子代病毒，引起细胞裂解死亡，被称为杀细胞性感染（cytocidal infection），主要见于无包膜、杀伤性强的病毒，如脊髓灰质炎病毒等。其主要机制在于：①病毒在复制过程中，干扰细胞核酸和蛋白质的合成，影响细胞的新陈代谢；②细胞膜或溶酶体膜的通透性增高或被破坏后，其中的水解酶释放引起细胞自溶；③病毒抗原成分表达于细胞膜上，发生自身免疫性细胞损伤；④病毒的毒性蛋白对细胞的毒性作用，如腺病毒的刺突；⑤病毒感染对细胞核、内质网、线粒体等细胞器

NOTE

可造成损伤，常使细胞出现浑浊、肿胀、团缩等改变。

2. 稳定状态感染（steady-state infection） 某些有包膜的病毒，在细胞内复制增殖过程中，对细胞的影响不大，细胞病变较轻，在短时间内不溶解死亡，这种感染称为稳定状态感染。这些病毒在成熟后常以出芽的方式从细胞内释放并感染其他细胞。这些病毒使细胞膜成分变化，造成邻近细胞融合，形成多核巨细胞，如麻疹病毒引起的肺炎，在肺部可出现融合的多核巨细胞，这些病理学特征具有诊断价值。

3. 包涵体形成 有些病毒感染细胞后，在普通显微镜下可见胞浆或胞核内出现嗜酸或嗜碱性、大小和数量不等的圆形、椭圆形或不规则的斑块结构，称为包涵体（inclusion body）。病毒包涵体由病毒颗粒或未装配的病毒成分组成，也可能是病毒增殖的场所或细胞对病毒作用的反应物。如狂犬病病毒感染后在脑细胞的胞浆内出现嗜酸性包涵体，称内基小体（Negri body），可作为病毒感染的辅助诊断。

4. 细胞凋亡 细胞凋亡是由细胞基因控制的程序性细胞死亡。有些病毒感染细胞后，激活宿主细胞凋亡基因，细胞膜出现鼓泡、细胞核浓缩、染色体 DNA 被降解等变化，如人类免疫缺陷病毒和腺病毒等。有效的细胞凋亡对控制病毒在细胞内增殖、防止病毒在体内扩散具有积极意义。

5. 基因整合与细胞转化 DNA 病毒或逆转录病毒的核酸与细胞染色质基因组结合在一起，称为整合（integration）。整合后的病毒核酸称为前病毒。病毒基因整合有两种方式：①全基因组整合。逆转录病毒复制过程中以 RNA 为模板，在逆转录酶作用下逆转录合成 cDNA，再以 cDNA 为模板合成双链 DNA，此双链 DNA 前病毒整合入细胞染色体 DNA 中。②失常式整合。DNA 病毒复制时，病毒基因组中的部分基因或 DNA 片段随机整合入细胞的染色体 DNA 中，整合的病毒 DNA 随细胞分裂而传入子代细胞。病毒整合可使细胞增殖加速，失去细胞间接触抑制，导致细胞转化。部分转化的细胞可以变成肿瘤细胞，但并非所有转化细胞都发生癌变。已知与人类肿瘤密切相关的病毒有：人乳头瘤病毒（宫颈癌）、乙型肝炎病毒（肝细胞癌）、EB 病毒（鼻咽癌）、人类 T 细胞白血病病毒（白血病）、人类免疫缺陷病毒（Kaposi 肉瘤）等。

（二）病毒感染的免疫病理作用

病毒感染机体后会诱发机体的免疫应答。免疫应答一方面有利于清除病毒，另一方面产生的变态反应和炎症反应导致了病毒感染的免疫病理损伤。

1. 体液免疫病理作用 病毒的自身结构成分如包膜蛋白、衣壳蛋白均为良好的抗原，可刺激机体产生相应抗体，抗体与抗原结合可阻止病毒扩散，促进病毒被清除。然而，感染后许多病毒抗原可出现于宿主细胞表面，与抗体结合后激活补体，导致宿主细胞破坏，或抗原抗体形成免疫复合物沉积于血管壁。

2. 细胞免疫病理作用 特异性细胞免疫是宿主清除胞内病毒的重要机制，Tc 对靶细胞膜病毒抗原识别后引起的杀伤，能终止细胞内病毒复制，对感染的恢复起关键作用。但同时细胞免疫也可损伤宿主细胞，引起 IV 型超敏反应。如乙型肝炎病毒感染的肝细胞膜表面存在 HBsAg、HBeAg、HBcAg，CTL 介导的细胞毒效应在清除病毒的同时也造成了肝细胞的损伤，其免疫应答的强弱决定了疾病的转归。

3. 病毒感染对免疫系统的致病作用 病毒感染致机体的免疫应答性降低，如麻疹患儿对结

NOTE

核菌素皮肤试验应答低下或由阳性转为阴性。免疫应答低下与病毒侵犯免疫细胞有关。如麻疹病毒可侵入巨噬细胞和 T、B 细胞，并可致淋巴组织中出现多核巨细胞。人类免疫缺陷病毒侵犯巨噬细胞及 T 辅助性细胞（$CD4^+$）后，使 T 辅助性细胞数量大量减少而发生艾滋病。

4. 病毒感染引起自身免疫病　病毒感染免疫系统后还可导致免疫应答功能紊乱。主要表现为失去对自身与非自身异己抗原的识别功能，产生对自身细胞或组织的体液免疫或细胞免疫，可发展为自身免疫病。

（三）病毒的免疫逃逸

病毒可通过逃避免疫监视、阻止免疫激活或免疫反应发生等方式来逃避免疫应答。病毒免疫逃逸方式有：以潜伏状态存在于宿主细胞内或整合于细胞 DNA 中，或者病毒通过编码特异性蛋白抑制免疫反应实现免疫逃逸。常见的病毒免疫逃逸机制见表 11-2。

表 11-2　病毒的免疫逃逸机制

免疫逃逸机制	病毒举例及作用方式
细胞内寄生	所有病毒皆为严格细胞内寄生，通过逃避抗体、补体及药物作用而发挥逃避免疫机制作用
抗原变异	HIV、甲型流感病毒高频率的抗原变异使得免疫应答滞后
抗原结构复杂	鼻病毒、柯萨奇病毒、ECHO 病毒等型别多，抗原多态性致使免疫应答不利
损伤免疫细胞	HIV、EB 病毒、麻疹病毒等可在 T 或 B 细胞内寄生并导致宿主细胞死亡
降低抗原表达	腺病毒、巨细胞病毒可抑制 MHC-I 转录、表达
病毒的免疫增强作用	登革病毒及其他黄病毒再次感染，因机体预先存在或经胎盘获得的中和抗体能促进游离的病毒进入单核细胞内，并导致病毒血症及病毒 - 抗体复合物形成，继之大量细胞因子及血管活化因子释放，导致登革热休克综合征

三、抗病毒免疫

病毒具有较强的免疫原性，能诱导机体产生抗病毒免疫应答，同时病毒又具有专性细胞内寄生性，与宿主细胞的关系极为密切。因此，抗病毒免疫机制具有其独特性。机体抗病毒免疫包括固有免疫和适应性免疫。固有免疫在病毒感染早期能够限制病毒的增殖与扩散，但将病毒从体内彻底清除则主要依赖于适应性免疫的作用。

（一）固有免疫

机体的固有免疫构成了抗病毒感染的第一道防线。固有免疫的屏障结构、吞噬细胞和补体等非特异性免疫机制在抗病毒感染中均起作用，但以干扰素和自然杀伤细胞最为重要。

1. 干扰素（IFN）　IFN 是最早发现的细胞因子，1957 年 Isaacs 在研究灭活病毒对活病毒的干扰现象时，发现病毒感染细胞可产生一种具有干扰活病毒增殖的可溶性物质，故称干扰素。病毒及其他细胞内寄生物、细菌内毒素、原虫、一些中草药和人工合成的双链 RNA 是 IFN 的诱生剂。IFN 除有抗病毒增殖活性外，还具有抗肿瘤和免疫调节等一系列其他生物学活性。

（1）种类与性质　由人类细胞诱生的 IFN 根据其抗原性不同分为 IFN-α、IFN-β、IFN-γ 三种，每种又可分不同的亚型。IFN-α 和 IFN-β 由多种细胞产生，二者统称为Ⅰ型 IFN。IFN-γ 主要由淋巴细胞产生，又称为Ⅱ型 IFN。前两者的抗病毒作用强于免疫调节作用，后者的免疫调节作用强于抗病毒作用。

NOTE

IFN 是小分子量的糖蛋白，对蛋白酶敏感，56℃被灭活，但在 4℃下活性可保存较长时间，-20℃可长期保存活性。IFN 抗病毒活性的特点有：①广谱性，IFN 几乎可以使所有病毒的繁殖受到抑制，但病毒种类不同对其敏感性也不尽相同；②间接性，IFN 不能直接使病毒灭活，其抗病毒作用是通过诱导产生酶类等效应蛋白而发挥作用；③高活性，大约 1mg 纯化的 IFN 就有 2 亿个左右的活性单位，50 个左右 IFN 分子即可诱导一个细胞产生抗病毒状态；④种属特异性，IFN 的种属特异性是相对而言，一般在同种细胞中活性最高。

（2）抗病毒作用机制　IFN 不能直接灭活病毒，但能诱导细胞合成抗病毒蛋白（antiviral protein，AVP），主要的抗病毒蛋白包括 2’-5’腺嘌呤核苷合成酶（2’-5’A 合成酶）、蛋白激酶、核糖核酸酶和磷酸二酯酶等，它们可使病毒 mRNA 降解或抑制病毒蛋白的合成，从而达到抗病毒作用。其作用机制主要有：① 2’-5’A 合成酶途径。此酶是一种依赖双链 RNA（dsRNA）的酶，被激活后使 ATP 多聚化，形成 2’-5’A 进一步降解病毒 mRNA。②蛋白激酶 PRK 途径。同样也是依赖 dsRNA 的酶，可使蛋白合成起始因子的 α 亚基（eIF-2a）磷酸化，从而抑制病毒蛋白质的合成。机体受到病毒感染后，IFN 在几小时以内即可迅速产生，早于特异性抗体的出现，因此 IFN 在机体抗病毒感染的早期发挥重要的作用。

（3）免疫调节和抗肿瘤活性　IFN 还具有免疫调节作用和抗肿瘤作用，其中 IFN-γ 最为重要。包括激活巨噬细胞，增强淋巴细胞对靶细胞的杀伤，活化 NK 细胞，促进细胞 MHC 抗原的表达等。此外，IFN 还能直接抑制肿瘤细胞的生长，用基因工程手段生产的 IFN 制剂和 IFN 诱生剂已广泛用于治疗一些病毒感染性疾病，如慢性乙型肝炎、单纯疱疹病毒性角膜炎、带状疱疹和水痘等。

2. 自然杀伤细胞（NK）　NK 细胞来源于骨髓，是存在于人外周血及淋巴组织中的一类淋巴细胞亚群。NK 细胞是固有免疫系统中的一个重要效应细胞，具有非特异杀伤受病毒感染靶细胞的作用。一般机体被病毒感染 4 小时后即可出现杀伤效应，第 3 天时达高峰。由于 NK 细胞发挥作用在机体特异性免疫应答之前，故其杀伤过程不受 MHC 限制，不依赖抗体，对靶细胞的杀伤也无特异性，且多种分子均可激活 NK 细胞。NK 细胞的作用迅速，但其作用强度不及 Tc，因此在机体抗病毒感染早期发挥重要作用。

（二）适应性免疫

病毒抗原一般具有较强的免疫原性，能刺激机体产生特异性细胞免疫和体液免疫。由于病毒是一类严格寄生于宿主细胞内的非细胞型微生物，因此机体细胞免疫中的细胞毒性 T 细胞（Tc），通过杀伤病毒感染的靶细胞来清除病毒，是终止病毒感染使机体康复的主要机制。

1. 细胞免疫　机体对细胞内病毒的清除，主要依靠细胞毒性 T 细胞（Tc）和辅助性 T 细胞（Th）释放的细胞因子，在病毒感染的局部发挥作用，通过免疫细胞和靶细胞的接触或在局部释放细胞因子清除病毒。

（1）$CD8^+$ Tc 细胞的作用　杀伤病毒感染细胞的机制在于：①释放穿孔素，在病毒感染细胞表面打孔导致细胞溶解死亡；②释放颗粒酶，使病毒感染细胞内一些酶类被激活，引起细胞凋亡；③激活 Fas，引发病毒感染细胞的细胞凋亡。

（2）$CD4^+$ Th 细胞的作用　在抗病毒免疫中，活化的 Th1 细胞释放多种细胞因子，刺激 B 细胞增殖分化，活化 Tc 和巨噬细胞。Th1 细胞可分泌 IL-2 和 IFN-γ，激发细胞免疫应答；Th2 细胞可产生 IL-4 和 IL-5，诱导体液免疫应答。

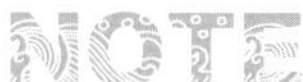

2. 体液免疫　机体受病毒感染或接种疫苗后，体内出现针对病毒某些表面抗原的特异性抗体，包括中和抗体和非中和抗体。中和抗体对机体具有保护作用，非中和抗体无抗病毒作用，但可用于诊断某些病毒感染。

（1）*抗体对游离病毒的作用*　中和抗体是针对病毒表面且与病毒入侵有关的抗原产生的抗体，具有保护作用。中和抗体与病毒表面蛋白质抗原结合可以导致：①阻止病毒与宿主细胞受体结合；②稳定病毒使其不能正常脱壳，终止病毒的复制过程；③抗体与病毒结合后易于被巨噬细胞吞噬和清除；④抗体与有包膜病毒结合，通过激活补体使病毒裂解。

（2）*抗体对病毒感染细胞的作用*　病毒在细胞内增殖，使细胞膜表面表达病毒基因编码的抗原。抗体与其结合后，通过免疫调理作用，促进巨噬细胞吞噬病毒感染细胞。抗体与病毒感染细胞表面抗原的结合可以引发 NK 细胞、巨噬细胞及中性粒细胞的 ADCC 作用。

第四节　病毒感染的检测方法与防治原则

病毒引起的感染在临床上比较常见，及时分离鉴定病毒，对抗病毒治疗、监测病毒的流行病学和发现新病毒具有重要价值。近年来建立的快速诊断及分子生物学技术，对病毒感染的早期诊断具有重要的现实意义。

（一）病毒感染的检测

1. 标本的采集与送检　病毒标本的采集与送检原则：①根据不同病毒感染、不同病程，采取不同部位的标本（如鼻咽分泌物、脑脊液、粪便或血液等）；②采集发病初期或急性期标本；③在采集和运送标本中注意冷藏并尽快送检；④标本采集必须严格无菌操作，对带有杂菌的标本应使用青霉素和链霉素等抗生素处理；⑤血清学诊断标本应采集患者急性期和恢复期血清各一份，恢复期血清抗体效价比急性期高出 4 倍或以上有诊断意义。

2. 病毒的分离

（1）*动物接种*　原始的病毒培养方法，目前已很少应用。

（2）*鸡胚培养*　鸡胚对多种病毒敏感，一般采用孵化 9 ～ 14 天的鸡胚。目前除分离流感病毒继续选用鸡胚培养外，其他病毒的分离培养基本被细胞培养所取代。

（3）*细胞培养*　将离体活组织块或分散的活组织细胞进行培养的方法，统称细胞培养，是目前病毒分离鉴定中最常用的基本方法。常用的细胞有：①原代细胞，如猴肾或人胚肾细胞等，敏感性高，但来源困难；②二倍体细胞（diploid cell strains），可有限传 50 代左右保持二倍体特征，但经多次传代后也会出现细胞老化和衰亡；③传代细胞系，多由癌细胞或二倍体细胞突变而来，能在体外持续传代，对病毒的敏感性稳定，被广泛应用。

3. 病毒的鉴定

（1）*病毒在细胞内增殖的指标*

①细胞病变效应（Cytopathic effect CPE）　指溶细胞性病毒在敏感细胞内增殖后，引起细胞发生的形态学改变。常见的 CPE 有细胞圆缩、聚集、坏死、脱落和细胞堆积呈葡萄串状等（图 11-3）。其次为细胞融合形成多核巨细胞，如 CMV 和呼吸道合胞病毒等。还有些病毒（如狂犬病毒、疱疹病毒等）在细胞内复制增殖，可形成包涵体。

②红细胞吸附（hemadsorption，HAD）　包膜病毒（如正黏病毒、副黏病毒等）感染细胞后，细胞膜上的血凝素（hemagglutinin，HA）具有吸附脊椎动物（豚鼠、鸡、猴等）红细胞的能力，这一现象称红细胞吸附。若有相应的抗血清，则能中和细胞膜上的HA，红细胞吸附不再发生，称红细胞吸附抑制试验。

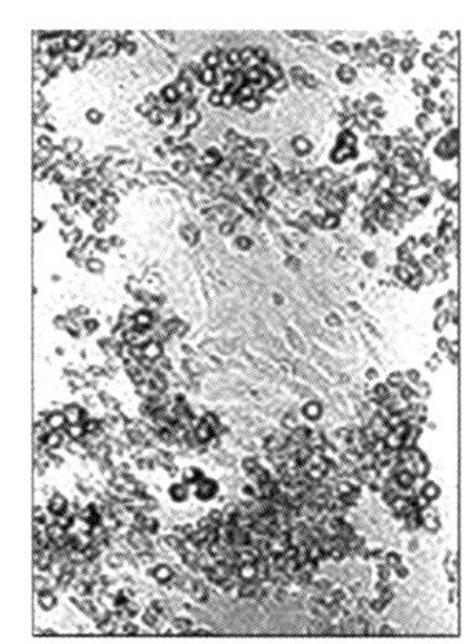
病变细胞

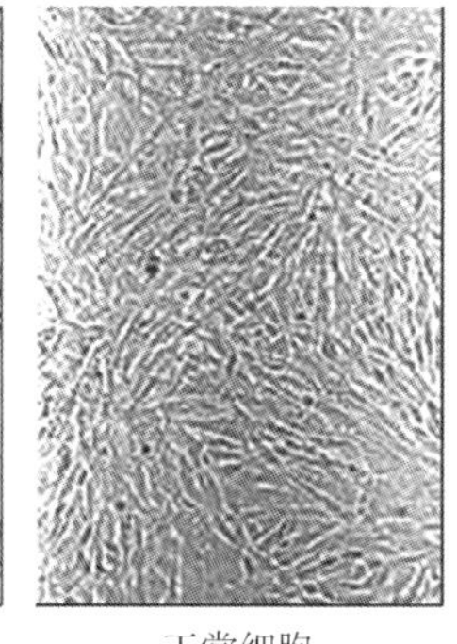
正常细胞

图11-3　病毒致细胞病变效应

③干扰现象　某些病毒感染细胞时不出现CPE，但可干扰其后感染同一细胞的另一种病毒的增殖，从而阻抑后者所产生的特有CPE。

④细胞代谢改变　病毒感染细胞使培养液pH值改变，说明细胞的代谢在病毒感染后发生了变化，可作为判断病毒增殖的指标。

（2）病毒的数量与感染性测定

①空斑形成单位（plaque forming unit，PFU）测定　是一种测定病毒感染性比较准确的方法。将适当浓度的病毒悬液接种于敏感的单层细胞中，经一定时间培养后，在细胞上覆盖一层溶化的半固体营养琼脂层，待凝固后继续培养。可见单个病毒增殖使感染单层细胞溶解脱落，形成“空斑”。一个空斑是由单个病毒增殖所致，所以病毒悬液的滴度可以用每毫升PFU来表示。

② 50%组织细胞感染量（50% tissue culture infectious dose，TCID50）测定　将病毒悬液作10倍系列稀释，接种鸡胚、动物或培养细胞后，计算能引起50%鸡胚、动物死亡或50%的培养细胞发生CPE的最小病毒量。

（3）血清学试验

①中和试验　利用病毒在活体内或细胞培养中被特异性抗体中和失去感染性而设计的试验。

②血凝试验与血凝抑制（hemagglutination inhibition，HI）试验　某些病毒能凝集鸡、豚鼠、人等的红细胞，称血凝现象（血凝试验），这种现象能被相应抗体所抑制，称血凝抑制试验。常用于流感病毒和乙型脑炎病毒感染的辅助诊断及流行病学调查。

（4）病毒感染的快速诊断

①光学显微镜检查　用于检查病变组织或脱落细胞中特征性病毒包涵体。

②电子显微镜检查　观察病毒颗粒的形态结构，常用的有负染技术、免疫电镜技术和超薄切片电镜技术等。

③免疫标记技术　主要有免疫荧光法、酶免疫法、放射免疫法等。其中免疫荧光法和酶联免疫吸附法（ELISA）已广泛用于各类临床标本病毒抗原或特异性抗体的检测。

④分子生物学方法　常用的有PCR、核酸杂交、基因芯片和基因测序等。

（二）病毒感染的防治原则

1. 病毒感染的预防　在病毒感染的疾病中，有效治疗病毒感染的药物十分有限，故人工免疫对预防病毒性疾病具有重要意义。

（1）人工主动免疫　可预防多种特定的病毒性疾病，目前常用的疫苗有减毒活疫苗、灭活

NOTE

疫苗、亚单位疫苗、合成肽病毒疫苗、基因工程疫苗、核酸疫苗和独特型病毒疫苗等。

（2）人工被动免疫 常用的人工被动免疫制剂有免疫球蛋白（血清丙种球蛋白、胎盘球蛋白、高效价抗-HBs免疫球蛋白）和细胞免疫与细胞因子制剂（常用的细胞因子有IFN-α、β、γ；IL-2、IL-6、IL-12；TNF、CSF、LAK细胞等）。

2. 病毒感染的治疗

（1）抗病毒的化学治疗剂 由于病毒只能在宿主细胞内复制，所以理想的抗病毒药物应既能穿入细胞，选择性地抑制病毒增殖而又不损伤宿主细胞。目前较常用的有：

①核苷类药物 此类药物能与正常核酸前体竞争磷酸化酶和多聚酶，抑制核酸的生物合成。目前常用的有：5′-碘脱氧尿嘧啶核苷（idoxuridine，IDU），又名碘苷、疱疹净，用于治疗疱疹角膜炎；阿昔洛韦（acyclovir，ACV），又名无环鸟苷，是目前最有效的抗疱疹病毒药物之一；阿糖腺苷（adenine arabinoside，Ara-A），为嘌呤核苷类衍生物，能抑制病毒DNA聚合酶，阻断病毒DNA合成，用于疱疹病毒和嗜肝病毒引起的感染；叠氮胸苷（azidothymidine，AZT），为胸腺嘧啶核苷类药物，抑制病毒的反转录酶活性，阻断前病毒DNA合成，从而抑制HIV的复制；利巴韦林（ribavirin，RBV），又名三氮唑核苷、病毒唑，能抑制多种DNA与RNA病毒的复制。

②病毒蛋白酶抑制剂 某些病毒如小RNA病毒和反转录病毒等含有自身复制酶、修饰酶及反转录酶等，这些蛋白酶对病毒生物合成具有重要作用。蛋白酶抑制剂可与各种蛋白酶结合而抑制其活性，阻止病毒复制。常用的有：赛科纳瓦（saquinavir），可抑制HIV复制周期中晚期蛋白酶活性，英迪纳瓦（indinavir）和瑞托纳瓦（ritonavir）是新一代病毒蛋白酶抑制剂，用于HIV感染的治疗。

③其他抗病毒药物 金刚烷胺（amantadine）是最早应用于临床的抗病毒药物，为合成胺类，阻止流感病毒的脱壳。

（2）干扰素及其诱生剂

①干扰素 干扰素具有广谱抗病毒作用，用于某些病毒性疾病的治疗。如治疗慢性乙型与丙型肝炎，人乳头瘤病毒及鼻病毒的感染。

②干扰素诱生剂 由多聚肌苷酸和多聚胞啶酸构成的poly：C，是人工合成的双股RNA，具有诱生干扰素和免疫促进作用。临床主要用于治疗带状疱疹、疱疹性角膜炎等。

（3）基因治疗 抗病毒基因治疗已成为研究热点，并展现出良好的前景。目前正在研制的抗病毒基因治疗主要有以下几种。

反义核酸（antisense oligonucleotide，asON）：有反义RNA和反义DNA两种。反义核酸是根据病毒基因组已知序列设计并能与病毒基因的某段序列互补结合的寡核苷酸。它可以在病毒基因的复制、转录、翻译阶段，通过与病毒基因的某段序列特异性结合，抑制病毒的复制。

核酶（ribozyme）：核酶是一类具有双重特性的RNA分子，一方面能识别特异的RNA靶序列并与之结合，另一方面又具有酶活性，能通过特异性位点切割和降解靶RNA，从而抑制病毒的复制。核酶比反义RNA阻断活性至少高100倍，它作为抗病毒基因的新型分子受到广泛重视，目前已成为抗病毒基因治疗研究中重要的组成部分。

小干扰RNA（short interfering RNA，siRNA）：是在RNA干涉过程中人工体外合成的短小双链RNA（约20～25个核苷酸）。它可以与外源基因表达的mRNA相结合，导致相同序列病毒基因沉默，诱发同源 mRNA 降解。

（4）中草药　许多中草药对病毒性疾病有预防或治疗作用，或直接抑制病毒增殖，或通过增强机体特异性和非特异性免疫力而发挥抗病毒作用。具有抗病毒作用的中草药种类较多，如：黄芪、板蓝根、穿心莲、大青叶、金银花、黄芩、紫草、贯众、螃蜞菊以及甘草和大蒜等。

第十二章　常见致病病毒

在感染性疾病中，由病毒引起的约占 75%，无论在发病率、致死率及对社会造成的经济损失上都首屈一指。引起人类致病的病毒于宿主选择而言，存在两种情况：一是只在人际传播（如天花病毒、脊髓灰质炎病毒、麻疹病毒等）；二是可以人兽共患（如流感病毒、狂犬病毒、日本脑炎病毒等）。人类常见的致病病毒根据核酸的类型，将其划分为 RNA 病毒、DNA 病毒外，还可按感染途径与部位分为呼吸道病毒、肠道病毒、肝炎病毒、性传播病毒、虫媒病毒等。本章按后一种分类类型讨论常见致病病毒。

第一节　呼吸道病毒

呼吸道病毒（viruses associated with respiratory infections）是指以呼吸道为侵入门户，在呼吸道黏膜上皮细胞中增殖，引起呼吸道局部感染或呼吸道以外组织器官病变的病毒。主要包括流感病毒、副流感病毒、呼吸道合胞病毒、麻疹病毒、腮腺炎病毒、鼻病毒、SARS 冠状病毒及风疹病毒、腺病毒、呼肠病毒等。呼吸道病毒种类多、传播快、传染性强。近年流行的严重急性呼吸窘迫综合征（severe acute respiratory syndrome，SARS）、禽流感、甲型 H1N1 流感均由呼吸道病毒引起。

一、流行性感冒病毒

流行性感冒病毒（influenza virus）简称流感病毒，是正黏病毒科（Orthomyxoviridae）的代表种，为单负链 RNA 病毒，包括人流感病毒和动物流感病毒。人流感病毒分为 A 型（甲型）流感病毒属（Influenza virus A）、B 型（乙型）流感病毒属（Influenza virus B）、C 型（丙型）流感病毒属（Influenza virus C）。其中甲型流感病毒抗原性易发生变异，有着极广的宿主范围，包括从鲸鱼、海豹直到猪、马的各哺乳动物和火鸡、家鸡、野鸡等禽类，多次引起世界性大流行；B 型（乙型）流感病毒宿主范围较窄，对人类致病性较低；C 型（丙型）流感病毒类似 B 型（乙型）流感病毒，宿主范围限于人类、猪与狗。

（一）生物学性状

1. 形态与结构　流感病毒多呈球形，直径 80 ～ 120nm。从病人体内初次分离时病毒可呈长短不一的丝状或杆状。病毒体由核衣壳和包膜构成（图 12-1）。

（1）核衣壳　由病毒 RNA、RNA 多聚酶和核蛋白（nucleoprotein，NP）组成。流感病毒的 RNA 为分节段的单链负股，甲型和乙型流感病毒有 8 个 RNA 节段，丙型流感病毒只有 7 个节段（缺乏形成神经氨酸酶的 NA 基因片段）。每个 RNA 节段分别编码不同的蛋白质，第

1～6片段分别编码PB2、PB1、PA、HA、NP和NA蛋白，第7片段编码M1和M2两个基质蛋白，第8片段编码NS1和NS2两个非结构蛋白（图12-2，表12-1）。RNA分节段的特点使病毒生物学特性发生变异。病毒衣壳蛋白亦称为NP，盘旋包绕病毒RNA呈螺旋对称排列，称为核糖核蛋白（ribonucleoprotein，RNP），即核衣壳。NP是主要结构蛋白，免疫原性稳定，很少发生变异，其抗体无中和病毒的能力。NP与包膜中的基质蛋白共同组成流感病毒型的特异性抗原。

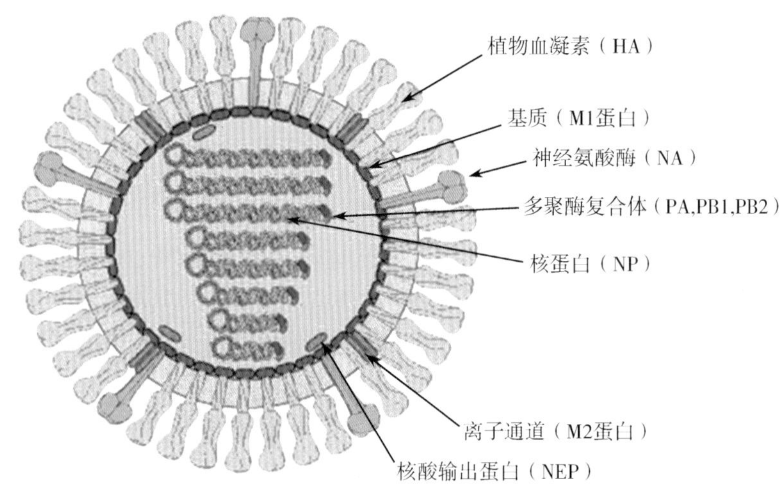

图12-1 流感病毒结构模式图

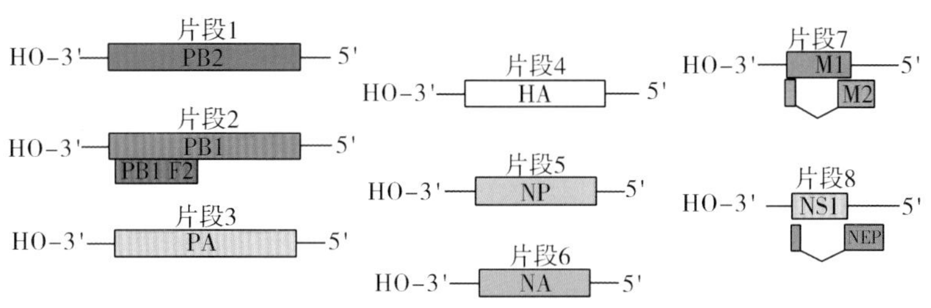

图12-2 流感病毒基因结构

表12-1 A、B型流感病毒的基因组构成及编码蛋白

基因（节段）	核苷酸长度（bp）	编码蛋白	功能
1	2341	PB2	RNA多聚酶成分（非结构蛋白）
2	2341	PB1	RNA多聚酶成分（非结构蛋白）
3	2233	PA	RNA多聚酶成分（非结构蛋白）
4	1778	HA	包膜刺突血凝素（结构蛋白）
5	1565	NP	衣壳蛋白（结构蛋白）
6	1413	NA	包膜刺突神经氨酸酶（结构蛋白）
7	1027	M1	基质蛋白（结构蛋白）
		M2	包膜蛋白（结构蛋白）
8	890	NS1	调节蛋白（非结构蛋白）
		NS2	功能不明（非结构蛋白）

（2）包膜 流感病毒的包膜为两层结构。其内层为基质蛋白（matrix protein，M1），具有保护核心维持病毒外形的作用，同时具有型特异性。外层为来自宿主细胞膜的脂质双层结构。甲乙两型流感病毒包膜上镶嵌有 3 种膜蛋白：血凝素、神经氨酸酶及膜蛋白 M2。HA 和 NA 组成了流感病毒表面的刺突，M2 则镶嵌于包膜中，为一种跨膜蛋白，与病毒复制关系密切。

血凝素（hemagglutinin，HA）为糖蛋白，构成三棱柱形的三聚体，其中每一单体均由 HA1 和 HA2 两个亚单位组成。HA1 为与宿主细胞病毒受体（唾液酸）的结合部位，其结构序列的改变，可导致病毒发生宿主转换。HA2 具有膜融合活性，可促使病毒包膜与宿主细胞膜的融合并释放核衣壳。HA 主要作用：①介导病毒吸附和穿入宿主细胞，可与宿主细胞表面寡聚糖末端的 N- 乙酰神经氨酸（唾液酸）结合。并促使病毒包膜与宿主包膜融合，使病毒核衣壳释放入胞浆。因此 HA 也决定了流感病毒的不同宿主嗜性。例如，马流感、禽流感病毒结合的寡糖为唾液酸 α-2，3- 半乳糖 -β1，4- 葡萄糖（SA-α-2，3-Gal-β1，4-Glu）；而人流感病毒结合的寡糖为唾液酸 α-2，6- 半乳糖 -β1，4- 葡萄糖（SA-α-2，6-Gal-β1，4-Glu）；②红细胞凝集作用，可与多种动物的红细胞表面受体结合，引起红细胞凝集；③刺激机体产生抗体，该抗体具有中和作用，可抑制 HA 引起的红细胞凝集现象，称为血凝抑制抗体；④具有亚型和株的特异性，是甲型流感病毒亚型划分的主要依据之一。根据 HA 抗原性的不同，甲型流感病毒已发现有 15 个 HA 亚型（H1 ～ H15）。

神经氨酸酶（neuraminidase，NA）为糖蛋白，是由四个同源亚单位组成的四聚体。主要作用：①参与病毒的释放与扩散，NA 可水解宿主细胞膜表面糖蛋白末端的 N- 乙酰神经氨酸，有利于病毒的释放，并可液化细胞表面的黏液，有利于病毒的扩散；②刺激机体产生抗体，该抗体虽不是中和抗体，但有助抑制病毒的释放和扩散；③具有亚型和株的特异性，根据 NA 抗原性的不同，甲型流感病毒已发现 9 个 NA 亚型（N1 ～ N9）。

2. 分型、变异与流感流行关系 根据 NP 和 MP 的抗原性不同，流感病毒被分为甲、乙、丙三型。流感病毒的刺突蛋白（血凝素与神经氨酸酶）很容易发生变异，这往往是人群免疫保护水平缺失而导致疾病流行的机制。刺突蛋白变异幅度的大小可影响流感流行之规模。习惯上将一个地区流感发病率达到 1% 时，称为小流行；发病率接近 10% 时，称为中等度流行；发病率在 10% ～ 15% 时，称为大流行，可跨越国界与洲界。流感病毒的抗原性变异包括抗原性漂移（antigenic drift）和抗原性转变（antigenic shift）两种形式。抗原漂移是指因基因组自发点突变，造成的小幅度变异，属于量变，即亚型内变异，易引起小规模的流感流行。抗原性转变是指在自然流行条件下，甲型流感病毒表面的一种或两种抗原结构发生大幅度的变异，或者由于两种或两种以上甲型流感病毒感染同一细胞时发生基因重组而形成的变异，属于质变，可形成新的亚型，往往造成大规模爆发流行。迄今在世界上发现的 A 型（甲型）流感病毒亚型有：H1N1（人流感、猪流感）、H1N2（猪流感）、H2N2（人流感、禽流感）、H3N1（猪流感）、H3N2（人流感、猪流感）、H3N8（马流感、狗流感）、H4N8（禽流感）、H5N1（禽流感、猫流感）、H5N2（禽流感）、H5N9（禽流感）、H6N5（禽流感）、H7N1（禽流感）、H7N2（禽流感）、H7N3（禽流感）、H7N4（禽流感）、H7N7（禽流感）、H8N4（禽流感）、H9N2（禽流感）、H10N7（禽流感）、H11N6（禽流感）、H12N5（禽流感）、H13N6（禽流感）、H14N5（禽流感）。B 型（乙型）流感病毒仅出现小范围流行。C 型（丙型）流行病毒则极少引起流行。A 型流感病毒的抗原性变异与流感大流行情况见表 12-2。

NOTE

表 12–2　甲型流感病毒的抗原性变异与流感大流行

亚型名称	抗原结构	流行年代	代表病毒株 型别 / 分离地点 / 毒株序号 / 分离年代（亚型）
Hsw1N1	H1N1	1918 ～ 1919（西班牙流感）	猪流感病毒相关（H1N1）
亚甲型（A1）	H1N1	1947 ～ 1957	A/FM/1/47（H1N1）
亚洲甲型（A2）	H2N2	1957 ～ 1968（亚洲流感）	A/Singapore/1/57（H2N2）
香港甲型	H3N2	1968 ～ 1977（香港流感）	A/Hongkong/1/68（H3N2）
香港甲型与新甲型	H3N2，H1N1	1977 ～（俄罗斯流感）	A/USSR/90/77（H1N1）
甲型 H1N1	H1N1	2009 ～	?

3. 复制周期　流感病毒的复制是在宿主细胞核内完成，这一点与大多数 RNA 病毒不同。病毒由血凝素介导吸附敏感细胞表面，经胞饮作用进入宿主细胞，经 M2 活化 HA2 促使膜融合而完成穿入过程，并释放出核衣壳——核糖核蛋白（RNP）。RNP 移入核内，借助病毒 RNA 多聚酶与宿主 mRNA5＇端甲基化引物，启动病毒的 mRNA 的转录。病毒 RNA 合成后，一方面开始翻译合成病毒早期蛋白，主要为 NP 与 NSI。另一方面，以正链 RNA 为模板复制子代病毒 RNA。随后利用宿主细胞的转录、翻译机制，形成病毒结构蛋白（晚期蛋白）。子代病毒 RNA 与 RNA 多聚酶及核蛋白在核内装配形成 RNP。HA 与 NA 则在宿主细胞内质网与高尔基体上糖基化，组合成多聚体，转运至细胞膜等待装配。核内 RNA 移入细胞质后，经 M1 介导在宿主细胞膜上完成最后装配而以出芽方式释放。由于复制过程缺乏 RNA 校对酶，流感病毒复制过程存在极高的差错率（大约万分之一），这是流感病毒极易出现抗原变异的原因。

4. 培养特性　流感病毒能在鸡胚羊膜腔和尿囊腔中增殖，初次分离培养接种鸡胚羊膜腔内，传代培养接种尿囊腔内。增殖的病毒游离于羊水或尿囊液中，可用红细胞凝集试验检测病毒。流感病毒可在人羊膜、猴肾、狗肾等细胞中增殖，但不引起明显的细胞病变（CPE），依据红细胞吸附试验（hemadsorption test）可以判定病毒感染与增殖情况。

5. 抵抗力　流感病毒抵抗力较弱，对干燥、日光、紫外线及乙醚、甲醛、过氧化氢等化学药物敏感。病毒不耐热，56℃、30 分钟即被灭活；室温下病毒传染性很快丧失，在 4℃能存活 1 周，-80℃能长期保存。

（二）致病性与免疫性

1. 致病性　传染源主要是患者，其次为隐性感染者。甲型流感病毒除感染人类外，还可感染禽、猪、马等多种动物，乙型流感病毒也可在人和猪群中流行。流感病毒主要由飞沫、气溶胶通过呼吸道在人群中传播。人群普遍易感，潜伏期长短取决于侵入病毒量和机体免疫状态，一般为 1 ～ 4 天。

病毒感染呼吸道上皮细胞后，可迅速形成子代病毒并扩散和感染邻近细胞，引起广泛的细胞空泡变性，患者出现畏寒、头痛、发热、全身酸痛、鼻塞、流涕、咳嗽等症状。在症状出现的 1 ～ 2 天内，病毒随分泌物大量排出。流感病毒感染一般只在局部黏膜细胞内增殖，不产生病毒血症。病毒感染部位出现的细胞变性、坏死、脱落等病理改变到底是病毒的直接损伤所致，还是免疫应答的后果，目前尚难定论。目前对流感病毒致病性的认识主要有两点：一是流感病毒的血凝素是最主要的致病因子，其决定宿主类型和感染部位，甚至决定感染的严重程度。不同的血凝素对不同类型唾液酸寡糖的选择性结合决定流感病毒的宿主；不同部位的精氨酸蛋白酶的类型可选择激活不同结构的血凝素，这就决定了流感病毒在哪些器官、哪些部位的黏膜细胞内定居、增殖。鼻腔、咽喉部位含有大量精氨酸蛋白酶，这就是大多数流感病毒成为呼吸道感染病毒的原因。二是宿主的免疫反应状态决定了感染的严重程度。研究表明，流感病毒可以诱导宿主细胞释放大量的前炎症因子，被称为“细胞因子风暴”（cytokine storm）现象，而同样引起普通感冒的鼻病毒感染时就不发生这一现象。这种“细胞因子风暴”现象是临床发热、头痛、肌肉酸痛等“中毒样症状”的病理基础。有学者认为“细胞因子风暴”现象的出现与病毒数量有关。

2. 免疫性　人感染流感病毒后可产生特异性细胞免疫应答和体液免疫应答。呼吸道黏膜局部的 sIgA 抗体有阻断病毒感染的作用，但只能存留几个月。血清中抗 HA 特异性抗体为中和抗体，有抗病毒感染、减轻病情的作用，可持续数月至数年；抗 NA 特异性抗体可以抑制病毒的释放与扩散，但不能中和病毒的感染性；抗 NP 特异性抗体具有型特异性，可用于病毒的分型。流感病毒特异性 $CD4^{+}T$ 淋巴细胞可以辅助 B 淋巴细胞产生特异性抗体，$CD8^{+}T$ 细胞可通过直接作用和溶解病毒感染细胞而发挥抗病毒作用，参与病毒的清除与疾病的恢复。

（三）微生物学检查法

微生物学检测　多用于流感病毒的流行病学调查，很少用于临床诊断，而流感的临床诊断仍主要根据临床表现与病史调查。

（1）*病毒的分离与鉴定*　一般取疑似患者发病 3 天内的咽漱液或咽拭子，经抗生素处理后接种于 9 ～ 11 日龄鸡胚羊膜腔或尿囊腔中，于 33℃～ 35℃孵育 3 ～ 4 天后，收集羊水或尿囊液进行红细胞凝集试验。如红细胞凝集试验阳性，即用红细胞凝集抑制试验鉴定病毒型别。

（2）*血清学诊断*　疑似患者确诊一般采用双份血清抗体测定。采取患者急性期和恢复期血清，用 HI 试验检测抗体效价，如果恢复期比急性期血清抗体效价升高 4 倍以上，即可做出诊断。补体结合试验（compliment fixation，CF）可以检测 NP、MP 抗体，辅助新近感染的诊断。

（3）*快速诊断*　采用间接或直接免疫荧光法、检查患者鼻黏膜印片或呼吸道脱落上皮细胞涂片中的病毒抗原。ELISA 技术检查患者呼吸道脱落上皮细胞或咽漱液中的病毒颗粒或病毒抗原。PCR、核酸杂交或序列分析等方法检测病毒核酸可以快速诊断。

（四）防治原则

1. 预防　季节性流感的免疫预防，主要应用 WHO 推荐的灭活多价流感疫苗。对于全球性流行性流感，目前尚无可以控制的有效方法。个人预防措施主要是加强锻炼增强体质、养成良好的卫生习惯（如勤洗手、不随地吐痰等）、流行季节减少公众接触等。

2. 治疗　流行性感冒的临床治疗，以充分休息和对症处理（如退热）为主，可适当选用抗病毒药物。目前开发的抗流感病毒药物主要分为两类：一是神经氨酸酶抑制剂，如达菲等；二是 M2 蛋白抑制剂，如金刚烷胺类药物。中医药治疗流感有一定经验积累，如桑菊饮、银翘散、玉屏风散等方剂对消除、缓解流感症状均有较好效果。

二、冠状病毒

冠状病毒（Coronavirus）是冠状病毒科的一个属，为单正链 RNA 病毒。目前所知，冠状病毒科病毒只感染脊椎动物。冠状病毒科原先只包含 1 个属，即冠状病毒属。1991 年，在国际病毒分类委员会（ICTV）第五次报告中，又增加了 1 个新属——隆病毒属。在 2002 年冬到 2003 年春肆虐全球的严重急性呼吸综合征（Severe Acute Respiratory Syndrome，SARS）就是冠状病毒科冠状病毒属中的一种。

（一）生物学性状

1. 形态与结构 冠状病毒为多形态，病毒直径约 80 ～ 160nm，有包膜，包膜表面的棒状粒子突起（即刺突）长约 12 ～ 24nm，突起末端呈球状，故整个突起呈花瓣状或梨状。突起之间有较宽的间隙。成熟冠状病毒颗粒有核衣壳与包膜结构（图 12–3）。病毒颗粒内部为 RNA 和蛋白质组成的核衣壳，呈螺旋式结构，直径 9 ～ 16nm。病毒颗粒包膜由双层脂质组成，在脂质双层中主要穿插有两种糖蛋白：膜糖蛋白（Membrane Protein，M）（又称 E1）和刺突糖蛋白（Spike Protein，S）（又称 E2）。在某些冠状病毒的包膜上还含有血凝素糖蛋白（Hemagglutinin–esterase，HE）（又称 E3），这些冠状病毒主要包括牛冠状病毒、猪血凝性脑脊髓炎病毒、人类冠状病毒 OC43 和火鸡蓝冠病病毒。另外，小鼠肝炎病毒的部分毒株如 DVIM 株包膜中亦含有 HE。E1 是一种跨膜糖蛋白，它通过 3 个疏水 α – 螺旋区 3 次插入脂质双层，故其大部分（85%）位于脂蛋白内，仅有 N 端糖基化的小部分暴露在双层脂质外面。E1 的功能类似正黏病毒、副黏病毒及弹状病毒的非糖基化膜蛋白，在病毒装配期间将核衣壳连接到包膜上。E2 大部分暴露在脂质层外面，是构成包膜突起的主要成分，它由 2 个同样大小的多肽组成。E2 直接与宿主细胞受体结合，引起细胞融合，并具有诱导产生中和抗体和细胞介导免疫等功能。E3 是具有血凝特性的冠状病毒所特有的一种糖蛋白，它能引起红细胞凝集，并具有乙酰脂酶活性（图 12–3）。

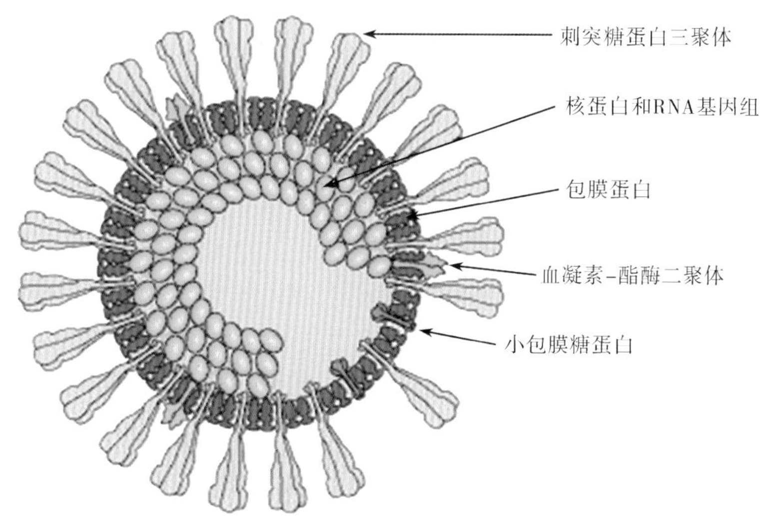

图 12–3 冠状病毒结构模式图

2. 复制周期 冠状病毒通过两种方式侵入细胞：一为细胞对病毒的吞饮，一为病毒包膜与细胞膜融合。冠状病毒成熟颗粒进入宿主细胞后，经脱壳，RNA 基因组进入细胞质中，病毒 RNA 可在核糖体上直接以病毒基因组 RNA 为翻译模板，表达出病毒 RNA 聚合酶。再利用这个酶完成负链亚基因组 RNA（sub–genomic RNA）的转录合成、各种结构蛋白 mRNA 的合成，以及病毒基因组 RNA 的复制。结构蛋白和基因组 RNA 复制完成后，在胞浆内进行核衣壳的装配，并在内质网和高尔基体的质膜上出芽成熟。某些病毒就在此时附加包膜突起——刺突，但并非所有的出芽成熟病毒都有刺突。虽然有时可在胞膜内发现病毒特异性抗原，但冠状病毒看来并不在细胞膜上出芽。聚集在感染细胞胞浆空泡内的病毒颗粒，可借助空泡与细胞膜的融合或在细胞崩解时释放到细胞外。

3. 抵抗力 冠状病毒对乙醚、氯仿、酯类、紫外线及理化因子较敏感，含氯消毒剂和过氧乙酸几分钟内可以杀死粪便和尿液中的 SARS 冠状病毒；紫外线照射 30 分钟可杀死体外 SARS 冠状病毒，37℃数小时使其丧失感染性。

（二）致病性与免疫性

呼吸系统感染的冠状病毒通过呼吸道分泌物排出体外（如 SARS），经口液、喷嚏、接触传染，并通过空气飞沫传播。冠状病毒是成人普通感冒的主要病原之一，儿童感染率较高，主要是上呼吸道感染，一般很少波及下呼吸道。其潜伏期一般为 2 至 5 天，平均为 3 天。典型的冠状病毒感染常见流涕、全身不适等感冒症状。不同型别冠状病毒的致病力不同，引起的临床表现也不尽相同，OC43 病毒株感染的症状比 299E 病毒株严重。SARS 冠状病毒感染的主要症状有发热、咳嗽、头痛、肌肉痛及呼吸道感染症状。大多数 SARS 冠状病毒感染者能够自愈，少数病例死亡，WHO 报告其死亡率约 14%，尤其在 40 岁以上或有潜在疾病的感染者（如冠心病、糖尿病、哮喘及慢性肺病），更易造成死亡。病后免疫力不强，甚至不能防御同型病毒的再感染。

（三）微生物学检查法

SARS 相关样品处理、病毒培养和动物试验需在生物安全三级（BSL–3）实验室进行。采集鼻、咽洗液加抗生素后接种人胚气管培养和细胞培养 1 ～ 2 周，逐日检查纤毛运动及细胞病变，并用补体结合及中和抗体试验鉴定病毒。用双份血清做补体结合试验及中和抗体测定，若有 4 倍以上升高者可确诊。间接血凝试验快速、灵敏、特异性强。核酸检测有助于快速诊断。快速诊断可用荧光抗体技术、酶免疫技术和 RT–PCR 技术检测病毒抗原或核酸。

（四）防治原则

目前尚无特异的防治方法，主要是对症处理，如用药缓解喘息症状，吸氧、吸痰等。有报道干扰素滴鼻或用三氮唑核苷治疗可能有一定作用。

第二节　消化道病毒

消化道病毒是指以消化道为传播途径的病毒，包括肠道病毒和引起胃肠炎的病毒。前者是一类无包膜的小 RNA 病毒，包括脊髓灰质炎病毒、柯萨奇病毒、埃可病毒和新肠道病毒等，后者包括轮状病毒、肠道腺病毒、杯状病毒、星状病毒等，导致胃肠炎，临床表现腹痛腹泻，水样便，儿童严重者可导致脱水甚至死亡。

一、肠道病毒

肠道病毒（enterovirus）属于小 RNA 病毒科，是一类生物学性状相似、形态最小的单正链 RNA 病毒。肠道病毒共同特征：①病毒体呈球形，直径 20 ～ 30nm，衣壳呈二十面体立体对称，无包膜；②基因组为单正链 RNA，有感染性，具有 mRNA 的功能；③在宿主细胞质内

NOTE

增殖，迅速引起细胞病变；④抵抗力较强，耐酸，耐乙醚，对紫外线、干燥敏感；⑤主要经粪－口途径传播，多为隐性感染。

（一）脊髓灰质炎病毒

脊髓灰质炎病毒（poliovirus）是脊髓灰质炎的病原体。病毒侵犯脊髓前角运动神经细胞，导致弛缓性肌肉麻痹，多见于儿童，故脊髓灰质炎亦称小儿麻痹症。病情轻重不一，轻者无瘫痪出现，严重者累及生命中枢而死亡，大部分病例可治愈，仅小部分留下后遗症。由于有效的疫苗预防，脊髓灰质炎发生显著减少。

1. 生物学性状

（1）形态与结构　脊髓灰质炎病毒具有典型的肠道病毒形态。病毒体呈球形，直径27nm，衣壳为二十面体立体对称，核心含有单正链RNA，无包膜。

（2）抵抗力　脊髓灰质炎病毒在外界环境中有较强的生存力，在污水和粪便中可存活数月。在酸性环境中较稳定，不易被胃酸和胆汁灭活。对各种氧化剂如过氧化氢溶液、漂白粉等很敏感，是有效的消毒剂。

2. 致病性与免疫性

（1）传染源　患者、无症状带毒者或隐性感染者均为传染源。

（2）传播途径　脊髓灰质炎病毒主要存在于粪便和鼻咽分泌物中，通过粪－口途径传播。易感者多为15岁以下，尤其是5岁以下儿童。

（3）致病性　脊髓灰质炎病毒经口侵入机体后，先在咽喉部扁桃体和肠道下段上皮细胞、肠系膜淋巴结内增殖。病毒感染后，病毒仅限于肠道，不进入血流，不出现症状或只有轻微发热、咽喉痛、腹部不适等，90%感染者表现为隐性感染或轻症感染。只有少数感染者，病毒可入血引起第一次病毒血症，随血流病毒扩散至全身淋巴组织或其他易感组织中进一步增殖后，大量病毒再度入血形成第二次病毒血症。病毒随即侵入中枢神经系统，在脊髓前角运动神经细胞中增殖，引起细胞病变，轻者表现为暂时性肢体麻痹，重者则留下永久性弛缓性肢体麻痹后遗症，即脊髓灰质炎。极少数患者发展为延髓麻痹，导致呼吸、心脏衰竭死亡。

（4）免疫性　病后和隐性感染均可使机体获得对同型病毒的牢固免疫力。以体液免疫为主，血清中可产生IgG、IgM中和抗体和肠道局部出现特异性sIgA抗体。

3. 微生物学检查

（1）病毒分离与鉴定　粪便标本加抗生素处理后，接种原代猴肾细胞或人源性传代细胞培养，病毒在细胞质中增殖，产生典型的细胞病变。用中和试验进一步鉴定其型别。

（2）血清学试验　取患者发病早期和恢复期双份血清进行中和试验，若恢复期血清特异性抗体效价有4倍或以上增长，则有诊断意义。

（3）快速诊断　核酸杂交、RT-PCR等分子生物学方法可检测患者咽拭子、粪便等标本中的病毒基因组的存在，进行快速诊断。同时可根据毒株核苷酸组成或序列的差异，或酶切位点的不同等来区别脊髓灰质炎病毒的疫苗株与野毒株。

4. 防治原则　灭活脊髓灰质炎疫苗（inactivated polio vaccine，IPV）和口服脊髓灰质炎减毒活疫苗（live oral polio vaccine，OPV，Sabin苗）都是三价混合疫苗，免疫后都可获得抗三个血清型脊髓灰质炎病毒感染的免疫力。

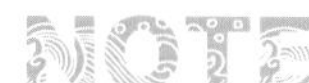

（二）柯萨奇病毒、埃可病毒、新肠道病毒

柯萨奇病毒（coxsackievirus）、埃可病毒（echovirus）和新肠道病毒（new enteroviruses）形态、生物学性状及感染、免疫过程与脊髓灰质炎病毒相似。但是，柯萨奇病毒和埃可病毒的型别多，因而引起的疾病谱复杂。这些病毒主要通过粪－口途径传播，但也可经呼吸道或眼部黏膜感染。其显著的致病特点是病毒在肠道增殖却很少引起肠道疾病；不同的肠道病毒可引起相同的临床综合征，同一种病毒也可引起几种不同的临床疾病：无菌性脑膜炎、疱疹性咽峡炎、手－足－口病、流行性胸痛、心肌炎和心包炎、急性结膜炎和急性出血性结膜炎等。

二、急性胃肠炎病毒

急性胃肠炎病毒是指主要经胃肠道感染和传播的病毒，包括轮状病毒、杯状病毒、肠道腺病毒、星状病毒等。

（一）轮状病毒

轮状病毒（rotavirus）归类于呼肠病毒科（Reoviridae），是人类、哺乳动物和鸟类腹泻的重要病原体。A 组轮状病毒是世界范围内婴幼儿重症腹泻最重要的病原体，是引起婴幼儿死亡的主要原因之一。B 组轮状病毒引起成人腹泻。

1. 生物学性状

（1）形态与结构　轮状病毒呈球形，直径为 60～80nm，双层衣壳，内衣壳壳粒沿病毒核心边缘呈放射状排列，如车轮的辐条结构，负染后在电镜下观察，病毒外形呈车轮状，故名。

（2）分型　根据病毒内衣壳的抗原性不同，可将轮状病毒分为 A～G 7 个组。A 组轮状病毒是引起婴幼儿急性胃肠炎的主要病原体；B 组仅在我国成人中暴发流行；C 组病毒引起的腹泻仅见于个别报道；D～G 组只引起动物腹泻。

（3）抵抗力　轮状病毒对理化因素及外界环境有较强的抵抗力，在粪便中可存活数天至数周。

2. 致病性与免疫性　传染源是患者和无症状带毒者。轮状病毒引起的急性胃肠炎主要是通过粪－口途径传播，此外病毒还可通过呼吸道传播。病毒侵入人体后在小肠黏膜绒毛细胞内增殖，病毒基因产物 VP4 为主要致病因子，造成细胞溶解死亡，微绒毛萎缩、变短、脱落；腺窝细胞增生、分泌物增多，使肠道对水分的正常吸收能力下降而引起水样腹泻，造成水和电解质的丧失。潜伏期为 24～48 小时，患者出现发热、水样腹泻和呕吐，一般为自限性，病程 3～5 天。严重者可出现脱水、酸中毒而导致死亡。人体感染轮状病毒后，机体内很快产生特异性抗体，抗体只对同型病毒具有中和保护作用。

3. 微生物学检查　患者粪便中存在大量病毒颗粒，取粪便做直接电镜或免疫电镜检查，易检出轮状病毒颗粒。采用直接或间接 ELISA 法检测粪便上清液中的轮状病毒抗原，具有较高的敏感性和特异性。也可以从粪便标本中提取病毒 RNA，使用聚丙烯酰胺凝胶电泳法，根据轮状病毒 11 个基因片段特殊分布图进行分析判断，在临床诊断和流行病学调查中有重要意义。

4. 防治原则　口服减毒活疫苗已在临床试用，可刺激特异性抗体产生，获得有效保护效果。治疗原则主要是及时输液，纠正电解质失衡等支持疗法，以减少婴儿的死亡率。

（二）肠道腺病毒

NOTE

肠道腺病毒（enteric adenovirus，EAd）40、41、42 三型已证实是引起婴儿病毒性腹泻的

第二位病原体。

EAd 归属于人类腺病毒 F 组，其形态结构、基因组成、复制特点与其他腺病毒基本一致。腺病毒急性胃肠炎四季均可发病，以夏季多见，可引起暴发。主要侵犯 5 岁以下儿童，引起水样腹泻，可伴有咽炎、咳嗽等呼吸道症状，发热及呕吐较轻。通过检查病毒抗原、核酸及血清抗体可以进行微生物学诊断。目前尚无有效疫苗和抗病毒治疗方法，主要采取对症治疗。

（三）杯状病毒

杯状病毒（calicivirus）为球形，直径约 27 ～ 38nm 的单正链 RNA 病毒，衣壳呈二十面体对称，无包膜。引起人类急性病毒性胃肠炎的人杯状病毒（human calicivirus，HuCV）主要有诺如病毒和沙波病毒。

第三节　肝炎病毒

肝炎病毒（hepatitis virus）是指以侵害肝脏为主并引起病毒性肝炎的一大类病毒。目前已公认的人类肝炎病毒有五种，包括甲型肝炎病毒（hepatitis A virus，HAV）、乙型肝炎病毒（hepatitis B virus，HBV）、丙型肝炎病毒（hepatitis C virus，HCV）、丁型肝炎病毒（hepatitis D virus，HDV）和戊型肝炎病毒（hepatitis E virus ，HEV）。

一、甲型肝炎病毒

甲型肝炎病毒（hepatitis A virus，HAV）属小 RNA 病毒科（Picornaviridae）嗜肝病毒属（Hepatovirus），是甲型肝炎的病原体。1973 年 Feinstone 首先采用免疫电镜技术在急性期患者的粪便中发现。

（一）生物学性状

1. 形态与结构　HAV 颗粒呈球形，直径约 27nm，衣壳为二十面立体对称，有 HAV 的特异性抗原（HAV Ag）；核心为单正链 RNA，长约 7.5kb，无包膜。

2. 培养特性　HAV 的主要自然宿主是人类及灵长类动物。HAV 已在原代狨猴肝细胞或传代恒河猴胚肾细胞 FRhk6 株等细胞中培养成功，病毒在细胞中虽可增殖，但一般不引起细胞病变，且增殖缓慢。

3. 抵抗力　HAV 对理化因素有较强的抵抗力，可耐受乙醚，60℃、4 小时，以及耐酸碱（pH2 ～ 10 之间稳定）等作用；加热 100℃、5 分钟或用甲醛溶液、氯等处理，可使之灭活。HAV 在毛蚶等水产品中可存活数天至数月。

（二）致病性与免疫性

1. 传染源与传播途径　HAV 的传染源为患者和隐性感染者，主要通过粪 - 口途径传播。通常由患者粪便排出体外，经污染食物、水源、海产品及食具等传播而引起暴发或散发性流行。HAV 主要侵犯儿童及青年，多为隐性感染，甲型肝炎的潜伏期平均 30 天，在潜伏期末粪便就大量排出病毒，传染性强。

2. 致病机制　HAV 经口侵入人体后，先在咽部或唾液腺中增殖，随后进入消化道并侵入肝细胞增殖。HAV 在细胞内增殖非常缓慢，并不直接造成明显肝细胞损害，机体的免疫病理

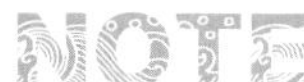

应答可能在引起肝组织损害上起一定的作用。甲型肝炎发病急，多出现发热、乏力、肝脾肿大、黄疸等症状，并伴有血清转氨酶升高。甲型肝炎为自限性疾病，预后良好，一般不转变为慢性肝炎和慢性携带者。

3. 免疫性 HAV 的显性或隐性感染后均可诱导机体产生持久的免疫力。抗 HAV 的 IgM 抗体在感染早期出现，感染 4 ～ 6 周达高峰，3 个月后降至检测水平以下。抗 HAV 的 IgG 抗体在恢复期出现，可维持多年，对 HAV 的再感染有免疫保护作用。

（三）微生物学检查法

HAV 的微生物学检查以病原学检查和血清学检查为主，前者应用的方法包括免疫电镜、PCR 和探针杂交技术等；后者常用固相放射免疫和酶联免疫吸附试验，抗 HAV–IgM 是甲型肝炎新近感染的标志；抗 HAV–IgG 的检测主要用于了解既往感染史或流行病学调查。

（四）防治原则

做好卫生宣教工作，注意饮食和饮水卫生，加强粪便和水源的管理。预防接种有减毒活疫苗和灭活疫苗，甲肝疫苗是目前最有效的特异性预防措施。注射丙种球蛋白及胎盘球蛋白，用于 HAV 感染应急预防。

二、乙型肝炎病毒

乙型肝炎病毒属嗜肝 DNA 病毒科（Hepadnaviridae）正嗜肝 DNA 病毒属（Orthohepadnavirus），是乙型肝炎的病原体。1963 年 Blumberg 等研究发现澳大利亚土著人血清中存在一种与肝炎相关的抗原，称为澳大利亚抗原（澳抗），后明确这种抗原为乙型肝炎病毒的表面抗原。1970 年 Dane 在电子显微镜下看到了乙型肝炎病毒完整颗粒。20 世纪 80 年代初，完成了乙型肝炎病毒全基因组测序。HBV 在世界范围内传播，全世界 HBsAg 携带者约 3.5 亿人。我国是 HBV 感染的高流行区，人群 HBV 携带率约为 10%。HBV 感染后可引起急性肝炎、慢性肝炎、重症肝炎和无症状携带者，并与肝硬化及肝癌的发生密切相关。

（一）生物学性状

1. 形态与结构 电镜下感染者血清中可观察到三种不同形态的 HBV 颗粒，即大球形颗粒、小球形颗粒和管形颗粒。

（1）大球形颗粒 具有感染性的完整成熟的 HBV 颗粒，是 1970 年 Dane 首先在乙型肝炎患者血清中发现的，故又称为 Dane 颗粒。Dane 颗粒呈球形，直径约 42nm，有双层衣壳。外衣壳相当于包膜，由来源于宿主细胞的脂质双层和病毒编码的包膜蛋白组成。HBV 包膜蛋白有三种组分：小分子蛋白、中分子蛋白和大分子蛋白。小分子蛋白为 HBV 表面抗原（hepatitis B surface antigen，HBsAg）；中分子蛋白含 HBsAg 及前 S2 抗原（PreS2Ag）；大分子蛋白含 HBsAg、PreS2Ag 和前 S1 抗原（PreS1Ag）。内衣壳相当于病毒的衣壳，直径约 27nm，呈二十面体立体对称结构，含 HBV 核心抗原（hepatitis B core antigen，HBcAg），HBV 核心由不完全闭合的环状双链 DNA 和 DNA 多聚酶组成。

（2）小球形颗粒 直径为 22nm 的中空颗粒，主要成分为 HBsAg，是 HBV 在肝细胞内复制时产生过剩的 HBsAg 游离于血液中形成的，不含病毒 DNA 及 DNA 多聚酶，无感染性。

（3）管形颗粒 直径为 22nm，长度约 50 ～ 500nm，由小球形颗粒“串联”而成。成分与小球形颗粒相同，亦存在于血液中，无感染性。

NOTE

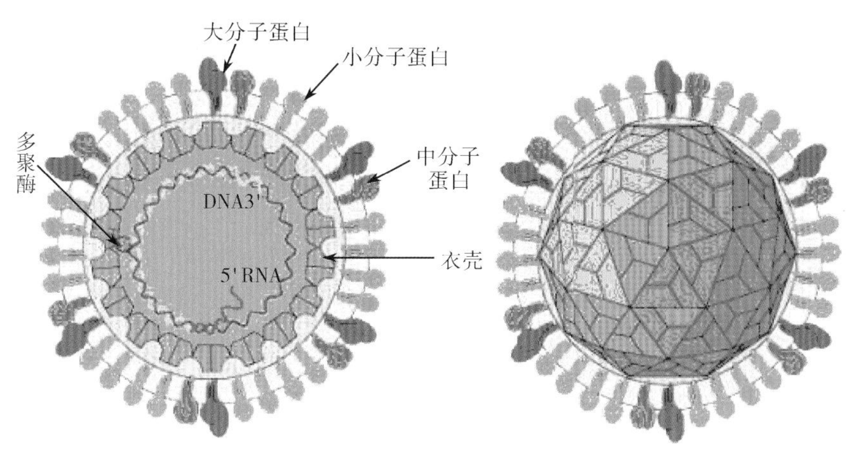

图 12-4　HBV 结构模式图

2. 基因结构与抗原组成　HBV 的基因组为不完全闭合的环状双链 DNA，两条链的长度不一致。长链（负链）有固定的长度，约 3.2kb。短链（正链）长度约为负链的 50% ～ 100%。长链和短链 DNA 的 5′端位置是恒定的，而短链的 3′端则可长可短。两链各自 5′端开始的约 250 ～ 300 个核苷酸可互相配对，构成黏性末端，以维持 DNA 的环状结构。

全长 3.2kb 的模板链含四个相互重叠的开放阅读框（ORF）。分别为：① S 区，具有 3 个启动子。按理论推断，由 5′端第一个启动子转录的 mRNA，编码一个 400 个氨基酸组成的大分子包膜蛋白（由 HBsAg、PreS2Ag、PreS1Ag 组成）；由 5′端第二个启动子转录的 mRNA，编码一个 281 个氨基酸组成的中分子包膜蛋白（由 HBsAg、PreS2Ag 组成）；由 5′端第三个启动子转录的 mRNA，编码一个 226 个氨基酸组成的小分子包膜蛋白——HBsAg。② C 区，含有 2 个启动子。按理论推断，由 5′端第一个启动子转录的 mRNA，编码一个较大的 PreC 蛋白，此蛋白经加工后形成 HBV e 抗原（hepatitis Be antigen，HBeAg），可分泌入血；由 5′端第二个启动子转录的 mRNA，编码一个 183 个氨基酸组成的 HBcAg，即 HBV 的壳粒。③ P 区，可转录形成一段 3.5 kb 的 mRNA，为病毒逆转录的模板，也称为前病毒基因组，作为 mRNA 可编码病毒 DNA 多聚酶（逆转录酶）、RNA 酶 H 及 PreC 蛋白、HBcAg 等。④ X 区，可转录形成一段 0.8kb 的 mRNA，编码一个 154 个氨基酸组成的 X 蛋白 HBxAg。

习惯上，将 HBV 基因编码蛋白以抗原相称，分别为：① HBsAg，由开放阅读框 S 编码，其化学成分是糖蛋白。在血清中 HBsAg 存在于小球形颗粒、管形颗粒及 Dane 颗粒的包膜上，是 HBV 感染的主要标志。HBsAg 可刺激机体产生抗 HBs，是具有保护作用的中和抗体。因此，HBsAg 通常作为乙型肝炎疫苗的主要成分。② HBcAg 与 HBeAg，HBcAg 由开放阅读框 C 的第 2 个启动子后基因区编码，为 HBV 衣壳成分。由于 HBcAg 外面包裹

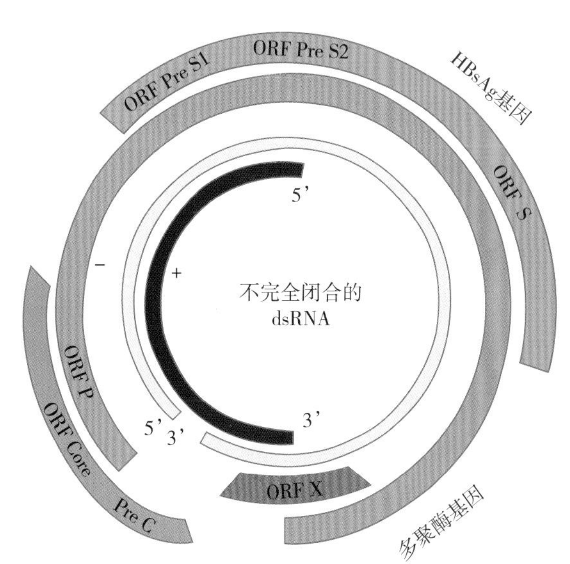

图 12-5　HBV 基因结构

HBsAg，故在外周血中很难检出。HBcAg 抗原性很强，可刺激机体产生抗 HBc，但此抗体为非中和抗体。HBeAg 由开放阅读框 C 的第 1 个启动子后基因区，整体转录、翻译成可溶性蛋白，游离存在于血清中。其在血液中的消长与 Dane 颗粒及 DNA 多聚酶一致。HBeAg 也可刺激机体产生抗 HBe。③ HBxAg，由 X 基因编码，为非结构蛋白，可反式激活一些细胞的癌基因，可能与肝癌的发生发展有关。④ DNA 多聚酶（逆转录酶），由开放阅读框 P 编码。系非结构蛋白，主要作用为使前病毒逆转录成病毒。

根据 HBV 包膜蛋白上抗原表位的差异，HBV 分为若干血清型及亚型，如 adw（adw2、adw4、adw4q-）、ayw（aywl、ayw2、ayw3、ayw4）、adr（adrq 、adrq-）和 ayr。其中抗原表位 a 为各血清型共有，而 d、y 与 w、r 为两组相互排斥的抗原表位。HBV 血清型呈明显的地域与人群分布差异，我国大部分地区以 adrq 和 adw2 型为主，新疆、西藏、内蒙古等少数民族地区则以 ayw3 型为主。

3. HBV 的复制　HBV 通过病毒包膜蛋白与肝细胞表面特异性受体结合，吸附并穿入肝细胞内，在细胞质中脱壳后，核酸 DNA 进入宿主细胞核。

在病毒 DNA 多聚酶的催化下，补全 DNA 双链缺口，转为完整的开环双链 DNA 以后形成超螺旋闭环双链 DNA（cccDNA），在胞核中宿主细胞 RNA 多聚酶Ⅱ的作用下，以负链 cccDNA 为模板，转录形成 0.8kb、2.1kb、2.4kb 和 3.5kb 四种不同长度的 mRNA，随后此四种 mRNA 转移至胞质，依托宿主细胞核糖体，翻译成 HBxAg（0.8kbmRNA）、中蛋白（2.1kbmRNA）、大蛋白（2.4 kbmRNA），以及 DNA 多聚酶、PreC 蛋白和 HBcAg（3.5 kbmRNA），其中 3.5 kbmRNA 可作为前基因组 RNA（Pregenomic RNA，PgRNA）参与病毒颗粒的装配。

在宿主细胞质内 PgRNA、蛋白引物及 DNA 多聚酶被包装入组装好的病毒内衣壳中，在病毒 DNA 多聚酶的逆转录酶活性作用下，将 PgRNA 逆转录为 HBV 负链 DNA，再以负链 DNA 为模板合成互补的正链 DNA。复制中的正链 DNA（长短不等）与完整的负链 DNA 结合形成新的子代病毒双链 DNA。当病毒 DNA 链合成时，核衣壳进入内质网或高尔基体，在获得糖蛋白包膜后形成完整的病毒颗粒，以出芽方式释放到细胞外，重新感染其他肝细胞。

HBV DNA 多聚酶缺乏自我校正功能，对复制与转录中出现的突变不能予以纠正，故病毒具有很高的变异率。HBV DNA 的 4 个 ORF 区均可发生变异，其中 S 区和 C 区的变异较为重要。S 基因编码的“a”抗原表位基因发生突变，可导致 HBsAg 抗原性改变或抗原位点丢失，PreC 基因的变异可导致蛋白表达终止，不能产生 HBeAg，C 基因的突变导致 HBcAg 抗原位点的改变。HBV 基因组变异可能与疫苗接种失败、肝炎慢性化和肝细胞癌的发生等有关，也会对临床病毒检测带来很大影响。

4. 培养特性　HBV 最敏感的动物是黑猩猩，常用于 HBV 致病机制的研究和疫苗效果及安全性检测。1980 年以来，在鸭、土拨鼠及地松鼠等中发现类似人类 HBV 基因结构的嗜肝 DNA 病毒科的鸭乙型肝炎病毒、土拨鼠肝炎病毒及地松鼠肝炎病毒，因此这些动物亦可作为实验动物模型，其中鸭乙型肝炎病毒感染的动物模型在国内外已被用于抗病毒药物的筛选及免疫耐受机制的研究。HBV 尚不能直接进行组织细胞培养，目前采用的是病毒 DNA 转染的细胞培养系统，即将 HBV DNA 转染肝癌细胞株后，病毒可整合并复制，在细胞中表达 HBsAg、HBcAg、HBeAg 和 Dane 颗粒等。这些细胞培养系统可用于 HBV 致病机制的研究和抗 HBV

NOTE

药物的筛选。

5. 抵抗力 HBV 的抵抗力很强，可耐受低温（在 -20℃可保存 15 年）、干燥、紫外线和一般化学消毒剂。100℃ 10 分钟、高压蒸汽灭菌法（121.3℃ 20 分钟）等可灭活 HBV。HBV 对 0.5% 过氧乙酸、3% 漂白粉液、5% 次氯酸钠和环氧乙烷等敏感，常用于 HBV 的消毒。70% 乙醇不能灭活 HBV，故这一常用的消毒方法并不能用于 HBV 的消毒。

（二）致病性与免疫性

1. 传染源 乙型肝炎患者或无症状 HBsAg 携带者是主要传染源。乙型肝炎的潜伏期较长（30 ～ 160 天），在潜伏期、急性期及慢性活动初期，病人血清都有传染性。乙肝潜伏期和 HBsAg 携带者无任何临床症状，作为传染源有隐蔽性。

2. 传播途径

（1）血液、血制品传播 血液中 HBV 含量很高，人对其极易感，微量带病毒血液通过破损皮肤和黏膜进入机体即可导致感染。因此，输入带病毒血液，注射带病毒血制品，针灸针、采血针、外科或牙科手术器械、内窥镜等消毒不严可引起医源性传播；共用注射器、牙刷或剃须刀、针刺（纹身）、皮肤黏膜的微小损伤等亦可造成传播。

（2）垂直传播 主要是胎儿期和围产期感染，胎儿期感染即胎儿经胎盘感染，出生时已呈 HBsAg 阳性；围产期感染即分娩经产道时，新生儿因破损的皮肤或黏膜接触母血或阴道分泌物而感染；哺乳也是 HBV 传播的途径。

（3）接触传播 HBV 可存在于感染者的精液、阴道分泌物、唾液和汗液等体液中，家庭成员通过性接触或密切接触而感染，常造成 HBV 感染在家庭中的聚集现象。

3. 致病与免疫机制 乙型肝炎的临床表现呈多样性，可表现为无症状 HBV 携带者、急性肝炎、慢性肝炎及重症肝炎等。HBV 的致病机制非常复杂，目前尚未完全明了。HBV 侵入机体后，病毒不仅存在于肝细胞内，也存在于脾脏和血细胞中。病毒在体内增殖，主要引起机体产生免疫病理损伤。

（1）细胞介导的免疫病理损伤 HBV 是非溶细胞性的，机体清除它主要依赖特异性免疫中 T 细胞的作用。尤以病毒抗原致敏的 $CD8^+$ 杀伤性 T 细胞（CTL）的细胞毒作用为主，活化的 CTL 可通过释放穿孔素和颗粒酶破坏肝细胞，也可经 Fas-FasL 途径诱导肝细胞凋亡。CTL 在清除病毒时，也造成了肝细胞的损伤，从而影响了正常的肝脏功能。此外 $CD4^+$T 细胞可通过产生的多种炎性细胞因子，如 IL-2、IFN-γ、TNF-α 等，导致肝细胞炎症和变性坏死，加重肝细胞的损伤。细胞免疫应答的强弱与临床过程的轻重和转归有关，当细胞免疫功能正常时，乙肝病毒很快被细胞免疫配合体液免疫予以清除，临床表现为急性肝炎，并可较快恢复而痊愈。如果病毒感染的细胞过多，细胞免疫反应过强可迅速引起大量肝细胞破坏，临床上表现为重症肝炎。

（2）免疫复合物引起的病理损伤 部分乙型肝炎患者血循环中，常可检出 HBsAg 及抗 -HBs 的免疫复合物。免疫复合物可沉积于肝内小血管引起Ⅲ型超敏反应，致使毛细血管栓塞，并可诱导产生 TNF，造成急性肝坏死，临床上表现为重症肝炎。免疫复合物也可沉积于肾小球基底膜、关节滑液囊、皮肤血管等处，激活补体，引起肾小球肾炎、关节炎、皮疹等肝外损害。

（3）自身免疫反应引起的病理损伤 持续的 HBV 感染，可引起肝细胞表面自身抗原的改

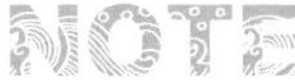

变，暴露出隐蔽的肝特异性脂蛋白抗原（liver specific protein，LSP），LSP 可作为自身抗原诱导机体产生自身抗体，通过 CTL 的杀伤作用或释放淋巴因子的直接或间接作用，或通过 NK 细胞介导的 ADCC 效应损伤肝细胞。慢性乙肝患者血清中常可检测到自身抗体，如 LSP 抗体、抗核抗体等。

HBV 感染后，机体特异性细胞免疫和体液免疫处于较低水平时，不能有效地清除病毒，病毒在体内持续存在而形成慢性持续性肝炎。如机体对病毒完全缺乏细胞免疫和体液免疫反应，形成免疫耐受，既不能有效地清除病毒，亦不导致免疫病理反应，多成为无症状携带者。

4. HBV 与原发性肝细胞癌　血清流行病学调查已明确，HBV 感染与原发性肝细胞癌有密切关系，我国的原发性肝细胞癌患者中 90% 以上感染过 HBV，HBsAg 阳性人群原发性肝癌的发生概率高于阴性人群 217 倍，绝大部分原发性肝癌患者的肝细胞内整合有乙型肝炎病毒 DNA。整合可导致乙型肝炎病毒 DNA 序列的重排，其 X 蛋白（HBxAg）可反式激活肝细胞内原癌基因，促进细胞转化，导致原发性肝细胞癌的发生。

（三）微生物学检查法

HBV 感染的实验室诊断主要是检测 HBV 的抗原抗体系统和病毒核酸等血清标志物。

1. HBV 抗原抗体系统的检测　常用 ELISA 法或放射免疫法。主要检测 HBsAg、抗 –HBs、HBeAg、抗 –HBe 及抗 –HBc（俗称“两对半”），必要时也可检测 PreS1 和 PreS2 的抗原和抗体。由于 HBV 感染的临床表现多种多样，各项检查结果也呈动态变化，临床必须对几项指标同时分析，方能进行正确判断（表 12–3）。

表 12–3　HBV 抗原、抗体检测结果的临床分析

HBsAg	HBeAg	抗 HBs	抗 HBe	抗 HBc IgM	抗 HBc IgG	结果分析
+	–	–	–	–	–	HBV 感染者或无症状携带者
+	+	–	–	–	–	急性乙肝潜伏期
+	+	–	–	+	–	急性乙肝（传染性强，俗称“大三阳”）
+	–	–	+	–	+	急性感染趋向恢复（俗称“小三阳”）
+	+	–	–	+	+	急性或慢性乙肝，或无症状携带者
–	–	+	+	–	+	乙肝恢复期
–	–	–	–	–	+	既往感染
–	–	+	–	–	–	接种过乙肝疫苗或既往感染

（1）HBsAg 和抗 –HBs 检测　HBsAg 是 HBV 感染的主要标志，HBsAg 阳性可见于急性乙型肝炎的潜伏期或急性期、慢性乙型肝炎或无症状携带者。抗 –HBs 阳性为 HBV 感染恢复的标志，表示机体对 HBV 免疫力的形成；也见于疫苗接种者。

（2）HBeAg 和抗 –HBe 检测　HBeAg 是 HBV 在体内复制及血液有传染性的标志，若持续阳性常提示病人肝脏可能有慢性损害，如转为阴性则提示病毒停止复制。抗 HBe 阳性提示机体对 HBV 已获得一定的免疫力，传染性降低。

（3）抗 –HBc 检测　HBcAg 主要存在于 Dane 颗粒核衣壳表面或位于感染的肝细胞核、胞质和胞膜上，在病人血清中检测不到，不作为临床常规检测。抗 –HBc IgM 阳性提示 HBV 新近感染、体内有 HBV 复制，患者血液有很强传染性。抗 –HBc IgG 在血中持续时间长，是感染过 HBV 的标志。

2. 血清 HBV DNA 检测　常用核酸杂交、PCR 法，这些方法特异性强，敏感性高，可检测出极微量的病毒，因此可作为疾病诊断和药物疗效的考核指标。

（四）防治原则

1. 预防　HBV 感染的预防措施主要是控制传染源、切断传播途径及人工免疫。这包括：①严格筛选献血员，加强对血液和血制品的管理，手术器械、针灸针、采血针、内窥镜、注射器和针头等均须严格消毒灭菌。患者及病毒携带者的血液、分泌物、排泄物、用具及食具等应彻底消毒。提倡使用一次性注射器具。强化吸毒人群控制及作好围产期宣传教育及孕前、产前检查也是重要的预防环节。②人工主动免疫，接种乙肝疫苗是我国预防和控制乙型肝炎流行最有效的方法。第一代疫苗是从血液中提纯 HBsAg 经甲醛灭活而成的血源疫苗，新生儿应用这种疫苗免疫 3 次（出生后第 0、1、6 个月），具有良好的免疫保护效果，抗 –HBs 阳性率可达 90% 以上，但由于来源及安全性问题，现已停止生产和使用。第二代为基因工程疫苗，目前应用的主要为酵母重组 HBsAg，是将编码 HBsAg 的基因克隆到酵母菌中高效表达并经纯化制成的疫苗。基因工程疫苗可以大量制备且排除了血源疫苗来源困难，以及可能存在的未知病毒引起的感染。另有 HBsAg 多肽疫苗及 HBV DNA 核酸疫苗等，目前尚在研究中，免疫原性还需改进。③人工被动免疫，乙肝免疫球蛋白（HBIg）可用于紧急预防。接触 HBV 后立刻注射 HBIg（0.08mg/kg），在 8 天之内均有预防效果，保护期约 3 个月。

2. 治疗　迄今治疗乙型肝炎仍无特效药物，可采用抗病毒药和免疫调节剂同时应用，比较肯定的药物有拉米夫定、恩替卡韦、泛昔洛韦及 α－干扰素等，清热解毒、活血化瘀的中草药对部分病例有一定疗效。

三、其他常见肝炎病毒

其他常见肝炎病毒见表 12–4。

表 12–4　其他常见肝炎病毒

病毒名称	主要生物学性状	致病性	病原学检查	防治原则
丙型肝炎病毒（hepatitis C virus，HCV）	黄病毒科，丙型肝炎病毒属，球形，60nm，单股正链 RNA，有包膜	主要经血源传播。致病机制与病毒对肝细胞的直接损伤作用和机体的免疫病理反应有关，HCV 感染极易慢性化，与肝癌的发生密切相关，预后差	ELISA 等检测血清中抗 HCV 抗体	目前尚无特异的防治方法，对症处理
丁型肝炎病毒（hepatitis D virus，HDV）	丁型肝炎病毒属，缺陷病毒，球形，35nm，单负链环状 RNA，有包膜（包膜蛋白为 HBsAg）	主要经血源传播。致病机制与病毒对肝细胞的直接损伤作用和机体的免疫病理反应有关，常可导致原有的乙型肝炎病情加重与恶化	ELISA 等检测血清中抗 HDV 抗体或抗原	与 HBV 相同
戊型肝炎病毒（hepatitis E virus，HEV）	肝炎病毒科，戊型肝炎病毒属，球形，30 ～ 32nm，单股正链 RNA，二十面体立体对称，无包膜	主要经粪－口途径传播。致病机制与病毒对肝细胞的直接损伤作用和机体的免疫病理反应有关。临床上表现为急性戊型肝炎，一般不发展为慢性肝炎	电镜等检测粪便中 HEV 颗粒或 ELISA 等检测血清中抗 HEV 抗体	目前尚无特异的防治方法

NOTE

第四节　疱疹病毒

疱疹病毒（Herpesvirus）是一群中等大小的双股 DNA 病毒（图 12–6），有 100 个以上成员，根据其理化性质分为 α、β、γ 三个亚科。α 疱疹病毒亚科（Alphaherpesvirinae）含单纯疱疹病毒属（Simplexvirus）、水痘病毒属（Varicellovirus）、马力克氏病病毒属（Mardivirus）、传染性喉支气管炎病毒属（Iltovirus）四属。β 疱疹病毒亚科（Betaherpesvirinae）含巨细胞病毒属（Cytomegalovirus）、鼠巨细胞病毒属（Muromegalovirus）、玫瑰疱疹病毒属（Roseolovirus）三属。γ 疱疹病毒亚科（Gammaherpesvirinae）含淋巴隐潜病毒属（Lymphocryptovirus）、弱病毒属（Rhadinovirus）二属。另有不能归属 3 个亚科的洄鱼疱疹病毒属（Ictalurivirus）一属。疱疹病毒感染的宿主范围广泛，可感染人类和其他脊椎动物。引起人类感染的有八种疱疹病毒（见表 12–5）。疱疹病毒主要侵犯外胚层来源的组织，包括皮肤、黏膜和神经组织。感染部位和引起的疾病多种多样，并有潜伏感染的趋向，严重威胁人类健康。

人类致病疱疹病毒存在不同的感染形式，这些感染形式可分为下列几种类型：①增殖性感染，指疱疹病毒的原发感染，病毒进入宿主细胞后，大量增殖导致宿主细胞破坏的感染状态。②潜伏性感染，指原发感染后，未清除的病毒在特定的细胞内，以非活化状态存留，不增殖不引起细胞破坏的感染状态。③整合感染，指细胞受感染之后，病毒基因整合于宿主细胞 DNA 中感染状态，常可促使细胞转化。疱疹病毒的增殖性感染是病毒致病性的临床表现形式；疱疹病毒的潜伏性感染是病毒再发感染的发病基础；而疱疹病毒的整合感染是病毒致瘤的主要机制。

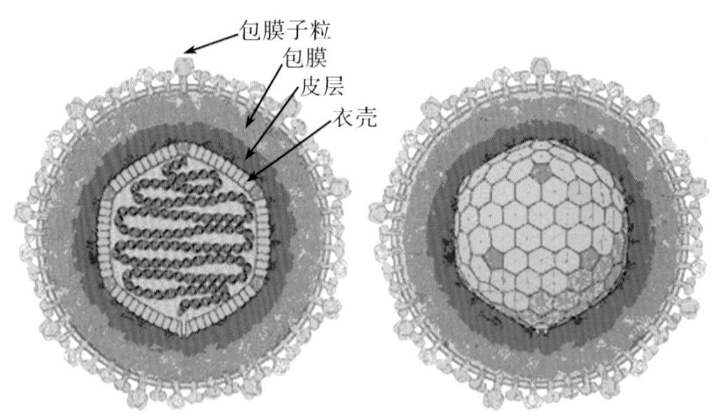

图 12–6　疱疹病毒结构模式图

表 12–5　引起人类感染的疱疹病毒

病毒类型	所致疾病
单纯疱疹病毒 1 型（人类疱疹病毒 1 型，HHV–1）	龈口炎、唇疱疹、角膜炎、结膜炎、脑炎、甲沟炎
单纯疱疹病毒 2 型（人类疱疹病毒 2 型，HHV–2）	生殖器疱疹、新生儿疱疹、宫颈癌
水痘 – 带状疱疹病毒（人类疱疹病毒 3 型，HHV–3）	水痘、带状疱疹；肺炎、脑炎
EB 病毒（人类疱疹病毒 4 型，HHV–4）	传染性单核细胞增多症、Burkitt 淋巴瘤、鼻咽癌（相关）

续表

病毒类型	所致疾病
巨细胞病毒（人类疱疹病毒 5 型，HHV-5）	传染性单核细胞增多症、巨细胞包涵体病、肝炎、间质性肺炎、视网膜炎、婴儿畸形
人类疱疹病毒 6 型（HHV-6）	幼儿急疹（玫瑰疹）、间质性肺炎、骨髓抑制
人类疱疹病毒 7 型（HHV-7）	不明确
人类疱疹病毒 8 型（HHV-8）	参与某些肿瘤及增生性疾患的致病过程，Kaposi 肉瘤

一、单纯疱疹病毒

（一）生物学性状

单纯疱疹病毒（Herpes simplex virus，HSV）呈球形，核心含双股 DNA，衣壳呈二十面体对称。衣壳外有一层被膜覆盖，最外层为包膜，上有突起。有包膜的病毒直径为 120 ～ 200nm。HSV 有两个血清型，即 HSV-1 和 HSV-2。HSV 基因组约有 150kbp，编码 70 多种蛋白。

HSV 能感染兔、豚鼠、小鼠等实验动物。HSV 可在多种细胞中增殖，常用原代地鼠肾、人胚肺、人胚肾等细胞分离培养病毒。

（二）致病性与免疫性

病人和健康病毒携带者是其传染源。病毒主要通过直接密切接触和性接触传播。HSV 经口腔、呼吸道、生殖道黏膜和破损皮肤等多种途径侵入机体。人感染率达 80% ～ 90%，常见的临床表现是黏膜或皮肤局部集聚的疱疹，偶尔也可发生严重的全身性疾病，累及内脏。

（1）原发感染　6 个月以内婴儿多从母体通过胎盘获得抗体，初次感染约 90% 无临床症状，多为隐性感染。HSV-1 原发感染常发生于 1 ～ 15 岁，常见的有龈口炎，系在口颊黏膜和齿龈处发生成群疱疹，破裂后多盖一层坏死组织。此外，尚可引起唇疱疹、湿疹样疱疹、疱疹性角膜炎、疱疹性脑炎等。生殖器疱疹多见于 14 岁以后，由 HSV-2 引起，比较严重，局部剧痛，伴有发热、全身不适及淋巴结炎。

（2）潜伏感染和复发　HSV 原发感染产生免疫力后，将大部分病毒清除，部分病毒可沿神经髓鞘到达三叉神经节（HSV-1）和脊神经节（HSV-2）细胞中或周围星形神经胶质细胞内，以潜伏状态持续存在，与机体处于相对平衡，不引起临床症状。当机体发热、受寒、日晒、月经、情绪紧张，或使用垂体或肾上腺皮质激素，或机体遭受某些细菌、病毒等感染时，潜伏的病毒激活增殖，沿神经纤维索下行至感觉神经末梢，至附近表皮细胞内继续增殖，引起复发性局部疱疹。其特点是每次复发病变往往发生于同一部位。最常见的是在唇鼻间皮肤与黏膜交界处出现成群的小疱疹。疱疹性角膜炎、疱疹性宫颈炎等亦可反复发作。

（3）先天性感染　HSV 通过胎盘感染，影响胚胎细胞有丝分裂，易发生流产，造成胎儿畸形、智力低下等先天性疾病。约 40% ～ 60% 的新生儿在通过 HSV-2 感染的产道时可被感染，出现高热、呼吸困难和中枢神经系统病变，其中 60% ～ 70% 受染新生儿可因此而死亡，幸存者中发生后遗症的可达 95%。

（4）致癌关系　一些调查研究表明，HSV-1 和 HSV-2 可能分别与唇癌、外阴癌及子宫颈癌有关，特别是 HSV-2 作为宫颈癌的病因曾受到人们重视，但近年研究表明人乳头瘤病毒与

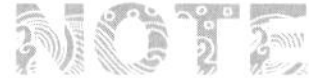

该癌有直接关系，因此宫颈癌成因比较复杂。

控制和消除 HSV 感染，细胞免疫起重要作用。机体产生的中和抗体也有一定作用。干扰素和 NK 细胞能限制原发感染的发展。

（三）微生物学检查

可刮取宫颈黏膜、口腔、皮肤等病损组织基底部材料涂片，用荧光素或酶标记抗体染色，检测细胞内 HSV 抗原；亦可用 DNA 分子杂交或 PCR 法检测病毒 DNA。对潜伏感染者多用免疫荧光法、酶联免疫吸附试验等检测特异性抗体。病毒分离培养是确诊 HSV 感染的重要方法。

（四）防治原则

碘苷、阿糖胞苷、阿糖腺苷、阿昔洛韦（无环鸟苷）等抗病毒药治疗疱疹性角膜炎有效，阿昔洛韦治疗生殖器疱疹、唇疱疹、疱疹性脑炎、新生儿疱疹等均有效，但都不能清除潜伏状态的病毒或防止潜伏感染的复发。预防应避免与患者接触，安全性生活，或给易感人群注射特异性抗体。

二、水痘 – 带状疱疹病毒

（一）生物学性状

水痘 – 带状疱疹病毒（Varicella–Zoster virus，VZV）多数性状与 HSV 相似。只有一个血清型，在人或猴纤维母细胞中增殖，受染的细胞出现多核巨细胞和嗜酸性包涵体。

（二）致病性和免疫性

1. 原发感染 水痘患者是其主要传染源，病毒经呼吸道、口、咽、结膜、皮肤等处侵入人体。病毒先在局部淋巴结增殖，进入血液散布到各个内脏继续大量增殖。经 2 ～ 3 周潜伏期后，全身皮肤广泛发生丘疹、水疱疹和脓疱疹，皮疹分布主要是向心性，以躯干较多。皮疹内含大量病毒，感染的棘细胞（pickle cell）内生成嗜酸性核内包涵体和多核巨细胞。水痘消失后不遗留疤痕，病情一般较轻，但偶有并发间质性肺炎和感染后脑炎（0.1%）。细胞免疫缺陷、白血病、肾病或使用皮质激素、抗代谢药物的儿童病情较严重。

2. 复发性感染 带状疱疹是潜伏在体内的 VZV 复发感染所致。由于儿童时期患过水痘愈合，病毒潜伏在脊髓后根神经节或脑神经的感觉神经节中，当机体受到某些刺激，如发热、受冷、机械压迫、使用免疫抑制剂、X 光照射、白血病及肿瘤等细胞免疫功能损害或低下时，导致潜伏病毒被激活，病毒沿感觉神经轴索下行到达该神经所支配的皮肤细胞内增殖，在皮肤上沿着感觉神经的通路发生串联的水疱疹，形似带状，故名。多发生于腰腹和面部。1 ～ 4 周内局部痛觉非常敏感，有剧痛。

患水痘后机体产生的特异性抗体可限制病毒经血流播散，细胞免疫能限制疾病的发展，促进机体的恢复。

（三）微生物学检查

VZV 感染主要依靠临床典型的症状诊断。必要时可取疱疹基底部标本、皮肤刮取物、水疱液等涂片染色，检查细胞核内的嗜酸性包涵体和多核巨细胞。亦可用直接荧光抗体法检测 VZV 抗原。原位杂交或 PCR 可用于 VZV 核酸检测。

（四）防治原则

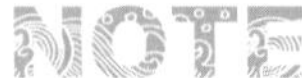

选用阿昔洛韦和阿糖腺苷等药物治疗。大剂量干扰素可限制免疫功能低下患者病情发展及

缓解局部症状。高效价免疫球蛋白对预防感染、减轻临床症状有一定效果。VZV 减毒活疫苗可提高免疫保护作用，防止疾病的发生。

三、人巨细胞病毒

（一）生物学性状

人巨细胞病毒（Human cytomegalovirus，HCMV）的形态结构与 HSV 极为相似。人和动物的巨细胞病毒均有严格的种属特性，通常只使自身宿主和同属动物易受感染。病毒在细胞培养中增殖缓慢，复制周期长，初次分离培养需 30 ～ 40 天才出现细胞病变，其特点是细胞肿大变圆，核变大，核内出现周围绕有一轮“晕”的大型嗜酸性、呈“猫头鹰眼”状的包涵体。

病毒在体外的生活力弱，对脂溶剂敏感，热（56℃ 、30 分钟）、紫外线、酸可将其灭活，4℃只能保存数天，在 -190℃和真空干燥可长期保存。

（二）致病性和免疫性

CMV 在人群中感染非常广泛，我国成人感染率达 95% 以上，通常呈隐性感染，多数感染者无临床症状，但在一定条件下侵袭多个器官和系统可产生严重疾病。病毒可侵入肺、肝、肾、唾液腺、乳腺、其他腺体，以及多核白细胞和淋巴细胞，可长期或间隙地自唾液、乳汁、血液、尿液、精液、子宫分泌物多处排出病毒。通过口腔、生殖道、胎盘、输血或器官移植等多途径传播。

1. 先天性感染　妊娠母体 CMV 感染可通过胎盘侵袭胎儿引起先天性感染，少数造成早产、流产、死产或生后死亡。患儿可发生黄疸、肝脾肿大、血小板减少性紫癜及溶血性贫血。存活儿童常遗留永久性智力低下、神经肌肉运动障碍、耳聋和脉络视网膜炎等。

2. 围产期感染　产妇泌尿道和宫颈排出 CMV，则分娩时婴儿经产道可被感染。多数为症状轻微或无临床症状的亚临床感染，少数有轻微呼吸障碍或肝功能损伤。

3. 儿童及成人感染　通过吸乳、接吻、性接触、输血等感染，通常为亚临床型，有的也能导致嗜异性抗体阴性的单核细胞增多症。由于妊娠、接受免疫抑制治疗、器官移植、肿瘤等因素激活潜伏在单核细胞、淋巴细胞中的病毒，引起单核细胞增多症、肝炎、间质性肺炎、视网膜炎、脑炎等。

4. 细胞转化和可能致癌作用　经紫外线灭活的 CMV 可转化啮齿类动物胚胎纤维母细胞。在某些肿瘤（如宫颈癌、结肠癌、前列腺癌、Kaposi 肉瘤）中 CMV 的 DNA 检出率高，CMV 抗体滴度亦高于正常人。在上述肿瘤建立的细胞株中还发现病毒颗粒，提示 CMV 与其他疱疹病毒一样，具有潜在致癌的可能性。

（三）微生物学检查

将唾液、尿液、子宫颈分泌液等标本离心沉淀，经姬姆萨染色后镜检，检查巨大细胞及核内和浆内嗜酸性包涵体，可做出初步诊断。也可将标本接种于人胚肺纤维母细胞中，将培养 24 小时的感染细胞固定，用 DNA 探针进行原位杂交，检测 CMV DNA。不论是初次感染或复发感染，当病毒血症时，可用葡聚糖液提取外周血单个核细胞，制成涂片，加 CMV 单克隆抗体，采用免疫酶或荧光染色，检测细胞内抗原。用 ELISA 检测 CMVlgM 抗体和 IgG 抗体，适用于早期感染和流行病学调查。IgG 抗体可终身持续存在，IgM 抗体与急性感染有关。

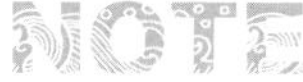

（四）防治原则

更昔洛韦（ganciclovir DHPG）及高滴度抗 HCMV 免疫球蛋白可治疗严重感染，更昔洛韦还可防止 CMV 扩散作用。

第五节 逆转录病毒

逆转录病毒科是一大组含逆转录酶的 RNA 病毒，按其致病作用可分为正逆转录病毒亚科和泡沫逆转录病毒亚科。正逆转录病毒亚科包括 5 个（α、β、γ、δ、ε）逆转录病毒属和慢病毒属，泡沫逆转录病毒亚科只有 1 个泡沫病毒属。其中对人致病的病毒主要有，慢病毒属（Lentivirus）中的人类免疫缺陷病毒，δ 逆转录病毒属（Deltaretrovirus）中的人类嗜 T 细胞病毒。

一、人类免疫缺陷病毒

人类免疫缺陷病毒（human immunodeficiency virus，HIV）是获得性免疫缺陷综合征（acquired immunodeficiency syndrome，AIDS）即艾滋病的病原体。自 1981 年以来艾滋病已迅速蔓延全世界，截至 2014 年底，全球约有 3690 万艾滋病毒感染者。

（一）生物学性状

1. 形态与结构 电镜下 HIV 病毒体呈球形，大小约 100 ～ 120nm。有包膜，表面有糖蛋白刺突，HIV 核心由两条同源的正链 RNA 基因组和包裹其外的核衣壳蛋白（p7）组成，并携带有逆转录酶、整合酶、蛋白酶和 RNA 酶 H。核心外包裹的衣壳呈圆柱形，由衣壳蛋白 p24 构成。病毒体外层为双层脂蛋白包膜，其中镶嵌有 gp120 和 gp41 两种病毒特异的糖蛋白。刺突 gp120 是 HIV 的吸附蛋白，可与宿主细胞的 CD4 分子形成选择性结合。gp41 为跨膜蛋白，可促进病毒包膜与宿主细胞膜的融合。包膜与圆柱形衣壳之间有一层内膜蛋白（p17）（图 12–7）。

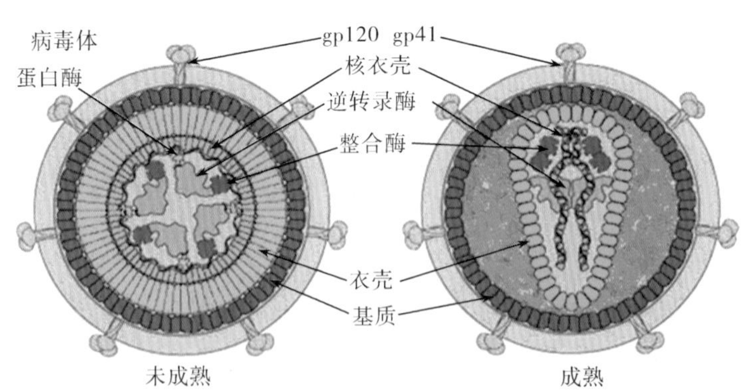

图 12–7 HIV 结构模式图

2. 基因结构 HIV 基因组为两条相同的单正链 RNA，在 5′末端通过氢键互相连接形成二聚体。基因全长约 9.2kb，两端是长末端重复序列（long terminal repeat，LTR），从 5′末端的 LTR 后，依次是 3 个结构基因 gag、pol、env 及 6 个调节基因 tat、rev、vif、nef、vpr 和 vpu，分别编码结构蛋白和调节蛋白。

3. 型别与抗原变异　HIV 依据基因组成、进化来源和流行区域划分为 HIV-1 与 HIV-2 两型，两型病毒的基因组核苷酸序列差异大于 40%。其中 HIV-1 呈世界性流行。HIV-2 只在西部非洲呈地域性流行。HIV-1 具有很高的变异率，是逆转录酶在转录时高度错配的结果。env 变异最频繁，每个位点核苷酸的突变率约为 1‰（与流感病毒变异率相似），可导致其编码的包膜糖蛋白 gp120 抗原变异。

4. HIV 的复制　首先 HIV 的刺突 gp120 与易感细胞表面的特异受体 CD4 分子结合，然后再与辅助受体（CCR5 或 CXCR4）结合，引起刺突糖蛋白的构象改变，暴露 gp41 融合肽，介导病毒包膜与宿主细胞膜的融合。核衣壳进入细胞质内脱壳，释放出基因组 RNA 与逆转录酶。

在病毒自身逆转录酶的催化下，以病毒 RNA 为模板合成互补的负链 DNA 后，形成 RNA:DNA 中间体。中间体中的 RNA 被 RNA 酶 H 水解，在宿主细胞 DNA 聚合酶作用下，由负链 DNA 复制成双链 DNA。该双链 DNA 整合至宿主细胞的 DNA 上成为前病毒。当细胞活化时，前病毒在宿主细胞 RNA 聚合酶的催化下，病毒 DNA 转录形成子代 RNA 和 mRNA。mRNA 在胞质核糖体上翻译出子代病毒的结构蛋白和非结构蛋白。

病毒结构蛋白和子代 RNA 装配成核衣壳，以出芽方式释放时获得包膜，组成完整的子代病毒体。

5. 培养特性　HIV 感染的宿主范围和细胞范围比较狭窄，仅感染表面有 CD4 分子的细胞。实验室中常用新鲜分离的正常人 T 细胞或用患者自身分离的 T 细胞培养。恒河猴及黑猩猩可作为 HIV 感染的动物模型，但其感染过程与产生的症状与人类不同。

6. 抵抗力　HIV 对理化因素的抵抗力较弱。含病毒的液体或血清，经 56℃加热 10 分钟即可被灭活。50% 乙醚、70% 乙醇、0.1% 漂白粉、0.2% 次氯酸钠、0.3%H_2O_2 和 0.5% 来苏儿等消毒剂室温消毒 10 分钟可完全灭活病毒。HIV 在 20℃～ 22℃环境下可存活 7 天，冻干血制品需 68℃加热 72 小时才能彻底灭活病毒。

（二）致病性与免疫性

1. 传染源和传播途径　传染源是 HIV 携带者和 AIDS 患者。HIV 主要存在于血液、精液、阴道分泌物、乳汁、唾液、脑脊髓等中，传播途径主要有：

（1）性传播　是 HIV 的主要传播方式，包括同性恋、双性恋或异性恋间的性行为，直肠和肛门皮肤黏膜的破损更易感染，因此 AIDS 是重要的性传播疾病之一。

（2）血液传播　输入带有 HIV 的血液、血制品，接受器官、骨髓移植或人工授精，使用被 HIV 污染的注射器和针头等，均会发生 HIV 感染。

（3）垂直传播　通过胎盘、产道或经哺乳等方式传播，其中胎儿经胎盘感染最多见。

2. 致病性　HIV 主要感染 $CD4^+T$ 淋巴细胞及表达 CD4 分子的单核 / 巨噬细胞、树突状细胞和神经胶质细胞等靶细胞。HIV 在靶细胞内复制，可通过直接或间接途径损伤多种免疫细胞，主要表现是以 $CD4^+T$ 细胞减少所致的免疫功能低下，由于 $CD4^+T$ 细胞数量减少而 $CD8^+T$ 细胞相对增多导致 CD4/CD8 比例倒置，免疫调节功能紊乱。HIV 损伤免疫细胞的机制如下：

（1）$CD4^+T$ 细胞　$CD4^+T$ 细胞是 HIV 感染的主要靶细胞，HIV 损伤 $CD4^+T$ 细胞的机制主要有：①病毒的包膜糖蛋白插入细胞膜或病毒颗粒以出芽方式释放，引起细胞膜损伤；②通过

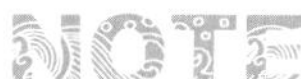

感染 HIV 的 $CD4^+T$ 表面表达的 gp120 与周围未感染细胞的相应受体 CD4 分子结合，导致细胞融合，形成多核巨细胞，多核巨细胞丧失正常分裂能力，最后导致细胞的溶解；③ HIV 可诱生特异性 CTL 或抗体，通过 CTL 的直接杀伤作用，抗体介导的 ADCC 作用，破坏 $CD4^+T$ 细胞；④病毒直接诱导 $CD4^+T$ 细胞凋亡，细胞凋亡的出现主要与病毒蛋白的直接诱导凋亡有关；⑤ HIV 编码产物有超抗原样作用，可引起 $CD4^+T$ 细胞死亡。

（2）单核 / 巨噬细胞　单核细胞和巨噬细胞亦能表达 CD4 分子，其辅助受体是 CCR5。HIV 感染单核 – 巨噬细胞，可损伤其趋化、黏附和杀菌能力。由于单核 / 巨噬细胞可以抵抗 HIV 的溶细胞作用，使其成为 HIV 的庇护所，一旦感染后可长期携带 HIV，并随细胞游走使病毒向肺和脑等组织播散，造成多脏器损伤。

（3）HIV 对其他细胞的损伤　HIV 亦可感染树突状细胞、脑组织中的神经胶质细胞（主要为小胶质细胞）、皮肤的朗格汉斯细胞等表面表达少量 CD4 分子的细胞，引起细胞的损伤。脑组织损伤常造成患者出现中枢神经系统疾患，如 HIV 脑病、脊髓病变和 AIDS 痴呆综合征。

3. 临床表现　临床上 HIV 的感染过程可分为 4 个时期，即原发感染急性期、无症状潜伏期、AIDS 相关综合征期和典型 AIDS 期。HIV 感染的不同时期具有不同的临床特点及免疫学特征。

（1）原发感染急性期　通常发生在初次感染 HIV 的 2 ～ 4 周，多数患者无明显症状或可出现类似流感的非特异性症状，症状可自行消退。

（2）无症状潜伏期　即急性期恢复后无任何临床表现的阶段，一般持续 5 ～ 15 年（平均 10 年）。此期患者血中的 HIV 数量降至较低水平，外周血中很难检测到 HIV，但 HIV 在感染者体内持续复制，$CD4^+T$ 细胞数量进行性减少，感染者血中 HIV 抗体检测显示阳性，具有传染性。

（3）AIDS 相关综合征（AIDS–related complex，ARC）期　随着感染时间的延长，当 HIV 在体内大量复制并造成机体免疫系统进行性损伤时，则出现临床症状，即 AIDS 相关综合征，感染者表现为发热、盗汗、全身倦怠、消瘦、慢性腹泻和全身淋巴结肿大等。

（4）典型 AIDS 期　此期从病人血中能稳定检出高水平的 HIV，一般以患者血中 $CD4^+T$ 细胞计数 <200 个 /μL 作为 AIDS 的临床诊断标准。进入 AIDS 期的患者以出现多种机会性感染、罕见肿瘤和神经系统疾患为主要表现。

（三）微生物学检查法

1. 检测抗体　常用方法有 ELISA、蛋白质印迹试验（Western blot，WB）、RIA。一般 HIV 感染 6 ～ 12 周之内可检出抗体，6 个月后所有感染者血清抗体均为阳性，因此检测抗体对供血者筛查和确认感染非常重要。ELISA 法常用于 HIV 感染的常规初筛检测及献血员筛选，确证试验常采用特异性高的 WB 法检测 P24 抗体、糖蛋白（gp120、gp41）抗体等多种抗体，以免误诊。

2. 检测病毒及其组分　①检测病毒抗原。常用 ELISA 夹心法检测 HIV 的衣壳蛋白 p24，p24 阳性可用于 HIV 早期感染或 AIDS 期的辅助诊断。②检测病毒核酸。常采用核酸杂交法、定量 PT–PCR 法等检测血浆中的 HIV RNA，用于疾病的诊断、HIV 感染者病情进程分析和抗 HIV 药物治疗效果的评价。

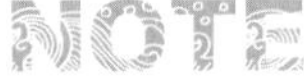

（四）防治原则

健康教育及必要的控制措施是预防艾滋病的关键。

1. HIV 疫苗　研制安全、有效的 HIV 疫苗是控制 AIDS 全球流行的重要途径。但目前尚未研制出有效的 HIV 疫苗，主要原因是 HIV 突变频繁，且以前病毒形式潜伏在体内，使特定疫苗的效果难以持久。

2. 药物治疗　目前治疗 HIV 感染的药物主要有三类：①核苷类和非核苷类逆转录酶抑制剂，如叠氮胸苷、拉米呋啶等，可干扰前病毒的合成，抑制病毒复制。②蛋白酶抑制剂，如塞科纳瓦、瑞托纳瓦等，可抑制 HIV 蛋白水解酶，阻断 HIV 复制和成熟过程中必需的蛋白质合成。③膜融合抑制剂，如恩夫韦地，可抑制病毒包膜和细胞膜的融合，阻止 HIV 侵入细胞。使用单一抗 HIV 的药物往往不能取得较好的治疗效果，并容易诱发 HIV 变异，产生耐药性，因而目前主张联合用药，称为高效抗逆转录病毒治疗（high active anti-retroviral therapy，HAART），俗称“鸡尾酒”疗法。该疗法一般联合使用两种逆转录酶抑制剂和一种蛋白酶抑制剂，能有效地抑制病毒的复制，延缓病毒产生耐药性的时间。

二、人类嗜 T 细胞病毒

人类嗜 T 细胞病毒（human T-cell lymphotropic virus，HTLV）有 HTLV- Ⅰ型和 HTLV- Ⅱ型，二者基因组有 65% 同源性。

HTLV 呈球形，直径约 100nm，核心为 RNA、逆转录酶和 Gag 蛋白，衣壳呈二十面体立体对称，包膜表面有糖蛋白刺突，能与靶细胞表面的 CD4 分子结合。

HTLV 的传染源是患者和 HTLV 感染者。HTLV- Ⅰ的感染主要通过输血、注射、性接触等途径水平传播，亦可通过胎盘、产道和哺乳等途径垂直传播，主要引起成人 T 细胞白血病（ATL）。HTLV- Ⅱ型主要引起毛细胞白血病。

实验室诊断 HTLV 感染的主要依据是检测 HTLV 特异性抗体，目前尚无对 HTLV 感染的特异防治方法。

表 12-6　其他常见致病病毒

病毒名称	主要生物学性状	致病性	防治原则
呼吸道合胞病毒（respiratory syncytial virus）	副黏病毒科，球形，125～250nm，有包膜，单股负链 RNA，不分节，1 个血清型	婴幼儿细支气管炎和细支气管肺炎，流行于冬季和早春	目前尚无特异的防治方法，对症处理
麻疹病毒（Measles virus）	副黏病毒科，球形，120～250nm，有包膜，单负链 RNA 病毒。病毒体中含有 RNA 聚合酶。1 个血清型	人是唯一自然储存宿主，主要通过飞沫传播，先后形成第二次病毒血症，引起麻疹亚急性硬化性全脑炎	麻疹减毒活疫苗进行免疫接种
副流感病毒（parainfluenza virus）	副流感病毒科，球形，125～250nm，单股 RNA，不分节段，核衣壳呈螺旋对称，包膜上有 HN、F 蛋白刺突、5 个血清型，1、2、3 型为人类感染的主要型别	通过人与人直接接触或飞沫传播，引起上呼吸道感染，也可引起婴幼儿及儿童严重的呼吸道感染	暂无有效疫苗与治疗方法

续表

病毒名称	主要生物学性状	致病性	防治原则
腮腺炎病毒（mumps virus）	副黏病毒科，球形，100～200nm，单股RNA，核衣壳螺旋对称，包膜上有HA	病毒在呼吸道细胞增殖，可侵入腮腺和其他器官，约70%感染者出现流行性腮腺炎。青春期感染可合并睾丸或卵巢炎，有人可发生脑炎	防止飞沫传播，接种减毒活疫苗
风疹病毒（rubella virus）	披膜病毒科，球形，15～30nm，单股RNA，核衣壳二十面体对称，无包膜；有1个血清型	经呼吸道传播引起儿童风疹，也可经垂直感染引起胎儿先天性畸形	接种减毒活疫苗；与患者接触的孕妇注射丙种球蛋白
鼻病毒（rhinovirus）	小RNA病毒科，球形，15～30nm，单股RNA，核衣壳二十面体对称，无包膜。有114个血清型	手是主要的传播媒介，其次为飞沫传播。引起普通感冒，婴幼儿和慢性呼吸道疾病患者常引起支气管炎和支气管肺炎	型别多，制备疫苗有困难
腺病毒（adenovirus）	腺病毒科，立体对称的二十面体，60～90nm，线状双股DNA，无包膜，人类腺病毒分6个组、49个血清型	主要引起上呼吸道感染与肺炎。个别型别可经胃肠道和眼结膜等途径感染而引起咽结膜炎、流行性角膜炎和小儿胃肠炎	对症治疗和抗病毒治疗
人偏肺病毒（Human Metapneumovirus，hMPV）	副流感病毒科，球形，病毒直径约15nm，有包膜	小儿急性呼吸道感染的主要病原。感染有明显季节性，大多数地区在秋冬和冬春季节流行，流行高峰与呼吸道合胞病毒（RSV）的感染高峰相同或稍后	对症治疗和抗病毒治疗
流行性乙型脑炎病毒（Japanese encephalitis virus）	单正链无包膜的RNA病毒，仅有1个血清型	虫媒传播，蚊子为主要的媒介昆虫。引起流行性乙型脑炎。 病毒随蚊虫唾液进入人体皮下。先在皮肤毛细血管内皮细胞及局部淋巴结等处增殖，而后病毒经血循环播散到肝、脾等处的细胞中继续增殖，少数患者（0.1%）体内的病毒可突破血脑屏障进入脑内增殖，引起脑膜及脑组织出现炎症，造成神经元细胞变性坏死、毛细血管栓塞、淋巴细胞浸润，甚至出现局灶性坏死和脑组织软化	可应用减毒活疫苗和灭活疫苗预防
汉坦病毒（Hantaan virus）	基因组分3个节段，单负链有包膜的RNA病毒	啮齿类动物如鼠是主要的传染源及储存宿主。可经呼吸道、消化道、接触、虫媒及垂直方式传播。主要引起汉坦病毒肺综合征、汉坦病毒肾综合征出血热 该病毒具有泛嗜性，可感染多种组织和细胞，主要靶细胞为血管内皮细胞，可致细胞损伤、血管通透性增加。另外超敏反应及$CD8^+T$细胞介导的细胞免疫也是造成机体损伤的原因	灭活疫苗可用于预防
狂犬病病毒（Rabies virus）	呈子弹状，单负链有包膜的RNA病毒。病毒体中含有RNA聚合酶。仅有1个血清型	野生动物为重要的传染源，其中病犬为最主要的传染源，引起狂犬病 病毒的受体是神经元上的乙酰胆碱受体。病毒在咬伤部位周围的横纹肌细胞中缓慢增殖后进入周围神经，再上行至背根神经节后大量增殖，侵入脊髓和中枢神经系统、脑干及小脑等处的神经元，病毒又可沿传出神经进入唾液腺等外周组织和器官	灭活疫苗可用于预防

续表

病毒名称	主要生物学性状	致病性	防治原则
人乳头瘤病毒（Human papilloma virus）	双链闭环无包膜DNA病毒。型别有80余种，依其感染的上皮所在部位分为皮肤型和生殖道上皮型	人是唯一自然宿主。可经密切接触、性接触而传播。引起人类上皮的良性和恶性肿瘤，如人类寻常疣、尖锐湿疣、乳头状瘤、宫颈癌等 该病毒具有严格的组织特异性，感染后主要表现为上皮增生性病变，特征性病理表现之一为凹空细胞	无疫苗可预防。治疗以局部治疗为主

NOTE

第十三章　真菌学

真菌（fungus）是一大类具有典型细胞核和细胞壁的真核细胞型微生物。真菌的细胞结构比较完整，细胞核高度分化，有核膜和核仁，并有由 DNA 和组蛋白组成的线状染色体。细胞质内含有多种细胞器，如线粒体、内质网、高尔基复合体等，细胞壁由几丁质或纤维素组成。不含叶绿体，无根、茎、叶分化。可通过无性或有性繁殖。多数为腐生，少数为寄生或共生。

真菌在自然界广泛分布，种类繁多，有一万个属、十万余种，与人类关系非常密切。其中绝大多数对人类有益，如酿酒、发酵、生产抗生素和酶制剂等，有些对人类有害，可使食品、药品、衣物等霉变，少数可引起人类及动植物疾病。近年来，因滥用抗生素引起菌群失调，常用激素、免疫抑制剂、抗肿瘤药物及 HIV 感染等导致免疫功能下降，真菌感染呈上升趋势。目前已知的与医学有关的真菌有 400 余种，常见的有 50 ～ 100 种，可引起感染、中毒、致癌或超敏反应。

第一节　真菌的形态与结构

真菌虽属真核细胞生物，但其细胞与动植物细胞的结构差别显著。即使在同一门类中，单细胞真菌和多细胞真菌在形态上仍有很大区别。

一、真菌的形态

真菌比细菌大数倍至数十倍，用普通光学显微镜放大数十或数百倍即可观察。单细胞真菌的形态较简单，多细胞真菌的营养体和繁殖体均具有较复杂的形态。

（一）单细胞真菌

单细胞真菌亦称为酵母菌（yeast），其胞体即营养体，多呈球形、椭圆形、圆筒形等。胞体直径一般在 2 ～ 20μm 之间，多为 3 ～ 5μm。有的菌种在胞体外有荚膜（如新生隐球菌）。多数单细胞真菌由母细胞以芽生的方式进行繁殖，则芽生孢子为其繁殖体；也有的以细胞分裂或其他方式进行繁殖。某些单细胞真菌如白假丝酵母菌以芽生方式繁殖后，其子细胞在母细胞顶端延长，并作为母细胞再产生子细胞，这样反复繁殖，形成的“丝状”结构叫假菌丝。通常把不产生菌丝的单细胞真菌称酵母型真菌，而将能产生假菌丝的真菌叫类酵母型真菌。引起人类疾病的单细胞性真菌有新生隐球菌、白假丝酵母菌等。

（二）多细胞真菌

菌体由多个细胞构成。其结构主要分为菌丝和孢子两大部分。真菌的种类不同，其菌丝和孢子的形态也不一样，是鉴别真菌的重要依据之一。

NOTE

1. 菌丝（hypha） 为多细胞真菌的营养体，呈管状，是由成熟的孢子在适宜环境下长出芽管，芽管逐渐延长所形成的丝状结构。随不同生长条件其长度差别较大，宽度一般在 1 ～ 10μm。菌丝可长出许多分枝，并交织成团，称为菌丝体（mycelium）。有的菌丝在一定的间距形成横隔，称为隔膜（septum）。有隔膜的菌丝称为有隔菌丝（septate hypha），隔膜把菌丝分成一连串若干个细胞；无隔膜的菌丝称为无隔菌丝（nonseptate hypha），整条菌丝就是一个细胞，其内含有多个细胞核。

菌丝也可按其功能分为：①营养菌丝（vegetative mycelium），伸入到被寄生物体或培养基中以吸取和合成营养的菌丝，也叫基内菌丝；②气生菌丝（aerial mycelium），向上生长暴露于空气中的菌丝；③生殖菌丝（reproductive mycelium），气生菌丝发育到一定阶段可产生孢子的那部分菌丝。

菌丝的形态多种多样，多数为丝状或管状，也有的为螺旋状、球拍状、鹿角状、结节状和梳状等（图 13–1）。

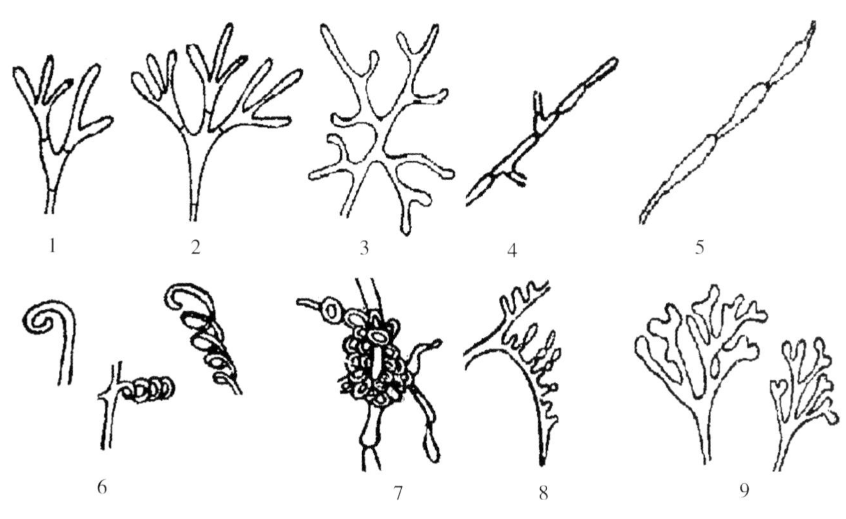

图 13–1　真菌的各种菌丝

1、2. 分支菌丝　3. 无隔菌丝　4. 有隔菌丝　5. 球拍状菌丝　6. 螺旋状菌丝　7. 结节状菌丝　8. 梳状菌丝　9. 鹿角状菌丝

2. 孢子（spore） 孢子是多细胞真菌的繁殖体。一个菌细胞可产生多个孢子，孢子又可发育成菌丝。真菌的孢子分为无性孢子和有性孢子。

（1）无性孢子　指不经过两个细胞的融合而形成的孢子。病原性真菌大多数产生无性孢子。

无性孢子主要有三种类型：①叶状孢子，由真菌菌丝或菌体细胞直接形成。根据形成方式不同，分为关节孢子（arthrospore）、芽生孢子（blastospore）、厚膜孢子（chlamydospore）。②分生孢子，是最常见的一种无性孢子，由菌丝末端细胞分裂或收缩而形成，也可从菌丝侧面出芽而形成。根据其形态结构及孢子细胞的数量又分为大分生孢子（macroconidium）和小分生孢子（microconidium）。③孢子囊孢子，菌丝末端膨大而形成孢子囊，内含许多孢子，孢子成熟后破囊而出。（图 13–2）

（2）有性孢子　指通过两个真菌细胞融合后形成的孢子。主要有卵孢子（oospore）、接合孢子（zygospore）、子囊孢子（ascospore）和担（子）孢子（basidiospore）。只有部分病原性

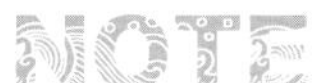

真菌能形成有性孢子。

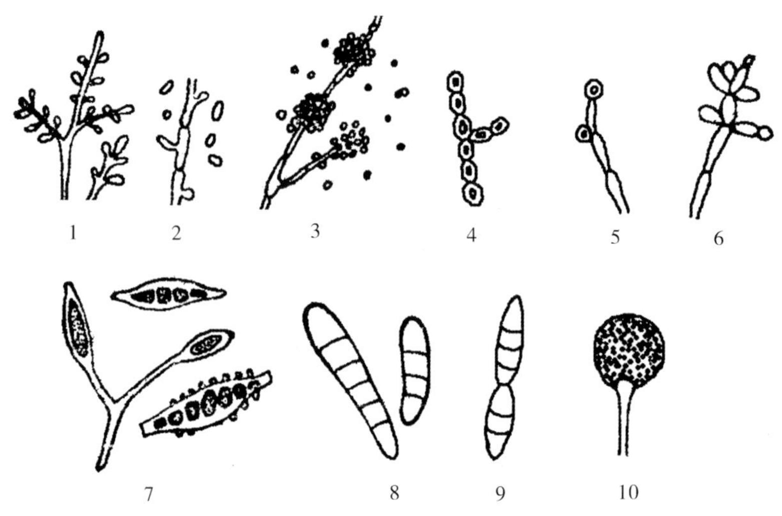

图 13–2　真菌的各种无性孢子

1～3. 小分生孢子　4. 关节孢子　5. 厚膜孢子　6. 芽生孢子　7～9 大分生孢子　10. 孢子囊孢子

（三）双相型真菌

有些真菌在普通培养基上置 22℃～28℃培养时呈菌丝型；而在动物体内或在特殊培养基上，置 37℃培养则呈酵母型，如申克孢子丝菌、荚膜组织胞浆菌、马尔尼菲青霉菌等，故又称双相性（dimorphic）真菌。

二、真菌的结构

（一）细胞壁

位于细胞外层，不仅构成真菌形态特征的基础，同时也参与营养物质及气体交换，以及对抗细胞外高渗的作用。真菌细胞壁的主要成分为多糖，占细胞干重的 80%～90%，此外还有蛋白质、脂质及无机盐等。真菌细胞壁的构成可分为：

1. 骨架　以几丁质和葡聚糖为主要成分构成的微细纤维骨架，是真菌区别于植物的特征之一。丝状真菌骨架以几丁质含量最高，其作用与菌丝生长和芽管形成有关，而酵母菌骨架则以葡聚糖含量最高，是维持真菌细胞坚固外形的分子基础。

2. 基质　由多糖、蛋白、脂质和无机盐等多种成分组成。多糖主要有葡聚糖、葡糖胺、葡萄糖、几丁质和半乳糖等，其含量在真菌细胞壁发育过程中呈动态变化。蛋白或单独存在，或与多糖组成蛋白多糖，蛋白多糖具有水解酶活性，可分解基质，易于营养物质进入胞内，同时蛋白多糖也是细胞壁抗原的分子基础。脂质以磷脂为主，无机盐以磷为主，另含有少量钙和镁元素等。

（二）细胞膜

真菌细胞膜为镶嵌蛋白质的双层磷脂膜，形成“流动镶嵌模型”，含有固醇。胞膜内含有的大量麦角固醇因易与多烯类抗生素（如两性霉素 B）结合而成为该类抗生素作用的靶标。

多细胞真菌的菌丝间有隔膜结构，不同真菌的隔膜各异，因此可作为真菌分类的依据之一。皮肤丝状菌、荚膜组织胞浆菌等真菌的隔膜上有小孔，小孔附有球形的间隔小体，小孔与间隔小体可调节隔膜两侧细胞质的流速，并在菌丝受损后可堵住隔膜小孔，以防止细胞液的流失，因而隔膜也是防止菌丝受损的一种保护性结构。

（三）细胞质

和其他真核生物类似，真菌细胞质内也含有线粒体、核糖体、内质网、高尔基体等细胞器。所有真菌细胞中至少有一个或几个线粒体，随着菌龄的不同而变化，是细胞呼吸产生能量的场所。真菌核糖体由 60S 大亚基和 40S 小亚基组成，核糖体无论是附着于内质网上还是游离于胞质中，均为蛋白质合成的部位。

（四）细胞核

真菌细胞核较其他真核生物的细胞核小，通常为椭圆形，直径为 2 ～ 3μm。不同真菌细胞核的数量变化很大，每个细胞中有 1 ～ 2 个，也可多达 20 ～ 30 个。有完整的核形态和典型的核仁、核膜结构。大多数真菌细胞是单倍体，有多条染色体，基因组为 107 ～ 108 个碱基对。

第二节　真菌的增殖与培养

真菌具有很强的繁殖能力且对营养要求较低，故在一般环境下较易培养。

一、真菌的生长条件

医学真菌的繁殖条件与细菌类似，但营养要求相对更低。

1. 营养　是真菌生长繁殖所需要的最基本条件，包括水、碳源、氮源、无机盐及必要的生长因子等。

2. 温度　不同真菌的最适生长温度范围有所差异，浅部真菌一般为 22℃～ 28℃，而深部真菌为 37℃。温度变化可改变某些真菌的形态，如双相型真菌可从酵母型（37℃）转变成菌丝型（22℃）。

3. 酸碱度　相对于细菌，真菌对酸碱度的适应范围较窄，多数真菌生长的最适 pH 为 4.0 ～ 6.0 左右。

4. 气体　大多数真菌生长繁殖过程中依赖氧气，二氧化碳不利于多数真菌的生长繁殖。

二、真菌的增殖

真菌的生长繁殖方式多样，可分为无性繁殖和有性繁殖，无性繁殖是许多致病真菌的主要繁殖方式。

（一）单细胞真菌的增殖

单细胞真菌增殖的方式如下：

1. 芽生　母细胞的胞壁出芽，同时伴有核分裂及进入子细胞，而后在母细胞和子细胞之间产生横隔，成熟后从母体脱落。为酵母菌和类酵母菌的主要繁殖方式。

2. 裂殖　通过细胞分裂产生子代细胞，少数酵母菌属此类。

3. 无性孢子繁殖　如白假丝酵母菌的厚膜孢子。

4. 有性孢子繁殖　通过产生子囊孢子来繁殖。

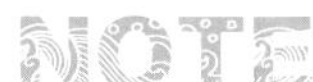

（二）多细胞真菌的增殖

多细胞真菌增殖的方式如下：

1. 断裂增殖 即断裂的菌丝片段可以发育形成新的菌丝体。

2. 无性孢子繁殖 不经过两性细胞的结合，只是营养体的分裂或营养菌丝的分化而形成的新个体。

3. 有性孢子繁殖 经过两个不同性细胞结合而产生的新个体，一般要经过质配、核配和减数分裂三个阶段。

三、真菌的人工培养

绝大多数真菌对营养的要求不高，常用培养基为沙保弱培养基（Sabouraud dextrose agar，SDA），含有葡萄糖、蛋白胨和琼脂。真菌繁殖的速度随菌种不同而异。一般单细胞真菌繁殖的速度较快，经 24 ～ 48 小时多可形成菌落；多数丝状真菌的繁殖速度较慢，需经 1 ～ 4 周才能形成典型的菌落。由于真菌种类不同，其菌落的大小、形态、颜色、气味等也不一样，常作为真菌鉴定的依据之一。真菌的菌落有三种类型。

1. 酵母型菌落（yeast type colony） 与一般细菌菌落类似，但比细菌的菌落大而厚。菌落表面光滑、湿润、柔软而致密，颜色多样。镜下均为单个真菌细胞或其所形成的孢子，无菌丝。单细胞真菌如新生隐球菌等繁殖后形成酵母型菌落。

2. 类酵母型菌落（yeast-like type colony） 有些单细胞真菌形成假菌丝后，假菌丝向下生长，伸入培养基内，称为类酵母型菌落或酵母样菌落。菌落外观与酵母型菌落相似，但镜下可看到藕节状细胞链的假菌丝。白假丝酵母菌的菌落即属此型。

3. 丝状型菌落（filamentous type colony） 是多细胞真菌（丝状菌）的菌落形式，由许多疏松的菌丝体及孢子所组成。由于一部分菌丝向空中生长，从而使菌落呈棉絮状、绒毛状或粉末状等，菌落正背两面可显示出红、黄、绿等颜色。

第三节 真菌的感染与免疫

近年来，由于滥用抗生素、激素和免疫抑制剂导致机体菌群失调或免疫功能低下，加之艾滋病人的不断增多、器官移植及介入技术的普遍开展等因素影响，机会性真菌感染尤其是深部感染的发病率与死亡率呈明显上升趋势。针对真菌感染，机体的固有免疫发挥重要作用，而适应性免疫与真菌病的恢复密切相关。

一、真菌感染

由真菌感染并表现有临床症状者称为真菌病（mycoses）。除粗球孢子菌、荚膜组织孢浆菌、皮炎芽生菌、巴西芽生菌等真菌能引起原发性感染外，大多数深部真菌感染是因各种诱因使机体免疫功能显著下降时由条件致病性真菌引起的机会性感染。

（一）真菌的致病性

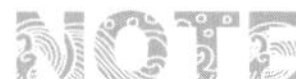

不同真菌的致病物质不尽相同，一般认为与真菌产生的毒素或毒素样物质、真菌的黏附能

力、对免疫功能的抑制作用、真菌的某些酶类和菌体成分、生物膜形成等有关。例如，白假丝酵母菌具有黏附人体细胞及形成生物膜的能力；新生隐球菌的荚膜有抗吞噬作用；白假丝酵母菌、烟曲霉、黄曲霉的细胞壁糖蛋白具有内毒素样活性，能引起组织化脓性反应和休克等。

真菌在体内繁殖以后，根据其致病力及机体抵抗力等多种因素的不同，病理变化也不一样，多表现为急性渗出性炎症、坏死性炎症、慢性肉芽肿性炎症及混合病变等。

（二）真菌感染的临床类型

根据感染部位的不同，可将真菌引起的感染分为三类。

1. 浅表真菌感染 指人体皮肤组织的真菌感染，主要侵犯皮肤、毛发和指（趾）甲。多为外源性感染，多有传染性，但一般临床症状较轻。

2. 皮下组织真菌感染 指人体皮下组织的真菌感染，一般由腐生真菌引起，通常为创伤所致。

3. 深部真菌感染 指人体组织、内脏、中枢神经系统等内脏器官的真菌感染，可以由内源性或外源性真菌所引起。由内源性真菌引起的感染也称为机会性真菌感染。

二、抗真菌免疫

机体对真菌具有较强的免疫功能，免疫功能正常者一般不易发生深部真菌感染。免疫功能包括固有免疫和适应性免疫两个方面。一般而言，固有免疫在阻止真菌病的发生上起作用，而适应性免疫中的细胞免疫对真菌病的恢复起一定作用。

（一）固有免疫

1. 屏障作用 体表的物理屏障、化学屏障和微生物屏障均有防御真菌侵袭的作用。例如，健康的皮肤黏膜能阻挡真菌对机体的侵袭；皮脂腺分泌的脂肪酸具有杀灭真菌的作用，学龄前儿童的皮脂腺发育不够完善，头皮分泌的不饱和脂肪酸较成人少，因而易患头癣；寄生于机体的正常菌群也能拮抗寄生于人体内的白假丝酵母菌等真菌的大量繁殖，如长期应用广谱抗生素会导致菌群失调，白假丝酵母菌等则趁机大量繁殖而导致机会性感染。

2. 吞噬作用 巨噬细胞和中性粒细胞具有吞噬真菌的能力。吞噬细胞被真菌活化后，释放的 H_2O_2、次氯酸和防御素（defensin）能杀灭假丝酵母菌、烟曲霉等真菌。但被吞噬的真菌孢子并不能被完全杀灭，可在吞噬细胞内繁殖，刺激组织增生，引起细胞浸润形成肉芽肿，也可随吞噬细胞扩散到其他部位引起感染。

3. 正常体液中的抗真菌物质 除补体等免疫分子外，在体液中还存在一些抗真菌物质。例如，促癣吞噬肽（tuftsin）能结合到中性粒细胞膜上，可增强其杀灭真菌的活性；淋巴细胞合成的转铁蛋白可扩散至皮肤角质层，具有抑制真菌和细菌的作用；IFN γ 、TNF 等细胞因子及 β – 防御素、LL–37 等抗菌肽也具有一定的抗真菌作用。

（二）适应性免疫

1. 细胞免疫 在特异性抗真菌免疫中，细胞免疫起主导作用。细胞免疫功能受损或低下，易发生严重的真菌感染。如 AIDS 患者由于 HIV 破坏 $CD4^+$T 细胞，导致机体免疫功能缺陷和失调，常发生致死性真菌感染；患恶性肿瘤或长期应用免疫抑制剂导致细胞免疫功能低下的人也易并发深部真菌病。

2. 体液免疫 真菌细胞的化学成分非常复杂，含有蛋白质、多糖等多种抗原。深部真菌感

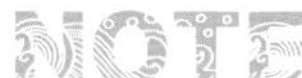

染机体能产生特异性抗体，但抗体在抗真菌感染中的作用不如细胞免疫。真菌感染后一般不能获得牢固持久的免疫力。

第四节 常见致病真菌

一、皮肤感染真菌

皮肤感染真菌主要指寄生或腐生于角蛋白组织（表皮角质层、毛发、甲板等）并引起浅部感染的一群真菌，主要引起各种癣（tinea），一般不侵犯皮下组织和内脏器官，故不引起全身性感染。人类感染此类真菌多因接触患者或病畜，也可由于接触污染物而被感染。可分为皮肤癣菌和角层癣菌两大类。

（一）皮肤癣菌

皮肤癣菌有嗜角质蛋白的特性，其侵犯部位主要在角化的表皮、毛发和指（趾）甲，引起多种癣，包括手癣、足癣、甲癣、头癣、体癣和股癣等。皮肤癣菌有40多个种，分为3个属，即表皮癣菌属（Epidermophyton）、毛癣菌属（Trichophyton）和小孢子癣菌属（Microsporum）。

1. 生物学形状

（1）*表皮癣菌属* 在SDA培养基上，菌落初始呈蜡状，继而呈短绒毛状或粉末状，颜色由白色渐变为淡黄绿色，若长时间培养可出现不规则皱褶。镜下菌丝较细、有隔，大分生孢子呈棒状，游离端呈钝圆形、壁薄，常3～5个成群排列呈香蕉束状，无小分生孢子。偶见球拍状菌丝、结节状菌丝。

（2）*毛癣菌属* 在SDA培养基上根据菌种不同，其菌落形态也不一样。菌落可呈绒毛状、粉末状、颗粒状、光滑蜡样及脑回状等。颜色可呈白色、奶油色、黄色、橙黄色、淡红色、红色或紫色等。镜下可见有隔菌丝；小分子孢子侧生，多数散状，也可聚集呈葡萄状；大分子孢子壁薄，多细长呈棒状。

（3）*小孢子菌属* 在SDA培养基上菌落多呈绒毛状或粉末状，表面较粗糙。菌落颜色可呈灰色、棕黄色、橘红色等。镜下大分子孢子呈梭形、壁厚；卵圆形的小分子孢子沿菌丝侧壁产生，菌丝有隔，并可见结节状菌丝、梳状菌丝和球拍状菌丝。

2. 致病性 皮肤癣菌在局部的增殖及其代谢产物刺激机体产生病理反应，从而引起感染部位的病变。

一种皮肤癣菌可侵犯不同部位，同一部位的皮癣可由不同的皮肤癣菌所引起。三个菌属的真菌均可感染皮肤，引起体癣、股癣和手足癣等；毛癣菌属和小孢子菌属的真菌还可侵犯毛发，引起头癣、须癣等；絮状表皮癣菌和毛癣菌属的真菌尚能侵犯指甲，使其增厚变形，失去光泽而导致甲癣。

3. 微生物学检查 标本取病变部位皮屑、甲屑或头发，用10%KOH处理并在火焰上微微加温后镜检。如在标本中查到皮肤癣菌的菌丝或孢子即可初步诊断。也可接种于SDA培养基上分离培养，根据菌落形态、菌丝和孢子特点等鉴定菌种。

4. 防治原则 注意清洁卫生，避免与患者接触。对足癣的预防主要应保持鞋袜干燥，防

NOTE

止皮肤癣菌的滋生。头癣患者可选用灰黄霉素，或咪康唑、酮康唑和伊曲康唑等，一般用药4～6周；体癣和股癣患者宜选用伊曲康唑，并应在皮肤损伤消失后继续用药1～2周；甲癣的治疗比较困难，可口服灰黄霉素或伊曲康唑治疗数月。

（二）角层癣菌

角层癣菌是指腐生于表皮角质或毛干表面，主要侵犯皮肤或毛干浅表层而不引起组织炎症反应的一些真菌。

1. 糠秕马拉色癣菌（*Malassezia furfur*） 可引起局部皮肤表面出现黄褐色薄糠状鳞屑样的花斑癣，好发于青壮年的颈、胸、腹、背、上臂等汗腺丰富处，俗称"汗斑"。一般只影响外观。镜检可见成簇、厚壁的孢子和粗短、分枝的菌丝。治疗可局部用1%克霉唑或酮康唑乳膏外搽。

2. 何德毛结节菌（*Piedraia hortai*）和白吉利毛孢子菌（*Trichosporon beigelii*） 主要侵犯头发，在毛干上形成黏附的坚硬砂粒状结节。何德毛结节菌（亦称黑毛结节菌）引起黑色毛结节，镜检可见深棕色分支菌丝，并有孢囊孢子。白吉利毛孢子菌（亦称白毛结节菌）引起白毛结节，镜检可见与毛发垂直的淡绿色菌丝，无孢囊孢子。治疗均为剃去病毛，外用硫黄软膏或抗真菌药物。

二、皮下感染真菌

皮下组织感染真菌一般存在于土壤和植物，为自然界中的腐生菌，经创伤部位侵入人体皮下组织。感染一般只限于局部组织，但少数也可经淋巴管或血液缓慢扩散至周围组织。皮下感染真菌主要有申克孢子丝菌和着色真菌。

1. 申克孢子丝菌（*Sporothrix schenckii*） 为腐生性、双相型真菌。主要侵犯皮肤与皮下，导致亚急性或慢性肉芽肿，使淋巴管出现链状硬结，称为孢子丝菌性下疳，偶可累及内脏。以申克孢子丝菌制备的抗原与患者血清所做的凝集试验、以申克孢子丝菌素做的皮肤试验具有一定的辅助诊断价值。少数患者疾病自限，治疗可用碘化钾、伊曲康唑、两性霉素B等。

2. 着色真菌 该类真菌感染多发生于颜面、下肢、臀部等暴露部位的皮肤，侵犯皮下组织。病损皮肤呈境界鲜明的暗红色或黑色区，故称着色真菌病。也可侵犯深部组织，呈慢性感染过程。在机体全身免疫功能低下时可侵犯中枢神经系统，发生脑内感染。镜检可见棕色有隔菌丝，在分生孢子梗上产生棕色圆形或椭圆形分生孢子。近年来，结合二次代谢产物、分子生物学方法对此类真菌进行鉴定。对较小的病变皮肤可经外科手术切除，大面积皮损者可服用5-氟尿嘧啶或伊曲康唑治疗。

三、深部感染真菌

真菌可侵犯机体深部组织器官，所致的疾病统称为深部真菌病。根据其致病性及所致疾病流行特点不同，可将其分为机会致病性真菌和地方流行性真菌两类。地方流行性真菌是指在南北美洲等某些局部地区流行的荚膜组织胞浆菌、粗球孢子菌、皮炎芽生菌等，在我国有马尼尔菲青霉菌等。近年来，由于抗生素、皮质类固醇激素、免疫抑制剂的广泛应用等因素的影响，机会致病性真菌所致的深部真菌病的发病率有上升趋势。

（一）机会致病性真菌

机会致病性真菌主要涉及假丝酵母菌属、肺孢子菌属、曲霉菌属和毛霉菌属等。因宿主免疫功能低下、菌群失调等原因所致的机会致病性真菌发病率不断升高。机会致病性真菌感染常引起的常见疾病主要包括心内膜炎、肺炎、尿布疹、鹅口疮、阴道炎、脑膜炎及败血症等，若不及时治疗可危及生命。

1. 白假丝酵母菌　假丝酵母菌属有 81 个种，其中有 8 个种具有致病性，以白假丝酵母菌（*Candida albicans*）最常见。白假丝酵母菌俗称为“白念珠菌”，常存在于正常人的皮肤、口腔、上呼吸道、肠道和阴道黏膜等部位，当机体免疫力下降或菌群失调时可致病。

（1）生物学性状　白假丝酵母菌的菌体呈圆形或卵圆形，直径 3 ～ 6μm。革兰染色阳性，但着色不均匀。以出芽方式繁殖，在组织内易形成较长的假菌丝（图 13–3）。在普通琼脂、血琼脂与 SDA 培养基上均生长良好。37℃培养 2 ～ 3 天后，出现灰白色或奶油色、表面光滑、带有浓厚酵母气味的典型的类酵母型菌落。

（2）致病性　白假丝酵母菌的致病性涉及黏附性、双相性转换（从酵母相至菌丝相）、外分泌酶、生物膜形成等。所致感染如下。

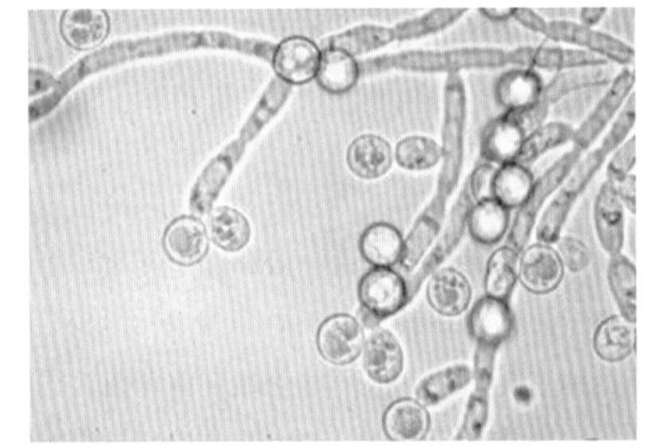

图 13–3　白假丝酵母菌的假菌丝与厚膜孢子（×400）

①皮肤黏膜感染　皮肤感染好发于潮湿、皱褶处，如腋窝、腹股沟、肛门周围、会阴部及指（趾）间，形成有分泌物的糜烂病灶；黏膜感染有新生儿鹅口疮、口角炎、外阴阴道炎等，其中以鹅口疮最为多见。

②内脏感染　主要有肺炎、支气管炎、肠炎、膀胱炎及肾盂肾炎等，偶尔也可侵入血液引起败血症。

③中枢神经系统感染　多由其他部位白假丝酵母菌感染的原发病灶转移而来。

（3）微生物学检查

①直接镜检　病变材料（脓、痰、阴道分泌物等标本）可直接涂片，经革兰染色后镜检。镜检必须同时观察到芽生孢子及假菌丝才能说明白假丝酵母菌侵袭至组织中。

②分离培养　将标本接种于 SDA 培养基上，25℃培养 1 ～ 4 天，形成表面乳白色的类酵母型菌落，镜检可见假菌丝及成群的卵圆形芽生孢子。

③必要时可做芽管形成试验、厚膜孢子实验甚至动物试验（将 1% 白假丝酵母菌悬液静脉注入家兔或小鼠体内，5 ～ 7 天后动物死亡，尸检可见肾、肝等处有多个小的白色脓肿）。

（4）防治原则　目前对白假丝酵母菌所致感染尚无有效的预防措施。对鹅口疮和皮肤黏膜感染的治疗可局部涂敷制霉菌素、龙胆紫、酮康唑和氟康唑等。对全身性白假丝酵母菌所致感染的治疗可用两性霉素 B 和 5- 氟胞嘧啶。棘白菌素类（卡泊芬净等）对大多数念珠菌具有快速的杀菌作用，包括一些对唑类耐药的菌株。

近年来，随着病原谱的改变，白假丝酵母菌感染在全部假丝酵母菌感染中的比例有所减少，非白假丝酵母菌（光滑假丝酵母菌、近平滑假丝酵母菌、克柔假丝酵母菌等）感染逐渐增多。

2. 新生隐球菌　新生隐球菌（*Cryptococcus neoformans*）在自然界分布广泛，可存在于土壤、人的体表、口腔、粪便中，鸟粪中尤其是鸽粪中大量存在，使其成为重要的传染源。

（1）生物学性状　菌体为圆形酵母型真菌，直径 4 ～ 12μm，外周有一层肥厚的胶质样荚膜，荚膜厚度为 3 ～ 5μm，一般染色法不易着色，因而被称为“隐球菌”。但用墨汁作负染后镜检，可见黑色背景中显现出圆形透亮菌体，外包以透明荚膜（图 13–4）。本菌以芽生方式繁殖，不形成假菌丝。在 SDA 培养基或血琼脂培养基上，25℃～ 37℃下培养数天后形成酵母型菌落，菌落表面黏稠，由乳白色逐渐变为橘黄色，最后呈棕褐色。

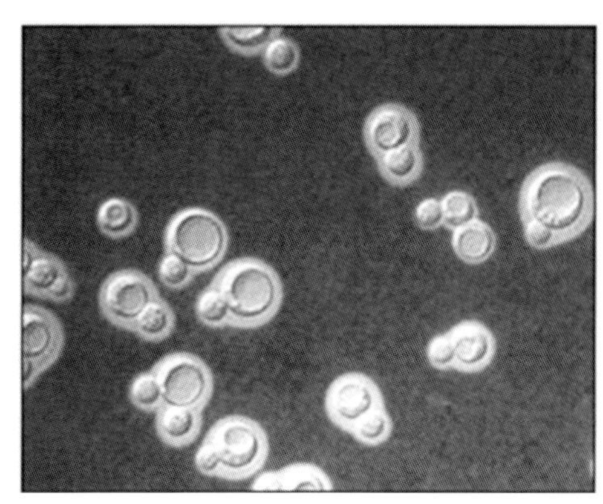

图 13–4　新生隐球菌（×400）

（2）致病性　新生隐球菌的毒性因子有荚膜多糖、黑素、磷脂酶 B、尿素酶、甘露糖醇等，其中荚膜多糖被认为是最主要的致病物质，有抗吞噬、诱使动物免疫无反应性、降低机体抵抗力等作用。在相关毒性因子作用下，该菌能透过血脑屏障。

新生隐球菌多引起外源性感染，少数也可引起内源性感染。对人类而言，常为机会性感染。经呼吸道吸入，在肺部可引起轻度炎症，一般预后良好。当机体免疫力下降时，可从肺部播散至其他部位，如骨、心脏、皮肤等，但最易侵犯的是中枢神经系统，引起慢性脑膜炎，表现为剧烈头痛、发热、呕吐和脑膜刺激症状。病程进展缓慢，若不早期诊断与治疗，常导致患者死亡。

（3）微生物学检查　标本可取脑脊液（离心沉渣）、痰或脓液等标本，墨汁负染后镜检，见 4 ～ 12μm 的圆形菌体，外周有一层肥厚的荚膜，即可做出诊断；必要时作分离培养与动物试验。一般认为血清学诊断有高度特异性与敏感性，应用 ELISA 试验与乳胶凝集试验等方法测定脑脊液或血清中的隐球菌荚膜多糖抗原，若抗原效价持续升高，提示新生隐球菌在体内持续繁殖。

（4）防治原则　对新生隐球菌感染的预防主要是控制传染源，如减少鸽子数量或用碱处理鸽粪，均可减少隐球菌病的发生。对肺部或皮肤隐球菌感染的治疗，可用 5– 氟胞嘧啶、酮康唑等；对中枢神经系统隐球菌感染的治疗则选用两性霉素 –B、氟康唑等，必要时可鞘内注射用药。

3. 曲霉菌属　曲霉（Aspergillus）广泛分布于自然界，种类繁多，可达 800 余种。少数属于机会致病菌，主要有烟曲霉、黄曲霉、构巢曲霉、黑曲霉及土曲霉 5 种，其中以烟曲霉感染最常见。

（1）生物学性状　曲霉菌基本结构是菌丝和分生孢子，菌丝有隔、分枝。接触到培养基的菌丝部分可分化足细胞，并向上生长出直立的分生孢子梗；孢子梗顶端膨大形成半球形或椭圆形的顶囊；顶囊上以辐射方式长出一两层杆状小梗；在小梗顶端形成一串分生孢子。分生孢子有黄、绿棕、黑等不同颜色，呈球形或柱状（图 13–5）。

该菌在室温或 37℃～ 45℃均能生长，在 SDA 培养基上发育良好，菌落多呈绒毛状、粉末状或絮状。由于产生分生孢子不同，该菌会呈现不同的颜色。

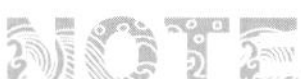

（2）致病性　曲霉菌能侵犯机体许多部位，统称为曲霉病（aspergillosis）。所致疾病有直接感染、超敏反应及曲霉毒素中毒等类型。

①肺曲霉病　有三种类型。真菌球型肺曲霉病：又称局限性肺曲霉病。一般在器官早已有空腔（如结核空洞、肺气肿性囊泡、鼻旁窦或扩张的支气管等）存在的基础上发生。此时，曲霉仅在腔内大量繁殖，菌丝交织成团，形成菌球。肺炎型曲霉病：曲霉在肺组织内播散，引起组织坏死性肺炎或咯血，并可播散到其他器官。本病常见于恶性肿瘤晚期、长期应用免疫受抑制等免疫力低下的患者。过敏性支气管肺曲霉病：是由曲霉菌引起的一种超敏反应性疾病。

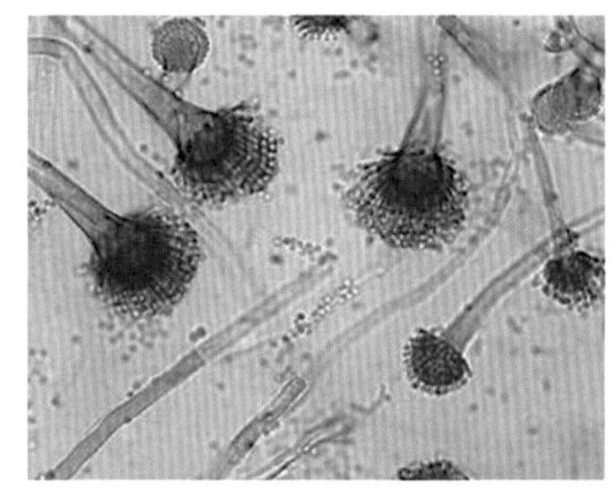

图 13-5　曲霉分生孢子头（×400）

②全身性（系统性）曲霉病　本病多见于某些重症疾病的晚期机体抵抗力严重下降造成的全身性感染。原发病灶主要在肺，少见于消化道，多数是由败血症引起的，可随血行扩散至脑、肾、心、肝、脾等脏器。

③中毒与致癌　有些曲霉产生的毒素可引起人或动物急、慢性中毒，损伤肝、肾、神经等组织器官。特别是黄曲霉毒素与人类肝癌发生有密切关系。

（3）微生物学检查

①直接镜检　痰、支气管肺泡灌洗液或窦道穿刺标本直接涂片镜检，可见分枝的有隔菌丝，若寄生在与空气相通器官中，标本直接镜检还可以见到分生孢子头。

②分离培养　将检材接种于 SDA 培养基，在 25℃培养 3 ～ 5 天，观察生长速度、菌落形态、颜色、表面质地等特征进行鉴定。

③其他检查法　如利用 ELISA 法检测患者血清中的 GM 抗原（即 GM 试验）、PCR 检测等。

（4）防治原则　采用抗真菌药物及外科局部病灶切除，另外进行免疫调节辅助治疗。唑类药物伊曲康唑，伏立康唑，多烯类药物两性霉素 B，以及棘白霉素类药物卡泊芬净等对曲霉均有抗菌效果。近年来，常使用唑类与棘白菌素类药物联合治疗，以降低病死率。对于免疫缺陷或功能低下的高危患者，有人主张进行预防性抗真菌治疗，可选用两性霉素 B 或伊曲康唑雾化吸入。

4. 肺孢子菌属（*Pneumocystis*）　该菌属因具有原生动物的生活史及虫体形态过去曾被称为肺孢子虫，现根据其超微结构、基因及编码的蛋白与真菌相似将其归属于真菌。肺孢子菌广泛分布于自然界、人和哺乳动物肺组织内，当机体免疫力下降时会引起机会性感染，即肺孢子菌肺炎（pneumocystis pneumonia，PCP）。常见的肺孢子菌有卡氏肺孢子菌（*P. carinii*）和耶氏肺孢子菌（*P. jirovecii*）。

肺孢子菌的发育分成几个阶段：滋养体（小、大滋养体）、囊前期、孢子囊（内含 2 ～ 8 个孢子）。孢子囊成熟后再释放出孢子，孢子再逐渐发育成滋养体。

健康人群多为隐性感染，但对一些先天免疫缺陷或各种原因致使免疫抑制的患者，可引起 PCP。艾滋病患者尤其易受其感染，当患者的血中 $CD4^+$ T 细胞数下降至 200 个 /mm^3 时，80% 以上患者可感染此菌。感染后发病为渐进性，开始引起间质性肺炎，病情发展迅速，重症患者

NOTE

可在 2 ～ 6 周内因窒息死亡，未经治疗的患者病死率几乎为 100%。

病原学检查时可取病人的痰液或支气管灌洗液，经革兰或美蓝染色后镜检，发现滋养体或孢子囊可确诊。检测血清抗体的方法（如 ELISA、免疫荧光技术、补体结合试验等）可用于辅助诊断。

肺孢子菌对多种抗真菌药物均不敏感，治疗时首选复方新诺明、羟乙基磺酸烷脒，还可应用棘白菌素（卡泊芬净等）及克林霉素联合伯氨喹啉。

（二）地方流行性真菌

此类真菌均属双相性真菌，在宿主体内或 37 培养时呈酵母相，在 25℃时呈菌丝相，致病作用一般比其他真菌强。

1. 马尔尼菲青霉菌（*Penicillium marneffei*） 该菌在 25℃培养时生长较快。菌落由最初的淡黄色绒毛状变成棕红色，有褶皱，产生玫瑰红色色素。菌丝有隔，分生孢子呈球形、链状排列。37℃酵母相可见圆形或长方形的孢子。

马尼尔菲青霉菌病是一种广泛性、播散性感染，常累及肺、肝、皮肤、淋巴结等多种组织器官。该病好发于东南亚地区，我国主要见于广西、广东等地，野生竹鼠可能是该菌的贮存宿主。在免疫缺陷或免疫功能低下者尤其是随着艾滋病患者的增多，该病的报道也在逐年增加。

2. 荚膜组织胞浆菌（*Histoplasma Capsulatum*） 本菌能在单核细胞和中性粒细胞内繁殖，引起组织慢性肉芽肿性病变，感染以美国、中南美洲报道较多，多经呼吸道侵入机体，引起肺部感染。多数患者可自愈，少数可扩散至全身。

3. 皮炎芽生菌（*Blastomyces dermatitides*） 本菌引起肺、皮肤及骨骼的慢性化脓性肉芽肿性病变，主要流行于美国和加拿大，其他地方为散发，可能是土壤和木材中的腐生菌。

第五节 非感染性真菌病

一、真菌过敏反应

真菌是常见的变应原，某些人吸入、食入或皮肤黏膜接触真菌的孢子或菌丝后，可发生超敏反应，如支气管哮喘、过敏性鼻炎、过敏性皮炎、荨麻疹、湿疹等，以Ⅰ型超敏反应较常见。另外，在病原性真菌感染过程中，也可引起Ⅳ型传染性超敏反应，它常与真菌病的发生和发展有密切关系。

二、真菌毒素中毒

真菌极易污染农作物、食物或饲料，某些真菌在其中生长繁殖后可产生真菌毒素（mycotoxin），已发现 100 多种真菌毒素。人或动物食入含有真菌毒素的食物后，可引起急、慢性中毒，称真菌中毒症（mycotoxicosis）。真菌毒素中毒与细菌毒素中毒不同，其临床表现多样，多易引起肝、肾、神经系统功能障碍或造血机能损伤。由于真菌主要在粮食中产生毒素，故多次搓洗污染的粮食可减少毒素，具有一定预防作用。

NOTE

三、真菌毒素与肿瘤

有些真菌毒素与肿瘤发病的关系已引起医学界的高度重视，其中研究较多的是黄曲霉毒素（aflatoxin）。该毒素是一种双呋喃氧杂萘邻酮衍化物，有B1、B2、B2a、B3等20余种，其中B1的致癌性最强，对实验动物的毒性主要表现为肝脏毒，大鼠饲料中含有0.015ppm即可诱发肝癌。流行病学调查表明，在肝癌高发区，花生、玉米等粮油作物被黄曲霉污染率较高，黄曲霉毒素含量可高达1ppm。此外，动物实验证明，赭曲霉产生的黄褐毒素可诱发肝肿瘤，镰刀菌产生的T-2毒素可引起大鼠胃癌、胰腺癌、垂体和脑肿瘤，展青霉素可诱发局部肉瘤等。

NOTE

第十四章　医学寄生虫学概述

医学寄生虫又称人体寄生虫。为了方便研究，人们常常依据它们的形态结构、寄生部位、寄生时间及寄生方式等多种方法进行分类，其中最常见的是按照生物学特征分为医学原虫、医学蠕虫和医学节肢动物三大类（表 14-1）。医学蠕虫主要涉及线虫纲、吸虫纲、绦虫纲中的多种动物，在本书中分别对应地称为致病线虫、致病吸虫和致病绦虫，由于三者之间的生物学特性差异较大并且在人群中感染率较高，本教材把它们独立为三个类别，与医学原虫、医学节肢动物一起共分为五个类别进行介绍。

迄今为止，文献记载的医学原虫和蠕虫有 600 多种，医学节肢动物 100 多种。在我国，可感染人体的寄生虫约有 230 种，其中常见的有 30 多种。

表 14-1　人体寄生虫在生物学分类中的地位及常见分类方法

门	纲	常见寄生虫举例	习惯称谓
原生动物门	叶足虫纲	溶组织内阿米巴	医学原虫
	鞭毛虫纲	阴道毛滴虫 蓝氏贾第鞭毛虫 利什曼原虫	
	孢子虫纲	疟原虫、弓形虫	
	纤毛虫纲	结肠小袋纤毛虫	
扁形动物门	吸虫纲	华支睾吸虫 布氏姜片虫 日本血吸虫 卫氏并殖吸虫	医学蠕虫
	绦虫纲	链状带绦虫 肥胖带绦虫 细粒棘球绦虫 曼氏迭宫绦虫	
线形动物门	线虫纲	似蚓蛔线虫 毛首鞭形线虫 蠕形住肠线虫 钩虫、丝虫 旋毛形线虫	
棘头动物门	棘头虫纲	猪巨吻棘头虫	
节肢动物门	昆虫纲	蚊、蝇、蚤、虱、臭虫、白蛉、蠓、蜚蠊	医学节肢动物
	蛛形纲	蜱、革螨、恙螨、蠕形螨、疥螨、尘螨	
	甲壳纲	剑水蚤、蝲蛄	
	唇足纲	蜈蚣	
	倍足纲	马陆	

NOTE

第一节　寄生虫的形态与结构

寄生虫是一类高度特化的低等动物，形态构造因寄生生活的影响而发生变化，或产生一些新的器官，如吸虫和绦虫为了定居而演化产生具有吸附作用的吸盘；或促使某些局部器官特别发达，如一些吸血节肢动物，其消化道长度增加以利于大量吸血；或造成某些器官的退化甚至消失，如寄生历史漫长的肠内绦虫依靠体壁吸收营养，消化器官已退化消失。同时，这些器官的产生或改变又使寄生虫对寄生环境的适应性进一步加强。

寄生虫种类繁多，形态结构差异显著，但同类之间也存在许多共同的特征。

一、线虫的形态与结构

（一）成虫

虫体一般呈圆柱状，不分节，左右对称，前端钝圆，后端逐渐变细（图 14–1）。通常呈乳白、淡黄或棕红色。大小差别很大，小的长度 1 毫米左右，如粪类圆线虫；大的可长达 1 米以上，如麦地那龙线虫。雌雄异体，雌性较雄性大，雄虫末端或向腹面卷曲，如蛔虫、鞭虫、蛲虫；或膨大形成交合伞，如钩虫。成虫的外层是体壁，体壁与消化道之间为假体腔，腔内充满液体，是物质交换的重要介质，消化、生殖和排泄系统中的一些器官浸浴其中。此外，体腔液由于无孔道与外界相通，使内部保持一定压力，对虫体体态维持、运动、摄食和排泄均有重要作用。

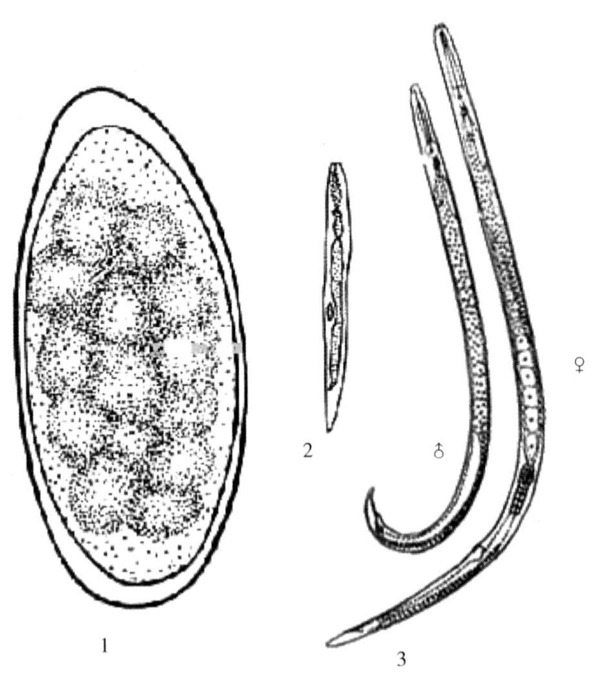

图 14–1　线虫各期形态模式图

1. 虫卵　2. 幼虫　3. 成虫

消化系统包括消化管和腺体。消化管由口孔、口腔、咽、中肠、直肠、肛门组成，结构较为简单。口孔位于虫体前端，常有唇瓣围绕。口腔大小因种而异，有的虫种口腔膨大如囊状，称为口囊。口腔后接圆柱形的咽，咽常形成一个或几个由肌肉细胞构成的咽球，具有抽吸食物的作用。咽的周围有成对的咽腺，可分泌消化酶。中肠为直形管道，直肠很短，通入肛门开口于虫体尾端腹面。

生殖系统为管状结构。雄性生殖系统通常为单管型，由睾丸、输精管、储精囊、射精管及交配器官组成。雌性生殖系统为具有相同结构的两套生殖管道，称为双管型，一般包括卵巢、输卵管、子宫、排卵管、阴道和阴门等部分。两个排卵管汇合通入一个阴道，开口于虫体腹面的阴门。阴门的位置依虫种而异，但均在肛门之前。

（二）虫卵

虫卵一般为椭圆形，呈黄色、棕黄色或无色。最外层为卵壳，对虫卵起保护作用；有些虫种，如蛔虫，当虫卵通过子宫时，卵壳外附加一层由子宫壁分泌的酸性黏多糖－鞣化蛋白复合物，称为蛋白质膜，可阻止卵内水分的散发。虫卵内细胞发育的程度因虫种而异，有的虫卵内的细胞尚未分裂，如受精蛔虫卵；有的已分裂为数个细胞，如钩虫卵；有的则已发育为蝌蚪期胚，如蛲虫卵；有的虫种，虫卵内的胚胎在子宫内即发育成熟，自阴门排出时已为幼虫阶段，如丝虫。

二、吸虫的形态与结构

（一）成虫

身体柔软，左右对称，不分节，无体腔。一般呈叶片状或长舌状，少数呈圆柱状，如血吸虫（图 14–2）。有两个吸盘，一个位于虫体前端，围绕在口腔周围，称为口吸盘；另一个位于虫体腹面，称为腹吸盘。吸盘用以固着在宿主组织上。消化系统由口、咽、食道及肠管组成。肠管在腹吸盘前分两支，沿虫体两侧向后延伸，末端封闭成盲管，无肛门。在寄生人体的重要吸虫中，除血吸虫雌雄异体外，其他吸虫均为雌雄同体，生殖器官发达，构造复杂，雄性生殖器官由睾丸、输精管、贮精囊、阴茎囊、前列腺、阴茎等部分组成。雌性生殖器官由卵巢、输卵管、受精囊、卵模、梅氏腺、卵黄腺及子宫等部分组成。卵细胞在卵巢产生，在输卵管与精子结合受精后，与卵黄细胞一起进入卵模形成虫卵。卵模把虫卵推向子宫，经生殖孔排出。

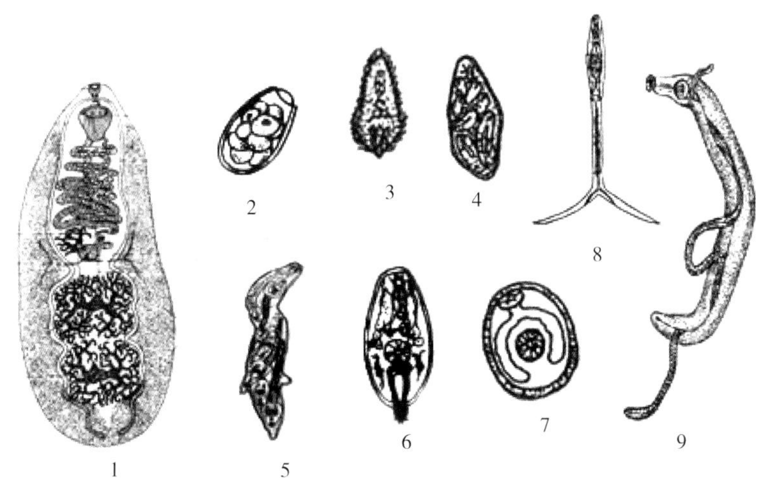

图 14–2　吸虫各期形态模式图

1. 成虫　2. 卵　3. 毛蚴　4. 胞蚴　5. 雷蚴　6. 尾蚴　7. 囊蚴　8. 尾蚴（裂体科）　9. 成虫（裂体科）

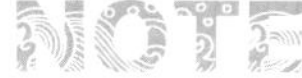

（二）虫卵

虫卵一般为椭圆形，呈淡黄色、金黄色或棕黄色。大多有卵盖（血吸虫卵无卵盖）。有些吸虫卵内含 1 个卵细胞和数个卵黄细胞，如姜片虫卵、肺吸虫卵；有些吸虫卵内虫卵已发育为毛蚴，如肝吸虫卵、血吸虫卵。

三、绦虫的形态与结构

（一）成虫

虫体白色或乳白色，背腹扁平呈带状，体长差异悬殊，短的只有几毫米，如细粒棘球绦虫；长的可达数米，如肥胖带绦虫、链状带绦虫（图 14–3）。虫体由头节、颈节和体节组成。根据发育阶段不同，体节可分为幼节、成节和孕节。不同虫种体节的数量从 3 ～ 4 个至数千个不等。头节具吸附器官，如圆叶目绦虫为吸盘，假叶目绦虫为吸槽。大多为雌雄同体，在每个幼节和成节内有雌雄生殖系统各一套。孕节内性器官多已退化，只有子宫充分发育并占据整个体节，内含许多虫卵。末端的孕节不断从虫体脱落，随宿主粪便排出，新的幼节又不断地从颈节长出，使虫体总能维持一定的长度。绦虫缺体腔，无口和消化道，依靠体表的微毛吸取宿主肠道中的营养物质以供自身需要。

（二）虫卵

圆叶目绦虫和假叶目绦虫的虫卵形态差异显著。圆叶目绦虫卵一般呈圆球形，最外层的卵壳很容易脱落。与卵壳相连的是一层很厚的胚膜，卵内是一条具 3 对小钩的幼虫，称为六钩蚴。假叶目绦虫卵与吸虫卵极为相似，呈椭圆形，卵壳薄，有卵盖，卵内含 1 个卵细胞和若干个卵黄细胞。

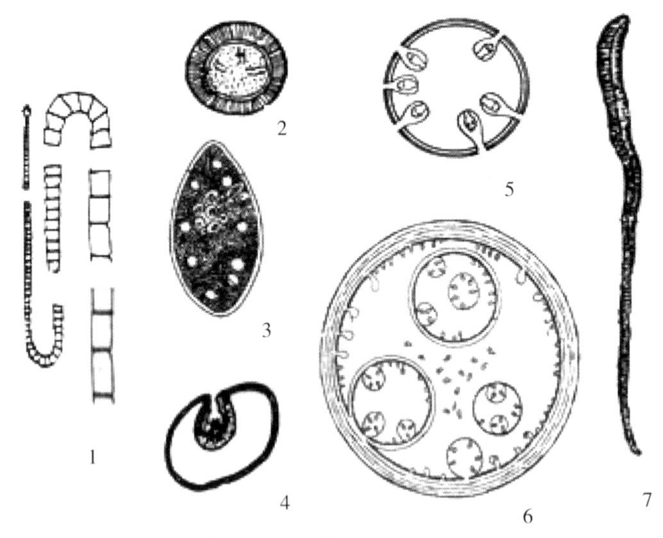

14–3　绦虫各期形态模式图

1. 成虫　2. 虫卵（圆叶目）　3. 虫卵（假叶目）　4. 囊尾蚴　5. 多头蚴　6. 棘球蚴　7. 裂头蚴

四、原虫的形态结构

原虫的基本结构与动物细胞相同，由胞膜、胞质和胞核三部分构成，形态因种而异，同一虫种不同发育阶段的形态也不尽相同（图 14–4）。

（一）细胞膜

亦称表膜（pellicle）或质膜（plasmalemma），是寄生性原虫与宿主细胞和外界环境直接接触的部位，并具有配体、受体、酶类和抗原等成分，参与原虫的摄食、排泄、运动、侵袭，以及逃避宿主免疫效应等多种生物学功能，具有强抗原性。

（二）细胞质

由基质、细胞器和内含物组成。基质主要成分为蛋白质，含有微丝和微管，二者维持原虫形状并与原虫运动有关。阿米巴类原虫基质有外质、内质之分。原虫细胞器按功能主要分为三类：第一类是由细胞膜分化而成的膜质细胞器，主要参与能量合成、新陈代谢，如线粒体、高尔基复合体、内质网、溶酶体等；第二类是具有分类鉴定标志的运动细胞器，如伪足（pseudopodium）、鞭毛（flagellum）和纤毛（cilia）等；第三类是用于取食、排泄的营养细胞器，如胞口、胞咽、胞肛等。原虫细胞质中还有食物泡、糖原泡、拟染色体等营养储存小体，以及代谢产物（如疟原虫的疟色素）或共生物（如病毒）等。

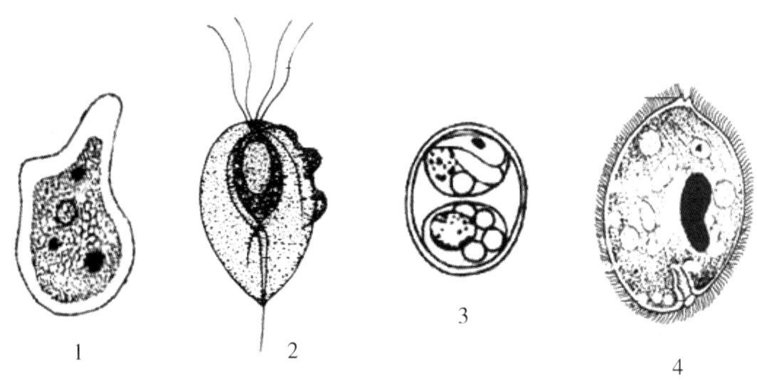

图 14–4　原虫形态模式图

1. 叶足虫　2. 鞭毛虫（阴道毛滴虫）　3. 孢子虫（弓形虫）　4. 纤毛虫（结肠小袋纤毛虫）

（三）细胞核

细胞核是维持原虫生命和繁殖的重要结构。多数寄生性原虫具有泡状核（vesicular nucleus），染色质少，呈颗粒状，分布于核质中或核膜内缘，含 1 个核仁，如阿米巴原虫。少数原虫为实质核（compact nucleus），核大而不规则，染色质丰富，常具 1 个以上核仁，如纤毛虫。

五、节肢动物的形态与结构

虫体左右对称，躯体及附肢分节，体表是由几丁质构成的外骨骼，循环系统为开放式。节肢动物分为 13 个纲，与医学有关的是昆虫纲、蛛形纲、甲壳纲、倍足纲和唇足纲等（图 14–5），其中以昆虫纲和蛛形纲与人类健康关系最为密切。两纲动物形态结构有较大差异（表 14–2）。

表 14–2　昆虫纲与蛛形纲的主要形态特征

分类	虫体	触角	翅	足	重要种类
昆虫纲	分头、胸、腹三部分	1 对	1～2 对或退化	3 对	蚊、蝇、白蛉、蚤、虱等
蛛形纲	分头胸部和腹部或头胸腹融合	无	无	幼虫 3 对，成虫 4 对	蜱、疥螨、恙螨、革螨、蠕形螨、尘螨等

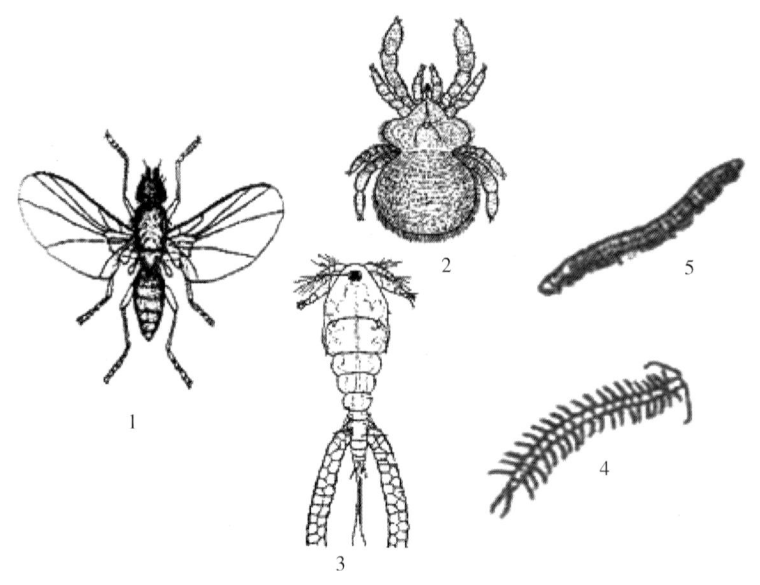

图 14–5 节肢动物形态模式图

1. 昆虫纲（蝇） 2. 蛛形纲（恙螨） 3. 甲壳纲（剑水蚤） 4. 唇足纲（蜈蚣） 5. 倍足纲（马陆）

第二节 寄生虫的生活史

在进化过程中，寄生虫长期适应寄生环境，在不同程度上丧失了独立生活的能力。寄生历史越长的寄生虫，自生生活的能力越弱，对营养和空间的依赖性越强。

一、线虫的生活史类型

线虫的生活史有卵、幼虫、成虫三个阶段。根据在生活史中是否需要中间宿主，把线虫分为土源性线虫和生物源性线虫两类（图 14–6）。

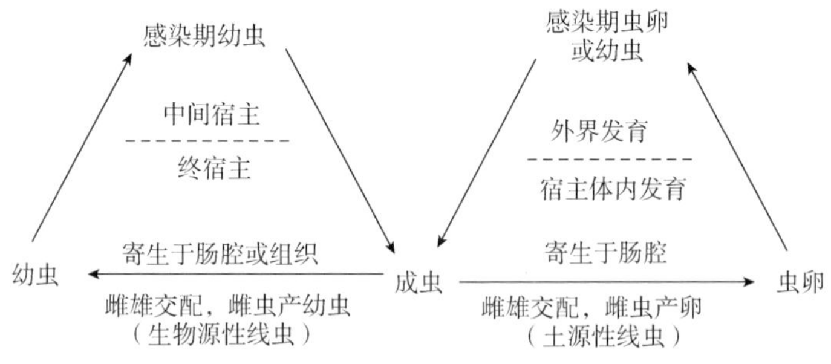

图 14–6 线虫生活史简图

（一）土源性线虫

这类线虫发育过程中不需要中间宿主。虫卵一般随着人粪排出，在外界适宜条件下，经一定时间发育为感染性虫卵或幼虫后，经口或皮肤直接侵入人体。如蛔虫、钩虫、蛲虫、鞭虫等肠道寄生线虫多属于这一类型。

（二）生物源性线虫

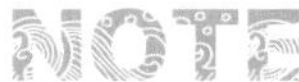

这类线虫发育过程中需要中间宿主。幼虫在中间宿主体内发育至感染阶段后，再侵入人体

发育为成虫。如人因食入生或半生含有旋毛虫囊包的肉类而感染旋毛虫；蚊叮咬吸血时，丝状蚴由蚊喙逸出，经皮肤侵入，使人感染丝虫。组织内寄生线虫多属于这一类型。

二、吸虫的生活史类型

吸虫的生活史复杂。成虫寄生于人或其他哺乳动物体内，人是其终宿主，其他哺乳动物是保虫宿主。成虫异体交配或自体受精后产卵，卵随粪便排出。卵必须进入水中才能进一步发育。大多数吸虫在水中的基本发育阶段包括卵、毛蚴、胞蚴、雷蚴、尾蚴和囊蚴。有些吸虫只需要一种中间宿主，如血吸虫；有些需要两个中间宿主，如肝吸虫、肺吸虫，第一中间宿主一般为淡水螺类。血吸虫的幼虫在水中发育至尾蚴后直接侵入终宿主；其他吸虫分别在虾、蟹、鱼类、植物等生物体上形成囊蚴，囊蚴进入终宿主消化道，最后到达适宜部位发育为成虫（图14–7）。

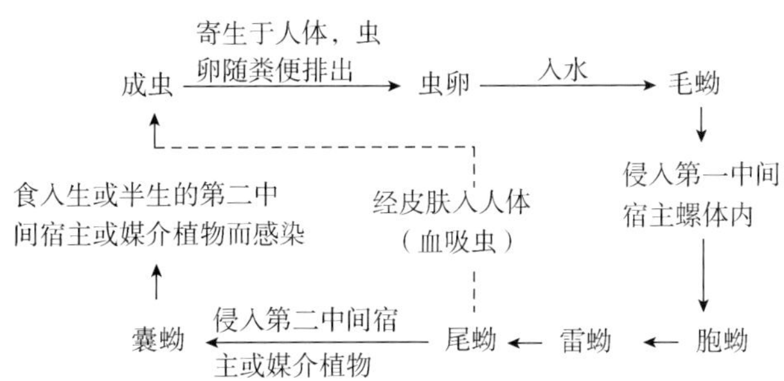

图 14–7　吸虫生活史简图

三、绦虫的生活史类型

绦虫成虫寄生于脊椎动物的肠道，幼虫寄生于脊椎动物或无脊椎动物组织内。圆叶目绦虫和假叶目绦虫生活史有较大差异（图14–8）。

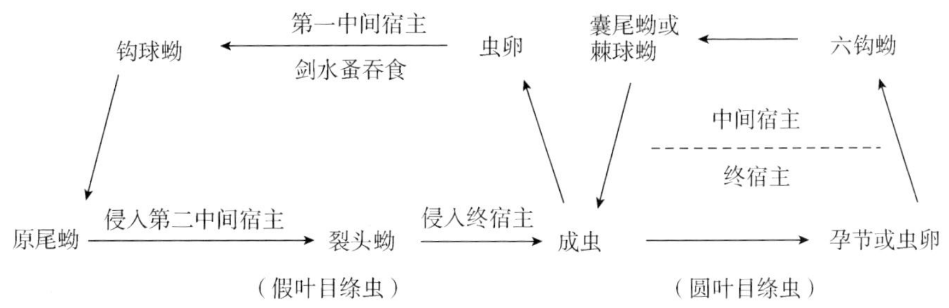

图 14–8　绦虫生活史简图

（一）圆叶目绦虫

需要一个中间宿主，个别虫种不需要中间宿主。脱落的孕节或散出的虫卵随宿主粪便排出体外，被中间宿主吞食后，在肠道中孵化出六钩蚴。六钩蚴侵入肠壁，随血流到达各组织中，发育为具有感染力的幼虫。幼虫被终宿主误食后，在肠腔中发育为成虫。主要种类有链状带绦虫、肥胖带绦虫、细粒棘球绦虫等。

（二）假叶目绦虫

需要两个中间宿主。虫卵从宿主粪便排出并落入水中，孵化出钩球蚴。钩球蚴经第一中间

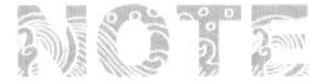

宿主（甲壳纲动物）、第二中间宿主（鱼或其他脊椎动物）先后发育为原尾蚴、裂头蚴，最后进入终宿主肠道内发育为成虫。主要种类有曼氏迭宫绦虫。

四、原虫的生活史类型

原虫生活史一般都经历形态结构、生物学功能不同的多个阶段，通常把具有运动、摄食和生殖能力的阶段称为滋养体（trophozoite），是多数寄生原虫的基本生活型和致病阶段。许多原虫的滋养体可在一定条件下分泌外壁，形成不活动的虫体，这个阶段称为包囊（cyst）。包囊可以抵抗不良环境，实现宿主转换或发育阶段转换。根据医学原虫的传播方式，可将其生活史分为以下三种类型。

（一）人际传播型

生活史中只需要一种宿主，通过直接接触或间接接触在人群中传播。又可分为：①生活史只有滋养体阶段，一般以直接或间接接触传播，如阴道毛滴虫。②生活史有滋养体和包囊两个阶段。包囊为原虫的感染阶段，一般通过饮水或食物传播，如溶组织内阿米巴和蓝氏贾第鞭毛虫。

（二）循环传播型

完成生活史需一种以上脊椎动物，分别进行有性和无性生殖，形成世代交替，如刚地弓形虫可在猫科动物（终宿主）与人或多种动物（中间宿主）之间传播。

（三）虫媒传播型

完成生活史需要在吸血节肢动物体内进行无性或有性生殖，发育至感染阶段，再通过虫媒叮咬、吸血传播给人或其他动物，如利什曼原虫（无世代交替）和疟原虫（有世代交替）。

五、节肢动物的生活史类型

节肢动物从虫卵发育为成虫，经历了形态结构、生理功能、生活习性上的一系列改变，称为变态（metamorphosis）。变态分为完全变态和不完全变态两种类型。

（一）完全变态（complete metamorphosis）

发育过程有虫卵、幼虫、蛹和成虫 4 个时期，各个时期形态特征和生活习性完全不同，如蚊、蚤、白蛉等。

节肢动物从卵发育为幼虫的过程称为孵化。幼虫发育为蛹的过程称为化蛹（pupation）。蛹脱壳发育为成虫称为羽化（emergence）。

（二）不完全变态（incomplete metamorphosis）

发育过程有虫卵、若虫和成虫 3 个基本时期，若虫体小，其形态特征和生活习性与成虫相似，但生殖器官未发育成熟，如虱、蜱等。

第三节　寄生虫的感染与免疫

寄生虫的感染是指寄生虫侵入人体，在人体内继续生存或长或短一段时间，并对宿主造成或重或轻的损害的现象。在被感染的这段时间里，宿主会通过免疫系统抵御寄生虫的侵入，降

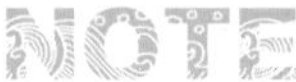

低遭受损害的程度，甚至设法消灭寄生虫或将其排出体外；同时，寄生虫也会千方百计地逃避宿主的免疫作用。

一、寄生虫的传播方式

寄生虫生活史中能使人体感染的阶段称感染阶段或感染期。感染阶段常存在于土壤、水、空气、植物媒介（如蔬菜、水果）和动物媒介（如猪、牛、犬、鱼、虾、蟹等动物和节肢动物）中，具体存在场所因虫种而异。寄生虫的传播方式可分为三种。

（一）垂直传播

垂直传播是指寄生虫通过母体传给胎儿的传播方式，又称母婴传播。主要包括经胎盘传播和分娩时引起的传播，这是弓形虫、疟原虫的传播方式之一。

（二）水平传播

水平传播是指寄生虫在人群个体之间的传播方式，主要通过以下几种途径和方式感染人体。

1. 经口感染　是最常见的感染途径。通过食入被污染的食物或饮水而获得感染，是多种寄生虫的感染方式。如人体可通过食入含感染性虫卵或包囊的瓜果、蔬菜而感染蛔虫、鞭虫、溶组织内阿米巴；误食含囊蚴的生鱼片而感染肝吸虫。

2. 经皮肤感染　如血吸虫尾蚴、钩虫丝状蚴、曼氏迭宫绦虫裂头蚴经皮肤钻入人体。

3. 经接触感染　阴道毛滴虫通过直接接触和间接接触，进入泌尿生殖道寄生。

4. 经呼吸道感染　如蛲虫卵很轻，易飞扬在空气中，通过呼吸道吸入引起感染。

5. 经输血感染　如含有疟原虫的血液，可使受体感染。

6. 经医学节肢动物传播　如通过蚊叮咬，丝虫的丝状蚴和疟原虫的子孢子侵入人体寄生。

（三）自体传播

自体传播是指发生在个人体内的寄生虫反复感染。可分为两种方式，一种是体外自体感染，如感染者体内雌蛲虫爬出肛周产卵，污染手指，宿主通过吸吮手指等方式再次感染蛲虫。另一种是体内自体感染，如猪带绦虫孕节因肠道逆蠕动或恶心呕吐等返入胃内，经消化液作用虫卵散出并孵化出六钩蚴，在人体内引起囊虫病。

二、寄生虫对宿主的损害

（一）夺取营养

寄生虫在宿主体内或体外寄生，以宿主消化或半消化的食物、体液或细胞为食，用于生长、发育及繁殖。如钩虫寄生在人体肠道，以血液为食，使宿主的蛋白质和铁丧失，引起贫血。有的肠道寄生虫除吸收宿主营养外，还阻碍宿主对营养物质的吸收，导致宿主营养不良，如蓝氏贾第鞭毛虫。

（二）机械性损伤

寄生虫侵入宿主，在体内移行或定居，可对局部、附近组织或器官造成损伤、压迫及堵塞等机械性损伤，如并殖吸虫的童虫在宿主体内移行，可引起肝、肺等器官的损伤；细粒棘球绦虫的棘球蚴不仅破坏宿主的器官，还压迫附近组织；蛔虫在肠道内相互缠绕、堵塞，可引起肠梗阻；宿主细胞内寄生的原虫大量繁殖，造成细胞破裂，如疟原虫、利什曼原虫及弓形虫等。

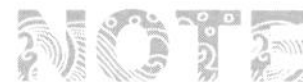

（三）毒性作用

寄生虫的分泌排泄物和虫体死亡的崩解物等对宿主产生毒性作用，使宿主出现局部或全身症状。如溶组织内阿米巴分泌蛋白水解酶，破坏局部组织，侵蚀肠壁或侵犯肝脏等，导致全身症状。

（四）免疫损伤

寄生虫抗原刺激宿主产生的免疫效应，一方面有一定的保护作用；另一方面，也可以出现超敏反应，导致宿主组织损伤和免疫病理变化。如蛔虫幼虫引起哮喘，疟原虫引起免疫溶血等。

三、抗寄生虫免疫

寄生虫侵入宿主体内，刺激宿主产生固有免疫和获得性免疫应答，对寄生虫产生不同程度的抵抗；同时，寄生虫则通过组织学隔离、抗原变异、抗原伪装、免疫抑制等免疫逃逸机制，使宿主难以形成有效的免疫保护作用。

宿主与寄生虫相互作用，可产生三种不同的结果：第一，宿主清除全部寄生虫，并获得抵抗再感染的能力，但这种结果比较少见。第二，宿主可清除部分寄生虫，对再感染产生部分抵御能力。存活下来的寄生虫对宿主的损害不明显，宿主不出现临床症状，但可作为带虫者传播病原体，这是最常见的类型。第三，宿主不能有效地抵抗寄生虫，寄生虫在宿主体内发育或大量繁殖，宿主出现明显的病理变化和临床症状，严重者可致死。当宿主免疫力显著下降时，机会致病寄生虫感染常常会出现此类结果。总之，寄生虫与宿主相互作用的结果取决于宿主的遗传因素、营养状况、免疫功能，以及寄生虫的种类、数量和寄生部位等多种因素。

NOTE

第十五章　常见致病寄生虫

我国是寄生虫病危害严重的国家之一，可以感染人体的寄生虫病有 200 多种。新中国成立初期，疟疾、血吸虫病、丝虫病、黑热病和钩虫病曾被列为我国重点防治的“五大寄生虫病”。至今除丝虫病已宣布基本消灭外，其他四种仍然严重威胁着人类健康。此外，由于受到自然条件、经济水平和生活习惯等多种因素的共同影响，我们仍需面对种类众多的寄生虫感染性疾病。

第一节　常见致病线虫

线虫（nematode）是因虫体呈圆柱形或细线形而得名。线虫种类繁多，已发现的就有 1 万余种，广泛分布在自然界水和土壤中，大多数营自生生活，少数营寄生生活，还有极少数既可营自生生活，又可营寄生生活。寄生人体的常见线虫有 10 余种。如似蚓蛔线虫、十二指肠钩口线虫、美洲板口线虫、蠕形住肠线虫、毛首鞭形线虫、旋毛形线虫等。

一、似蚓蛔线虫

似蚓蛔线虫（*Ascaris lumbricoides* Linnaeus，1758），俗称蛔虫（round worm），是寄生人体肠道中最大的线虫。

（一）形态与结构

1. 成虫　虫体形似蚯蚓，呈长圆柱形，两端较细，中间较粗。活时淡红色，死后或固定后呈灰白色。口孔位于虫体顶端，有三个呈“品”字形排列的唇瓣围绕，肛门开口于腹面前 1/3 处。雌虫长 20～35cm，尾端尖直，生殖系统为双管型；雄虫长 15～31cm，尾端向腹侧卷曲，末端有 1 对交合刺，生殖系统为单管型。

2. 虫卵　有受精卵和未受精卵两种。受精卵为宽椭圆形，大小为（45～75）μm×（35～50）μm，卵壳厚，卵壳外被一层凹凸不平的蛋白质膜，被宿主胆汁染色成棕黄色，卵内含有一个大而圆的卵细胞。未受精卵呈长椭圆形，大小为（88～94）μm×（39～44）μm，卵壳和蛋白质膜均较薄，卵内充满大小不等的折光性颗粒（称卵黄颗粒）。受精卵和未受精卵的蛋白质膜均可脱落，而成为表面光滑、无色透明的脱蛋白膜卵，应注意与钩虫卵相区别。

（二）生活史

成虫寄生于人体小肠，以肠内半消化食物为营养。雌雄虫交配后，雌虫产卵，每条雌虫每天可产卵 24 万个，卵随粪便排出体外。受精卵在潮湿、荫蔽、氧气充足的土壤中，在适宜的温度（21℃～30℃）下，约经 3 周卵细胞发育成幼虫，幼虫蜕皮一次，发育为感染期卵。人若食入感染期卵，幼虫在小肠内逸出，侵入小肠黏膜及黏膜下层，进入静脉或淋巴管，经肝、

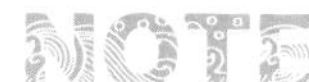

右心到肺，穿过肺毛细血管进入肺泡，在肺泡内停留两周，蜕皮两次。然后沿支气管、气管移至咽部，随吞咽下行到达胃和小肠，再蜕皮一次后逐渐发育为成虫。

从食入感染期卵到雌虫开始产卵约需 60 ～ 75 天。成虫在人体内可存活 1 年左右（图 15–2）。

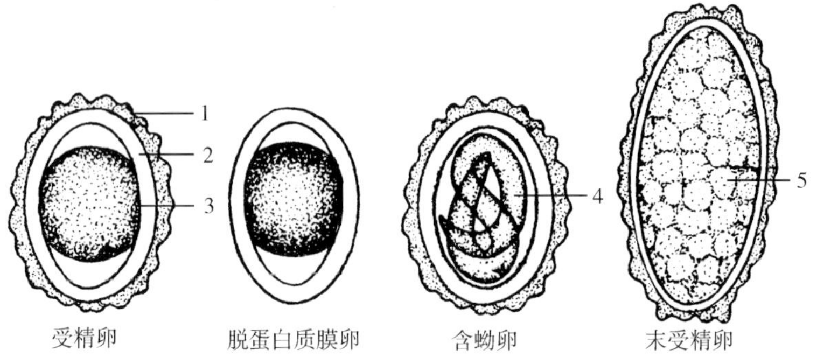

图 15–1　蛔虫卵模式图

1. 蛋白膜；2. 卵壳；3. 卵细胞；4. 幼虫；5. 卵黄颗粒

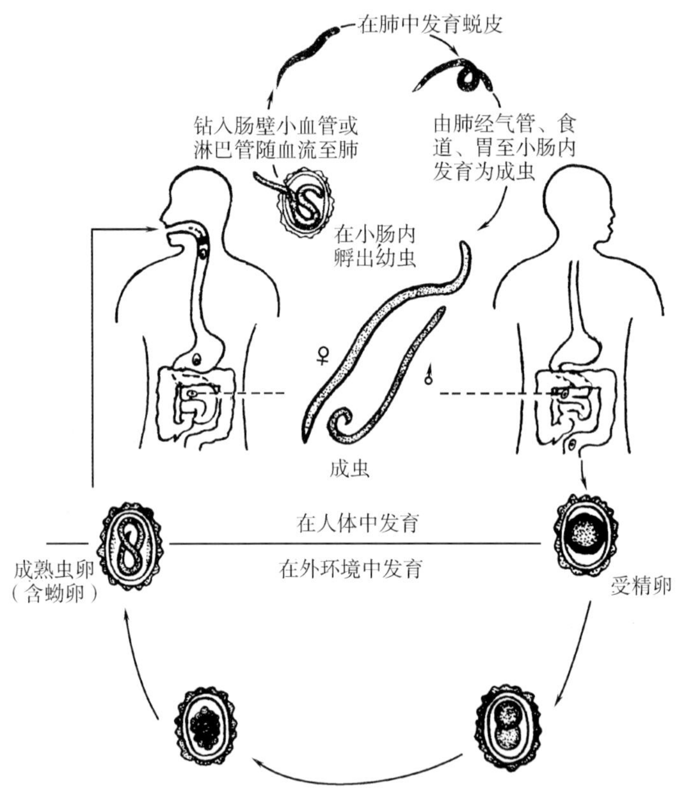

图 15–2　蛔虫生活史示意图

（三）致病性与临床表现

蛔虫的幼虫和成虫对人体均有致病作用。其症状的轻重与感染的虫数及宿主的免疫功能状态有关。多数感染者无明显症状或仅有轻微腹痛。

1. 幼虫致病作用　幼虫在体内移行引起组织损伤和超敏反应，特别是肺组织的损伤。临床表现主要为咳嗽、咳黏痰或血痰、哮喘、呼吸困难、发热、荨麻疹等症状。多数感染者症状较轻，一般在 1 ～ 2 周内自愈。

2. 成虫致病作用

（1）*夺取营养*　由于蛔虫以人体肠腔内半消化物为食，同时损伤肠黏膜，造成食物的消化和吸收障碍，感染严重者常可出现营养不良，儿童可影响生长发育。

（2）*损伤肠黏膜*　蛔虫唇齿的机械损伤和代谢产物的化学刺激，引起肠黏膜的炎症，患者常有食欲不振、恶心、呕吐等症状，伴有间歇性脐周疼痛，有时出现腹泻。

（3）*并发症*　由于蛔虫有钻孔习性，当患者出现发热、肠道病变、辛辣食物刺激或驱虫不当等寄生环境发生变化时，虫体可钻入开口于肠壁上的管道中，导致胆道蛔虫病、胰腺炎、阑尾炎等，也可引起肠穿孔。有时虫体扭结成团堵塞肠腔可引起肠梗阻。其中以胆道蛔虫病最为常见。

（4）*超敏反应*　蛔虫变应原被人体吸收后，引起 IgE 介导的 I 型超敏反应。患者可出现荨麻疹、皮肤瘙痒、血管神经性水肿、结膜炎及蛔虫中毒性脑病等症状。

（四）检测与防治

1. 检测　发现成虫或在粪便中检出虫卵即可诊断。常用方法有：①生理盐水直接涂片法，由于蛔虫产卵量大，一张涂片的检出率约为 80%，三张涂片可达 95%；②浓集法，必要时可用饱和盐水漂浮法或沉淀法检查粪便中的虫卵，提高检出率；③试验性驱虫，对仅有雄虫寄生者，可结合临床症状，给予适当的驱虫药，进行试验驱虫。

2. 防治　预防本病的措施包括开展卫生宣传教育，注意饮食卫生和环境卫生，不喝生水，不吃未洗净的蔬菜，避免感染。对粪便进行无害化处理，以切断传播途径。对患者及带虫者进行治疗，是控制传染源的重要措施。常用药物有甲苯达唑、阿苯达唑、伊维菌素、左旋咪唑、三苯双脒等；中药苦楝根皮、使君子仁等均有杀虫作用，乌梅丸（汤）治疗胆道蛔虫症疗效显著。

二、十二指肠钩口线虫与美洲板口线虫

十二指肠钩口线虫（*Ancylostoma duodenale* Dubini，1843），简称十二指肠钩虫；美洲板口线虫（*Necator americanus* Stiles,1902），简称美洲钩虫。成虫寄生在人体小肠中，引起钩虫病。钩虫病是我国严重危害人体健康的寄生虫病之一。

（一）形态与结构

1. 成虫　两种成虫外形相似，虫体细长约 1 厘米，体壁半透明，活时肉红色，死后为乳白色。雌虫生殖器官为双管型，雄虫生殖器官为单管型。头端略向背侧弯曲，有口囊，口囊内腹侧分别有两对钩齿和一对板齿。头端两侧有一对单细胞腺体，可分泌抗凝素。雌雄异体，雌虫较雄虫略粗长，尾端呈圆锥形，雄虫尾端角皮膨大，形成膜质交合伞，由肌肉性的辐肋所支撑，辐肋分为背辐肋、侧辐肋和腹辐肋，并有两根细长可收缩的交合刺（图 15–3）。十二指肠钩虫与美洲钩虫的形态上略有区别，其鉴别见表 15–1。

表 15–1　两种钩虫成虫形态鉴别

	十二指肠钩虫	美洲钩虫
大小（mm）	雌虫（10 ～ 13）×0.6 雄虫（8 ～ 11）×（0.4 ～ 0.5）	雌虫 9 ～（11×0.4） 雄虫（7 ～ 9）×0.3

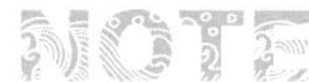

续表

	十二指肠钩虫	美洲钩虫
体形	头端与尾端均向背侧弯曲呈“C”形	头端向背侧、尾端向复侧弯曲呈“∫”形
口囊	腹侧缘有 2 对钩齿	腹侧前缘有 1 对板齿
交合伞	略呈圆形	扁圆形
背辐肋	远端分 2 支，每支再分 3 小支	远端分 2 支，每支再分 2 小支
交合刺	长鬃状，末端分开	一刺末端呈钩状，包于另一刺的凹槽中
雌虫	尾部有尾刺	尾部无尾刺

2. 虫卵 两种钩虫虫卵的形态相似，不易区别。椭圆形，约为（56～76）μm×（35～40）μm，卵壳薄，无色透明，卵内含 2～4 个卵细胞，卵壳和细胞之间有明显的空隙。由于虫卵发育较快，因此，粪便放置稍久或患者便秘，卵内细胞可分裂发育为多细胞期（图 15–4）。

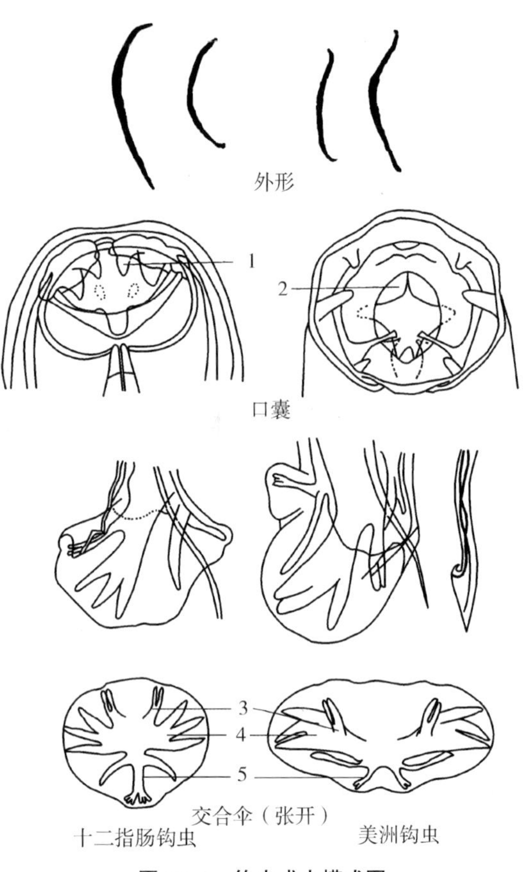

图 15–3 钩虫成虫模式图

1. 钩齿 2. 板齿 3. 腹辐肋 4. 侧辐肋 5. 背辐肋

（二）生活史

两种钩虫的生活史基本相同。成虫寄生于人体小肠上段，以其钩齿或板齿咬附在肠黏膜上，吸食宿主血液、淋巴液及肠黏膜。雌雄虫交配后，雌虫产卵，卵随粪便排出体外，在荫蔽、潮湿、温度在 25℃～30℃左右的土壤中，约经 24～48 小时，第一期幼虫杆状蚴自虫卵内孵出，并以土壤中的细菌及有机物为食，约 48 小时内幼虫第一次蜕皮，发育为第二期杆状蚴，经 5～6 天，虫体停止摄食，进行第二次蜕皮，发育为丝状蚴，即感染期幼虫。丝状蚴生存于 1～6cm 深的表层土壤内，不进食，靠体内贮存的营养物质生活。具有向温、向上移行的习性。当其与人体皮肤接触时，则钻入皮下，在局部停留约 24 小时，然后进入淋巴管或小血管，随血流经右心至肺，穿过肺微血管进入肺泡，再沿支气管、气管至咽部，随吞咽至小肠经两次蜕皮发育为成虫。从丝状蚴侵入皮肤到成虫能产卵约需 5～7 周。成虫的寿命较长，十二指肠钩虫在人体内可存活 7 年，美洲钩虫可达 14 年（图 15–4）。

丝状蚴除主要经皮肤进入人体外，还可经口感染。经口进入机体的幼虫，虫体因未被胃酸杀死而直接在肠腔内发育成熟，或进入口腔后，自口腔黏膜或食管黏膜侵入血管，再经上述移行途径至小肠发育为成虫。

（三）致病性与临床表现

两种钩虫的致病作用相似，其临床症状因感染虫体的种类、数量及人体的营养、免疫状况的不同而异。十二指肠钩虫比美洲钩虫对人体的危害更大，其幼虫所致的皮炎较多，成虫引起的贫血也较重，同时还可引起婴儿钩虫病。

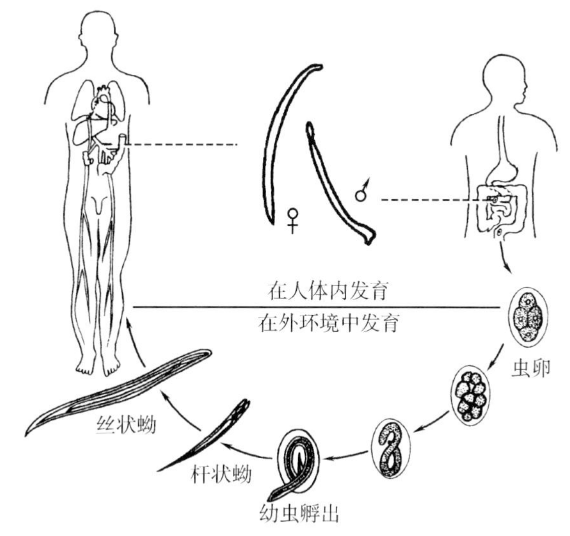

图 15-4　钩虫生活史示意图

1. 幼虫移行症　主要是丝状蚴侵入皮肤和幼虫在体内移行对宿主造成的损害。

（1）钩蚴性皮炎　多见于与泥土接触的足趾、手指间等较薄的皮肤。幼虫经皮肤侵入后数分钟至 1 小时即可出现皮肤烧灼、奇痒或针刺感，继而出现充血性斑点或小丘疹，1 ～ 2 日内成为水泡，一般 3 ～ 4 天炎症消退，7 ～ 10 天可结痂而自愈；如继发感染可形成脓疱，使病程延长。

（2）呼吸道症状　当幼虫移行至肺部时，引起肺部点状出血及炎症，患者出现咳嗽、咳痰和发热等症状。重者痰中带血，可出现阵发性哮喘。血中可见嗜酸性粒细胞增多。一般经 2 ～ 3 周自愈。重者症状可持续 3 个月左右。

2. 成虫致病作用

（1）贫血　钩虫对人体的危害，主要是成虫引起的贫血。引起失血的原因：①钩虫吸血后很快从消化道排出，具有唧筒样作用；②虫体吸血时，头腺分泌抗凝素，使咬附黏膜伤口不易凝血渗出血液，其渗出量和虫体吸血量相当；③钩虫吸血时经常更换咬附、吸血部位，造成新的损伤，而原伤口仍在渗血；④虫体活动时可以造成大血管或组织的损伤，引起出血。病人可出现皮肤黏膜苍白、头晕、乏力，严重时出现心慌、气短及面部和下肢浮肿等贫血性心脏病的表现。

（2）消化道功能紊乱　钩虫咬附在肠黏膜，造成散在出血点和小溃疡或大块出血性淤斑，患者可出现上腹部或脐周不适或隐痛，食欲不振、恶心、腹泻等消化道症状。

（3）异嗜症　少数患者出现喜食生米、泥土、煤炭等异常嗜好，其原因可能与铁质的丢失有关。

（4）婴儿钩虫病　多由十二指肠钩虫引起，母亲在怀孕期感染钩虫，幼虫可以通过胎盘感染胎儿或经乳汁感染婴儿，给婴儿使用被钩蚴污染的尿布或者在流行区睡沙袋也可以感染。主要表现为急性便血性腹泻，黑便或柏油样便，面色苍白，消化功能紊乱。贫血多较严重。感染严重的儿童，可出现并发症，预后差，死亡率较高。

近年来，钩虫引起消化道大出血的报道较多，常出现误诊病例，值得注意。

（四）检测与防治

1. 检测　粪便中检出虫卵或孵出幼虫即可诊断。

（1）生理盐水直接涂片法　此方法简便，但检出率较低，易漏诊。

（2）饱和盐水浮聚法　这种方法检出率较高，操作简单，是目前钩虫病普查中最常用的方法。

（3）钩蚴培养法　此法与饱和盐水浮聚法的检出率相同，不需显微镜，适于农村普查

NOTE

使用。

2. 防治　采取综合防治措施。包括加强粪便管理，做好个人防护以防止感染的发生。治疗病人及带虫者是控制传染源的有效措施。常用药物有甲苯达唑、阿苯达唑、三苯双脒、伊维菌素等。驱虫前后应根据病人病情口服铁剂、蛋白质及维生素等。对钩蚴性皮炎病人应早期治疗，可局部涂左旋咪唑涂肤剂或 5% 噻苯达唑软膏。亦可用热敷或热浸等透热疗法，如将局部浸在 56℃～ 60℃热水中 15 ～ 20 分钟，间歇 2 分钟后再反复进行，可达到消炎、止痒和杀灭皮下钩蚴的作用。

三、蠕形住肠线虫

蠕形住肠线虫（*Enterobius vermicularis* Linnaeus 1758）又称蛲虫（pinworm）。成虫寄生于人体的回盲部，可引起蛲虫病。儿童感染较成人多见。

（一）形态与结构

1. 成虫　成虫乳白色，细小似线头状。虫体角皮有横纹。雌虫大小为（8 ～ 13）mm×（0.3 ～ 0.5）mm，虫体中部膨大，尾端长而尖细，尖细部分约占虫体长的 1/3，生殖器官为双管型。雄虫大小为（2 ～ 5）mm×（0.1 ～ 0.2）mm，尾端向腹面卷曲，具有交合刺一根，生殖器官为单管型。虫体头端两侧角皮膨大形成头翼，体两侧的角皮突出如嵴，称侧翼。口孔位于虫体顶端，周围有三个小唇瓣。咽管末端膨大呈球形，称咽管球（图 15–5）。

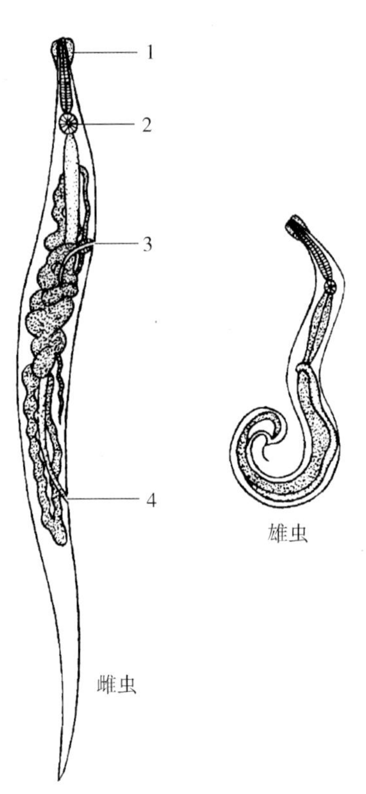

图 15–5　蛲虫模式图
1. 头翼　2. 咽管球　3. 阴门　4. 肛门

2. 虫卵　呈椭圆形，不对称，一侧较平，一侧稍凸，大小为（50 ～ 60）μm×（20 ～ 30）μm。卵壳薄，无色透明，卵内含蝌蚪期胚胎，在外界与空气接触后，很快发育为感染期幼虫（图 15–6）。

（二）生活史

成虫寄生于人体盲肠、结肠、直肠和回肠下段，严重时也可到达小肠上段。虫体以肠内容物、组织液或血液为食。雌、雄虫交配后，雄虫很快死亡。在肠内温度及低氧的环境中，雌虫不排卵或少量排卵，当患儿入睡后，肛门括约肌松弛，部分雌虫移行至肛门外，受温度、湿度的改变及冷空气刺激，在肛门外皮肤皱襞处产卵。雌虫产卵后多干枯死亡，少数可逆行经肛门返回肠腔，偶可移行进入女性阴道、尿道等部位致异位寄生。虫卵黏附在肛门周围皮肤上，在温度为 34℃～ 36℃、湿度为 90% ～ 100% 及氧气充足的条件下，约经 6 小时虫卵内的卵细胞分裂成幼虫并蜕皮一次，发育为感染期虫卵。当患儿用手搔抓肛门附近皮肤时，虫卵污染手指，再经口感染。虫卵也可污染食物、用具，或散落于床单等，经口或随空气吸入使人感染。虫卵在小肠内孵出幼虫，并沿小肠下行，途中蜕皮两次，至结肠再蜕皮一次发育为成虫。自食

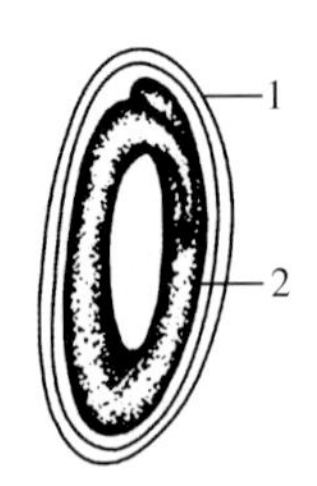

图 15–6　蛲虫卵模式图
1. 卵壳　2. 幼虫

入感染期虫卵至发育为成虫产卵约需 2 ～ 6 周。雌虫寿命为 2 ～ 4 周。

（三）致病性与临床表现

雌虫在肛周产卵引起肛门及会阴部皮肤瘙痒，抓破皮肤时可引起继发感染，出现湿疹样皮炎。患儿常有烦躁不安、失眠、食欲减退、消瘦、夜间磨牙及夜惊等症状。长期反复感染，会影响儿童的身心健康。蛲虫在肠道寄生可引起局部刺激，附着处肠黏膜轻度损伤，出现慢性炎症及消化功能紊乱。蛲虫成虫钻入阑尾，引起阑尾炎，其特点是疼痛部位不确定，多呈慢性过程。此外，还可以异位寄生引起异位损害，如侵入女性阴道引起阴道炎，继而导致子宫内膜炎、输卵管炎；侵入尿道，可出现尿道炎、膀胱炎；还有腹腔、腹膜、盆腔、肠壁、肝、肺等处引起异位寄生，形成肉芽肿损害。

（四）检测与防治

1. 检测　查到虫卵或成虫即可诊断，因蛲虫一般不在人体肠道内产卵，所以粪便检查虫卵的阳性率极低，在肛周采用棉拭子法或透明胶纸法查虫卵是最好的实验诊断方法，最好在清晨排便前进行。透明胶纸法的效果较好且容易实施，1 次检出率为 50% 左右，3 次检出率达 90%，5 次检出率高达 99%。在粪便内检获成虫或在患儿睡后查看肛周附近有无爬出的雌虫也可确诊，一般在入睡 1 ～ 3 小时后进行。

2. 防治　蛲虫生活史简单、传播速度快，但成虫寿命较短，对驱虫药物较敏感，因此蛲虫病具有难防易治的特点。我们应采取综合性的防治措施：①做好宣传教育，讲究公共卫生、家庭卫生及个人卫生；②教育儿童养成不吸吮手指，勤剪指甲，饭前、便后洗手的良好卫生习惯。注意定期消毒被褥，0.5% 碘液涂擦玩具可杀死虫卵；③幼儿园儿童应定期普查普治。常用的治疗药物有甲苯咪唑、噻嘧啶、阿苯达唑等。用蛲虫膏、2% 白降汞软膏涂于肛周有止痒与杀虫作用。

第二节　常见致病吸虫

吸虫属于扁形动物门吸虫纲，全部营寄生生活。虫体狭长，背腹扁平，不分节，无完整的消化道，通常有口吸盘和腹吸盘，是虫体附着的主要器官。生活史复杂，有世代交替现象。我国常见的吸虫有华支睾吸虫、卫氏并殖吸虫、布氏姜片吸虫、日本血吸虫等。

一、华支睾吸虫

华支睾吸虫［*Clonorchis sinensis*（Cobbold，1875）Looss，1907］，又称肝吸虫（liver fluke）。成虫寄生于人体的肝胆管内，可引起华支睾吸虫病，又称肝吸虫病。1874 年首次在加尔各答一华侨的胆管内发现，1908 年在我国证实该病存在。1975 年在我国湖北江陵西汉古尸的粪便中发现华支睾吸虫虫卵，从而证明华支睾吸虫病在我国已有 2300 年以上历史。

（一）形态与结构

1. 成虫　虫体狭长，背腹扁平，较薄，半透明。前端稍窄，后端钝圆，固定后形似葵花子仁。雌雄同体，体表无棘。虫体大小一般为（10 ～ 25）mm×（3 ～ 5）mm。口吸盘位于虫体前端，腹吸盘位于虫体前 1/5 处，略小于口吸盘。消化道简单，口位于口吸盘的中央，咽呈球

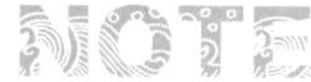

形，食道短，其后为肠支。肠支分为两支，沿虫体两侧直达后端，末端为盲端。排泄囊为一略带弯曲的长袋，前端到达受精囊水平处，并向前端发出左右两支集合管，排泄孔开口于虫体末端。雄性生殖器官有睾丸 1 对，呈分枝状，前后排列于虫体后 1/3 处。两睾丸各发出 1 条输出管，向前约在虫体中部汇合成输精管，通入储精囊，经射精管入位于腹吸盘前缘的生殖腔，缺阴茎袋、阴茎和前列腺。雌性生殖器官有卵巢 1 个，分叶状，位于睾丸之前，卵巢发出输卵管，其远端为卵模，卵模周围为梅氏腺。卵模之前为子宫，盘绕向前开口于生殖腔。受精囊在睾丸与卵巢之间，呈椭圆形，与输卵管相通。劳氏管位于受精囊旁，也与输卵管相通，为短管。卵黄腺呈滤泡状，分布于虫体的两侧，从腹吸盘向下到受精囊水平，两条卵黄腺管汇合后，与输卵管相通（图 15–7）

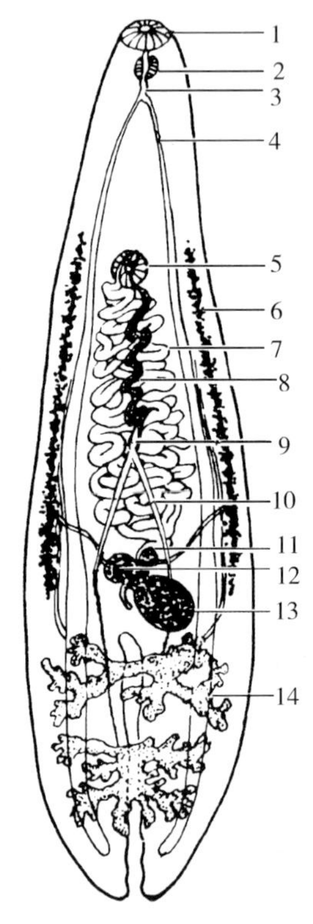

图 15–7 华支睾吸虫成虫模式图

1. 口吸盘 2. 咽 3. 食道 4. 肠支 5. 腹吸盘 6. 卵黄腺 7. 子宫 8. 贮精囊 9. 输精管 10. 输出管 11. 卵模 12. 卵巢 13. 受精囊 14. 睾丸

2. 虫卵 是人体寄生虫卵中最小的，平均大小为 29μm×17μm，黄褐色，形如芝麻。卵的一端较窄，有明显卵盖，与卵盖相连处的卵壳隆起成肩峰，卵后端钝圆，有时可见一小的疣状突起。卵内含一成熟毛蚴（图 15–8）。

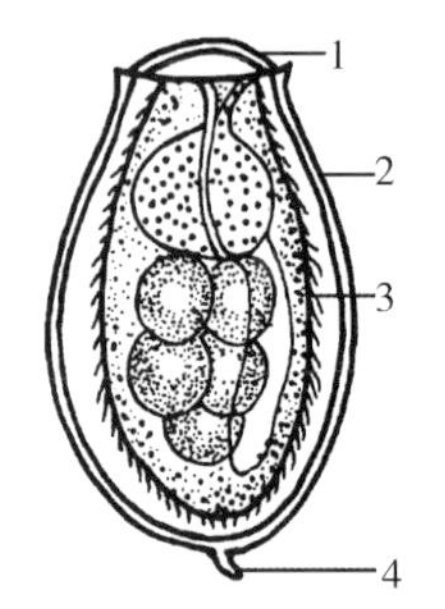

图 15–8 华支睾吸虫卵模式图

1. 卵盖 2. 卵壳 3. 毛蚴 4. 小疣

（二）生活史

成虫寄生在人和哺乳动物（猫、犬）的肝胆管内，成虫产出的虫卵随胆汁进入消化道随粪便排出体外，虫卵入水后，被第一中间宿主淡水螺（如豆螺、涵螺、沼螺）吞食，在螺类的消化道内孵出毛蚴，毛蚴穿过肠壁在螺体内发育成为胞蚴、雷蚴和尾蚴，成熟的尾蚴从螺体逸出。尾蚴在水中遇到第二中间宿主淡水鱼、虾类（尾蚴对第二中间宿主选择性不强，一般的淡水鱼都可以做其中间宿主），则侵入其肌肉等组织，经 20 ～ 35 天，发育成为囊蚴。囊蚴呈椭球形，大小约为 0.138mm×0.15mm，囊壁分两层。囊内幼虫运动活跃，可见口、腹吸盘，排泄囊内含黑色颗粒。囊蚴在鱼体内可存活 3 个月到 1 年。囊蚴被终宿主吞食后，在消化液的作用下，囊壁被软化，囊内幼虫活动加剧，在十二指肠内破囊而出。一般认为，脱囊后的幼虫循胆汁逆流沿总胆管入肝胆管发育为成虫。少部分幼虫在几小时内即可到达肝内胆管。但也有动物实验表明，幼虫可经血管或穿过肠壁到达肝胆管内（见图 15–9）。成虫寿命为 20 ～ 30 年。

（三）致病性与临床表现

华支睾吸虫病的危害性主要是患者的肝脏受损，病变主要发生于肝脏的次级胆管。其致病程度与感染的虫数多少及虫体寄生时间的长短有关。其致病机制为虫体在胆管内的机械刺激、分泌物及代谢产物的毒素作用，使胆管上皮细胞损伤、脱落、增生，管壁增厚，管腔变窄、胆汁淤积而出现阻塞性黄疸；由于胆汁流通不畅，易发生细菌感染，而引起胆囊炎、胆管炎及胆石症。感染轻者常无明显症状及体征。晚期病人由于肝细胞坏死、纤维组织增生可出现肝硬化并出现相应的临床表现。有报道称本病与胆管上皮癌和肝细胞癌的发生有一定关系。

儿童和青少年感染华支睾吸虫后，临床表现往往较重，死亡率较高。反复重度感染，可影响儿童发育，甚至患侏儒症。

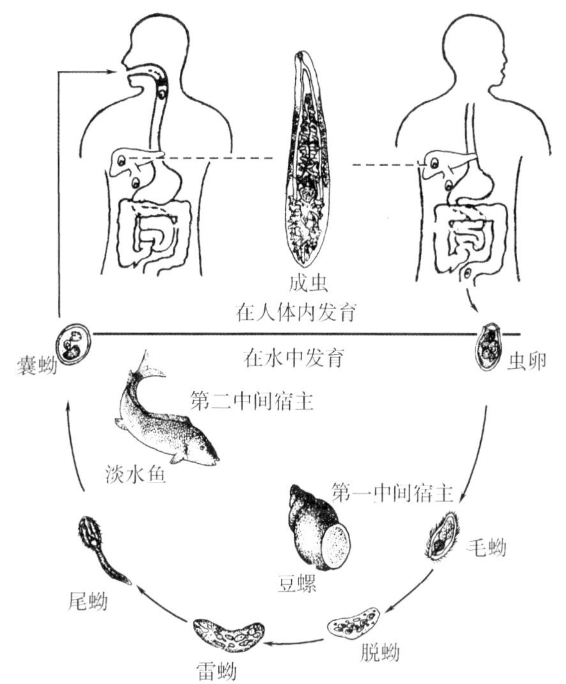

图 15–9　华支睾吸虫生活史示意图

（四）检测与防治

1. 检测粪便中检出虫卵为确诊依据。

（1）生理盐水直接涂片法　此法简便，但因粪便量少，虫卵小，轻度感染者容易漏检，应反复多次检查提高检出率。

（2）集卵法　包括水洗沉淀法和饱和盐水浮聚法。较直接涂片法检出率高。

（3）十二指肠引流液检查　引流胆汁进行离心沉淀查虫卵，检出率接近 100%。但技术较复杂，患者难以接受。

（4）其他检查　对病原学检查未找到病原体，有高度可疑者，可采用免疫学方法、B 超等影像学检查方法协助诊断。

2. 防治　华支睾吸虫病是由于生食或半生食含有囊蚴的淡水鱼、虾所致，改正不良的饮食习惯，不生食或半生食淡水鱼、虾是预防本病的关键。做好卫生宣传教育工作，加强粪便管理，不让未经无害化处理的粪便入鱼塘。治疗病人及带虫者可选用吡喹酮，效果较好，也可选用阿苯达唑等。

二、日本裂体吸虫

裂体吸虫（schistosome）属于扁形动物门的吸虫纲，复殖目，裂体科，裂体属。成虫寄生于人及多种哺乳动物的门静脉－肠系膜静脉系统，引起血吸虫病。

寄生于人体的血吸虫有日本裂体吸虫、埃及裂体吸虫、曼氏裂体吸虫、间插血吸虫、湄公血吸虫及马来血吸虫 6 种。我国只有日本裂体吸虫（*Schistosoma japonicum* Katsurada，1904），又称日本血吸虫，简称血吸虫。

（一）形态与结构

1. 成虫　雌雄异体，雌虫常居留于雄虫的抱雌沟里，呈雌雄合抱状态。虫体呈圆柱形，外观似线虫。虫体前端有口吸盘，腹侧面近前端有腹吸盘，突出如杯状。消化系统有口、食道、肠管，缺少咽。肠管在腹吸盘前背侧分为两支，向后延伸至虫体后 1/3 处汇合，以盲端终止。雄虫粗短，体扁平，灰白色，体长约 10 ～ 20mm，自腹吸盘后，虫体两侧向腹面卷曲形成抱雌沟，用以夹抱雌虫，在腹吸盘之后的背部有睾丸 7 个，呈串珠状。雌虫较细，呈圆柱形，长约 12 ～ 28mm，口、腹吸盘不发达。因其肠管内充满被消化的血红蛋白，故虫体后半部呈黑色。卵巢位于虫体中部，长椭圆形，输卵管位于卵巢后端，绕过卵巢向前。虫体后段充满卵黄腺，卵黄管与输卵管汇合成卵模，周围包绕梅氏腺。子宫呈管状与卵模相连，开口于腹吸盘下方，内含虫卵 50 ～ 300 个（图 15–10）。

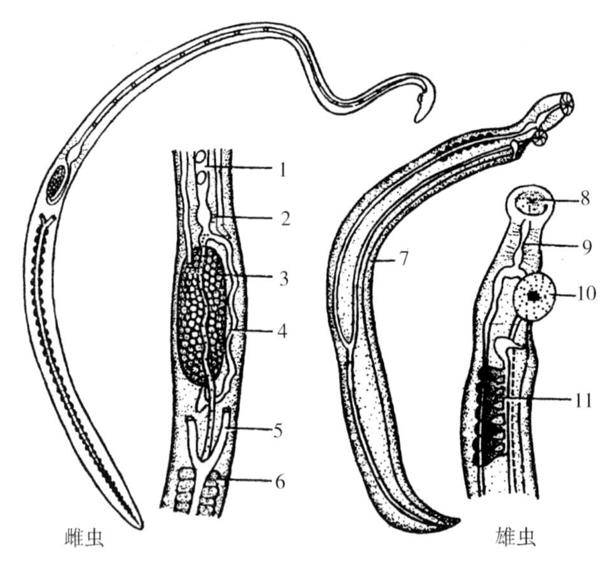

图 15–10 日本血吸虫成虫模式图

1. 子宫 2. 卵模 3. 卵巢 4. 输卵管 5. 肠支 6. 卵黄腺 7. 抱雌沟 8. 口吸盘 9. 食管 10. 腹吸盘 11. 睾丸

2. 虫卵 椭圆形，淡黄色，大小（74 ～ 106）μm×（50 ～ 65）μm。卵壳薄，无卵盖。卵壳一侧有一小棘，卵壳表面有宿主组织残留物。成熟卵内含一毛蚴，卵壳与毛蚴之间的间隙中可见大小不等、椭圆形的油滴状物，为成熟毛蚴头腺所分泌的可溶性虫卵抗原（soluble egg antigen，SEA）（图 15–11）。

（二）生活史

日本血吸虫生活史复杂，成虫寄生于人及牛、羊、兔、狗、猫等多种哺乳动物的门静脉 – 肠系膜静脉系统内。合抱的雌雄虫交配产卵于小静脉的小分枝，每虫每天可产卵 2 000 ～ 3 000 个，虫卵随血流主要分布于肝脏和结肠黏膜组织中。卵内毛蚴发育成熟后，分泌的 SEA 可透过卵壳上的微孔释放出来，破坏血管壁，引起周围肠黏膜组织发生炎症、坏死，由于肠蠕动、腹内压和血管内压的作用，促使肠壁坏死组织向肠腔破溃，虫卵随溃破组织落入肠腔，随粪便排出体外。未排出的虫卵沉积于局部组织中，形成肉芽肿。虫卵必须进入水后才能进一步发育，在水中孵出毛蚴（最合适的温度为 25℃～ 30℃），当遇到中间宿主钉螺时，便侵入其体内，经母胞蚴、子胞蚴的发育和增殖，最后形成大量尾蚴。成熟的尾蚴从螺体逸出，浮于水面。当人或其储存宿主与含有尾蚴

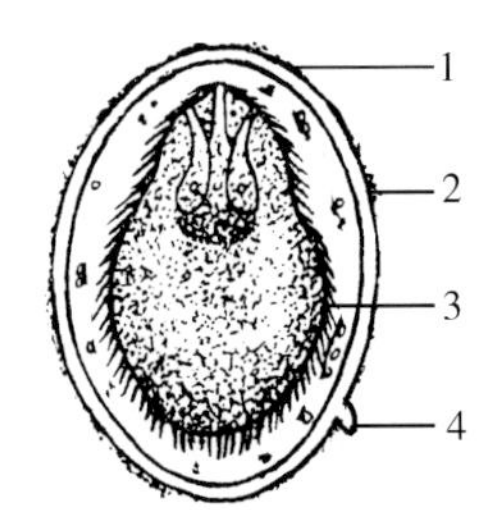

图 15–11 日本血吸虫虫卵模式图

1. 卵壳 2. 坏死组织 3. 毛蚴 4. 小棘

的水接触时，尾蚴经皮肤侵入宿主体内转变为童虫。童虫入血经肺循环和体循环到达门静脉系统生长、发育为成虫。尾蚴侵入 24 天后雌虫开始产卵，5 周后宿主粪便中即可出现虫卵。成虫寿命长者可达 30 ～ 40 年（图 15–12）。

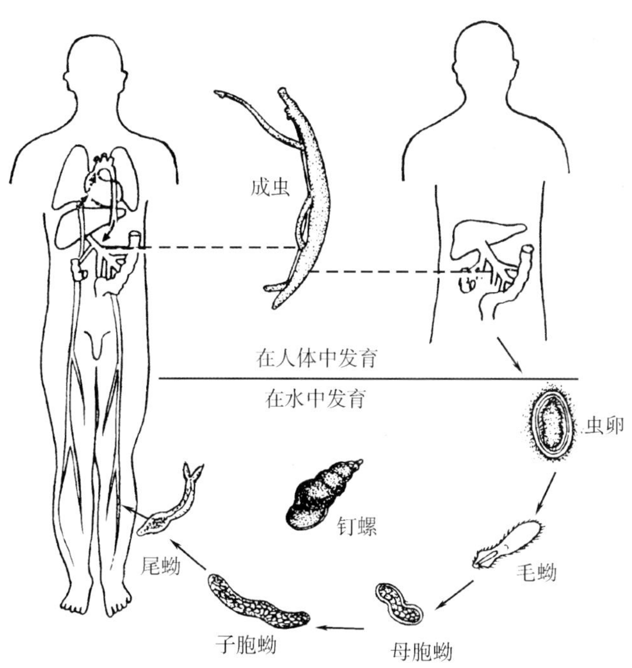

图 15–12　日本血吸虫生活史示意图

（三）致病性与临床表现

1. 致病机制　包括虫体的机械性作用和复杂的免疫病理反应。日本血吸虫的尾蚴、童虫、成虫、虫卵均可对宿主引起损害，其中以虫卵对人体的损害最为严重。

（1）尾蚴所致损害　尾蚴穿过宿主皮肤可引起尾蚴性皮炎，表现为尾蚴侵入部位皮肤出现丘疹和（或）荨麻疹，伴有瘙痒等症状，称为尾蚴性皮炎，初次接触的人反应不明显，重复接触尾蚴后反应逐渐加重。其产生机制多为速发型（Ⅰ型）超敏反应，少数为迟发型（Ⅳ型）超敏反应。

（2）童虫所致损害　童虫在宿主体内移行时，由于其机械性损伤、代谢产物及死亡虫体分解物的刺激，使其所经过的脏器，尤其是肺部出现血管炎、毛细血管栓塞、破裂、局部炎细胞浸润和点状出血。大量童虫在人体内移行时，病人可出现咳嗽、咯血、发热及嗜酸性粒细胞增多等临床表现。

（3）成虫所致损害　成虫一般不引起症状，或仅引起轻微的静脉内膜炎及静脉周围炎症，但虫体的分泌物、代谢物及发育过程中所蜕下的表膜可形成免疫复合物，使机体造成更严重的损伤。

（4）虫卵所致损害　血吸虫病的病变主要由虫卵所致。虫卵多沉积于宿主的肝及结肠肠壁等组织，所引起的肉芽肿和纤维化是血吸虫病的主要病变，其致病机制主要为Ⅳ型超敏反应。

成熟虫卵中毛蚴所分泌 SEA 透过卵壳的微孔释放出来，经巨噬细胞吞噬、处理后传递给辅助性 T 细胞（Th），使其致敏。致敏的 Th 细胞再次受到相同抗原刺激后即产生各种淋巴因子，如 IL–2、IFN–γ、嗜酸性粒细胞刺激素（ESP）、成纤维细胞刺激因子（FSF），使淋巴细

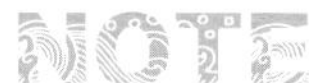

胞、巨噬细胞、嗜酸性粒细胞及成纤维细胞聚集在虫卵周围，形成以虫卵为中心的肉芽肿和纤维化（Ⅳ型超敏反应）。虫卵肉芽肿的形成有利于隔离虫卵所分泌的可溶性抗原对邻近肝细胞的损害，避免局部或全身免疫性疾病的发生或加剧，与此同时，沉积在宿主肝、肠组织中的虫卵引起的肉芽肿又可不断破坏肝、肠的组织结构，引起慢性血吸虫病，因此虫卵是血吸虫病的主要致病阶段。

日本血吸虫产卵量大，在宿主组织内多成簇聚集，虫卵周围出现许多浆细胞伴以抗原－抗体复合物沉着，称何博礼现象。当卵内毛蚴死亡后，逐渐停止释放抗原，肉芽肿直径开始缩小，虫卵逐渐消失，代之以纤维化。在肝脏，虫卵肉芽肿位于门脉分支的终端，重度感染时门静脉周围出现广泛的纤维化，从而阻塞窦前静脉，导致门静脉高压，进而引起肝、脾肿大，腹壁、食道及胃底静脉曲张，上消化道出血及腹水等症状，此为肝脾型血吸虫病。

2. 临床表现　血吸虫病严重程度与宿主感染虫数、宿主免疫状态和感染时间密切相关，临床表现随病变的进展而变化，可分为急性期、慢性期和晚期。

（1）*急性期血吸虫病*　常发生于初次或反复感染较大量的血吸虫尾蚴者，多见于接触疫水后 1 ～ 2 个月发病，平均潜伏期为 40 天左右。起病急，出现发热，伴有腹痛、腹泻，肝、脾、淋巴结肿大及嗜酸性粒细胞增多，脾肿大常见于重症感染；呼吸系统症状多表现为干咳，偶可痰中带血丝，有气促、胸痛，X 线检查可见点状、云雾状或雪花状浸润性阴影，多在发病后月余出现，一般持续 2 ～ 3 个月消失。重症患者可有神志迟钝、黄疸、腹水、高度贫血、消瘦等症状。粪便检查血吸虫卵或毛蚴孵化结果阳性，称急性血吸虫病。病程一般不超过 6 个月，经杀虫治疗后，患者常迅速痊愈。如不治疗，则可发展为慢性或晚期血吸虫病。

（2）*慢性血吸虫病*　常见于急性期症状消失而未经病原治疗者，或经反复轻度感染而获得免疫力的患者，临床上可分为无症状（隐匿型）和有症状两类。隐匿型患者一般无症状，少数可有轻度的肝或脾肿大，但肝功能正常。有症状的患者主要表现为慢性腹泻或慢性痢疾，症状呈间歇性出现。此期患者肝肿大较为常见，表面光滑，质稍硬，无压痛。

（3）*晚期血吸虫病*　常见于反复大量感染，根据临床表现，可以分为巨脾型、腹水型、结肠增殖型和侏儒型。①巨脾型以脾肿大为突出表现，脾肿大超过脐平线或横径超过腹中线，脾肿大达Ⅱ级，多伴有脾功能亢进、门脉高压或上消化道出血。②腹水型是晚期血吸虫病门脉高压与肝功能失代偿的结果，常在呕血、感染、过度劳累后诱发。高度腹水者可出现食后上腹部胀满、呼吸困难、脐疝、股疝、下肢水肿、胸水和腹壁静脉曲张。③结肠增殖型是以结肠病变为突出表现的临床类型。表现为腹痛、腹泻、便秘或便秘与腹泻交替出现，严重者可出现不完全性肠梗阻，还可能并发结肠癌。④侏儒型是在儿童时期反复感染血吸虫，导致慢性或晚期血吸虫病，影响内分泌功能，患者表现为身材矮小、面容苍老、无第二性征等临床征象。

晚期血吸虫病的主要并发症有上消化道出血和肝性昏迷。50% 以上的晚期病人死于上消化道出血，出血部位多位于食管下段或胃底静脉。肝性昏迷占晚期病人总数的 1.6% ～ 5.4%，此类型死亡率达 70% 以上。

（4）异位血吸虫病重度感染时，童虫可在门脉系统以外寄生并发育为成虫，此为异位寄生。异位寄生成虫产卵所引起的损害称异位损害或异位血吸虫病。肠系膜静脉内的虫卵也可能被血流带到肺、脑或其他组织，造成异位损害。偶在皮肤、甲状腺、心包、肾、肾上腺皮质、腰肌、疝囊、两性生殖器及脊髓等组织或器官寄生。

NOTE

（四）检测与防治

1. 检测　粪便中或组织中检获虫卵或孵出毛蚴，是血吸虫病确诊的主要依据。

（1）生理盐水直接涂片法　此法简单，但虫卵检出率低，仅适用于重感染病人和急性感染者。

（2）沉淀法　由于慢性期病人的肠壁组织增厚，虫卵不易排出，粪便中难以检出虫卵，因此可采取粪便水洗沉淀法，取沉淀物涂片查找虫卵。

（3）孵化法　经以上方法检查阴性时，可在沉淀法的基础上将沉淀物加水，在20℃～25℃环境中进行孵化，经一定时间后观察有无毛蚴。此法是依据虫卵在适宜条件下可孵出毛蚴，而毛蚴在水中运动具有一定的特点而设计。

（4）活体组织检查法　对可疑病人，经多次粪检结果阴性者，尤其是慢性或晚期血吸虫病患者，可用直肠镜钳取小块黏膜组织压片镜检，依据有无虫卵及虫卵的死活，确定诊断和判断体内是否有活虫存在。

（5）免疫学诊断　应用于血吸虫病诊断的免疫学方法较多，常用的方法有皮内试验、环卵沉淀试验、尾蚴膜反应试验、IHA 及 ELISA 等，可辅助血吸虫病诊断。

2. 防治　在疫区进行普查普治，及时查治病人及病牛并严格处理其他病畜、野生病兽，消灭和控制传染源。此外，消灭钉螺是防治血吸虫病的重要措施之一。加强粪便管理，防止粪便污染水体，并注意个人防护。目前治疗血吸虫病的首选药物是吡喹酮，具有高效、低毒、疗程短的优点。对于晚期病人可采取中西医结合、内外兼治的方法进行治疗。

第三节　常见致病绦虫

绦虫属扁形动物门的绦虫纲，寄生于人体内的绦虫有 30 余种，分属于多节绦虫亚纲的圆叶目（Cyclophyllidea）和假叶目（Pseudophyllidea）。属于假叶目的有曼氏迭宫绦虫、阔节裂头绦虫等；属于圆叶目的有链状带绦虫、肥胖带绦虫、细粒棘球绦虫和多房棘球绦虫等。本节主要介绍与人类疾病关系密切的圆叶目绦虫中的重要虫种。

一、链状带绦虫

链状带绦虫（*Taenia solium Linnaeus*，1758）又称猪肉绦虫、猪带绦虫或有钩绦虫，成虫寄生于人体小肠引起猪带绦虫病（taeniasis suis）；幼虫猪囊尾蚴寄生于人的肌肉、脑、眼等组织中引起囊虫病或囊尾蚴病（cysticercosis）。

在我国古代医籍中，将猪带绦虫和牛带绦虫统称为寸白虫或白虫。

（一）形态与结构

1. 成虫　虫体乳白色，带状，长约 2 ～ 4m。前端较细，向后逐渐变宽，整个虫体由 700 ～ 1000 个略透明的节片组成。分头节、颈部和链体三部分（图 15-13）。

（1）头节　呈圆球形，直径约 1mm，有四个吸盘，呈深杯状，和一个位于最前端能伸缩的顶突，顶突上有 25 ～ 50 个角质小钩，排列成两圈。

（2）颈部　紧接于头节之后，是虫体最细的部分，长约 5 ～ 10mm，宽约 0.5mm。内无结

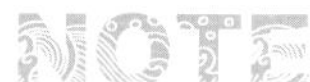

构，但具有生发功能，可由此不断地生出链体节片。

（3）链体　颈部之后的节片组成链体，根据生殖器官发育成熟程度可分为三种：①幼节，紧接于颈部的节片，短而宽，内部结构不明显；②成节，居虫体中段，近方形，每节内有发育成熟的雌、雄生殖器官各一套；③孕节（妊娠节片），居虫体后段，长方形，其内除子宫外其他器官均萎缩，充满虫卵的子宫向两侧分支，每侧约 7 ～ 13 支，每一孕节内约含虫卵 3 万～ 5 万个。

2. 幼虫　又称囊尾蚴或囊虫。为卵圆形、乳白色、略透明的囊状体，平均大小为 9mm×5mm，囊内充满液体，囊壁内层有一米粒大小的白点，为凹入蜷缩在囊内的头节。其结构与成虫头节相同。

3. 虫卵　圆球形，直径 31 ～ 43μm，卵壳薄，自孕节散出时多已脱落，镜下仅见具有放射状条纹的棕黄色胚膜，内含一发育成熟的六钩蚴。

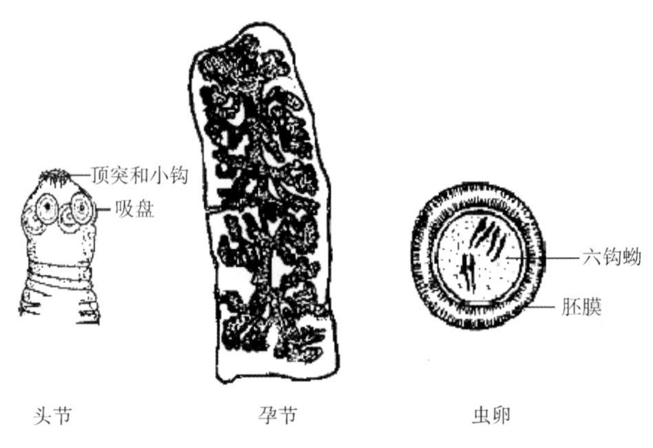

图 15-13　链状带绦虫各期模式图

（二）生活史

成虫寄生于人体小肠内，借头节上的吸盘及小钩固定于肠黏膜上，靠体表吸收营养物质。孕节常多节相连从链体上脱落进入肠腔，被动随粪便排出。粪便中的孕节及散出的虫卵被猪和野猪等中间宿主食入后，在消化液作用下，虫卵经 1 ～ 2 天孵出六钩蚴，六钩蚴钻入肠壁，随血液循环或淋巴循环到达猪的全身各部位，约经 60 ～ 70 天发育成囊尾蚴。囊尾蚴多寄生于猪体运动较多的肌肉，以股、颈、肩、心肌、舌肌等处为多。被囊尾蚴寄生的猪肉俗称“米猪肉”“米糁子肉”或“豆猪肉”。人生食或半生食含有囊尾蚴的猪肉后，在消化道内胆汁的刺激下，猪囊尾蚴的头节翻出并固定在肠黏膜上，从颈节不断长出节片，约经 2 ～ 3 个月发育为成虫。人体内通常寄生一条成虫，少数也可寄生多条。成虫寿命可达 25 年以上。

猪带绦虫卵亦可造成人体感染，并在组织内发育为囊虫，常见的寄生部位依次为皮下组织、肌肉、脑、眼、心、肝、肺、腹膜等。感染方式有：①异体感染，即食入他人排出的虫卵所致的感染；②自体感染，即自己体内的虫卵所造成的感染，又分为体内自体感染和体外自体感染。前者是由于猪带绦虫病患者肠道逆蠕动，出现恶心、呕吐，使肠内孕节返流入胃，经消化液作用，虫卵散出并孵出六钩蚴而致的感染；后者是指患者食入自己排出体外的虫卵而致的感染（图 15-14）。

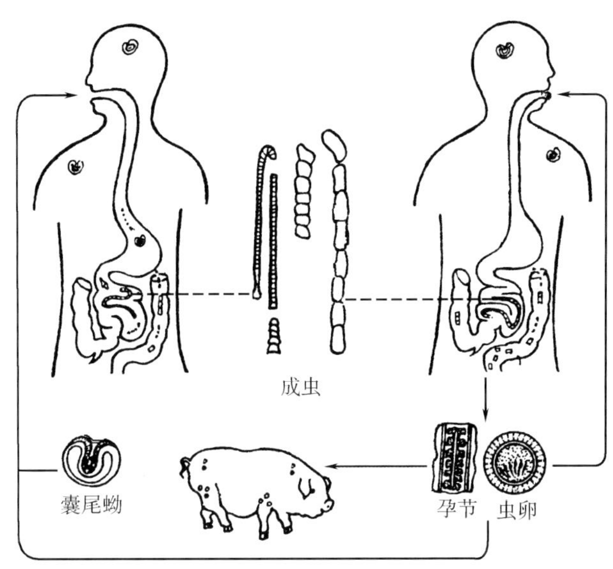

图 15-14　链状带绦虫生活史示意图

（三）致病性与临床表现

1. 成虫致病　成虫寄生于人体小肠引起的疾病称为猪带绦虫病。成虫的致病作用轻微，主要机制有夺取营养，以及头节吸附在肠黏膜上引起的机械性损伤。病人可有腹部不适、腹痛、腹泻、消化不良、恶心、乏力、体重减轻等；虫体代谢产物的毒素作用，还可导致头痛、头晕、失眠等症状。偶尔引起肠梗阻。猪带绦虫病引起的症状虽较轻或无明显症状，但这种病人常因自体感染而引起囊虫病。据统计约有 25% 的猪带绦虫病患者伴有囊虫病。

2. 幼虫致病　幼虫即猪囊尾蚴寄生于人体组织引起的疾病，称为囊虫病或囊尾蚴病，危害性远比成虫更重。其程度取决于寄生的部位和数量。依寄生部位将囊虫病分为以下类型。

（1）皮肌型　囊尾蚴寄生在皮下或肌肉组织内形成结节。数量自 1 个至成千上万不等，常分批出现，并可逐渐自行消失，以头部及躯干较多，四肢较少。皮下结节约黄豆大小，无压痛，活动度良好。肌肉内结节多无症状，虫数多时可出现肌肉酸痛、无力等表现。

（2）脑型　囊尾蚴可见于脑内任何部位，故本型患者临床表现复杂多样，轻者无症状，重者可突然死亡。最常见的症状为癫痫和头痛，还可出现偏瘫、失语、颅内压增高及精神症状等。

（3）眼型　囊虫寄生在眼组织内可致视力障碍，重者可致失明。眼内囊尾蚴寿命一般为 1～2 年，虫体死后可产生更强烈的刺激，导致视网膜炎、脉络膜炎、视网膜剥脱及并发白内障、青光眼等，最终引起眼球萎缩而失明。

（四）检测与防治

1. 检测　猪带绦虫病与囊虫病的检测方法有所不同。

（1）猪带绦虫病的检测　①查虫卵。可取粪便作直接涂片法、饱和盐水漂浮法、透明胶纸法及肛门拭子法等，但检出率较低，且不易鉴别绦虫种类。为提高检出率，对可疑患者应连续数天进行检查。②查孕节。取孕节压片，根据子宫侧支数可确定诊断。③试验驱虫法。必要时，可采取试验驱虫法来确定诊断。

（2）囊虫病的检测　应根据寄生部位选择合适的方法。①活体组织检查。对皮下或浅部肌肉内的结节，可行手术摘除活检的方法确诊。②物理检查。脑或深部组织内的囊虫病可通过

NOTE

CT 扫描进行诊断；X 线检查仅能发现囊尾蚴死后的钙化斑，对早期诊断无意义。眼囊虫病的诊断可通过眼底镜发现囊虫。③免疫诊断。可采用 IHA、ELISA 和 Dot-ELISA 等，具有辅助诊断价值。

2. 防治　预防猪带绦虫病的关键是不要生食或半生食猪肉，生、熟刀具及菜板要分开。改善养猪方法，提倡圈养，防止猪感染囊虫病，同时严格进行肉类检查，禁止出售“米猪肉”，可有效阻断本病在猪与人之间的传播。

治疗猪带绦虫病人，不仅可避免自身感染囊虫病，而且可达到消灭传染源的目的。常用中药南瓜子和槟榔联合驱虫，效果可靠、副作用小。服药后留取 24 小时粪便，认真淘洗检查有无头节及颈节。如未能检获，应加强随访，如 3 ～ 4 个月后又见孕节排出，需再次驱虫。仙鹤草根芽、氯硝柳胺、甲苯咪唑等也有一定的疗效。

对于囊虫病治疗，因根据临床类型选择合适的方法。吡喹酮是有效的杀虫药物，可使虫体变性坏死，为皮肌型治疗首选。但用于脑型病人时，可出现急性颅压升高，甚至危及生命，故应在密切监测颅内压情况下使用。眼囊虫病禁用药物治疗，应尽早采取手术治疗。

二、肥胖带绦虫

肥胖带绦虫（*Taenia saginata* Goeze，1782）又称牛带绦虫或牛肉绦虫，因头节上无顶突和小钩，故又称为无钩绦虫。成虫寄生于人体引起牛带绦虫病。

牛带绦虫卵与猪带绦虫卵在形态学上难以区分，通称带绦虫卵。成虫（图 15-15）、囊尾蚴的形态，以及生活史、致病、检测与防治等，也与猪带绦虫有很多相似之处，主要区别见表 15-2。

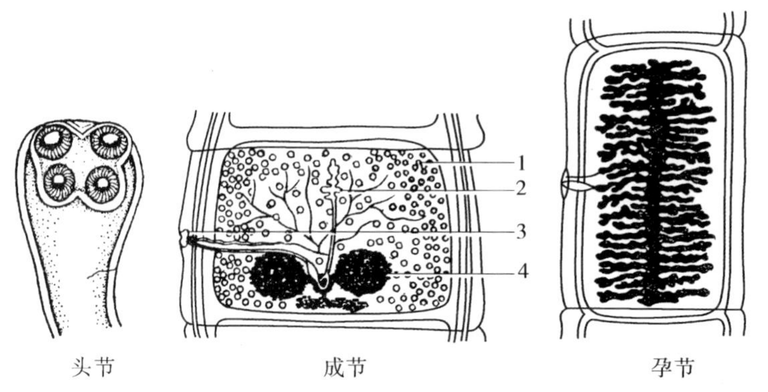

图 15-15　肥胖带绦虫模式图

1. 睾丸　2. 子宫　3. 生殖孔　4. 卵巢

表 15-2　猪带绦虫与牛带绦虫的主要区别

区别点	猪带绦虫	牛带绦虫
体长	2 ～ 4m	4 ～ 8m
节片	700 ～ 1000 节，较薄、略透明	1000 ～ 2000 节，较厚，不透亮
头节	球形，直径约 0.6 ～ 1mm，具有顶突和两圈小钩	略呈方形，直径约 1.5 ～ 2.0mm，无顶突和小钩
成节	卵巢分 3 叶，睾丸 150 ～ 200 个	卵巢分 2 叶，睾丸 800 ～ 1200 个

续表

区别点	猪带绦虫	牛带绦虫
孕节	子宫分支排列不规则，每侧约 7 ～ 13 支，内含 3 万～ 5 万个虫卵	子宫分支排列整齐，每侧约为 15 ～ 30 支，内含 8 万～ 10 万个虫卵
囊尾蚴	头节具有顶突和小钩，可寄生于人体	头节无顶突和小钩，一般不寄生于人体
终宿主	人	人
中间宿主	人或猪	牛
感染阶段	猪囊尾蚴和虫卵	牛囊尾蚴
感染方式	生吃、半生吃猪肉，或误食虫卵	生吃、半生吃牛肉
致病	成虫寄生小肠引起猪带绦虫病 囊尾蚴寄生于组织引起囊虫病	成虫寄生于小肠引起牛带绦虫病
检测	粪检虫卵、孕节诊断猪带绦虫病；活检、影像学或免疫学检查诊断囊虫病	肛门拭子法查虫卵、孕节检查诊断牛带绦虫病
预防	不生吃或半生吃猪肉可防猪带绦虫病；及时彻底治疗猪带绦虫病，不生吃或半生吃瓜果蔬菜可防囊虫病	不生吃或半生吃牛肉可防牛带绦虫病

三、细粒棘球绦虫

细粒棘球绦虫（*Echinococcus granulosus* Batsch，1786）又称包生绦虫，幼虫称棘球蚴（hydatid cyst）或包虫，寄生于人和多种食草动物的内脏组织中，引起棘球蚴病（hydatid disease，hydatidosis）或称包虫病，是一种严重危害人类健康和畜牧业生产的人兽共患病。

（一）形态及结构

1. 成虫　是最短小的绦虫之一，长约 2 ～ 7mm。除头节和颈部外，链体由幼节、成节和孕节各一节组成，偶有 2 片孕节。头节略呈梨形，具有顶突和 4 个吸盘。链体节片均为狭长形，成节的结构与带绦虫相似，孕节片子宫内含虫卵 200 ～ 800 个。

2. 棘球蚴　为大小不等、球形的囊状体（图 15–16）。基本结构包括囊壁和囊内容物，囊壁外尚有宿主的纤维结缔组织包裹。囊壁分角皮层和生发层（亦称胚层），外层的角皮层较脆易破裂，内层的生发层只有一层细胞结构，具有生发功能，可向囊内长出许多椭圆形或圆形的原头蚴和仅有一层生发层的生发囊或育囊。生发囊向外长出角皮层形成子囊，在子囊内还有孙囊。囊内容物包括棘球蚴液、原头蚴、生发囊、子囊及孙囊。棘球蚴液含多种蛋白质和其他成分，具有很强的免疫原性。从囊壁上脱落的原头蚴、生发囊、子囊等悬浮在囊液中，称为棘球蚴砂（hydatid sand）或囊砂。一个棘球蚴中含有成千上万个原头蚴，有的棘球蚴无原头蚴和生发囊，称为不育囊。

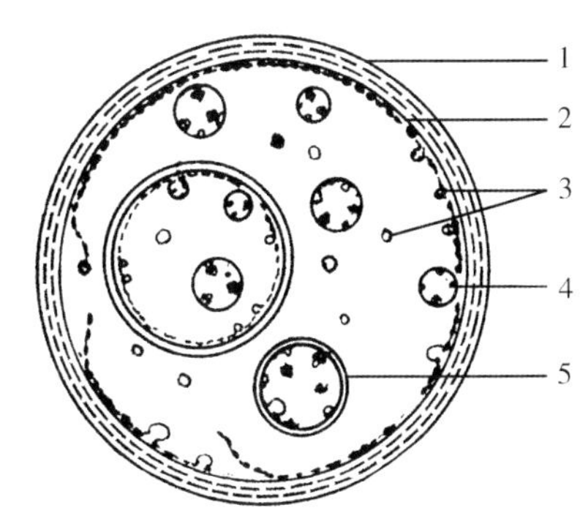

图 15–16　细粒棘球绦虫棘球蚴模式图
1. 角皮层　2. 生皮层　3. 原头蚴　4. 生发囊　5. 子囊

3. 虫卵　与猪带绦虫、牛带绦虫虫卵相似，光镜下难以区别。

（二）生活史

成虫寄生在犬科动物的小肠，孕节或虫卵随

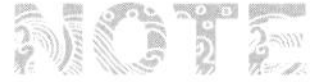

粪便排出，污染环境，若被羊、牛、骆驼等食草类动物及人食入后，在小肠内经消化液作用，孵出六钩蚴。六钩蚴侵入肠壁，经血循环至肝、肺等器官，经 3 ～ 5 个月左右发育为棘球蚴。牛、羊体内含有棘球蚴的内脏若被犬科动物吞食，囊内的原头蚴在小肠内翻出头节，经 2 个月发育为成虫。

棘球蚴在人体内可存活 40 年，甚至更长时间，一旦破裂，其内的原头蚴或生发囊散出，在人体内形成多个新的棘球蚴，引起继发性棘球蚴感染。

（三）致病性与临床表现

棘球蚴为致病阶段，棘球蚴对人体造成的危害与其大小、数量和寄生部位密切相关。主要机制为机械性损害及毒素作用。

棘球蚴可寄生在人体各处，以肝脏最常见，其次为肺脏、腹腔、脑、脾等。棘球蚴不断生长，压迫组织器官，患者出现明显症状。棘球蚴若因手术不慎或外伤破裂，囊液溢出并进入血循环或其他组织中，轻者可出现荨麻疹、血管神经性水肿，重者可引起过敏性休克，甚至死亡。同时棘球蚴破裂后可造成原头蚴继发感染，形成多发性棘球蚴病，或称继发性棘球蚴病。

（四）检测与防治

了解病人是否来自流行区，有无与牛、羊、犬或动物皮毛的接触史，结合临床表现、免疫学试验（皮内实验、ELISA、IHA 等）及影像学检查（B 超、X 线、CT、MRI、同位素扫描等）可做出初步诊断。自可疑患者的痰液、胸水、腹水、手术取出的棘球蚴中，检获棘球蚴砂的任何成分均可作为诊断包虫病的病原学证据。由于棘球蚴易破裂，为避免并发症的发生，一般严禁穿刺性诊断。

在流行区加强宣传教育，注意个人饮食卫生，捕杀病犬，严格处理病畜内脏。对棘球蚴病的治疗以手术摘除包虫为主，也可口服吡喹酮、甲苯咪唑等药物治疗。

第四节　常见致病原虫

常见致病原虫涉及动鞭纲的杜氏利什曼原虫、阴道毛滴虫和蓝氏贾第鞭毛虫；叶足纲的溶组织内阿米巴；孢子纲的疟原虫、弓形虫和隐孢子虫等。

一、疟原虫

疟原虫（malaria parasite）属真球虫目（Eucoccidiida）、疟原虫科（Plasmodidae）、疟原虫属（*Plasmodium*），引起的疾病称为疟疾（Malaria），在我国有些地方俗称“打摆子”。疟原虫种类繁多，目前已知有 130 余种，寄生于人类、哺乳动物、鸟类、两栖类和爬行类动物体内。疟原虫对宿主有一定的选择性。寄生于人类的主要是间日疟原虫（*Plasmodium Vivax*）、恶性疟原虫（*Plasmodium Falciparum*）、三日疟原虫（*Plasmodium Malariae*）和卵形疟原虫（*Plasmodium Ovale*），分别引起间日疟、恶性疟、三日疟和卵形疟。我国以间日疟原虫和恶性疟原虫多见，三日疟原虫少见，卵形疟原虫罕见。

疟疾是一种古老的疾病，在世界各国都有关于此虫的相关记载。1880 年法国军医 Laveran 在恶性疟病人血液中发现了疟原虫，并据此获得了 1907 年的诺贝尔生理医学奖。1897 年，在印度工作的英国军医 Ross 证实按蚊是疟疾的传播媒介，阐明了疟原虫在按蚊体内的生活周期，获 1902 年的诺贝尔生理医学奖。20 世纪 70 年代，中国科学家屠呦呦等自中药青蒿中提取出青蒿素，证实可有效杀伤红细胞内的疟原虫，对全球控制疟疾做出了杰出贡献，因而获得 2015 年的诺贝尔生理医学奖。

（一）形态与结构

疟原虫在人体红细胞内寄生的阶段，与其致病机制有关，血涂片观察感染虫体的红细胞有助于疟疾的临床诊断。一般分为滋养体（trophozoite）、裂殖体（schizont）和配子体（gametocyte）三个主要发育期。疟原虫的基本结构包括细胞核、细胞质和细胞膜，细胞质中可存在消化分解血红蛋白后的终产物——疟色素。血涂片经吉姆萨或瑞氏染色后，核呈紫红色，胞质呈天蓝至深蓝色，疟色素呈棕黄色、棕褐色或黑褐色，疟原虫所寄生的红细胞也有变化。薄血膜涂片中疟原虫及红细胞形态变化，有助于鉴别四种疟原虫的种类（表 15–3）。

表 15–3 四种疟原虫在红细胞内发育各期的形态特征（薄血膜）

	间日疟原虫	恶性疟原虫	三日疟原虫	卵形疟原虫
环状体	环较大，约为红细胞直径的 1/3；胞质淡蓝色；核 1 个，偶见 2 个，红色	环纤细，约为红细胞直径的 1/5；核 1 ～ 2 个，虫体常位于红细胞的边缘	环较粗壮，约为红细胞直径的 1/3；胞质深蓝色；核 1 个	与三日疟原虫相似
大滋养体	形状不规则，有伪足伸出，空泡明显，核 1 个；疟色素棕黄色，细小杆状，分散在胞质中	开始集中在内脏毛细血管内，外周血中不易见到。卵圆形，体小、致密，胞质深蓝色；疟色素棕黄色，集中	带状或卵圆形，空泡小或无，疟色素棕黑色颗粒状，分布虫体边缘	虫体圆形，较三日疟原虫大，空泡不明显，核 1 个，疟色素似间日疟原虫
未成熟裂殖体	核开始分裂，胞质渐呈圆形，空泡消失；疟色素开始集中	外周血中不易见到。虫体仍似大滋养体，核开始分裂	体小，圆形或宽带状，空泡消失；核开始分裂	圆形或椭圆形，体小，空泡消失；核开始分裂
成熟裂殖体	裂殖子 12 ～ 24 个，常为 16 个，排列不规则；疟色素集中，虫体充满胀大的红细胞	外周血中不易见到。裂殖子 8 ～ 36 个，排列不规则；疟色素集中	裂殖子 6 ～ 12 个，常为 8 个，排成一环；疟色素集中	似三日疟原虫
配子体	圆形，占满胀大的红细胞。雌配子体核致密，较小，深红色，偏于一侧；雄配子体核疏松，较大，淡红色，位于中央；疟色素分散	雌配子体新月形，两端较尖；雄配子体腊肠形，两端钝圆；核 1 个，疟色素核周较多	圆形，雌配子体核 1 个，小而致密，深红色，位于一侧，胞质深蓝色；雄配子体核大而疏松，浅红色，位于中央，胞质浅蓝色。疟色素分散	虫体似三日疟原虫，疟色素似间日疟原虫
被寄生红细胞的变化	除环状体外，其余各项均胀大，色淡；大滋养体期开始出现鲜红色薛氏小点	不胀大，常有数颗粗大紫褐色的茂氏点	不胀大，偶见浅蓝色齐氏小点	略胀大，色淡，不少细胞呈椭圆或不规则形，边缘呈锯齿状，有粗大、红色的薛氏点

1. 滋养体 为疟原虫侵入红细胞发育的最早时期。按发育先后有早、晚期之分。早期滋养体亦称小滋养体，其胞核小，胞质少，中间有空泡，虫体多呈环状，故又称为环状体（ring form）。此后虫体胞核增大，胞质增多，有时伸出伪足，外形不规则，胞质中开始出现黄褐色或深褐色疟色素，称为晚期滋养体或大滋养体。被寄生的红细胞开始出现胀大、变形，颜色变

浅，有明显的红色薛氏小点。

2. 裂殖体　随着晚期滋养体发育成熟，核开始反复分裂，最后胞质随之分裂，每一个核都被部分胞质包裹，成为裂殖子（merozoite）。裂殖子随红细胞破裂而释出。通常把核分裂、胞质未分裂的虫体称为早期裂殖体或未成熟裂殖体；胞质分裂、形成裂殖子的虫体称为晚期裂殖体或成熟裂殖体。晚期滋养体中疟色素聚集成团，位于虫体一侧或中部。

3. 配子体　红细胞破裂后，部分裂殖子侵入红细胞发育为配子体。配子体圆形或卵圆形，占满胀大的红细胞。配子体有雌、雄之分。雌配子体胞质深蓝，核致密，呈红色，偏于虫体一侧；雄配子体虫体胞质浅蓝，核质疏松，淡红色，常位于虫体中央。

（二）生活史

四种疟原虫的生活史基本相同，需要人和按蚊两个宿主。在人体内进行裂体增殖，并形成配子体，开始有性生殖的初期发育；在按蚊体内完成配子生殖，继而进行孢子生殖。现以间日疟原虫为例对疟原虫的生活史加以说明（图 15–17）。

1. 人体内发育　疟原虫在人体内先后寄生于肝细胞和红细胞，分别称为红细胞外期（exo-erythrocytic cycle）和红细胞内期（erythrocytic cycle），简称红外期与红内期。

（1）红外期　当唾液腺中含有成熟子孢子的雌性按蚊刺吸人血时，子孢子随唾液进入皮下血管，约经 30 分钟后随血流陆续侵入肝细胞。随着子孢子变圆，核开始分裂，进入红外期裂体增殖阶段，产生大量红细胞外期裂殖子。此后，成熟的红外期裂殖体胀破肝细胞，释出裂殖子，一部分被巨噬细胞吞噬，其余则侵入红细胞，开始红内期的发育。四种疟原虫完成红外期所需的时间不同，间日疟原虫约为 8 天，卵形疟原虫约为 9 天，恶性疟原虫约为 6 天，三日疟原虫约为 11 天。

近年来有研究认为，间日疟原虫和卵形疟原虫的子孢子有遗传学上不同的两种类型，即速发型子孢子（tachysporozoites）和迟发型子孢子（bradysporozoites）。速发型子孢子侵入肝细胞后，迅速进行红外期裂体增殖，而迟发型子孢子侵入肝细胞后，需要休眠一段时间后才进入红外期裂体增殖。

（2）红内期　裂殖子侵入红细胞后，先形成环状体，随后发育为大滋养体、裂殖体。裂殖体成熟后红细胞破裂，裂殖子随之释出，一部分被巨噬细胞消灭，其余部分再侵入正常红细胞，重复由环状体至裂殖体的裂体增殖过程，称为疟原虫红内期增殖周期。间日疟原虫完成一个红内期增殖周期约需 48 小时，恶性疟原虫约需 36 ～ 48 小时，三日疟原虫约需 72 小时，卵形疟原虫约需 48 小时。疟原虫经几代红内期裂体增殖后，部分裂殖子侵入红细胞后不再进行裂体增殖而是发育成雌、雄配子体。雌、雄配子体只有进入按蚊体内才能继续完成有性生殖，否则经一段时间后，出现变性而被吞噬细胞吞噬。红内期原虫还可经输血或通过屏障作用有缺陷的胎盘，由母体传播给胎儿。

2. 按蚊体内发育　当雌性按蚊刺吸病人或带虫者血液时，红细胞内期原虫随血液进入蚊胃，但仅有雌、雄配子体能在蚊胃内继续发育，成为雌、雄配子，其余各期原虫均被消化破坏。此后，雌、雄配子结合形成合子。数小时后，合子由圆球状逐渐变成香蕉形、能活动的动合子。动合子穿过胃壁上皮细胞或其间隙，到蚊胃弹性纤维膜下形成圆球形的卵囊。卵囊继续发育长大，其内核和胞质反复分裂进行孢子增殖，形成数以万计的子孢子。成熟子孢子细长呈梭形，由囊壁钻出或随卵囊破裂释出，经血淋巴腔到达唾液腺。子孢子是疟原虫的感染阶段。

NOTE

当蚊再吸血时，子孢子随唾液进入人体侵入肝细胞。在适宜条件下，间日疟原虫在按蚊体内发育成熟需 9 ～ 10 天，恶性疟原虫需 10 ～ 12 天，三日疟原虫需 25 ～ 28 天，卵形疟原虫需 16 天。

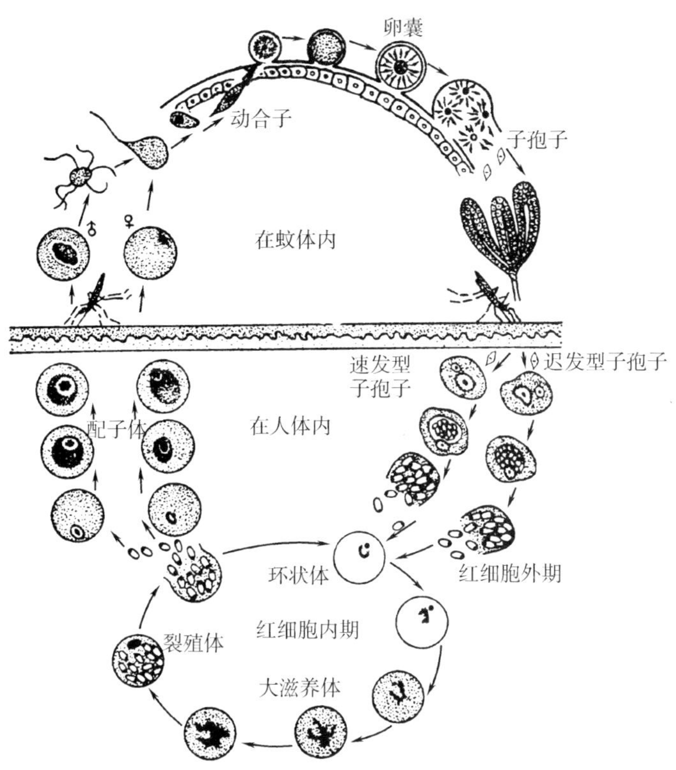

图 15-17　间日疟原虫生活史示意图

（三）致病性与临床表现

红内期为疟原虫的致病阶段，致病力强弱取决于侵入的虫种、数量和人体免疫状态。

（1）潜伏期（incubation period）从疟原虫侵入人体至出现临床症状的间隔时间称为潜伏期。潜伏期的长短与进入人体的原虫种株、子孢子数量和机体的免疫力有密切关系。恶性疟的潜伏期为 7 ～ 27 天；三日疟的潜伏期为 18 ～ 35 天；卵形疟的潜伏期为 11 ～ 16 天；间日疟的短潜伏期株为 11 ～ 25 天，长潜伏期株为 6 ～ 12 个月或更长。由输血感染诱发的疟疾，潜伏期一般较短。

（2）发作（paroxysm）红内期疟原虫裂体增殖，引起机体出现寒战、高热和出汗退热 3 个连续阶段，称为疟疾发作。疟疾发作与血中原虫的密度有关，虫体密度达到发热阈值前疟疾都处在潜伏阶段。不同种类疟原虫发热阈值不同，如间日疟原虫为 10 ～ 500 个 /μL 血，恶性疟原虫为 500 ～ 1300 个 /μL 血，三日疟原虫约为 140 个 /μL 血。疟疾发作与红细胞内期成熟裂殖体胀破红细胞密切相关。红细胞破裂后，大量的裂殖子、原虫代谢产物及红细胞碎片进入血流，刺激单核 – 巨噬细胞吞噬并产生内源性热原质，作用于宿主下丘脑的体温调节中枢，引起寒热发作。随着血内刺激物被吞噬和降解，机体通过大量出汗，体温逐渐恢复正常。

由于红内期裂体增殖是发作的基础，因此疟疾发作与红内期裂体增殖周期一致。典型的间日疟和卵形疟隔日发作 1 次；三日疟隔 2 天发作 1 次；恶性疟隔 36 ～ 48 小时发作 1 次。若原虫发育不同步或不同种疟原虫混合感染时，发作则不典型。自然情况下，随着机体对疟原虫产生的免疫力逐渐增强，大量原虫被消灭，发作可自行停止。疟疾发作的次数取决于宿主免疫力增强的速度及患者是否得到及时有效的治疗。

（3）再燃和复发 疟疾未经彻底治疗或发作自行停止后，机体血液内仍可长期残存少量疟原虫而转入隐匿期。当虫体产生抗原变异或宿主免疫力下降时，原虫可重新大量繁殖再次引起疟疾发作，称为疟疾再燃（recrudescence）。疟疾复发（relapse）是指间日疟初发患者红内期疟原虫已被全部消灭，但经一段时间后，又出现疟疾发作。复发的机制仍未阐明，可能与肝细胞内的迟发型子孢子复苏、裂体增殖、释放的裂殖子进入红细胞繁殖有关。恶性疟原虫和三日疟原虫无休眠子，因而只有再燃而无复发。间日疟原虫和卵形疟原虫既有再燃，又有复发。

（4）贫血 疟疾发作数次后，可出现贫血，发作次数越多，病程越长，贫血症状越严重，尤以恶性疟为甚。贫血的原因除了疟原虫直接破坏红细胞外，还与下列因素有关：①脾功能亢进。吞噬细胞增多，吞噬能力增强，使大量正常红细胞被吞噬。②免疫性溶血。受染红细胞抗原暴露，诱发产生自身抗体，或疟原虫抗原抗体复合物附着在正常红细胞上，使红细胞膜发生明显改变，免疫复合物与补体结合，引起红细胞溶解或被巨噬细胞吞噬。③红细胞生成障碍。红细胞被破坏后，铁沉积于单核 / 巨噬细胞系统，难以重复利用。④骨髓造血功能受到抑制。其中以恶性疟原虫对骨髓造血功能的影响最为明显，因而感染恶性疟的病人贫血亦更为严重。

（5）脾脏肿大 主要原因是脾充血和单核 – 巨噬细胞增生。初发患者多在发作 3 ～ 4 天后，脾开始肿大，疟疾长期不愈或反复感染者，脾重量可达正常者的数倍。早期积极治疗，脾可恢复正常。慢性患者，虽经根治，由于脾包膜增厚，组织高度纤维化，质地变硬，也不能恢复到正常。

（6）凶险型疟疾 绝大多数由恶性疟原虫所致，间日疟原虫也可引起。多发生于流行区儿童、无免疫力的旅游者和流动人口。多数学者认为，凶险型疟疾的致病机制是聚集在脑血管内被疟原虫寄生的红细胞和血管内皮细胞发生粘连，造成微血管阻塞及局部缺氧所致；但也有学者认为是由于内脏血管收缩及小血管的通透性增加等炎症性变化引起。凶险型疟疾常见的有脑型和超高热型，患者表现出持续高烧、抽搐、昏迷、呕吐、肾功能衰竭等症状，由于来势凶猛，若不能及时治疗，死亡率很高。

另外，妊娠期间疟原虫通过有病变的胎盘进入胎儿体内，或分娩过程胎盘受损使母血与胎儿血混合，可引起先天性疟疾。孕期感染严重时可致死胎。分娩感染的新生儿一般在出生 1 周内出现临床症状，如新生儿贫血、脾肿大、体重轻等，若不能及时治疗，死亡率较高。

（四）检测与防治

1. 检测

（1）病原学诊断 从外周血液中检出疟原虫是确诊依据。取受检者外周血制作厚、薄血膜，经姬氏或瑞氏染液染色后镜检查找疟原虫。厚血膜疟原虫集中，检获率高，但由于染色过程中红细胞溶解，虫体形态有所改变，虫种鉴别较困难；薄血膜虫体形态完整，便于鉴别虫种，但密度低时易漏检。因此，最好一张玻片上同时制作厚、薄两种血膜，可相互弥补。恶性疟采血时间宜在发作开始时，间日疟则在发作后数小时至 10 余小时。

另外，PCR 和核酸探针等分子生物学技术已用于疟疾的诊断，具有敏感性高等优点。

（2）免疫学诊断 多用于流行病学调查、防治效果评估及输血对象的筛选，常用 IFA、IHA 和 ELISA 等。

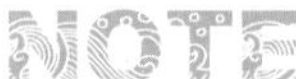

2. 防治　我国目前的疟疾防治策略是执行“因地制宜、分类指导、突出重点”的方针，采取综合性防治措施。

（1）预防　预防措施包括蚊媒防制和预防服药。预防服药是保护易感人群的主要措施，可选择的药物有哌喹加乙胺嘧啶或伯喹加乙胺嘧啶。每种药物疗法应在半年之内。临床输血时应注意疟原虫的检查，防止输入含虫血液。

（2）治疗　包括对现症病人的治疗（杀灭红内期原虫）和发作休止期的治疗（杀灭红外期的休眠子）。休止期的治疗是针对 1 ～ 2 年内有疟疾病史和带虫者的，以减少复发，控制传播。

抗疟药物根据作用时期不同，可分为杀灭红内期裂体增殖期、控制疟疾发作的药物，如氯喹、咯萘啶、青蒿素等；可杀灭红外期裂体增殖期及休眠子的抗复发药物，如伯氨喹；可杀灭子孢子、阻断疟疾传播的药物为乙胺嘧啶。对现症患者，可用氯喹加伯氨喹，抗间日疟复发可用伯氨喹加乙胺嘧啶、青蒿琥酯加伯氨喹。

二、刚地弓形虫

刚地弓形虫（*Toxoplasma gondii* Nicolle & Manceaux，1908）属真球虫目、弓形虫科，因其虫体呈弓形，故命名为刚地弓形虫，简称弓形虫。

本虫可寄生在人和多种动物体内，可引起人兽共患的弓形虫病（toxoplasmosis）。但感染者大多无临床表现，在宿主免疫功能低下（如患艾滋病）时，弓形虫可引起严重后果，是一种重要的机会性致病原虫。

（一）形态结构

生活史中有 5 种形态：滋养体、包囊、裂殖体、配子体和卵囊。在此仅介绍寄生于人体的滋养体和包囊（图 15-18）。

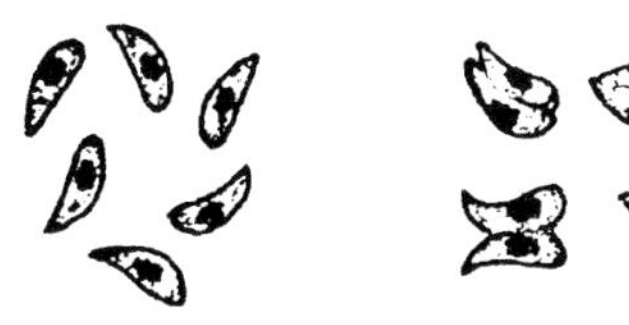

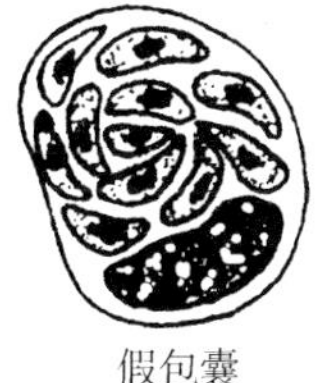

图 15-18　弓形虫滋养体和假包囊模式图

1. 滋养体　是寄生于宿主有核细胞内的虫体，包括速殖子和缓殖子。急性感染时，细胞内寄生的虫体不断以二分裂或内二芽殖方式增殖，可达数个至 20 多个虫体，这种由宿主细胞膜包绕的虫体集合体称为假包囊，其中的滋养体称为速殖子。当速殖子达到一定数量时，假包囊破裂，速殖子散发于体液或再侵入其他细胞继续发育增殖。

游离的速殖子呈香蕉形，一端稍尖，一端钝圆，长约 4 ～ 7μm，宽约 2 ～ 4μm，经姬氏或

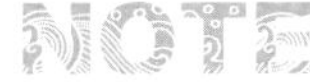

瑞氏染色后，胞质呈淡蓝色，胞核呈紫红色，常位于虫体中央。

2. 包囊　在慢性感染时，滋养体缓慢增殖或相对静止，被称为缓殖子。由缓殖子分泌物构成囊壁，形成一个内含数十个至数百个虫体的集合体称为包囊。包囊呈圆形或椭圆形，大小 5 ～ 100μm。包囊破裂后缓殖子侵入新的细胞形成包囊，或形成假包囊进行快速增殖。

（二）生活史

弓形虫生活史复杂，需要两个宿主，分别进行无性生殖和有性生殖阶段。在猫科动物体内进行无性生殖和有性生殖，故猫是其终宿主兼中间宿主。在人及其他动物体内进行无性生殖，故人及其他多种动物为其中间宿主。有性生殖仅在猫科动物小肠上皮细胞内完成，称肠内期。无性生殖在中间宿主肠外组织、细胞内进行，称肠外期。弓形虫对宿主选择性不高，除哺乳动物外，还可寄生在鸟类、鱼类及爬行类动物体内。对组织的选择性不高，可寄生于除红细胞以外的几乎所有有核细胞。

1. 在终宿主体内发育　猫科动物捕食含包囊、假包囊的动物内脏、肉类，或食入被卵囊污染的食物后，虫体侵入小肠上皮细胞内发育增殖，经数代裂体增殖后，部分裂殖子发育为雌、雄配子体，继续发育为雌、雄配子并结合为合子，最后发育为卵囊。卵囊破坏上皮细胞落入肠腔，随粪便排出体外。

2. 在中间宿主体内发育　中间宿主食入猫粪中的卵囊或动物肉类中的包囊、假包囊后，虫体穿过肠壁，随血液或淋巴液扩散至脑、心、肝、肺、肌肉等全身组织器官的有核细胞内发育增殖。当宿主免疫功能正常时，滋养体在细胞内增殖缓慢，形成包囊，包囊可存活数月或数年，甚至终生。当宿主免疫功能低下时，包囊破裂，缓殖子释出，侵入组织细胞内快速增殖，大量破坏组织细胞，引起临床症状甚至死亡。

另外，滋养体可经过破损的皮肤感染人体，受感染的孕妇在孕早期通过胎盘感染胎儿；亦有经输血或器官移植传播弓形虫的报道（图 15–19）。

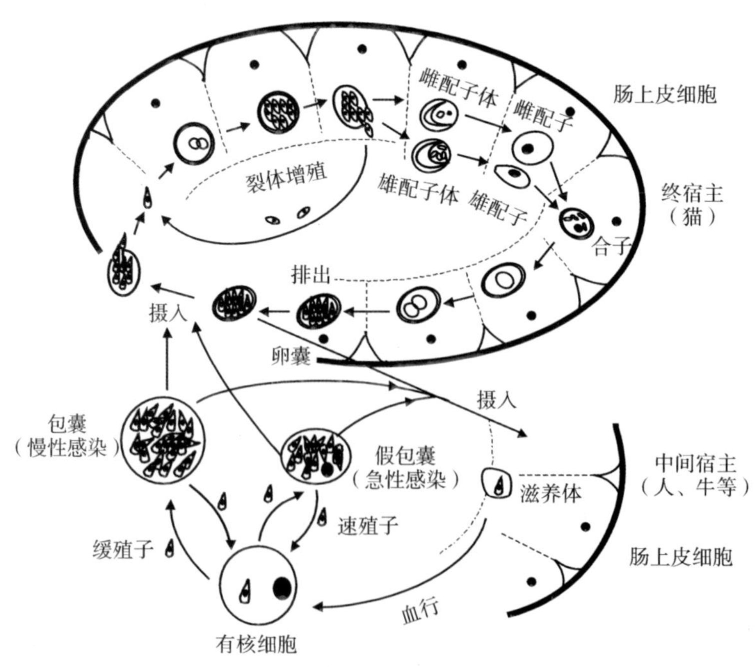

图 15–19　弓形虫生活史示意图

（三）致病性与临床表现

弓形虫的致病作用与虫株毒力、宿主抵抗力密切相关。速殖子是急性感染期的主要致病阶段，在细胞内迅速繁殖、破坏细胞，引起组织炎症反应、水肿及单核－巨噬细胞浸润。感染者大多无症状，但先天性感染和免疫功能低下者的获得性感染则危害严重。

1. 先天性弓形虫病　感染弓形虫的初孕妇女，可经胎盘血流将弓形虫传播给胎儿。在怀孕的前3个月内感染，可致流产、早产、畸胎（无脑儿、脑积水、小头畸形、脊柱裂等）或死胎。如在怀孕中晚期感染，受染胎儿多表现为隐性感染，有的出生后数月甚至数年才出现症状，可有脑积水、小脑畸形、脉络膜视网膜炎、精神和智力障碍等。

2. 获得性弓形虫病　可因虫体侵袭部位和机体免疫应答的强度不同，临床表现各异，缺乏特异性症状与体征。淋巴结肿大是最常见的临床表现，多见于颌下和颈后淋巴结，还可累及脑和眼部，引起脑炎、癫痫和精神异常，以及视网膜脉络膜炎等。重症弓形虫病常继发于艾滋病、恶性肿瘤患者放化疗后等免疫功能低下者。

（四）检测与防治

1. 检测

（1）病原学诊断　为确诊依据，但由于其寄生在宿主组织细胞内，故病原检出率较低。①直接涂片法：取急性患者胸水、腹水、脑脊液、羊水等离心沉淀，将沉渣涂片、染色镜检，查找滋养体或假包囊。②动物接种法：取患者体液或组织研磨的悬液接种于健康小鼠，经1～3周后取腹腔液查滋养体，如阴性需继续盲传，第三代仍未查到虫体可定为阴性。也可用小鼠脑等其他组织检查。③核酸检测：近年来试用PCR及DNA探针等技术检测弓形虫核酸，灵敏度较高。

（2）免疫学诊断　检测血清中的特异性抗体，是目前诊断本病的主要实验方法。常用的有染色试验、IHA、IFA、ELISA等。

2. 防治　开展卫生宣传，严格执行食品卫生检验制度，禁售弓形虫污染的食品。防止猫粪污染食物和水源。做到饭前洗手，不食用生或半生的肉、蛋、乳，孕妇不接触猫、狗等宠物。定期对孕妇进行检查，在怀孕5个月内发现本虫感染，一般应终止妊娠。

治疗弓形虫病至今尚无特效药物。乙胺嘧啶、磺胺类药物对增殖期弓形虫有抑制作用，急性感染病人可以使用，如两类药物联合应用疗效更好。孕妇治疗应考虑药物对胎儿的影响，可选用螺旋霉素。

三、阴道毛滴虫

阴道毛滴虫（*Trichomonas vaginalis* Donne，1837）是寄生在人体阴道和泌尿道的鞭毛虫，主要引起滴虫性阴道炎和尿道炎，属性传播疾病的范畴。

（一）形态与结构

仅有滋养体一种形态。活体无色透明，有折光性，活动力强。固定染色后呈梨形或椭圆形，体长7～23μm。前端有一泡状核，核上缘有5颗排列成环状的毛基体，由此发出4根前鞭毛和1根后鞭毛。有1根纵贯虫体的轴柱，从后端伸出体外。体外侧前1/2处有一波动膜，其外缘与后鞭毛相连。虫体借助鞭毛摆动前进，以波动膜的波动做旋转式运动。胞质内的深染颗粒是该虫特有的氢化酶体（图15-20）。

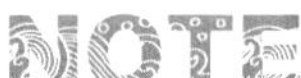

（二）生活史

生活史简单，滋养体可寄生于人体的泌尿生殖道，女性以阴道后穹窿多见，男性以尿道、前列腺多见。虫体以纵二分裂法繁殖。由于滋养体对外界抵抗力较强，可通过性生活直接接触或通过公共浴池、浴具等间接接触的方式而传播。

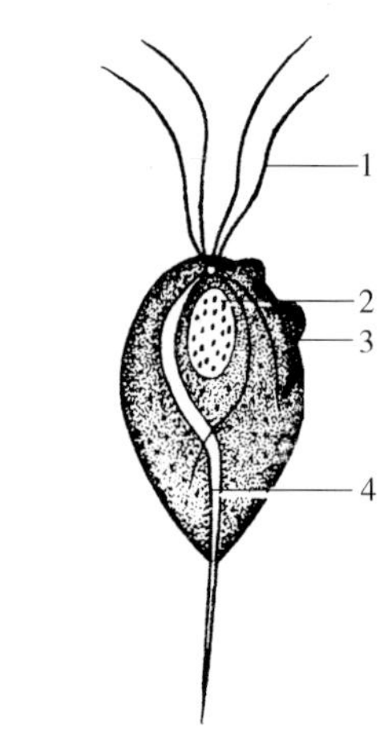

图 15-20　阴道毛滴虫模式图

1. 前鞭毛　2. 细胞核　3. 波动膜　4. 轴柱

（三）致病性与临床表现

阴道毛滴虫的致病力取决于虫株毒力和宿主的生理状况及阴道内微生态环境等因素。健康妇女阴道内有乳酸杆菌的酵解作用，使 pH 值维持在 3.8 ～ 4.4 之间，可抑制滴虫及细菌生长繁殖，称为阴道的自净作用。滴虫在阴道中消耗糖原，妨碍乳酸杆菌的酵解作用，使阴道 pH 值转变为中性或碱性，破坏了“阴道的自净作用”而有利于其自身繁殖，并促进细菌感染，引起炎症反应。在泌尿生殖系统功能发生变化，如妊娠或月经后，阴道 pH 接近中性，也有利于滴虫和细菌生长繁殖。

滴虫感染者大多无症状（尤其男性），少数人可有临床表现。女性常见的为滴虫性阴道炎，患者主诉为会阴部瘙痒和白带增多。阴道检查可见分泌物增多，呈灰黄色、泡沫状，有臭味。如滴虫侵入尿道，可有尿频、尿急和尿痛等症状。有学者认为滴虫可吞噬精子，可致不孕。

（四）检测与防治

1. 检测　自阴道后穹窿分泌物、尿液沉淀物或前列腺液中查见滋养体为确诊依据。可采用生理盐水直接涂片法、涂片染色法（瑞氏或姬氏液染色）和培养法等检查，直接涂片法可做出快速诊断，培养法可提高检出率。

2. 防治　本虫呈世界性分布，以 16 ～ 35 岁的女性感染率最高。预防本病的关键是注意个人卫生与经期卫生，提倡淋浴和使用蹲厕。带虫者及患者均为传染源，应及时给予杀虫治疗。常用的口服药物为硝基咪唑类药物（甲硝唑和替硝唑），局部治疗可用甲硝唑栓和扁桃酸栓，或 1 : 5000 高锰酸钾液、乙酰胂胺片等。夫妻或性伴侣应同时治疗方可根治。

第五节　常见致病节肢动物

自然界的节肢动物种类繁多，其中有一部分能通过刺螫、吸血、寄生或传播疾病等方式危害人体健康的节肢动物，称为医学节肢动物。

一、节肢动物对人体的危害

（一）直接危害

指节肢动物本身对人体造成的危害。危害方式主要有：骚扰和吸血，如蝇在周围飞舞使人不安，蚊、蚤吸血；刺螫和毒害，如蜂、蝎等刺螫人体，注入毒液而致局部红肿疼痛；寄生，如疥螨侵入皮内寄生，引起疥疮；致敏，如尘螨引起过敏性哮喘、过敏性鼻炎。

（二）间接危害

指节肢动物携带病原体传播疾病。这类节肢动物称传播媒介，其传播的疾病称虫媒病。传播方式有两种。

1. 机械性传播　节肢动物对病原体的传播只起到携带和输送作用，病原体的形态和数量无变化，如蝇传播溶组织内阿米巴包囊。

2. 生物性传播　病原体在节肢动物体内经历发育、增殖后才能传播给人体，如按蚊传播疟原虫。

二、常见医学节肢动物及其传播的疾病

节肢动物对人体最大的危害是传播疾病。病原体涉及病毒、立克次体、细菌、原虫和蠕虫等，这些病原体可在人与人之间、动物与动物之间、人与动物之间传播。我国常见的医学节肢动物与疾病的关系见表 15–4。

表 15–4　我国常见的医学节肢动物与疾病的关系

媒介	病原体	疾病	传播方式
蚊	疟原虫	疟疾	吸血时注入子孢子
	丝虫	丝虫病	吸血时逸出丝状蚴侵入皮肤
	乙型脑炎病毒	流行性乙型脑炎	吸血时注入
	登革热病毒	登革热	吸血时注入
蝇	痢疾杆菌、伤寒杆菌	痢疾、伤寒	体表携带或呕吐物、排泄物污染食物
	霍乱弧菌	霍乱	
	脊髓灰质炎病毒	脊髓灰质炎	
	痢疾阿米巴包囊	阿米巴痢疾	
	蓝氏贾第鞭毛虫包囊	旅行者腹泻	
白蛉	杜氏利什曼原虫	黑热病	吸血时注入前鞭毛体
蚤	鼠疫杆菌	鼠疫	吸血时注入
	莫氏立克次体	鼠型斑疹伤寒	压碎蚤体或蚤粪污染伤口
虱	普氏立克次体	流行性斑疹伤寒	压碎虱体或虱粪污染伤口
	回归热螺旋体	虱传回归热	压碎虱体污染伤口
硬蜱	森林脑炎病毒	森林脑炎	吸血时注入
	蜱媒出血热病毒	蜱媒出血热	
软蜱	回归热螺旋体	蜱媒回归热	吸血时注入
恙螨	恙虫立克次体	恙虫病	吸血时注入

NOTE

表 15-5 其他常见致病寄生虫

类别	名称	感染方式	寄生部位	致病	防治
线虫	鞭虫	误食含感染期卵的瓜果蔬菜或饮水	成虫主要寄生在人体盲肠，重者可见于结肠、直肠甚至回肠下端	成虫为主要致病阶段，可致消化道症状如食欲减退、恶心、呕吐，以及贫血等	不生食瓜果蔬菜，不饮生水，治疗可用阿苯达唑等
	丝虫	体内有丝状蚴的蚊虫叮咬	成虫寄生于人体淋巴系统	成虫为主要致病阶段。急性期可致淋巴结炎、淋巴管炎和丹毒样皮炎，慢性期可出现象皮肿、鞘膜积液、乳糜尿等	采取综合措施，流行区做好普查普治，治疗药物有乙胺嗪、呋喃嘧酮等；做好防蚊灭蚊工作
	旋毛虫	生食或半生食含幼虫囊包的肉类	成虫寄生于小肠，幼虫主要寄生在横纹肌	幼虫是主要致病阶段。主要引起全身广泛的横纹肌炎症、也可致心、肺及神经系统损伤	不生食或半生食猪肉等动物肉类是预防关键。治疗可用阿苯达唑
	广州管圆线虫	生食或半生食含幼虫的福寿螺、蛞蝓，蟾蜍、蛙及蔬菜、饮水等	成虫一般不寄生在人体，幼虫可滞留在人的中枢神经系统	主要引起幼虫移行症，可致多器官损伤，最严重为中枢神经系统	不生食或半生食中间宿主（淡水螺）及转续宿主肉类，不吃生食、喝生水是预防关键。治疗可用阿苯达唑
吸虫	肺吸虫	生食、半生食含囊蚴的蝲蛄及淡水蟹	成虫寄生在人体肺脏	成虫寄居在肺脏引起胸肺损伤，童虫在体内移行，可引起皮下、肝、肠壁、脑等损害	不生食、半生食蝲蛄和淡水蟹是预防关键。治疗首选吡喹酮
	姜片虫	生食、半生食含囊蚴的水生植物如荸荠、菱角	成虫寄生于人体小肠	成虫为致病阶段，主要造成营养不良和消化道损伤，严重者可致肠梗阻	不生食、半生食水生植物为预防关键。治疗首选吡喹酮
绦虫	曼氏迭宫绦虫	误食或接触含有原尾蚴或裂头蚴的剑水蚤、蝌蚪或蛙	成虫一般不寄生于人体，裂头蚴可寄生于人体各组织内	裂头蚴为致病阶段，常见寄生部位依次是眼、皮下、口腔颌面、脑和内脏	不用蛙肉敷贴、不吃生食或未煮熟的肉类、不饮生水是预防关键。治疗主要以手术摘除裂头蚴为主
原虫	溶组织内阿米巴	误食被成熟包囊污染的食物、饮水等	盲肠和升结肠为主，亦可侵犯肠外组织如肝、肺、脑等	滋养体为致病阶段，侵入肠壁引起阿米巴痢疾，侵入肠外组织引起肠外阿米巴病如阿米巴肝脓肿、肺脓肿、脑囊肿等	不生食、半生食瓜果蔬菜，不喝生水为预防关键。治疗阿米巴病首选甲硝唑，杀灭包囊可选择二氯尼特、喹碘方等
	蓝氏贾第鞭毛虫	误食被包囊污染的食物或水	十二指肠或小肠上段	大多无症状。少数表现为急、慢性腹泻，偶可引起胆囊炎	不生食、半生食瓜果蔬菜、不喝生水是预防关键，治疗可用甲硝唑、替硝唑、巴龙霉素等
	黑热病原虫	带有前鞭毛体的白蛉叮咬吸血	无鞭毛体寄生在人的单核巨噬细胞内	无鞭毛体为致病阶段，可引起人体内巨噬细胞增生，出现发热，肝、脾、淋巴结肿大及贫血等	加强个人防护、防止白蛉叮咬是预防关键，治疗可用斯锑黑克、喷他脒等。另外还要杀灭病犬

NOTE

续表

类别	名称	感染方式	寄生部位	致病	防治
原虫	隐孢子虫	误食含成熟卵囊的食物	寄生于小肠上皮细胞的刷状缘，以空肠上端最多	免疫功能正常时症状很轻，免疫功能低下者可致霍乱样腹泻，是造成艾滋病人腹泻的原因之一	注意个人卫生，保护免疫功能缺陷或低下者，避免与病人、病畜接触。无特效药，婴儿感染者可使用硝唑尼特，其他人群可用螺旋霉素、阿奇霉素等减轻腹泻症状

NOTE

中英名词对照索引

C

D

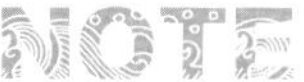

E

F

G

H

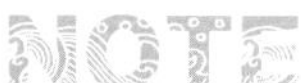

I

J

K

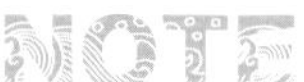

L

M

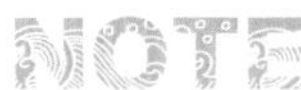

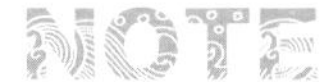

N

O

P

Q

R

S

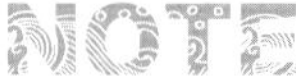

T

V

W

NOTE

X

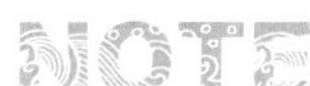

Y

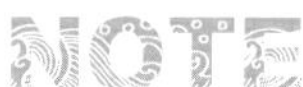

NOTE